萬病之王

一部癌症的傳記，以及我們與它搏鬥的故事

SIDDHARTHA MUKHERJEE

THE EMPEROR OF ALL MALADIES : A BIOGRAPHY OF CANCER

辛達塔・穆克吉 著
莊安祺 譯
潘震澤 審訂

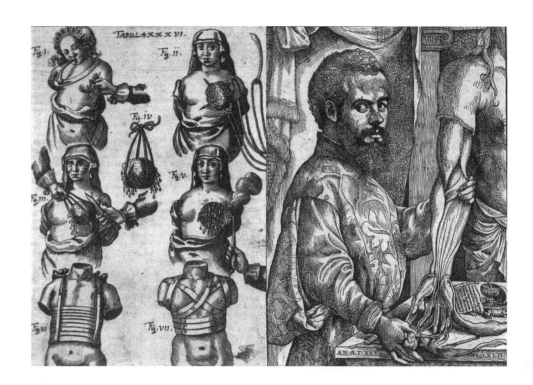

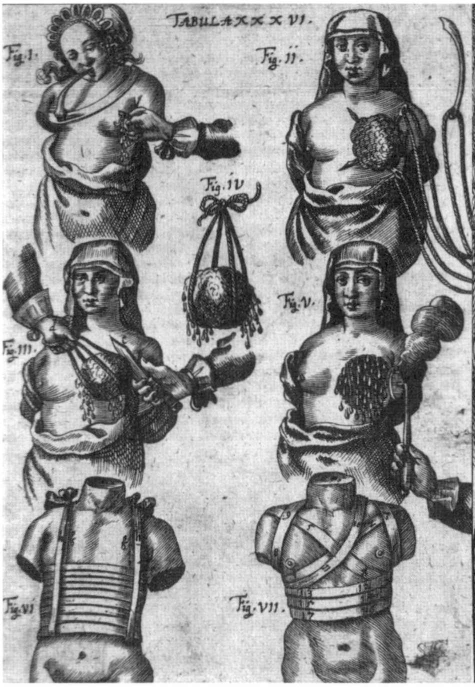

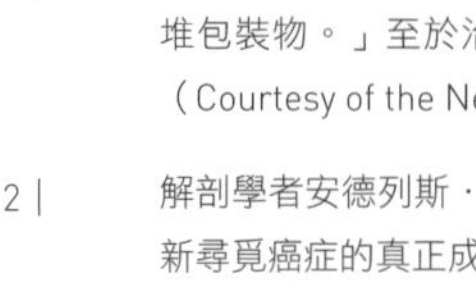

1 | 對癌症的第一篇醫學敘述見於西元前兩千五百年所寫的埃及文字 ：「胸部有鼓起的團塊……好像觸造一堆包裝物。」至於治療方式，這段古文只寫他重新尋覓癌症的真正成因和治療法。道：「療法，無。」（Courtesy of the New York Academy of Medicine Library）

2 | 解剖學者安德列斯．維薩流斯（1514-1564）想找出造成癌症黑膽汁的來源，但因為找不到，反倒促成他重新尋覓癌症的真正成因和治療法。

3 | 中世紀的醫師用原始的外科方法來攻擊癌症。約翰．舒提特斯（Johannes Schltetus, 1595-1645）在此圖中描繪乳房切除術，用火、酸和皮革束縛物來去除乳癌。

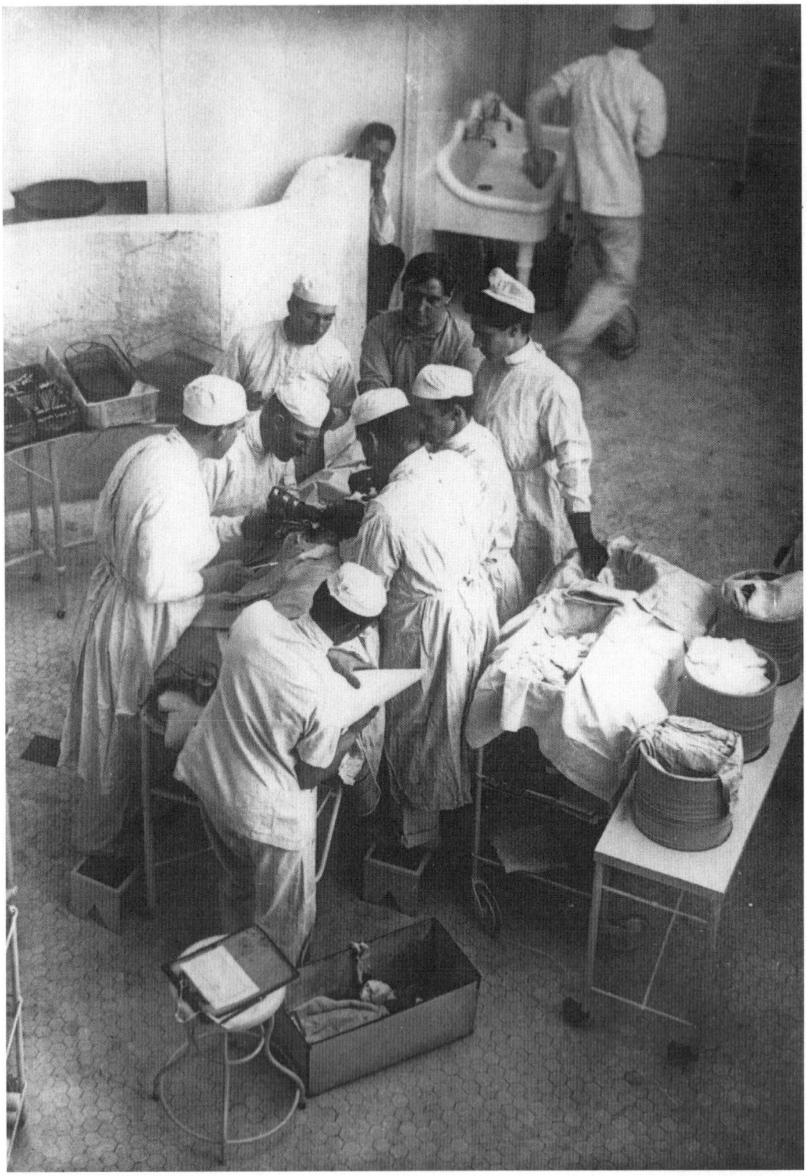

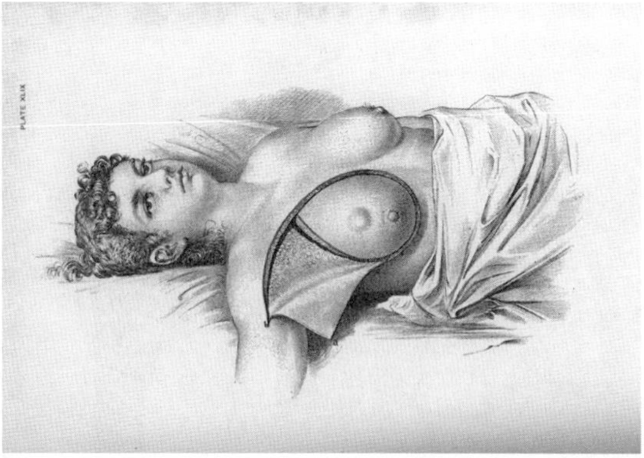

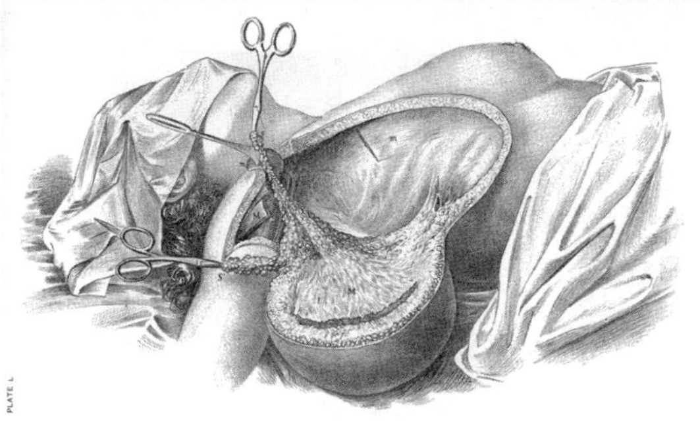

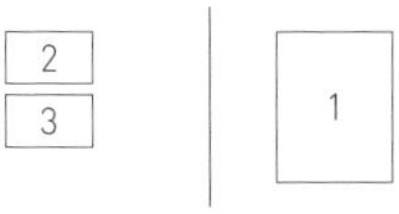

1 | 一八〇〇至一九〇〇年間，外科醫師設計了越來越具侵襲性的手術，來攻擊病人體內的癌症病根。約翰霍普金斯大學的威廉．史都華．霍斯泰德就設計了根除性乳房切除術，摘除乳房、乳房下方的肌肉，及相關淋巴結的手術。

2&3 | 霍斯泰德寫道，「這名病人是位年輕女郎，我實在不願意毀壞她的肢體。」在這幅蝕刻圖中，霍斯泰德呈現的是理想的年輕病人，但真正的癌症病人往往是腫瘤較大、年紀較長的婦女，比年輕人更難承受這樣的根除性手術。

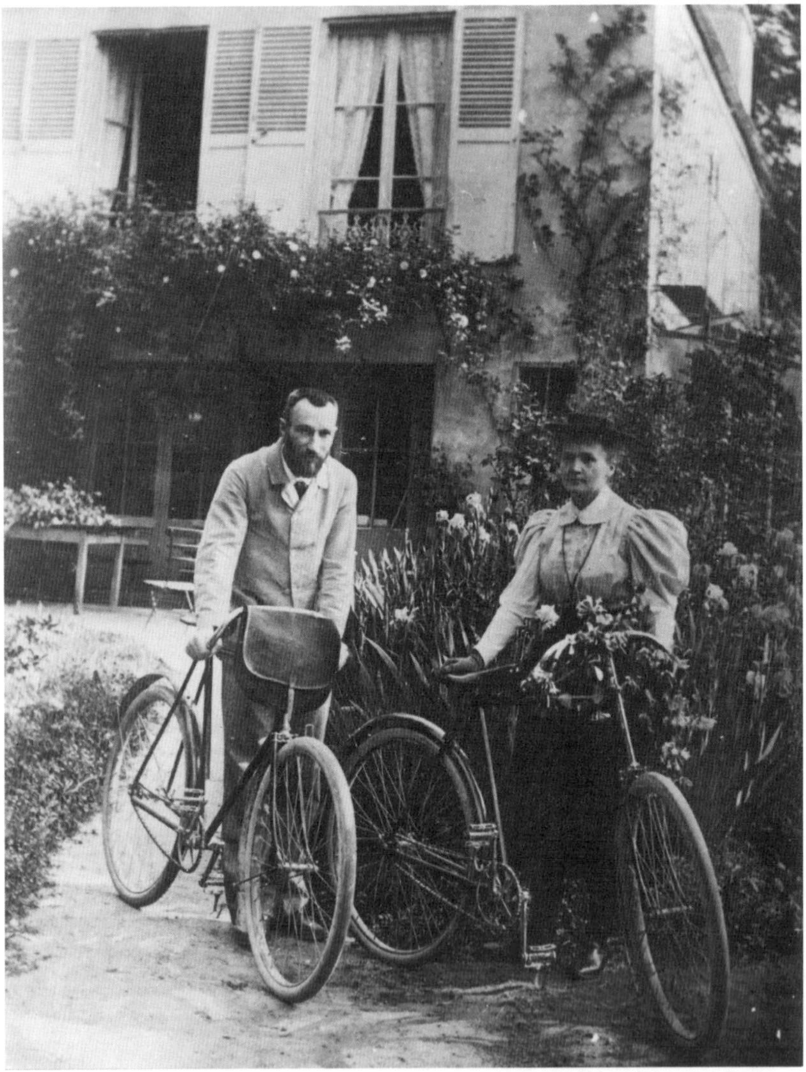

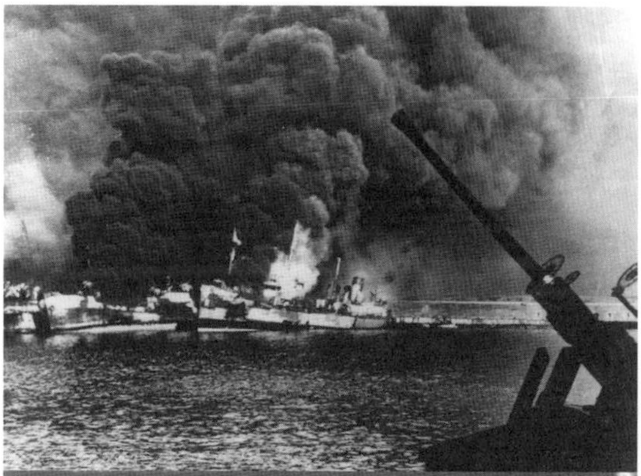

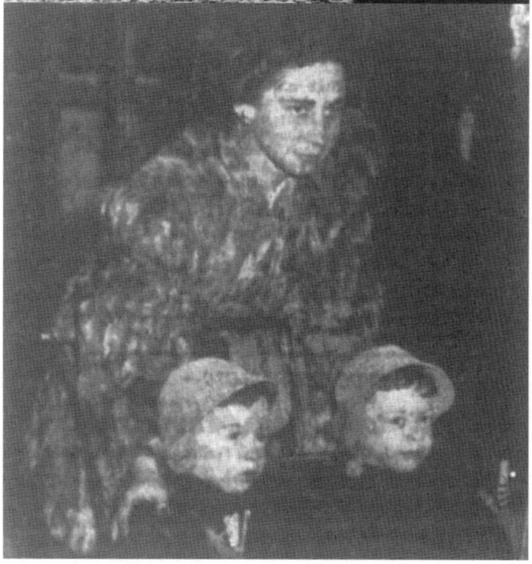

2
3
1

1｜ 瑪麗與皮耶．居禮發現鐳之後，腫瘤學家和外科醫師開始以高劑量的輻射照射腫瘤，但輻射本身就會致癌：居禮夫人因數十年來受X光照射，罹患血癌而死。

2｜ 二次大戰期間，義大利巴里港空襲，砲彈擊中美國船隊，釋出船上數百噸的芥氣。這種氣體把人體內的白血球成批殺死，而這卻讓藥理學者想到：可以用類似的化學物殺死白血球細胞的癌症。化療，即對癌細胞的化學戰爭，正是由戰爭啟發的靈感。

3｜ 一九四七年，悉德尼．法柏發現一種稱作胺喋呤的葉酸拮抗劑可以殺死骨髓內迅速分裂的細胞。他在急性淋巴性白血病人身上使用這種藥物，得到教人心癢難搔的短暫緩解。兩歲的羅伯特．山德勒就是他第一批病人之一。

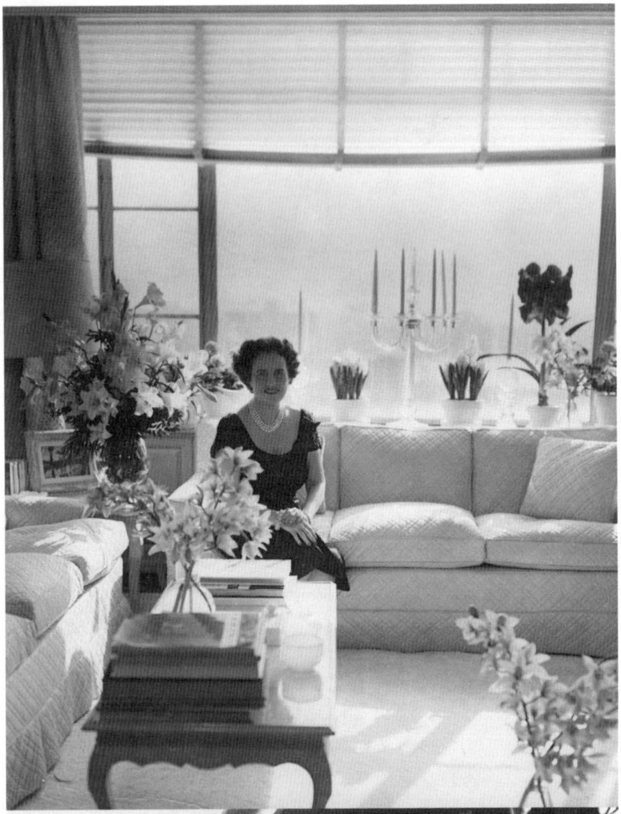

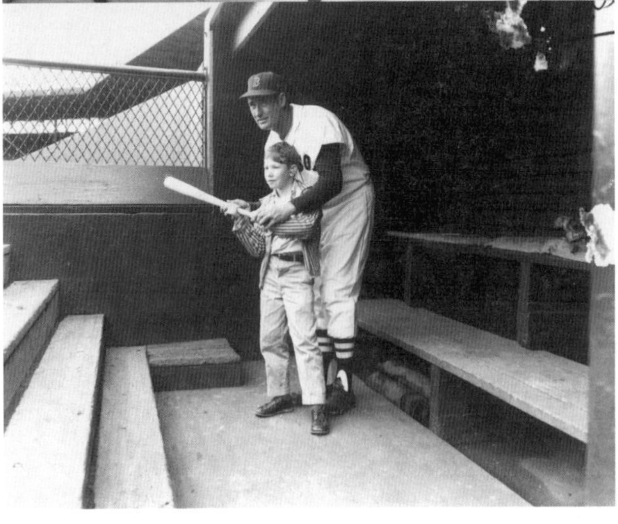

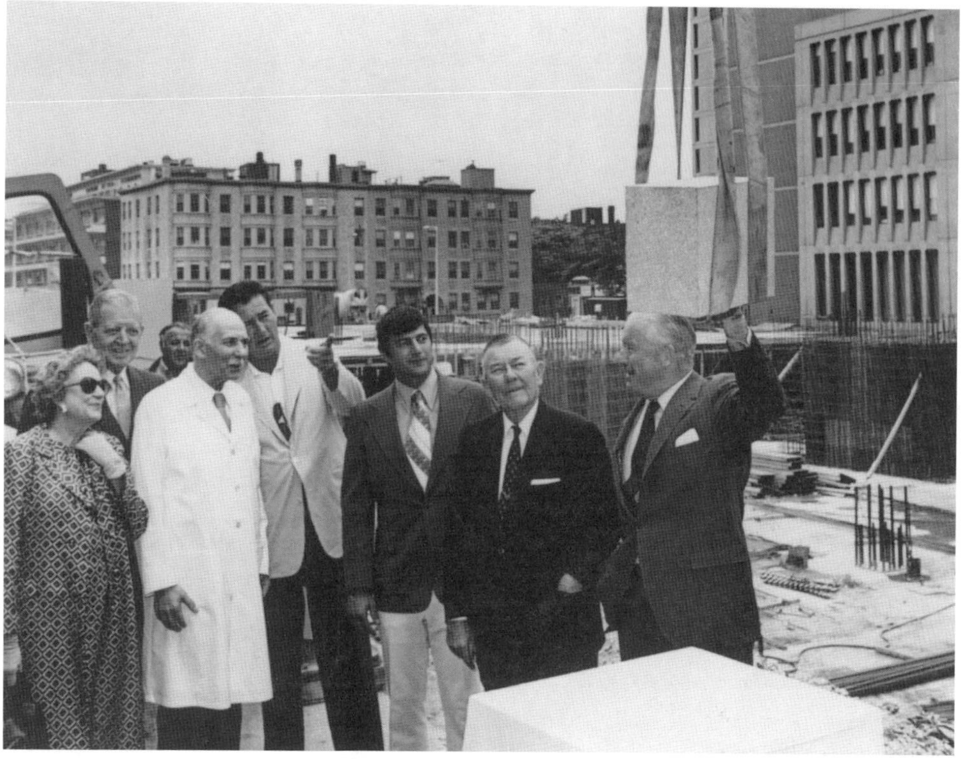

3

1

2

1｜ 瑪麗·拉斯克在她位於紐約市全白裝潢的公寓中。這位傳奇創業家、社會名流、遊說陳情者和防治癌症的鼓吹人推動了全美對抗癌症的戰鬥。她後來成為癌症研究的「神仙教母」，也軟硬兼施號召全美發動「癌症戰爭」。

2｜ 法柏的病人，棒球迷艾納·葛斯塔夫森，也就是大家所知的「吉米」，他成了兒童癌症的非正式吉祥物。一九四八年創立的吉米基金會是力量最大的癌症運動組織，球星泰德·威廉斯是熱忱的擁護者。

3｜ 拉斯克的知交、導師和同志法柏（左二白衣者），讓癌症戰爭有了醫學權威，而他也監督波士頓新癌症病房的興建。

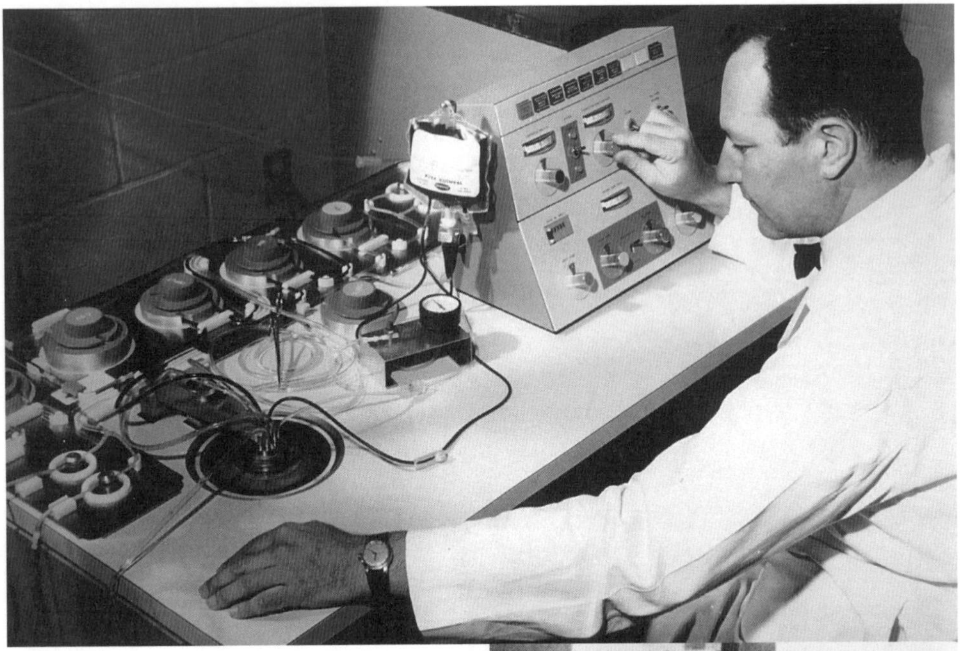

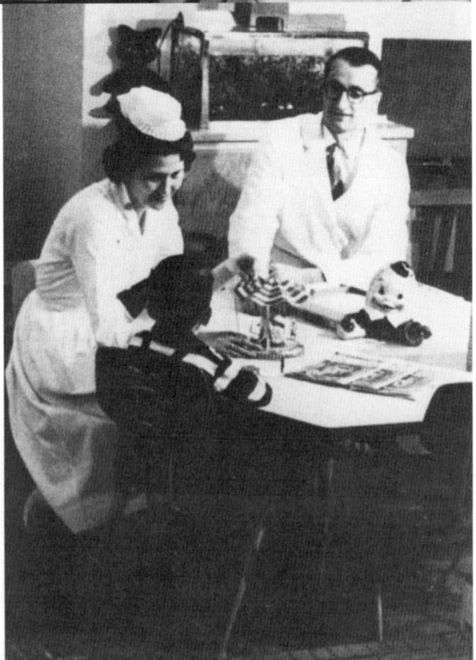

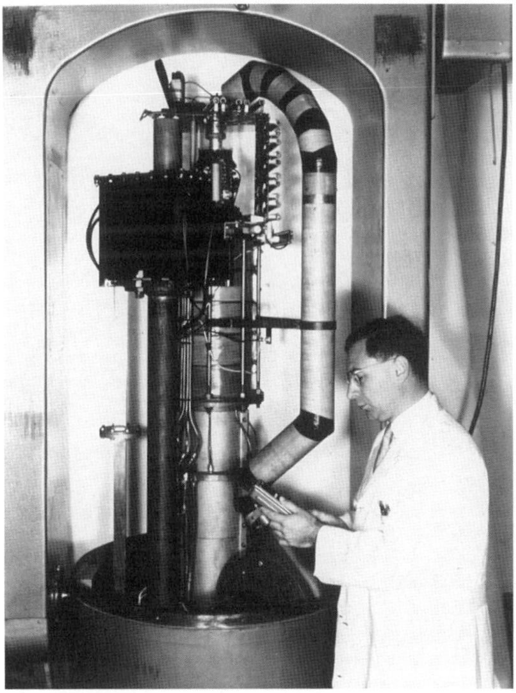

3

1

2

1&2｜ 一九六〇年代的美國癌症研究所醫師佛萊萊赫（上）和佛萊（下）設計出以高毒性藥物治療急性淋巴性白血病的治療方案。

3｜ 放射學教授亨利．卡普蘭用放射療法治療霍奇金氏淋巴瘤。能治癒淋巴芽細胞淋巴瘤（Lymphoblastic lymphoma）和霍奇金氏淋巴瘤，進而鼓舞了「癌症戰爭」的士氣，也提升了法柏所追求「共同療法」的可能性。

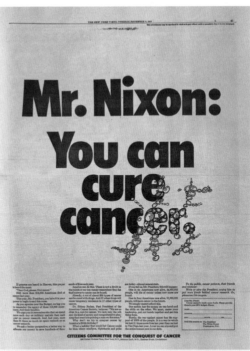

Mr. Nixon: You can cure cancer.

CITIZENS COMMITTEE FOR THE CONQUEST OF CANCER

"Don't Be Taken In By Them Scientists — Leave Everything To Old Doc Politics"

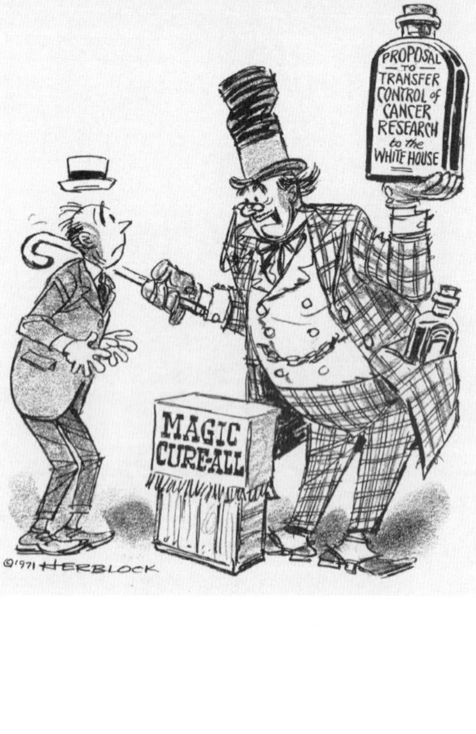

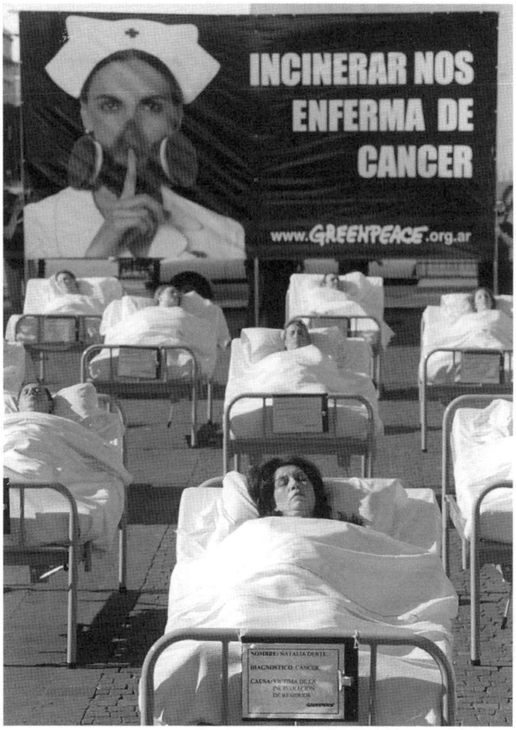

3 | 1 / 2

1 | 受到早期化療勝利的啟發，癌症運動人士在拉斯克和法柏的領導之下，敦促全美國推動「癌症戰爭」。一九七〇年代，拉斯克幫在《紐約時報》上刊登全版廣告，勸誘尼克森總統支持他們的戰爭。

2 | 許多科學家都批評「癌症戰爭」太草率倉促，認為政治的療方未必就能帶來醫學的療方。

3 | 拉斯克靈活運用廣告手法和強而有力的圖像，啟發了世世代代的運動人士，其中包括綠色和平組織。

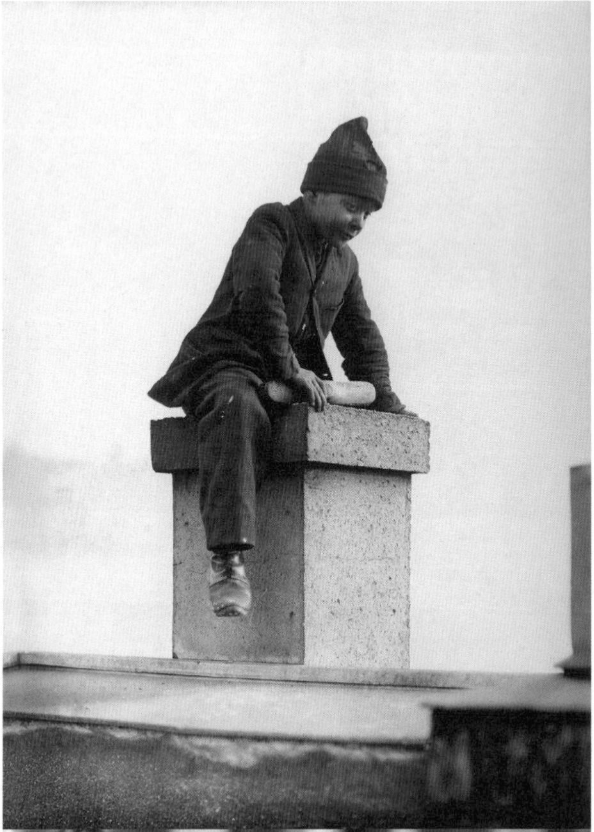

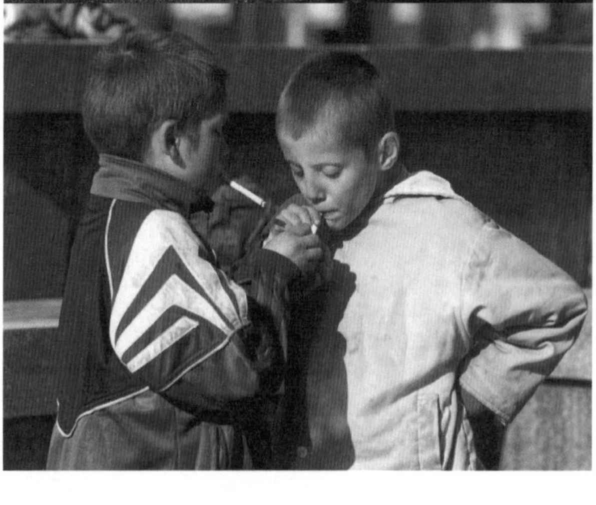

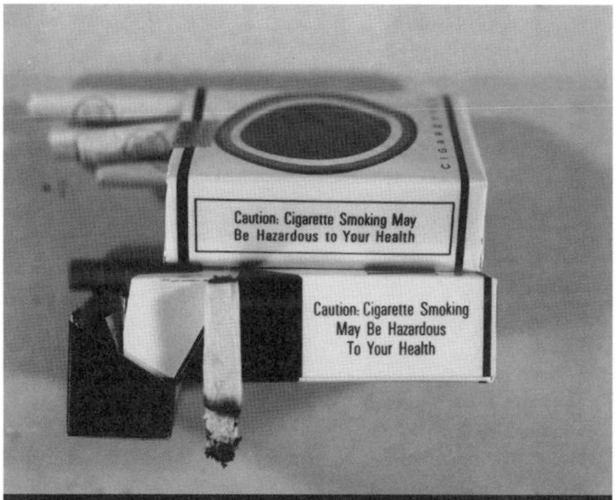

3
4

1
2

1 | 一七七五年，倫敦外科醫師派西瓦．波特注意到掃煙囪的青少年陰囊癌比例高得不尋常，因此提出煤灰與陰囊癌相關的說法，推動科學界尋找環境中可預防的致癌物。

2 | 雖然大部分已開發國家人民的吸菸率已經下降，但積極的行銷和大膽的政治遊說，卻讓菸草業在其他國家大行其道，培養出新一代的吸菸者（也成為未來的癌症受害人）。

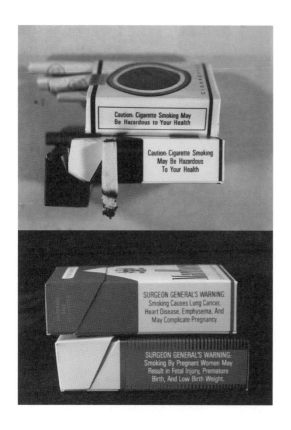

3&4 | 一九五〇年代的創新研究確立了吸菸與肺癌的關係，不過在一九六〇年代，香菸包裝上最初的警告標識避免了「癌症」的字樣。一直到數十年後，才規定香菸包裝上必須要有詳盡的警告標識。

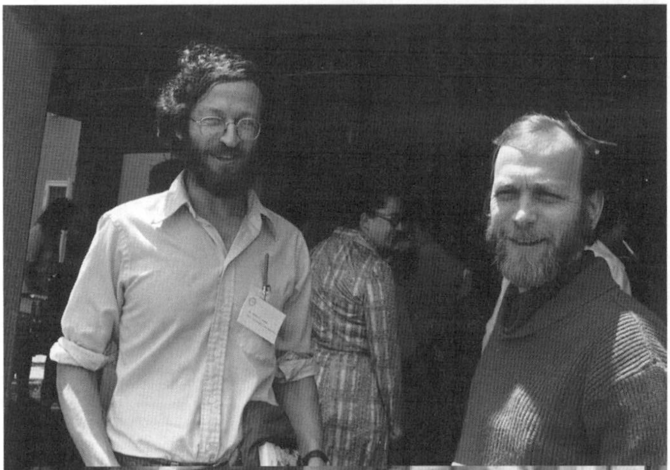

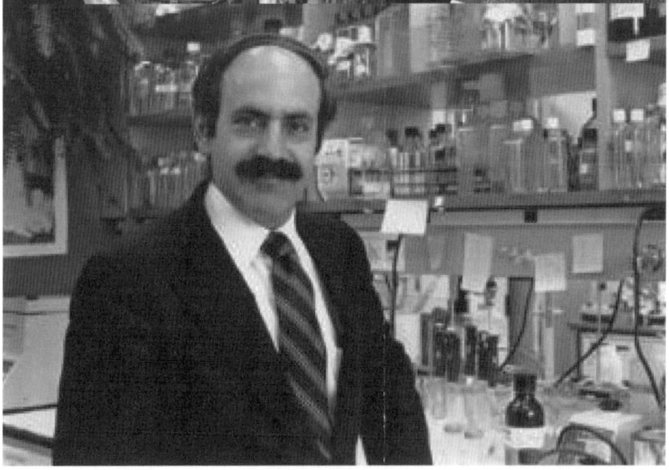

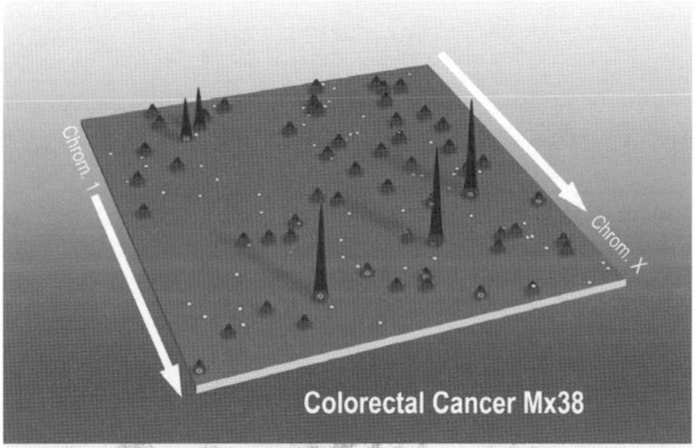

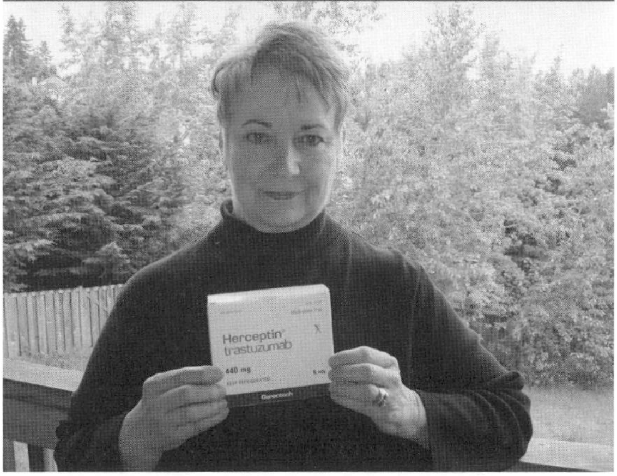

3 | 1
4 | 2

1 | 哈洛德·法姆斯（左）和麥可·畢夏普（右）發現癌症並非由外源性病毒造成，而是由於啟動所有正常細胞中都有的內生前驅基因。法姆斯寫道，癌症是「我們正常自我的扭曲版本」。

2 | 麻省理工學院的羅伯特·溫柏格發現了老鼠和人類癌細胞的扭曲基因。

3 | 科學家已經列出整個人類基因組（共有約兩萬三千個基因），因此能夠記錄每一個基因的變化（相對於正常基因）。圖中的點代表在大腸癌找到的基因突變，突變的基因成為「山坡」，更常突變的基因則累聚成為高山。

4 | 一九九〇年代，首批以賀癌平治療的婦女之一，芭芭拉·布萊菲德。賀癌平能特定攻擊乳癌細胞；而芭芭拉是這次治療存活期最長的病患，在治療後沒有癌細胞殘留的跡象。

SIDDHARTHA MUKHERJEE

THE EMPEROR OF ALL MALADIES : A BIOGRAPHY OF CANCER

謹將本書獻給羅伯特・山德勒（Robert Sandler, 1945-1948）以及其他在他之前和之後的病人們。

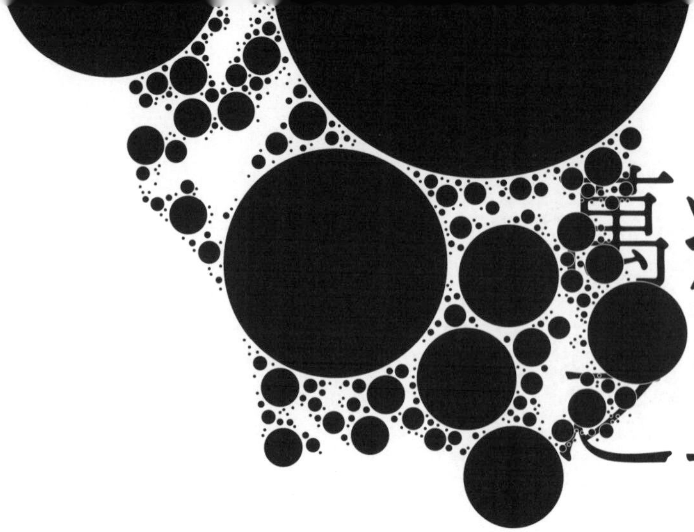

萬病之王

目次

推薦序

認識癌症的必讀之書

黃達夫（和信治癌中心醫院院長）

記得筆者於一九六五年開始在美國費城兒童醫院學習血液學和腫瘤學時，小兒白血病的治療已展現突破性的進展，約有百分之五十的病人能活過五年。當時的我們一方面為這件醫學上的進展雀躍不已，但另一方面卻為了這些小孩因病本身和治療所受的痛苦而感到非常不忍。那時候，我們必須日以繼夜地為他們輸血、輸血小板和白血球（當時是取自罹患慢性骨髓性白血病的成年病人，現已不做），使用腎毒性很高的抗生素和剛進入臨床研究用的抗尿酸藥物。四十多年後的今天，小兒白血病的治癒率已躍升到百分之九十以上，而治療的安全性更與一九六〇年代不可同日而語，但是治療的痛苦和煎熬仍然讓人望之卻步。

癌症的威脅與人類的歷史以及醫療史一直如影隨形，而且，直到二十一世紀的今天，癌症仍然令人恐懼、困惑，而其醫療的極限，更常使得醫師及病人都感到無助與無奈。好消息是，在癌症醫療方面的進展，近年來逐漸見到曙光。這片曙光來自於醫學界對基因和基因體的瞭解，其中最讓人感到興奮的是治療慢性骨髓性白血病（chronic myeloid leukemia, CML）的基利克（Gleevec，學名 Imatinib）口服藥。從一九八〇年末期至二〇〇〇年初，經過在奧勒岡州立大學的布萊恩·杜勒克（Brian Druker）和諾華（Novartis）藥廠的尼克·賴頓（Nick Lydon）的合作下，基利克的發明取代了之前病人必須經歷骨髓移植治療來追求一線生機所必須承受的不可言喻的痛苦。雖然慢性骨髓性白血病的病人人數並不多，但此藥的發明是近年來癌症醫療的一大奇蹟；雖然這個奇蹟不能被複製在其他癌症上，但它將帶動我們對於其他更複雜的惡性腫瘤的進一步瞭解，進而發現治療的對策。

在發現基利克能治療慢性骨髓性白血病的同時，很多基礎研究已逐漸發現癌症的發生是一個極其複雜的演化過程，很少來自單一基因的突變或因構造上出了差錯。其中基因的變化包括壓抑腫瘤基因的突變（例如 *Rb*, p53 等）、多個腫瘤基因（oncogenes）的突變（例如 *src, ras, myc* 等）。腫瘤的發生可以來自多個分子途徑（molecular pathways）的變化。所以要克服癌症，除了在慢性骨髓性白血病對於單一基因突變的壓抑以外，還需要更多的研究和治療上的試驗。因此，儘管在今天似乎已看到了一線曙光，但是，要完全解決癌症的問題，我不得不說，未來的路途仍然崎嶇不平。

以疾病而言，「癌症」帶給人類有史以來最大的浩劫，同時也因而引發無盡醫學研究的動力，所以近六十年來在癌症研究上所累積的成果可謂無可限量。雖然未來控制癌症的希望不可能一蹴可及，但卻令人樂觀以待。

筆者投入癌症醫療與研究工作已屆四十七年（編註：指初版二〇一二年當時），這中間讓我見證到不論是病人、醫療照護者或研究者，在對抗癌症的路上充分表現出人類克服困難的韌性、堅持和創新能力，同時也讓人看到人性不可避免的傲慢（hubris）。當本書作者辛達塔·穆克吉將這部人類的抗癌史客觀地展現在我們面前時，我們除了讚嘆他七年努力的豐碩成果，更感謝他將癌症醫療研究史整理成冊，使得廣大讀者有機會認識癌症醫療及研究的辛酸、坎坷和無私奉獻的歷史。

從事此工作讓我們見證了許多有名及無名英雄所遭遇的挫折與對專業的執著。我更不禁為無數身受「萬病之王」折磨的老、幼、青壯病人的經歷心痛、感嘆，我們切切不能遺忘他們在癌症醫療發展史上所做的貢獻。

導讀

癌症的前世今生

潘震澤（奧克蘭大學生物系及護理學院兼任教授）

根據衛生署公布的民國九十九年國人十大死因，惡性腫瘤（癌症）蟬聯榜首；因癌症而死的人數，比排名第二到第四的心臟病、腦血管疾病及肺炎總加起來還多，平均每十三分鐘就有一人死於癌症，看了不免讓人心驚。

癌症除了發病率與致死率偏高之外，還以種類繁多與病因不明著稱，加上許多癌症的治療困難、預後不佳，因而使得人人聞癌色變。職是之故，坊間打著教人防癌抗癌名目的書籍，可謂汗牛充棟；只不過其中有科學根據的少，引喻失義、一廂情願，甚至存心欺騙以牟利者占了絕大多數，以至於讓一般大眾無所適從。

讀者手中這本《萬病之王》則是完全不同的一本書；這是美國哥倫比亞大學腫瘤科醫師兼研究員穆克吉所撰，可謂道地行家之作。該書於二〇一〇年十一月出版，不到一個月，就打進了美國各媒體的年度好書榜；二〇一一年四月更榮獲普立茲獎殊榮，可謂實至名歸。

該書目的並不在提供任何癌症防治指南，而是立意為癌症作傳，詳述癌症的前世今生與未來。所謂「知己知彼，百戰百勝」，我們只要對癌症的特性及肇因有所認識，自然就會曉得各種癌症的預防之道，以及不同療法的長處與限制；對於層出不窮的癌症新聞，也才有能力辨別真假。

有人或謂癌症是現代疾病，其實不然；從外在可見的腫瘤與潰瘍，到體內組織增生造成的飲食或排泄障礙、呼吸困難與身體耗弱，史不絕書。乳癌是最早有信史記載的癌症，可上溯四千六百多年前埃及古王國時期名醫印和闐（Imhotep）對乳房硬塊的病歷紀錄（電影《神鬼傳奇》〔*The Mummy*〕裡的悲劇人物即以他為本）。只不過腫瘤組織不易保存，故實質證據難尋；目前已知最古老的癌症證據，是在祕魯南端一處沙地墳場發現的一具風化屍體，已有千年歷史，上頭留有骨肉瘤的痕跡。

雖說各年齡層都有人罹癌，但基本上癌症是老年病，其發病率與年齡成正相關，且以指數上升，這也是現代長壽社會多癌症的主因。至於為什麼老人容易發病，除了免疫力下降以及身體累積了一輩子的缺失外，還與癌症的根本肇因有關。已知癌症與遺傳、微生物、輻射線、化學物質及生活習慣等因子都有關，但歸根究柢，是細胞裡的基因與基因的調控出了問題。

人最早由一個受精卵開始，到後來長成由幾十兆（10^{13}）個細胞組成的身體；人體細胞分裂複製的本事之高，可見一斑。多數細胞在分化成熟後，就失去繼續分裂的能力，只留下少數幹細胞，供組織器官更新修補之需。人體每天都有數以千億計的血液細胞，以及位於腸道內襯與皮膚的表皮細胞，進行死亡與新生（成年男子還要加上精子），這可能是一般人想像不到的。

因此，細胞裡總有兩股制衡的力量，一種是促進細胞分裂的原致癌基因（proto-oncogene），另一種則是不讓細胞繼續分裂的腫瘤抑制基因（tumor suppressor gene）；如果前者失去控制及／或後者遭到破壞，細胞就可能失控而癌化。所以癌症的真正敵人來自細胞本身，可謂禍起蕭牆。

此外，細胞原本都有限定分裂次數與自戕（apoptosis）的機制，以避免過度生長；這兩種機制受阻，是另一個促使腫瘤生成的原因。再者，腫瘤長大到一定程度，單憑分子擴散作用，不足以提供腫瘤內部細胞的物質交換之需，因此刺激新血管生成，是維持腫瘤存活及增殖的必要條件。最後一點，腫瘤細胞要從原始所在轉移他處（癌細胞的致命行為），還需要一系列的酵素幫忙。

無論是細胞生長因子、腫瘤抑制因子、細胞自殺因子、血管生長因子、細胞親和分子，以及蛋白基質分解酵素等，都是基因的產物；因此，說癌症是基因出錯造成的疾病，也大抵正確。再者，只有一個基因出錯並不至於致癌，細胞得累積好些個基因突變，才有可能失去控制。基因突變可能於細胞分裂時隨機產生，也可能由外來致癌物質引發，總之，都需要時間。因此，癌細胞的產生絕非一朝一夕之功。人活的越久，罹患癌症的風險自然也就越大。

此外，身體的免疫細胞，也會偵測體內的癌變細胞，並予以清除。患有先天或後天免疫缺陷疾病的人，不單容易遭受感染，也容易生出腫瘤。上了年紀的人，免疫偵測系統的功能不如以往，是另一個容易生癌的因素。

曉得這些，並不是說人老了，就一定會得癌症；但我們可以說，除了個人的先天基因組成無法改變外，某些飲食生活習慣、職場工作環境，以及細菌病毒感染等，都有可能增加罹癌風險。如何降低這些風險，是我們可以、也應該做到的。

由於癌細胞可在全身上下器官組織出現，因此療法也不只一途。二十世紀以前，只有手術切除，之後才有放射療法輔助。只是這兩種作法不適用於所有癌症（如血癌及已經轉移的癌症），再來難免有漏網之魚，因此預後不盡理想。

第一個試圖阻斷癌細胞分裂的化學藥物治療，遲自一九四八年才出現。化療主要針對正在分裂的細胞，加以阻斷；但除了癌細胞外，體內正常分裂的細胞也難以倖免。這種殺敵一萬、自損三千的作法，可是有一段漫長的血淚史，也是本書的主題之一。一甲子後的今天，化療已成癌症治療主流，也著有成效；此外還有更具專一性的免疫療法與激素療法出現，給病人帶來更多希望。

除了化療史外，本書對乳癌根除手術、抽菸與癌症的流行病學研究、各種病毒/細菌與癌症的關聯、對癌症宣戰的政治角力、各種預防檢查的發明與成效、致癌基因的發現、賀癌平（Herceptin）與基利克等新一代藥物的研發經過等主題，都有詳細介紹，讓人對癌症多樣的「一生」，可有全面性了解。

總結一句，任何對癌症感到好奇、想要了解一二的人，這是一本不可不讀的好書，特此鄭重推薦。

疾病是生命暗夜的那一面，擁有更困難棘手的公民權。
任何人生來就有雙重國籍，一個是在健康國度，另一個是在疾病國度。
雖然我們都寧可使用健康國度的護照，但每個人有朝一日，至少有一段時間，都有義務驗明自己在另外那個國度的公民身分。

——蘇珊·桑塔格（Susan Sontag）

二〇一〇年，約有六十萬名美國人，以及全球逾七百萬人口，死於癌症。在美國，每三名女性中有一名，每兩名男性中也會有一名，會在一生中罹患癌症，癌症占美國人死因的四分之一，占全球人口死因約百分之十五。在有些國家，癌症將會超過心臟病，成為最常見的死因。

作者註記

本書是一本癌症史，也是一部古老疾病的編年史。癌症曾是不足為外人道的隱疾，至今則已變身成為致命的變形實體，擁有無孔不入的譬喻性及醫學、科學和政治力量。因此大家常說：癌症是我們這一代的特色疾病。本書是一本名副其實的「傳記」，它試圖進入這不朽疾病的心智，瞭解其個性，為它的行為解密。但我寫這本書的最終目標是要在傳記之外提出一個問題：我們可能在未來看到癌症的終局嗎？我們可能由自身的身體和社會中，永遠根絕這種疾病嗎？

癌症並非只是一種疾病，而是許多種疾病，我們把它們統稱為「癌症」，因為它們有一個共同的特色：細胞的不正常生長。除了在這個生物性上的共同點之外，交織在各種癌症化身之中的，還有深刻的文化和政治課題，足以讓它們歸為共同的一類。要在本書中涵蓋形形色色不同癌症的故事固然不可能，但我企圖勾勒出穿梭在這四千年歷史的大主題。

這個雄心萬丈的計畫在開始時並沒有這樣大的規模。二〇〇三年夏天，我完成住院醫師的職務和癌症免疫學研究所的學業之後，在波士頓的戴納—法柏癌症中心（Dana-Farber Cancer Institute）和麻州綜合醫院開始癌症醫學（內科腫瘤科）的專科訓練。我原先的計畫是要在那一年寫一些從實戰觀點出發，關於癌症治療日誌，但這個想法很快就成長為更大規模的探索歷程，帶著我深入不只是科學和醫學，而且也包括文化、歷史、文學和政治的領域，跨進了癌症的過去和未來。

這個故事有兩位核心人物，他們都是當代人，都是理想主義者、都是戰後美國科學和科技嬰兒潮一代的代表，也都如癡如醉地陷入推動全美「癌症戰爭」的漩渦。第一位是現代化療之父悉德尼・法柏（Sydney Farber），他意外地在一種維生素類似物中發現強力抗癌化學物，因此開始夢想一種能治療所有癌症的藥物。第二位是紐約曼哈頓的社交名流瑪麗・拉斯克（Mary Lasker），她擁有無上的社會和政治力量，並加入法柏，支持他數十年的癌症戰爭旅程。然而拉斯克和法柏只是兩個例子，他們代表的是四千年來世世代代和癌症搏鬥男女的勇氣、想像力、創造力和樂觀的態度。而就某種意義來說，這也是一段軍事史的歷程：敵方無影無形、恆久持續，而且無孔不入。在這個領域中，也有勝有敗，一場又一場的戰役，英雄與驕傲，生存與復原；而無可避免的，也有受傷、被迫受苦、放棄和死亡的。到頭來，正如十九世紀一名外科醫師在一本書的標題頁上所寫的，癌症是「萬病之皇，恐怖之王」。

免責聲明：

在視最先發現為至高無上地位的科學和醫學界，發明或發現者的權威是由一群科學家和研究學者所認定。雖然本書有許多發現和發明的故事，不過這些發明和發現都沒有法律主張權。本書仰賴其他的書籍、研究、期刊文章、回憶錄和訪談甚多，是集眾多個人、圖書館、作品、檔案和報告心血所成。

本書不只是走入癌症過去的旅程，也是我成為專業腫瘤科醫師的個人旅程，而如果沒有病人，這第二段旅程是不可能完成的，他們凌駕所有造就我的人之上，在我寫作本書時，不斷地教導我和啟發我，他們的恩情我永遠無法回報。

而隨這筆債而來的，是我應該要做的義務。在敘述書中故事時，維持病人的隱私與尊嚴是重要的挑戰。在病情已經公諸於世（比如先前已有相關的訪談或文章）的病例，我採用真實姓名，在社會大眾不知情，或者訪談對象要求隱私的案例，我則採用假名，或者刻意混淆日期和身分，使之難以辨識。不過他們都是真實的病人和事件，我籲請所有的讀者尊重他們的身分和權利。

前言

重症須下猛藥，否則無解。

——莎士比亞（William Shakespeare），《哈姆雷特》（*Hamlet*）

癌症始於人，也終於人。在科學的抽象觀念中，有時很容易忘記這基本的事實……醫師治病，但也治人，這個專業的先決條件有時會同時把醫師拉往兩個不同的方向。

——瓊・古德菲爾德（June Goodfield），英國科學家、作家

二〇〇四年五月十九日早晨，一位在麻州易普威治鎮擔任幼稚園老師、同時也是擁有三個幼兒的三十歲母親——卡拉・芮德（Carla Reed）從一陣頭痛中醒來。「不是普通的頭痛，」她後來說，「而是頭部一陣麻木，那種讓你馬上知道大禍臨頭的麻木。」

她的身體不知出了什麼問題，歷時已有近一個月之久。四月底，卡拉發現背部一夕之間出現了一些瘀青，就像出現在某些聖徒身上，與耶穌釘痕相似的傷痕一樣。接下來的一個月，這個傷痕先是擴大，繼而消失，在她背上留下大片如地圖般的記號。她的牙齦不知不覺變成白色。到了五月初，原本精力充沛，常常在教室追著五、六歲幼兒跑的卡拉，卻舉步維艱，連上一級樓梯都難。有時她覺得筋疲力竭，站不起身來，只能四肢著地，用爬的在走廊上移動。她每天會斷斷續續地睡十二至十四個鐘頭，醒來卻

覺得疲憊萬分，必須再把自己的身體拖上沙發補眠。

在那四個星期中，卡拉和先生一起去看了兩次全科醫生，又去看了一位護士，但每一次都沒有作任何檢驗，醫師也沒有下任何診斷。可怕的疼痛在她的骨頭裡時隱時現，醫師胡亂地想找些解釋，說可能是偏頭痛，要卡拉試試服用阿斯匹靈，結果反而讓卡拉的牙齦出血更嚴重。

卡拉生性外向、合群，情感奔放，她對自己起伏不定的病情與其說是擔心，不如說是困惑。她這輩子從沒有生過什麼大病，醫院對她而言根本是個抽象的名詞，她從沒有去看過專科醫師，更不用說腫瘤醫師了。她想像了半天，編造各種原因來解釋她的症狀——勞累、憂鬱、消化不良、神經官能症、失眠，但到最後，她心頭卻突然浮現出一種感覺，一種第六感。她告訴自己：一場嚴重的大病正在她體內醞釀。

五月十九日下午，卡拉請鄰居照顧三名子女，自己驅車上診所，要求抽血檢查。她的醫師開單作例行血球數檢查，檢驗師抽血時看到她血液的顏色後覺得不妙，濃度既稀，顏色又淡，卡拉血管裡冒出來的液體根本不像是血。

卡拉等了一整天，沒有任何結果。第二天一早，她在魚市場裡接到了電話。

「我們得再抽一點血。」診所護士說。

「你們要我什麼時候去？」卡拉問，一邊盤算著忙碌的行程。她記得自己那時抬頭看牆上的鐘，心裡正想著菜籃裡那塊半磅重的魚排沒有保溫，如果不趕快冷藏就要壞掉了。

結果卡拉對這場病一開頭的記憶全都是一些日常瑣事：時鐘、安排共乘車輛、孩子們、一管稀薄的血、沒時間洗的淋浴、太陽下的魚肉、電話那頭緊張的語調。卡拉記不太得護士究竟說了什麼，只感到急迫的壓力。「趕快過來，」她想護士可能是這樣說的，「趕快來。」

◆

我在五月二十一日上午七點聽到卡拉的病例，那時我正坐在行駛於波士頓市區肯德爾廣場和查爾斯街之間的火車上。我呼叫器上閃過的字句雖斷斷續續不帶情感，卻顯示出病況危急的情況：卡拉／白血病新病患／十四樓／速往。火車疾馳，奔出黑暗悠長的隧道，麻州綜合醫院的玻璃大樓赫然聳現，我一抬頭就看著十四樓病房的窗戶。

我猜想卡拉正獨自坐在其中一扇窗戶裡，心驚肉跳。房門外可能已經開始一連串忙亂的動作，抽血的試管正在病房與二樓的檢驗室之間來回，護士拿著採樣穿梭，實習醫師則忙著收集早上報告要交的資料，警報器嗶嗶響，呼叫器忙著傳送訊號。在醫院大樓深處，顯微鏡閃閃發光，鏡片焦點中正是卡拉的血球細胞。

我幾乎可以確定這一切的活動正在進行，因為只要是急性白血病人入院，一定會讓醫院的脊樑產生一陣顫抖，而且是由高樓上的癌症病房一路到深埋在地下室的臨床實驗室。白血病是白血球細胞的癌症，也是最具爆發力、最猛烈的癌症。正如癌症病房一名護士經常提醒病人的說法，一旦得了這種病，「就是連被紙割到，也算是急症」。

對尚在受訓的腫瘤學者而言，白血病也象徵了癌症的特殊化身，其速度、其嚴重程度、其勢如破竹教人難以喘息的生長弧線，都迫使醫護人員採取迅速、甚至往往是手忙腳亂的決定；不論是體驗、觀察和治療，這種病都教人毛骨悚然。受白血病侵犯的身體已經被推往脆弱生理情況的極致，身體的每一個系統、心、肺、血液，都遊走在刀鋒邊緣。護士把卡拉病例中不清楚的部分向我作了補充：她的醫師驗血的結果顯示，她的紅血球數量低得離譜，不到正常量的三分之一。她血液裡沒有正常的白血球細胞，而是擠滿了上百萬龐大的惡性白血球——用癌症的術語來說，就是母細胞（blasts）。她的醫師終於作出了診斷，把她送來麻州綜合醫院。

在卡拉病房外毫無裝飾的長廊中，我站在剛用稀釋漂白水拖過，發出抗菌劑微光的地板上，我一邊瀏覽卡拉血液該做的檢驗單，一邊在心裡演練和她的對話。但我很遺憾地發現，就連我的同情，也有一點像是經過演練而顯得有點呆板機械化的成分。這時正是我加入腫瘤科「研究」（fellowship）的第十個月*——我接受的是訓練癌症專才的兩年沉浸式（immersive）醫學計畫，而我覺得自己已經沉入最低點。在這言語難以形容而沉痛悲慘艱苦的十個月之中，數十名我所照顧的病人已經離世，我覺得自己已經慢慢適應死亡和悲傷。我彷彿是接種了某種疫苗，足以抵抗沉重的情緒壓力。

這間醫院裡共有七名像我這樣的癌症研究醫師，從字面上看來，我們似乎是一股教人肅然起敬的力量：我們是一群來自五大醫學院和四所教學醫院的畢業生，總共接受了六十六年醫學和科學的訓練，合計共有十二個碩、博士學位，但所有這些資歷和學位都不能讓我們作好面對這個訓練計畫的準備。醫學院、實習和住院醫師訓練在身心兩方面都是艱辛的折磨，但參與這研究醫師訓練的頭幾個月，卻讓那些記憶成了小巫見大巫，彷彿那一切都不過是兒戲，是醫學訓練的幼稚園。

癌症消耗我們人生中的一切，它侵犯我們的想像，占據我們的記憶，滲透我們每一次的對話、每一個念頭。而如果身為醫師的我們覺得自己沉浸在癌症之中，那麼我們的病人就更是徹底遭癌症毀滅。在

＊　編註：這是專科醫師養成訓練的最後階段，但非必經之路。

亞歷山大・索忍尼辛（Aleksandr Solzhenitsyn）的小說《癌症病房》（*Cancer Ward*）中，四十來歲的俄籍主人翁魯薩諾夫（Pavel Nikolayevich Rusanov）發現脖子上長了一塊腫瘤，他馬上就被送進寒冷北國某間不知名醫院的癌症病房。癌症的診斷——並非癌症本身，光是它存在的恥辱，就已經判了魯薩諾夫死刑，這個病剝除了他的身分，讓他穿上病人的罩衫，全然掌控了他的行動，而這套悲喜參半的殘酷服裝，就和囚犯的牢衣一樣讓人頹喪。魯薩諾夫發現，一被診斷罹癌，就是進入無止境的醫藥集中營，比他拋諸身後的集中營更無孔不入，更教人癱瘓麻痺。我想索忍尼辛或許是以極權的癌症醫院來比擬院外的集權狀態，但有一次我請教一名罹患侵襲型子宮頸癌婦女這其中的喻意，她尖酸地說：「很不幸，我讀這本書並不需要任何喻意。癌症病房限制我，它就是我的牢獄。」

身為學習照顧癌症病人的醫師，我對這樣的監禁只有片面的瞭解，但即使只是處在它的周邊，我依舊能感受到它的力量，那是一股緊張、持續且強烈的拉力，把任何事物和任何人都推上癌症的軌道。剛結束研究訓練的一位同僚在我初來乍到的頭一週，就把我拉到一邊，給我一些忠告：「這個訓練計畫稱作沉浸式，」他壓低聲音說，「但所謂的沉浸根本是把你徹底淹沒。記得千萬不要讓它掌握你所有的一切，你得在醫院之外擁有自己的生活。你非得這樣做不可，不然就會被吞噬。」

但不被吞噬是不可能的，在霓虹泛光照明燈下寒冷的水泥方塊醫學大樓之外，在一輪又一輪的忙亂之後，我每天晚上都在醫院的停車場上結束一天的工作。汽車音響發出空洞的聲音，教我不由自主地回想當天的一切事件。病人的故事讓我震撼，我所作的決定也讓我縈懷：一名六十六歲的藥劑師，他的肺癌已藥石罔效，我該不該再為他作一輪化療？該不該讓那名二十六歲、患有霍奇金氏症（Hodgkin's disease，一種淋巴癌）的女病人試用可能使她喪失生育力的強效藥物組合，抑或選擇可能保住她生育力，但效果還在實驗的另一種藥物組合？該不該讓只會講西班牙文、且是三個孩子的媽媽參加新的臨床實驗，雖然她連同意書上一本正經而又晦澀難懂的文字都看不懂？

我沉浸在日常的癌症事務之中，只能看到以色彩濃重的細節來展現其生命力和命運的病人，就像對比色調得太高的電視機一樣。我無法把視線從銀幕面前移開。我憑直覺知道這些經驗是對抗癌症更大戰爭的一部分，但它的輪廓卻遠非我的能力所能掌握。我有新人想要瞭解歷史的渴望，但我也像菜鳥一樣，沒有能力對它憧憬展望。

◆

但在我結束那兩年陌生孤寂的研究生涯時，有關癌症更深更廣的問題卻非常迫切地浮現。癌症究竟有多古老？我們和這個疾病戰鬥的根源何在？或者如病患常常問我的：我們在這場對抗癌症的「戰爭」中，究竟處於什麼境地？我們是怎麼一路走來的？這場戰爭有沒有終結之時？這場戰爭有可能勝利嗎？

寫作本書的動機就是源自回答這些問題的努力。我探究癌症的歷史，是想要勾勒我所面對這不斷變幻疾病的形貌；我也將用過去來闡釋現在，一名三十六歲乳癌第三期的婦女呼應了波斯王后阿托莎（Atossa）古老的病例，阿托莎用布包纏生了病的胸部，想把它隱藏起來，但後來她出於虛無感和憤怒，讓奴隸用刀切除了它。一名病人想要切除她長滿癌細胞的胃，她對我說：「絕不姑息。」這教我想到十九世紀追求完美的外科醫師威廉．霍斯泰德（William Halsted），他提出了根除性乳癌切除手術，為的是希望藉由切除更多的作法來進行更多的治療。

在幾世紀以來關於癌症的醫學、文化和隱喻的解釋，主要是對這種疾病生理的瞭解，而這樣的瞭解隨著時代而變化，且往往是巨變。如今我們明白癌症是由單一細胞失控生長而造成的疾病，這種成長是由突變引爆——DNA的變化影響了基因，造成了細胞無限制的生長。在正常細胞裡，強力的遺傳迴路規範了細胞的分裂和死亡；而在癌症細胞裡，這卻因一些遺傳迴路中斷，而釋放了無法停止成長的細胞。

「細胞毫無障礙的成長」，這個看似簡單的機制，可能正是這古怪而多層面疾病的核心，這也證明了成長深不可測的力量。細胞分裂讓身為生物的我們得以成長、適應、復原、修補，以生存下去，然而當它一旦扭曲失控，也會容許癌細胞成長、繁榮、適應、復原、修補，犧牲了我們的生存，反而成就它的生命。癌細胞長得更快、適應得更好。它們是我們人類更完美的版本。

和癌症戰鬥的祕訣，在於找出方法，防止容易受到影響的細胞發生這些突變，或者找出方法消滅這些突變細胞，而不影響正常的生長。話雖簡單，但背後卻肩負著龐大的任務。惡性和正常的生長往往並駕齊驅、息息相關，要想解開這兩者的聯繫，恐怕是我們人類最重大的科學挑戰。癌症生在我們的基因組之中：解放正常細胞分裂的基因並非來自我們體外的異物，而是執行必要細胞功能的變種、扭曲版本。癌症銘記在我們的社會之中：在我們延長整個人類物種的壽命之際，也不可避免地釋放了惡性的成長（癌細胞基因突變會隨著年齡而累積，因此癌症本質上與年齡有關）。若我們要尋求不朽，那麼癌細胞也以相當執拗的方式，追求長生不死。

究竟未來的世代會如何解開纏結在一起的正常與惡性成長，依舊是個謎。這就如同二十世紀生物學家霍爾丹（J.B.S. Haldane）喜歡說的：「宇宙不只比我們想像的奇特，而且遠比我們所能想像的還要奇特。」科學的軌跡亦然。但可以肯定的是：不論這個故事如何進行下去，都會將過往不可磨滅的歷程包含在內。曾有作家說，癌症是人類疾病中最「堅持和包藏禍心的敵人」，而對抗癌症的故事，將是充滿創造力、還原力和毅力的故事，但也將是狂妄、傲慢、專制、誤解、空想、言過其實的誇張故事——凡此種種全都是圍繞著這種在三十年前即預言幾年內就「可以治癒」的疾病打轉。

◆

在以消毒空氣保持通風的樸素病房之中，卡拉正在進行對抗癌症的戰爭。我走進病房時，她異常平靜地坐在床上，就像是一位正在記筆記的老師。（「什麼筆記？」她後來說，「我只是一再重寫同樣的念頭。」）她的母親剛搭夜班飛機趕來，紅著眼眶、噙著淚水衝進房間，然後默默坐在窗邊的椅子上，用力地前後搖擺。卡拉周遭的活動已經化為模糊的背景：護士拿著液體進進出出，戴著口罩、穿著白袍的實習醫師來去穿梭，點滴架上掛著抗生素，準備滴進她的血管中。

我盡其所能地向她說明病況，和解釋她在未來要由一個實驗室衝向另一個實驗室所做的各種檢驗，我要為她抽骨髓樣本，病理學家還會作更多檢測。不過初步的檢驗結果顯示，卡拉得了急性淋巴性白血病（acute lymphoblastic leukemia，簡稱ＡＬＬ），這是孩童最常見的癌症，但在成人身上卻很罕見，而且通常——在這裡我停頓了一下，抬起眼睛強調——可以治癒。

「可以治癒。」卡拉聽了這話不禁頷首，雙眼也燃起光芒。房裡響起不可避免的問題：這個病有多大的治癒機率？她存活的機會有多少？治療要花多久時間？我預告了她的賭注：一旦確診之後就立刻開始化療，為期逾一年。她治癒的機率是百分之三十，大約比三個病例治癒一個略低一點。

我們談了一小時，或是再久一點，現在已經是上午九點半。高樓下方的城市已經完全甦醒。我離開的時候把門在身後帶上，一股風把我往外吹，也把卡拉封進門裡。

要解決這樣的問題，最好的辦法就是能由後往前反向推理。這是非常有用的作法，做來也很容易，但大家就是不常這樣做。

——**夏洛克．福爾摩斯**（Sherlock Holmes），**出自亞瑟．柯南．道爾爵士**（Sir Conan Doyle），**《暗紅色研究》**（*A Story in Scarlet*）

第一部

「黑的色澤，而不熾熱。」

「血液化膿」

最出名的醫師立刻被召來，但等他們抵達，他們卻一邊收費，一邊回答，「這病沒法可治。」

——希萊爾·貝洛克（Hilaire Belloc），法裔英籍作家

其緩解是日常的作業，其藥物是熱切的希望。

——威爾·卡索（William Castle），一九五〇年對白血病的描述

一九四七年十二月的一個早上，在波士頓一個長十四呎（四點二公尺）寬二十呎（六公尺）的潮濕實驗室中，名為悉德尼·法柏的學者正不耐煩地等著來自紐約的包裹。這個號稱「實驗室」的斗室比藥劑師的貯藏室大不了多少，通風很糟，且深深埋在兒童醫院的地下室，幾乎是被塞進後巷裡。就在幾百呎開外，醫院的病房正緩緩地開始一天的運作，穿著白色罩袍的兒童在小小的鑄鐵幼兒床上翻來覆去，醫生和護士在房內忙碌地穿梭，檢查圖表、記寫醫囑、分發藥物。但法柏的實驗室卻空空蕩蕩，毫無生氣，只是個擺著化學物質和玻璃罐的不毛之地，以冰冷的走道和醫院主建築物連接。實驗室的空氣飄浮著防腐劑福馬林的惡臭，室內沒有病人，只有屍體和用孔道送來解剖和檢驗的病人組織。法柏是病理學家，他的工作包括解剖樣本、驗屍、分辨細胞，以及診斷疾病，就是不包括治療病人。

法柏的專長是小兒病理學，研究的是兒童疾病。他在這間地下房間內已經消磨了近二十年的時光，廢寢忘食地盯著顯微鏡，也按部就班地升上兒童醫院的病理學主任。但在法柏看來，病理學已經與醫學分道

揚鑣，成了研究死者而非醫治生者的學科；而他也已經不耐煩於只由側面觀察疾病，卻不接觸或診療活生生的病患。他受夠了組織和細胞，覺得自己陷入困境，就好像被上了防腐劑，關在自己的玻璃櫃裡。

因此法柏決定要徹底轉換跑道。他不要再瞇著眼睛盯著顯微鏡下不會動的採樣標本，而要躍入樓上診療所的生活之中——由他知之甚詳的顯微鏡世界，縱身進入病人和疾病的廣袤天地之中。他要運用由病理標本所收集來的知識，發明新的療法。而在那個來自紐約的包裹中，就有幾管黃色透明的化學物，名為胺喋呤（aminopterin），已經送到他位於波士頓的實驗室，為抑制兒童白血病情發展帶來一線希望。

◆

要是法柏事先請教過樓上那些病房裡的小兒科醫師，問問有沒有可能開發抗白血病的藥物，他們一定會勸他省點力氣。一個多世紀以來，兒童白血病一直讓醫界著迷、困惑及挫折。這種病已經被一絲不苟地分析、歸類、再歸類，一而再、再而三地深入探究。在兒童醫院圖書館的書架上，散發著霉味的皮裝書，無論是安德森（William A. D. Anderson）的《病理學》（*Pathology*），或波伊德（William Boyd）的《內科病理學》（*Pathology of Internal Diseases*）裡，一頁又一頁盡是白血病細胞的圖像，以及這些細胞的詳細描述。但這一切的知識卻只是增強了醫學的無力感，就像蠟像館裡的蠟像一般，雖然極其仔細地研究並攝影記錄，但卻沒有任何治療或實用的進展。一名腫瘤學者說：「這些研究讓醫師在醫學會議上有許多可以爭論的題材，但卻對病人一點用也沒有。」罹患急性白血病的病人被急急忙忙地送來醫院，歷經幾回合浮誇的專業討論，接著，就如某醫學雜誌幽默地諷刺：「診斷、輸血，然後送回家等死。」

自發現白血病以來，其相關研究就一直處在困惑和絕望之中。一八四五年三月十九日，蘇格蘭醫師約翰．班尼特（John Bennett）就曾描述過一個不尋常的病例：一名二十八歲的瓦匠脾臟莫名腫大。班尼特描寫他的病人說：「他的面色黯沉，說自己原本健康正常，但二十個月前卻沒有力氣，全身倦怠，一直持續迄今。去年六月他發現腹部左側有一個腫瘤，逐漸增大，一直到四個月後，它才不再繼續變化。」

這名瓦匠的腫瘤可能已到了最後的靜止狀態，但其身體上的問題卻更嚴重。接下來幾週，這名病人的症狀千變萬化——發燒、一陣陣出血、突然的腹痛，起先是逐漸發生，接著一回合又一回合，越來越快，越來越緊湊。很快地，這名瓦匠就因腋窩、鼠蹊和頸部冒出腫脹的腫瘤，而瀕臨死亡，雖經例行的水蛭和放血治療，但並無成效。幾週後班尼特解剖驗屍，認為自己已經找出這些症狀背後的原因：這病人的血中滿是白血球（白血球是膿主要的成分，往往意味著感染反應，因此班尼特推論這名瓦匠受到感染）。他自信滿滿地寫道：「下面這個病例對我特別有價值，因為它證明了膿的存在，它同樣也會存在於血管系統裡。」*

這原本該是天衣無縫的完美解釋，只是班尼特找不到膿的來源。在解剖的過程中，他仔細審視屍體，觀察組織和器官，想要找出膿腫或傷口的跡象，但卻沒有看到任何感染。病人的血液顯然已經變質——自動自發地化為膿汁。班尼特稱這個病例為「血液化膿」，認為這就是結論。

當然班尼特自然「化膿」的想法錯了。在他描述了這名瓦匠病情之後四個多月，一名二十四歲的德國病理學家魯道夫．維蕭（Rudolf Virchow, 1821-1902）獨立發表了一份病例報告，和班尼特的病例出乎意料的相似。維蕭的病人是一名五十多歲的廚師，她的血液裡有大量白血球，造成脾臟濃稠和泥漿狀的液體。病理學家在解剖她的遺體時，不需用顯微鏡，就能看出紅血球上浮著一層濃稠如乳狀的白血球。

維蕭知道班尼特的病例，但他不相信班尼特的理論，他認為血液沒有理由會無緣無故突然轉變為其他物質，何況其他異常的症狀也教他百思不解：脾臟腫大是怎麼回事？還有體內為什麼沒有任何傷口或膿的來源？維蕭懷疑會不會是血液本身有問題，他找不到合理的解釋，又想為這樣的病況命名，最後決定就用 weisses Blut——白血，平鋪直敘地描述他在顯微鏡底下看到的數百萬白色細胞。一八四七年，他把這名稱改為比較學術的 leukemia——源自 leukos，希臘文的「白」字。

◆

為疾病重新命名——由誇張修飾的「血液化膿」，改為平鋪直敘的「白血」——看似稀鬆平常，沒什麼了不起，但卻對這種病的瞭解有著深遠的意義。當人們剛發現一種疾病時，對這種病的理解只是一種脆弱的概念，就像溫室中的花朵，深受其名稱和分類所影響，甚至到不成比例的地步（一個世紀多之後，在一九八〇年代初，另一種疾病改變了名稱：從同志免疫缺陷症〔gay related immune deficiency，簡稱GRID〕到後天免疫缺乏症候群〔acquired immuno deficiency syndrome，簡稱AIDS〕，也象徵了對這種疾病理解的徹底轉變）。** 就像班尼特一樣，維蕭也不瞭解白血病，但他和班尼特不一樣的是，他沒有不懂裝懂，他的洞察力完全是出於負面，藉著抹去所有成見，理出可供思考的一片天地。

這個謙遜的病名（以及他對病因的謙虛態度），說明了維蕭面對醫學的作風。他身為符茲堡大學年輕教授，其成就不只是為白血病命名而已。他接受病理學家的訓練，也開始終生不懈的計畫：以簡明的細胞術語來描述人類的疾病。

---

* 雖然當時醫學界還不知道微生物和感染之間的關係，但班尼特卻很瞭解膿汁和膿毒症、發燒和死亡之間的關係，往往是源自於膿瘍或傷口。

** 當找出HIV這種病原體，及這種病毒以極快的速度在全球散布的事實影響，使得人們很快就摒棄了原本以為這種病特別「偏好」男同性戀的想法，而這種偏見實際上源自於人類過往的文化意識。

而這計畫是因挫折而誕生。維蕭在一八四〇年代初入杏林，那時幾乎每一種疾病都被歸因為某種看不見力量的作用：瘴氣、過度焦慮、情緒不好或歇斯底里。維蕭對他所看不見的這些力量感到困惑，因此以無比的熱忱來研究他所能看見的：顯微鏡下的細胞。一八三八年，德國植物學家許萊登（Matthias Schleiden, 1804-1881）和生理學家許旺（Theodor Schwann, 1810-1882）宣布：所有的生物都是由細胞這種基礎材料所構成。維蕭借用這個觀念並把它發揚光大，創立了人類生理學的「細胞理論」，以兩大基本信念為基礎：第一是人體（就像所有動植物的身體一樣）是由細胞所組成；第二則是細胞只能來自其他細胞，也就是他所說的「細胞來自細胞」（*omnis cellula e cellula*）。

這兩大原則看似簡單，卻讓維蕭得以對人類生長的本質提出關鍵的假設，如果細胞只源自其他細胞，那麼成長就只能以兩種方式進行：不是增加細胞的數量，就是增加細胞的大小。維蕭稱這兩種方法為增生（hyperplasia）和肥大（hypertrophy）。在肥大方面，細胞的數量不變，成長的是每一個細胞的大小，就像吹氣球一樣。與此相較，增生則是由細胞數量增加而來。每一個成長的人類組織都可以用增生和肥大兩種方式來形容。在成年的動物身上，脂肪和肌肉往往是因肥大而成長，相對的，肝、血、膽和皮膚則是由增生而成長，細胞變成細胞，再變成更多細胞。

這樣的解釋很有說服力，讓醫學界在正常的發展之外，對於病態的發展也有了進一步的瞭解。就像正常的成長一樣，病態的發展也是經由增生和肥大兩種途徑。當主動脈阻塞，心臟肌肉受迫要用力推擠尋求出路時，往往就會使每一個肌肉細胞更碩大，以便產生更多的力量，但這樣發展的結果最後會造成心臟過度肥大，反而無法正常運作，這就是所謂的病理性肥大。

相反的，且對眼前這個故事更舉足輕重的，是病理性增生的典型疾病——癌症。維蕭很快就透過顯微鏡觀察癌症，發現了細胞生長失控的情況：這是細胞增生的極端型態。維蕭檢視癌的構造，發現其成長似乎有自己的生命，彷彿這些細胞得到了神祕的新生長動力。這不是一般的生長，而是重新定義的新形式生長。雖然維蕭還不明白其中機制，但他頗有先見之明地稱之為neoplasia（新增生，腫瘤）：新的、費解的、不正常的生長，一個在癌症史上響叮噹的字。*

維蕭在一九〇二年去世時，關於癌症的新理論已經由許多觀察中逐漸成形。癌症是一種病理性增生的疾病，細胞自動自發地分裂，這種異常、失控的細胞分裂創造了大塊的組織（腫瘤），侵犯器官，破壞正常組織。腫瘤可能由一個部位散布到另一個部位，在如骨骼、腦部，或肺部等離原病灶較遠的部位曝露出病徵，稱作轉移（metastasis）。癌症有種種不同的形式：乳癌、胃癌、皮膚癌和子宮頸癌，白血病和淋巴癌；但就細胞層面而言，這些疾病都與其息息相關。在每一個病例中，細胞都有同樣的特性：失控的病理性細胞分化。

有了這樣的瞭解之後，在一八八〇年代後期研究白血病的病理學家回顧維蕭的研究：原來白血病不是血液生膿，而是血液細胞不正常的增生。在此之前，科學界全都受到班尼特對白血病之想像的影響，使得學者們天馬行空地探究病因，上窮碧落下黃泉地尋覓（而且也克盡厥職地找到了）各種由白血球細胞爆發出來的隱形寄生蟲和細菌，然而一旦病理學家有所體悟，不再盲目尋覓感染的病因，而重新把顯微鏡的焦點放在疾病本身，就會發現白血病的血球細胞和其他形式的癌細胞極其相似。白血病是血液中白血球惡性增生所造成，是熔化的、液態形式的癌症。

這樣的觀察意義重大，白血病的研究也因此突飛猛進。到一九〇〇年代初，醫界已經很清楚明白這種病有幾種形式，可能是長期的疾病，進展緩慢，逐漸使骨髓和脾臟窒息，如維蕭遇到的病例（後來命

* 維蕭並沒有造出這個字，不過他對neoplasia作了詳盡的描述。

名為慢性白血病）；也可能是病情急劇猛烈，彷彿截然不同的疾病，有一陣陣的發燒、出血，以及教人心驚的細胞增生——如班尼特的病人。

第二種形式的病症稱為急性白血病，又根據所牽涉的癌細胞而分為兩個亞型。在血液中的正常白血球可以大略分為兩種細胞骨髓細胞或淋巴細胞，急性骨髓性白血病（acute myeloid leukemia，簡稱ＡＭＬ）是骨髓細胞的癌症，而急性淋巴性白血病則是不成熟淋巴細胞的癌症（更成熟的淋巴細胞癌症則稱為淋巴癌）。

在兒童身上，白血病最常見的是ＡＬＬ——淋巴母細胞白血病，總是迅速致命。一八六〇年，維蕭的學生麥可・安東・畢默（Michael Anton Biermer, 1827-1892）敘述了這種童年期白血病的第一宗確診病例。符茲堡一名木匠活潑可愛的五歲女兒瑪莉亞・史裴爾（Maria Speyer），因為在學校昏昏欲睡，皮膚上又有出血的瘀青，而被帶來診所就醫。次日她頸部僵硬，開始發燒，家人請畢默出診。當晚畢默為瑪莉亞抽了一滴血，用床頭燭光映照的顯微鏡檢驗抹片，結果發現血液中有數萬白血球細胞異常增生。那一夜瑪莉亞時睡時醒，到次日下午，畢默興奮地把這「白血病的精美病例」樣本拿給同僚看時，病床上的瑪莉亞卻吐出鮮血，陷入昏迷。等畢默當晚到她家時，這孩子已經死亡數小時了。此病由病發的最初徵兆到診斷最後死亡，病情發展宛若脫韁的野馬，歷時還不到三天。

◆

雖然卡拉的病情不像瑪莉亞的那麼嚴重，但白血病本身就已經很駭人。一般來說，成年人每一毫升血液約有五千個白血球細胞，在卡拉的血液中，每毫升卻含有九萬個白血球細胞——幾乎是正常的二十倍，其中百分之九十五是母細胞——以瘋狂速度生長的惡性淋巴細胞，但它們卻無法發展為成熟的淋巴球。急性淋巴性白血病和其他某些癌症相同，在癌細胞過度增生之外，正常細胞的發展也會莫名地中止，無法成熟，結果雖然產生過多的淋巴細胞，但因為它們未成熟，因此不能執行對抗細菌的功能。卡拉雖有大量的淋巴細胞，免疫力卻很差。

白血球細胞是在骨髓中製造。在見過卡拉後的第二天早上，我用顯微鏡看了她的骨髓取樣，發現它極不正常。雖然骨髓表面上無定形，但卻是非常有序的組織，其實它根本可說是一種器官，在成人身上製造血液。通常骨髓取樣上會發現其中帶有針狀物，針狀物上則群聚造血細胞，而這正是新血液的苗圃。但在卡拉的骨髓中，這個組織卻徹底遭到破壞。一堆又一堆的惡性母細胞占據了骨髓空間，覆蓋了所有的結構，沒有製造血液的空間。

卡拉已瀕臨生理上的深淵。她的紅血球數量降得太低，因此血液無法傳送足夠的氧氣（回想起來，她之所以頭痛，正是缺氧的第一個徵兆）。她的血小板，也就是負責血液凝結的細胞，數量降到趨近於零，造成全身瘀青。

她的治療需要額外的作法，得用化療殺死異常的白血球細胞，但化療卻會破壞正常的血球細胞。我們得把她推向比深淵更深之處，才能拯救她。而對卡拉而言，唯一的出路就是置之死地而後生。

◆

悉德尼．法柏於一九〇三年在紐約州水牛城出生，正是維蕭在柏林去世後一年。他父親賽門．法柏（Simon Farber）原是波蘭貨船的船員，於十九世紀後期移民美國，在一家保險經紀公司工作。法柏一家人住在水牛城東邊一個保守封閉且經濟情況不是很好的猶太社區裡，和小商店的老闆、工廠工人、簿記員及小販為伍。老法柏望子成龍，對孩子們的學業抱著極高的標準。他家樓上說的是猶太方言意第緒語，但樓下只准用德文和英文。老法柏常常帶課本回家，放在餐桌上，讓每個孩子自己選擇一本熟讀，然後向他作詳盡的報告。

在十四個孩子中排行老三的悉德尼，置身於這樣高期待的環境中表現傑出。他在大學主修生物和哲學，靠著在音樂廳演奏小提琴半工半讀，於一九二三年由水牛城大學畢業。因為他德語流利，因此赴德國的海德堡和弗萊堡接受醫學訓練，成績優異，再轉回美國擠進波士頓的哈佛大學，成為醫科二年級學生。*法柏以外來轉學生的身分來到哈佛，同學覺得他傲慢而討人厭，不過就他而言，重讀已經讀過的這些課程，也是備受折磨。他一本正經、一絲不苟，謹慎地打扮自己的外表儀容，老是穿著全套西裝去上課，因此馬上被同學取了「四釦悉德」的綽號。

法柏在一九二〇年代後期完成了病理學的研究訓練，成為波士頓兒童醫院首位全職病理學者。他寫過一份兒童腫瘤分類的研究，並著有一本教科書《驗屍》（*The Postmortem Examination*），公認是這一行的經典之作。到一九三〇年代中期，他已經在醫院的邊陲地帶有了一定的地位，成為卓越的病理學者，即「死人的醫生」。

但法柏心裡還是有治病救人的欲望。一九四七年夏天，他坐在地下室的實驗室裡，產生了一個想法：在所有的癌症中，他選擇了最奇特、最沒指望的一種——兒童白血病，作為自己的研究對象。他認為，要瞭解癌症的整體，就必須釜底抽薪，由根本著手。而在白血病的諸多特徵裡最特別的一點是，它可以計量。

科學始於計數。要瞭解一個現象，科學家必須以言語描述，而要客觀地描述，就必須先測量計數。如果癌症的研究要轉變成嚴謹的科學，就必須能以某種方法計量——以能重現的可靠方式來測量。

在這一點上，白血病和其他的癌症都不同。在還沒有電腦斷層掃描與核磁共振的時代，想要計算肺臟或乳房內腫瘤大小的改變，幾乎不可能不開刀：你不可能測量看不到的東西。然而白血病細胞飄浮在血液中，就和血液細胞一樣很容易測量：只要抽血或骨髓，用顯微鏡觀察即可。

法柏想，如果白血病細胞可以計量，那麼醫治它的任何方法，比如在血液中循環的化學物，也可以在病人身上衡量其效力。他可以觀察細胞在血液中的生死，拿來衡量藥物的成敗。他可以進行癌症的「實驗」。

這想法在法柏腦中徘徊不去。在一九四〇、五〇年代，許多年輕生理學家都深受以簡知繁、觀微知著的想法吸引，因為複雜是由簡單累積而成。如細菌這樣的單細胞生物，就能展現如人類這般複雜的多細胞動物結構組成。法國生化學家賈克・莫諾（Jacques Monod, 1910-1976）將會在一九五四年盛大宣布：對大腸桿菌這種微小細菌為真的事物，對大象也必為真。**

在法柏看來，白血病就象徵了這樣的生理典範。由這簡單而反常的野獸身上，他推斷出其他癌症極其複雜的世界：教他想到大象的細菌。他天生就是反應敏捷的直覺型思想者，而在這裡他也憑著本能迅速地下了判斷。在那個十二月的早晨，來自紐約的包裹正等在他的實驗室裡，他拆開它，拿出那幾管化學物質之時，並沒有料到他已經打開了癌症思考的全新之路。

＊　在當時，由紐約經海德堡迂迴前進至哈佛的路線是很平常的。因為在一九二〇年代，猶太學生很難進美國醫學院，因此往往得先在歐洲，甚至在德國的醫學院就讀，再轉回美國讀醫。

＊＊　莫諾所說的這段話在分子生物學史上出現若干次，其確定的來源不得而知。

比斷頭台還難饜足的怪獸

白血病在醫學上的重要性和它真正的發生率一直不成比例……其實，按部就班治療白血病的問題正反映出癌症研究整體的大方向。

——喬納森・塔克（Jonathan Tucker），《艾莉：對抗白血病魔的女孩》（*Ellie: A Child's Fight Against Leukemia*）

治療已經擴散的癌症，罕見成功的例子……往往只能看著腫瘤越來越大，而病人則越來越小。

——約翰・拉斯洛（John Laszlo），《童年白血病治療：進入奇蹟時代》（*The Cure of Childhood Leukemia: Into the Age of Miracles*）

法柏的化學物包裹正好在醫學史上特別關鍵的時刻抵達他的實驗室。一九四〇年代後期正是全美各地實驗室和診所化學發現成果豐碩之時。當時出現的新藥物中最經典的是抗生素，如在二次大戰期間被發揮得淋漓盡致的珍貴化學物——盤尼西林。一九三九年，接受盤尼西林治療的病人必須回收尿液再提煉此藥，以節省一點一滴；而到了一九五〇年代初，則是已經以上千加侖為單位生產製造。一九四二年，默克（Merck）藥廠送出第一批盤尼西林時，雖然總共才只有五公克半，卻是全美所有抗生素存貨的一半。十年後，盤尼西林卻非常有效率地大量生產，因此一劑的價格降至四美分，是半加侖牛奶價錢的八分之一。

新的抗生素也繼盤尼西林之後接踵而至，一九四七年推出氯黴素，一九四八年則是四環素類。一九四九年冬，另一種神奇的抗生素——鏈黴素，由雞農穀倉的一塊黴菌裡提煉出來，《時代雜誌》（*Time*）在封面上打出〈靈藥就在我們自家後院〉這樣搶眼的標題。在兒童醫院一棟磚造建築的角落，就在法柏自家的後院，一位名叫約翰·恩德斯（John Enders，一九五四年諾貝爾生醫獎得主）的微生物學者也由搖搖晃晃的塑膠燒瓶中培養小兒麻痺病毒，這是發展沙賓（Sabin）和沙克（Salk）疫苗的第一步。新藥以驚人的速度相繼出現：到一九五〇年，一半以上的常用藥物在十年前都聞所未聞。

或許比這些神奇藥物更重要的，是公共衛生和保健的觀念已經大幅改變了美國的疾病面貌。原本可能在數週內使整區人口大批死亡的傷寒，在幾個都市努力淨化水質，改善腐臭的水源之後，已經逐漸消失。就連在十九世紀有「白色瘟疫」之稱的肺結核，在一九一〇至四〇年之間，發生率都劇減，主要是因居住環境改善，以及公共衛生的努力。美國人的平均壽命在半個世紀內由四十七歲提升至六十八歲，比前幾個世紀所延長的總和還要多。

戰後醫學大獲全勝也說明了美國人民生活中科學和科技改造人生的能力。醫院林立——在一九四五至一九六〇年間，全美總共成立了約一千家醫院；一九三五至一九五二年間，每年入院病人由七百萬增加至一千七百萬，成長了兩倍多，而隨著醫療照護而來的，是對治癒疾病的期待。正如一名學生所言：「當醫生得告訴病人，他的病無藥可治，病人難免就會覺得遭受輕侮，甚至疑惑醫師是否跟得上時代。」

於是一個年輕的世代就在衛生的新郊區城市裡夢想著百病不侵——沒有死亡、也沒有疾病的人生。他們抱著生命可以長久延續的想法，揮霍著耐用消費品：如船那般大的史都貝克汽車（Studebakers）、人造絲的休閒服、電視機、收音機、渡假屋、高球球桿、燒烤架、洗衣機等等。位在長島的列維頓

（Levittown）就是這種象徵性的烏托邦，在這塊由馬鈴薯農田改建的大片郊區建築中，「疾病」在一般人「擔憂」的事項上退居第三，落在「財務」和「養兒育女」之後。當時生育子女已經成為美國舉國第一要務，盛況空前。一九五七年，在美國平均每七秒就有一個嬰兒出生，生育率穩定上揚。一如經濟學者約翰·蓋爾布瑞斯（John Galbraith）所指的「富裕的社會」——這種富足社會也想像自己永遠年輕，隨之而來的是永遠健康的保證——這將是無敵的社會。

◆

然而在萬病之中，癌症卻不肯跟隨進步的腳步向前行。如果腫瘤純粹只是局部（也就是還限制在某個單一的器官或病灶，因此可以用手術摘除），那麼還有機會治癒。摘除的程序稱為「切除術」（Extirpation），是十九世紀外科手術進步下的傳承。比如乳房上的單一惡性腫瘤可以用根除性乳房切除術（radical mastectomy）切除，這是約翰·霍普金斯大學偉大的外科醫師威廉·霍斯泰德在一八九〇年代首開先河的技術。一九〇〇年代初期發現X光之後，也可採用放射線來殺死局部的腫瘤細胞。

但由科學的角度來看，癌症依舊是一個黑箱，是個神祕的物體，最好是整個割除，而非透過更深入的醫學見解來治療。要治癒腫瘤（如果能治癒的話），醫生只有兩種辦法：手術切除，或者用放射線燒灼——在熾熱放射線和冰冷手術刀之間做出抉擇。

一九三七年五月，幾乎就在法柏展開化學物實驗的前十年，《財星雜誌》（*Fortune*）刊載了癌症醫學的「全面調查」，報告結果實在教人不安：「驚人的事實是，不論是治療或預防，都沒有引進新的療法原理……治療方式已經變得較有效率也較人性，不用麻醉劑或防腐處理的粗糙手術已經被現代精密技術改良的無痛手術取代，過去世代癌症病人因腐蝕劑痛徹心扉的痛苦，也已經因改採X光和鐳的輻射而消失。……但事實仍舊是，癌症的『治療』依舊只有兩種原理：去除或破壞生病的組織（前者用手術，後者用X光）。目前還未能採用其他辦法。」

《財星雜誌》這篇文章的標題是〈癌症：巨大的黑暗〉（Cancer: The Great Darkness），作者認為造成這「黑暗」的政治因素影響力並不亞於醫學因素。癌症醫學已經陷入困境，不只是因為圍繞著它的醫藥奧祕深度，也因為制度上對癌症研究的忽視。「在美國以基礎癌症研究為主的基金不到兩打，資金由五百至兩百萬美元不等，但合計的資本額絕不會超過五百萬……社會大眾卻樂於花這筆金額三分之一的金錢，去看美式足球賽。」

癌症研究經費的稀少遲緩，恰巧和這疾病迅速發展至矚目地位完全相反。在十九世紀的美國，癌症當然已經存在，而且受人注意，但它卻被其他更普遍的疾病遮蔽。一八九九年，知名的水牛城醫師羅斯維爾．帕克（Roswell Park）就曾預言，癌症總有一天會超過天花、傷寒和肺結核，成為全美第一大死因。當時的人視此說為「危言聳聽」，是日夜都在為癌症開刀者誇張的揣測。但到那十年結束之際，帕克的預言已經越來越不那麼驚人，且日復一日地越來越像真知灼見。除了偶爾幾次爆發之外，傷寒越來越稀少；天花也逐漸絕跡，到一九四九年，在美國完全消失；而癌症卻超越了其他疾病，一路攀上奪命殺手的階梯。在一九〇〇至一九一六年間，癌症死亡率成長了百分之二十九．八，超越肺結核；到一九二六年，癌症成為全美第二常見死因，僅次於心臟病。

呼籲全民對癌症採取行動的回應，不僅限於〈癌症：巨大的黑暗〉這篇文章。當年五月，《生活雜誌》（*Life*）也刊出了對癌症研究的報導，傳達了同樣的急迫感。《紐約時報》（*New York Times*）在四月及六月曾發表了癌症罹患率上揚的兩篇文章。等癌症在一九三七年登上《時代雜誌》時，媒體之間好像相互傳染似的，對「癌症問題」產生了莫大的興趣。

自一九〇〇年代初以來，不斷有人提案呼籲美國政府對癌症作出有系統的回應。一九〇七年，一群癌症手術醫師在華府新韋拉德飯店集會，他們要成立組織，遊說國會撥更多的經費給癌症研究。一九一〇年，這個名為「美國癌症研究協會」（American Association for Cancer Recearch）的組織已經說服了總統塔夫特（William Howard Taft）向國會提案，成立國家實驗室，專司癌症研究。但在一開始的熱潮之後，這個案子經幾度嘗試，卻遭暫時擱置，主要是因為缺乏政治力量的支持。

一九二〇年代，在塔夫特的提案列入議程後十年，癌症研究出現了一位意想不到的新鬥士：馬修．尼利（Matthew Neely），這位來自西維吉尼亞州費爾芒市的律師，個性百折不撓又活力充沛，他頭一次被選入參院。雖然尼利對政治沒什麼經驗，卻注意到過去十年間癌症死亡率大幅增加──由一九一一年的七萬人，到一九二七年的十一萬五千人。尼利提案要求國會撥款五百萬經費，給能夠「提供資訊阻止人類癌症」的任何人。

這樣淺薄的作法──就相當於在警長辦公室掛上一張嫌犯照片一樣，自然招來淺薄的反應。幾週內，尼利在華府的辦公室湧來了數千封由信仰療法術士到江湖郎中的信函，標榜各種各樣的癌症藥方：藥膏、補品、油膏、塗油手帕、軟膏和聖水。國會不堪其擾，最後通過撥款五萬美元給尼利的「癌症控制法案」，近乎鬧劇式地把預算削減到提案要求的百分之一。

一九三七年，不屈不撓的尼利再度選上參院，也第二次推出全國打擊癌症的行動，這回他是和參議員荷馬．波恩（Homer T.Bone）和眾院議員華倫．麥格紐森（Warren G.Magnuson）聯手。到這個時候，癌症已引起社會大眾的重視。《財星雜誌》和《時代雜誌》上的文章已經造成焦慮和不滿，政壇人物也急著要作出具體的反應。六月份，參眾兩院召開聯合會議，針對此問題立法。經過初步的聽證，法案火速送上國會，在一九三七年七月二十三日獲得一致通過，羅斯福總統簽署了美國癌症研究所法案。

新法案催生了美國國家癌症研究所（National Cancer Institute, NCI），這個機構的主要目的是協調癌症研究和教育。*該會由各大學和醫院延攬了諮詢委員會的成員，所址設在離首都數哩的郊區城市貝塞斯達（Bethesda），有最先進的實驗室空間、閃閃發光的華麗廳堂和會議室映著花木扶疏的拱廊和花園。「美國將集結全力征服癌症，這是古往今來攻擊人類最大的禍害。」一九三八年十月三日，波恩參議員為這項建築工程破土時如是說。在近二十年徒勞無功的努力之後，全美國對癌症共同的回應，終於上了路。

這一切作法都是朝正確方向前進的勇敢步驟，只可惜時機不對。一九三八年初冬，就在NCI於貝塞斯達揭幕前數個月，對抗癌症的戰爭卻被另一場戰爭的震撼籠罩。十一月，納粹軍隊對德國境內的猶太人展開大屠殺，迫使成千上萬的猶太人進入集中營。到冬末，亞洲和歐洲開始展開全面軍事衝突，為第二次世界大戰揭開序幕。到一九三九年，這些小規模戰鬥全面開火。一九四一年十二月，美國也被捲入這場全球的大災難之中。

戰爭使得國家的優先順序有了巨變。NCI一直想改作為臨床研究中心的巴爾的摩美國海軍醫院，當時立刻重組為戰地醫院。科學研究的經費暫時擱置，轉為直接和戰爭相關的計畫。科學家、遊說者和內外科醫師頓時失寵——一名學者描述說：「他們幾乎無聲無息，只有在訃聞中才會提到他們的貢獻。」美國癌症研究所恐怕也該有篇訃文，國會承諾要「對癌症按部就班作出回應」的經費根本就沒有著

---

* 一九四四年，NCI成為國家衛生院（National Institute of Health，簡稱NIH）的附屬單位，這也預示了未來數十年會有各種以其他疾病為主的研究所成立。

落，NCI受到忽視，一切都毫無進展*。這所配有一九四〇年代所有想像得到的現代設備，並閃閃發亮的園區，如今成了科學界的鬼域。一名科學家開玩笑說它是「美好安靜的鄉下好地方，在陽光明亮的大窗戶下打瞌睡十分舒適」。

社會大眾對癌症的吶喊也化為寂靜。在媒體喧騰一時之後，癌症再度成為只能輕聲細語，沒有人會在公眾場合張揚的疾病。一九五〇年代，身為乳癌倖存者、也是癌症鬥士的芬妮．羅絲諾（Fanny Rosenow）致電《紐約時報》，要刊登乳癌婦女支援團體的廣告，不知怎麼地電話被接到社會版主編那裡，她說要登乳癌廣告時，只聽到很長時間的沉默，接著對方回答：「抱歉，羅絲諾小姐，但《紐約時報》不能在報上登『乳』和『癌』兩個字。」

「不過或許，」主編又說：「你可以把文字改成：舉行胸壁相關疾病的會議。」

羅絲諾大為反感，掛斷了電話。

◆

法柏在一九四七年進入癌症世界時，過去十年社會對這種疾病的大聲疾呼已經煙消雲散，癌症再度成為政壇上無人提及的疾病。在兒童醫院通風的病房內，醫生和病人正在打對抗癌症的私密戰爭，而在樓下的地道裡，法柏則以他的化學物和實驗，打一場更私密的戰爭。

這樣的隔絕反倒成為法柏初步成功的關鍵。他避開了公眾審視的聚光燈，專心研究這個拼圖中教人費解的一小片。白血病是一種沒人理會的孤兒病，內科醫師沒有藥可治它，外科醫師也不可能在血液上開刀。一名醫師說：「就某個角度而言，白血病在二次大戰之前根本就不算癌症。」這種病置身疾病國度的邊疆，是潛伏在各領域、各科別之間的棄民——簡直就像法柏本人一樣。

要說白血病「屬於」哪一個領域，該算是研究正常血液的血液科。法柏認為，要找出治白血病的方法，一定得由研究血液著手。要是他能夠找出正常血液細胞是怎麼形成的，就能倒過來找出阻止不正常淋巴細胞成長的方法。他對這個疾病的策略是由正常到不正常：倒過來面對癌症。

法柏對正常血液之所知，大半是來自一九三四年諾貝爾獎得主喬治・邁諾特（George Minot, 1885-1950）。邁諾特身材細瘦，頭髮漸禿，舉手投足頗有貴族之風，他的實驗室在波士頓哈瑞森大道旁一棟柱廊聳立的磚石建築裡，距離包括兒童醫院在內的朗伍德大道那一大片醫院建築僅有數哩之遙。法柏就像其他許多血液學者一樣，在一九二〇年代也曾在邁諾特手下受訓過一陣子，之後才加入兒童醫院。

每十年都有獨特的血液之謎待解，在邁諾特的時代，這個謎是惡性貧血。貧血的原因是缺乏紅血球細胞，而最常見的貧血症是因缺乏鐵質，這是製造紅血球細胞的必要養分，但邁諾特所研究的罕見的惡性貧血並不是因缺鐵而造成（其病名就來自以治療缺鐵的標準療法治療無效）。邁諾特和他旗下的研究人員調配許多可怕的混合物——半磅雞肝、半生半熟的漢堡、生豬肚，甚至還有一次把他學生反芻出來的胃液（加了牛油、檸檬和香菜調味）混合在一起給病人吃。邁諾特團隊最後在一九二六年證明了惡性貧血是因為缺乏重要的微量營養素，一種名為維生素 B_{12} 的單一分子。一九三四年，邁諾特和兩名同事因為這開創性的研究而獲得了諾貝爾獎。邁諾特證明，只要添加這個單一分子，就可以讓這複雜疾病的血液恢復正常。血液是個器官，其活動可以由分子開關開啟或關閉。

另外還有一種邁諾特團隊沒有研究的營養性貧血，同樣是「惡性」，只不過這個惡性指的是道德方面

＊　一九四六至一九四七年間，尼利和參議員克勞德・派普（Claude Pepper）推動第三個全國癌症法案，但在一九四七年以些微差距遭到否決。

的含義。在八千哩之外印度孟買的紡織工廠（老闆是英國人，但管理者卻是他們在當地的爪牙掮客），工資微薄得可憐，工人生活悲慘、營養不良，也沒有醫藥療護。一九二〇年代英國醫師檢查這些工人的情況，以研究慢性營養不良的影響時，發現大部分工人，尤其是生產之後的女工，都嚴重貧血（這是另一種殖民的魅力：先在某種人口中創造悽慘的環境，然後再拿它來作社會或醫學研究）。

一九二八年，剛踏出倫敦女子醫學院大門的年輕英國醫生露西．威爾斯（Lucy Wills），靠著一筆補助金來到孟買研究這種貧血症。威爾斯是血液學者中的異類，因為對血液的強烈好奇心，因此願意不遠千里赴遙遠的國度，憑一時興之所至，來研究神祕的貧血症。她聽說過邁諾特的研究，但她發現孟買的貧血症無法用邁諾特的調製品或維生素B_{12}治療。奇特的是，她卻能以當時在英國和澳洲養生界大為流行的酵母調味醬（Marmite）這種暗色酵母味的麵包抹醬治療。威爾斯不確定究竟發揮作用的是調味醬的哪一個成分，只能稱之為「威爾斯要素」。

後來證明「威爾斯要素」就是葉酸，一種水果和蔬菜中所含類似維生素的物質（酵母調味醬中含量豐富）。細胞分裂時必須要複製DNA——在一個細胞內帶有所有遺傳資訊的化學物，而葉酸就是DNA的關鍵元素，因此在細胞分裂時非常重要。由於血液細胞的製造速度恐怕是人類體內所有細胞分裂時最快的，一天可製造逾三千億細胞，因此血液生成尤其仰賴葉酸，如果缺乏（如孟買工人那樣挨餓，吃不到蔬菜），骨髓內的紅血球就會停止生產，數以百萬半成熟的細胞湧出，就像卡在生產線上的半成品。骨髓成了無法發揮功能的工廠，營養不良的生理工廠，教人不由得想到孟買的紡織工廠。

◆

由維生素、骨髓和正常血液之間交織的這些連結，讓法柏在一九四六年夏初時忙得不可開交。其實他第一個臨床實驗就是由這些連結所啟發，只是後來卻演變成大錯誤。威爾斯已經發現如果在營養不良的病人身上施用葉酸，就可以恢復他們正常的血液生成。法柏疑惑如果施打葉酸在白血病童身上，能不能使他們的血液恢復正常。他順著這樣的想法，取得一些合成葉酸，找來一批白血病童，開始為他們注射葉酸。

接下來幾個月，法柏發現葉酸非但不能停止白血病的病程，而且還使它加速進行。一名病人的白血球數將近成倍生長，另一名病人的白血病細胞爆入血流，使許多小小的惡性細胞滲入皮膚。法柏匆匆中止實驗，把這現象稱為「加速」，意思是促使危險物質如自由落體般的速度快速增長。

兒童醫院的小兒科醫師對法柏的實驗義憤填膺，這種合成葉酸不僅加快了白血病的病情，而且很可能加速了病童的死亡。但法柏卻深感好奇：若是葉酸會加速病童體內的白血病細胞生長，那麼如果他以某種藥物——一種反葉酸，來切斷它的營養供應，會有什麼結果？可不可能有一種阻止白血球細胞生長的化學物質，能夠阻止白血病的進程？

邁諾特和威爾斯的觀察開始在這團迷霧中現形。如果骨髓一開始就是忙碌的細胞工廠，那麼有白血病的骨髓就是超速工廠，瘋狂地製造癌細胞的單位。邁諾特和威爾斯已經藉著添加營養物，開啟了骨髓的生產線，然而惡性骨髓是否能藉著遏阻養分的供應，關閉生產線？孟買紡織廠工人的貧血症能不能在波士頓的醫學單位中重製，發揮醫療效能？

法柏在由位於兒童醫院地下的實驗室走回艾默瑞街家的長路上，不斷地思索這樣的藥物。在他家以暗色木板裝潢的房間裡，晚餐通常都是隨隨便便打發。他的妻子諾瑪（Norma）是音樂家兼作家，總是在談歌劇與詩，而法柏則談解剖、實驗和病人。每天晚上他由家再走回醫院時，諾瑪練琴的聲音就尾隨在他身後。抗癌化學物的念頭糾纏著他，他以著迷般的狂熱想像它，憧憬它，但他不知道它是什麼，該叫什麼名字。就我們今天對「化學療法」（chemotherapy）一詞的理解，當時從沒應用在抗癌藥物上。*在法柏幻想中如此生動的「反維生素」這種醫療法根本不存在。

◆

法柏的葉酸供應是來自一位老友，化學家葉拉普拉格達．蘇巴洛（Yellapragada Subbarao）的實驗室——大部分的同事都稱呼他葉拉。他在許多方面都可說是先驅，既是轉為細胞生理學者的醫師，也是在無心之中漫遊到生物界的化學家。早在他過往那更急迫、且更具風險的人生旅程中，就能窺見他未來或許能在科學界中漫步的先兆。他於一九二三年抵達波士頓，身無分文，而且毫無準備。他剛由印度結束醫學學業，拿到哈佛熱帶醫學院的獎學金，然而他發現波士頓的天氣和熱帶相去甚遠，在酷寒風暴的嚴冬，他既無法找到醫學方面的工作（他沒有在美國行醫的執照），只好在布里根婦女醫院（Brigham and Women's Hospital）當夜班的門房，開門、換床單、清尿壺。

不過近水樓台先得月，蘇巴洛交了一些朋友，在醫院裡也有了熟人，他換到生化部門，擔任白天研究員的工作，第一個負責的計畫就是由活細胞中提煉分子，用化學方法分解它們，瞭解其構造——基本上就是對細胞進行生化「解剖」。這個工作需要的耐心比想像力更多，但他卻有極大的收穫。蘇巴洛提煉出一種稱為ATP的分子，是所有生物的活力來源（ATP在細胞中攜帶化學「能量」），還有另一種稱為肌酸的分子，攜帶肌肉細胞的能量。這些成就中任何一個都該保證他能在哈佛獲得教授職位，但蘇巴洛是外國人，是個只在夜晚活動、性好孤寂、口音很重的素食者，住在市區只有一間房的公寓裡，結交的也只有幾個同樣在夜晚活動的隱士，比如法柏。一九四〇年，蘇巴洛未獲永久教職，他的成就也未獲認可，一氣之下，改投往美國氰氨公司（American Cyanamid Company）旗下的立達實驗室（Lederle

Laboratories），這是位於紐約上州的製藥實驗室，他受命帶領一群員工製作化學合成藥物。

蘇巴洛很快就在立達實驗室再度發展過去的策略，專心製造細胞內天然化學物的人造合成版，希望能用它們作營養補充劑。一九二〇年代，另一家藥品公司禮來公司（Eli Lilly）已經因為販售濃縮的維生素B_{12}——惡性貧血所缺乏的養分，而財源滾滾，蘇巴洛決定要集中心力在另一種貧血，也就是大家所忽略，因為缺乏葉酸而造成的貧血。不過到了一九四六年，在他多次嘗試由豬肝提煉葉酸卻徒勞無功之後，他改弦更張，從零開始，在包括禮來公司年輕化學家哈利耶特·基爾泰（Harriet Kiltie）等人的團隊協助下，生產合成葉酸。

製造葉酸的化學反應帶來了意外的紅利。由於這反應有幾個中間步驟，因此蘇巴洛和基爾泰可以在配方裡作些微的修改，創造出不同的葉酸，這些關係密切的分子仿製（molecular mimics）葉酸擁有反直覺的特性。在細胞裡的酶和受體通常是以化學結構辨認出分子，發揮作用，但「誘餌」分子結構，即模仿自然分子非常相似的結構，卻可以和受體或酶結合，從而阻斷它的活動，就像錯誤的鑰匙卡住了鎖一樣。蘇巴洛的分子仿生物中，有一些就能像葉酸的拮抗劑（antagonist）一樣運作。

這些正是蘇巴洛夢寐以求的抗維生素。法柏寫信給基爾泰和蘇巴洛，詢問能否在白血病人身上用他們的葉酸拮抗劑，蘇巴洛同意了。一九四七年夏末，第一批葉酸拮抗劑就由紐約的立達實驗室送到了法柏的實驗室。

---

* 一九一〇年代在紐約，威廉·柯利（William B. Coley）、詹姆斯·尤恩（James Ewing）和恩斯特·柯德曼（Ernest Codman）以細菌毒素混合物治療骨肉瘤，這就是所謂的柯利毒素（Coley's Toxin）。柯利發現病人偶爾會有反應，但這樣不可測的反應很可能是因免疫刺激造成，一直未引起腫瘤學者或外科醫師太大的注意。

法柏的挑戰

許多世紀以來，這種疾病的受害者幾乎成了各種想像得到實驗的對象。不論是在田野或森林、藥房或廟宇，全都被搜羅殆盡，想要找到能緩解這冥頑不靈疾病的方法。幾乎所有的動物都作了貢獻，不論是毛或皮，牙齒或腳趾甲，胸腺或甲狀腺，肝或脾，全都經人類搜羅尋覓，從中要找到緩解之藥。

——威廉・班布里吉（William Bainbridge）

要找到根除這禍害的方法……只能留待偶然的實驗和未經協調的研究。

——《華盛頓郵報》（*Washington Post*），一九四六年

在波士頓朗伍德醫學區南方七哩之遙的杜切斯特是個典型的新英格蘭郊區小城，這是一塊擠在西邊煤煙滿布的工業區和東方大西洋灰綠海灣之間的三角地。一九四〇年代後期，一波波的猶太裔和愛爾蘭移民——造船工人、鑄鐵工人、鐵路工程師、漁夫和工廠工人，全都在杜切斯特落腳，搬進一排排木板牆的磚房，一路蜿蜒直上藍丘大道。杜切斯特搖身一變，成了適合家庭居住的典型郊區城市，河邊是公園和遊戲場，也有高球場、教堂和猶太會堂。週日下午，家家戶戶聚在富蘭克林公園，在枝葉繁茂的步道上散步，或者去園中的動物園看駝鳥、北極熊和老虎。

一九四七年八月十六日，動物園對面的一戶人家，一名波士頓船塢造船工人的孩子突然生了怪病。一連兩週他的體溫起伏不定，不規則地發著微燒，接下來是昏睡倦怠沒有精神。這個名叫羅伯特．山德勒（Robert Sandler）的孩子才兩歲大，他的雙胞胎兄弟艾略特（Elliott）則健康良好，活潑可愛。

羅伯特頭一次發燒後十天，病況突然加劇，體溫升得更高，臉色也由玫瑰紅變成像幽靈一樣蒼白。他被送到波士頓兒童醫院。他的脾臟，這個貯藏並製造血液的器官，原本該如拳頭大小（通常在肋骨之下，根本看不見），如今卻明顯腫大，像塞得過飽的袋子。在法柏的顯微鏡下，病童的一滴血液透露了他的病情：成千上萬未成熟的淋巴母細胞拚命地分裂，它們的染色體聚集又分開，就像小小的拳頭握起又鬆開一樣。

山德勒來到兒童醫院的時間，正是法柏剛收到立達實驗室包裹之後幾週。一九四七年九月六日，法柏開始為山德勒注射蝶醯天冬胺酸（pteroylaspartic acid，或稱ＰＡＡ），是立達實驗室製造的第一種葉酸拮抗劑。*

ＰＡＡ沒什麼效果。接下來一個月，山德勒越來越倦怠，走起路來也開始跛腿，這是由於白血病壓迫了脊椎之故。他開始關節痛，然後劇痛在全身四處遊走。異常的白血球細胞湧出了他的腿骨，造成骨折，引發言語難以形容的劇烈疼痛。到了十二月，這個病例眼看無法治癒了，山德勒的脾臟尖端因為白

* 當時的病人並不需要簽署藥物實驗的同意書，即使是有毒的藥物亦然。有時候醫師根本忘了告知家長要作藥物實驗；兒童則幾乎從未被告知，也從未徵求他們的同意。要求受試病人明白同意的〈紐倫堡宣言〉（Nuremberg Code for Human Experimentation）是在一九四七年八月九日起草的，也就是在ＰＡＡ實驗之前不到一個月，在波士頓的法柏恐怕根本沒有聽過這種需要徵求同意的條文。

血病細胞而變得比以往沉重，因此下墜至骨盆腔。他沉默寡言、無精打采、全身腫脹、臉色慘白，似乎已瀕臨死亡。

然而在十二月二十八日，法柏又由蘇巴洛和基爾泰那裡收到另一種新的葉酸拮抗劑：胺喋呤，這個化學物和PAA的構造略有不同。法柏馬上拿起新藥為病童注射，希望至少能對他的癌症起一點點效果。

結果其反應卻出人意表。原本如天文數字般竄升的白血球數，九月的一萬，十一月的兩萬，十二月近七萬，突然停止增加，原地踏步，接著更驚人的是，其數量開始下降，淋巴母細胞逐漸由血液中減少，到最後幾乎消失。到除夕時，白血球數目已經降為高峰值的六分之一，接近正常值。然而癌細胞並沒有消失，雖然在顯微鏡下依舊可以看到惡性的白血球細胞，但已經暫時得到緩解，在波士頓冰封的冬天，凍結在血液的僵局裡。

一九四八年一月三日，山德勒回院門診，這是他兩個月來頭一次能自己走路。他的脾臟和肝臟已經大幅縮小，因此法柏說，他的衣服「在腹部那裡變得鬆垮垮的」。他已經停止出血，胃口大開，彷彿要彌補這六個月來吃不下的遺憾似的。法柏說，到二月份，這孩子的活潑程度、營養和活動狀況都和他的雙胞胎兄弟不相上下。大約有短短的一個月時間，羅伯特和艾略特又一模一樣了。

◆

羅伯特．山德勒的病症緩解，在白血病史上並無先例，這使得法柏展開一連串行動。到一九四八年初冬時分，有更多病童前來求診：喉嚨痛的三歲孩子，頭頸部有腫塊的兩歲半女孩，這些病童最後全都確診為童年急性淋巴性白血病。由於法柏擁有蘇巴洛所供應充足的葉酸拮抗劑，也有急需這種藥物的病人，因此他招募了一些醫師來協助他：血液學家路易斯．戴蒙（Louis Diamond），還有一群助理，分別是詹姆斯・吳爾夫（James Wolff）、羅伯特・默瑟（Robert Mercer）和羅伯特・西維斯特（Robert Sylvester）

法柏頭一次的臨床實驗已經惹火了兒童醫院當局，這回第二次再犯，更教他們怒不可遏。醫院同仁投票通過，小兒科實習醫師全都不許去白血病化療病房。其理由是：白血病房太激進、太冒險，不適合醫學教育，總之就是讓法柏和他的助理自行執行所有的醫藥療護。一名外科醫師說，癌症病童通常都是「塞在醫院病房最偏遠的角落」。小兒科醫師說，反正他們已經在等死，何不仁慈一點，「讓他們平靜地走？」一名臨床醫師建議，把法柏的新「化學物質」保留為治療白血病童的最後手段，法柏想起他先前作病理學者的生涯，不禁回嘴說：「等到那時候，唯一需要的化學物就是防腐劑了。」

法柏在靠近洗手間病房的後室設了臨時門診，他原本就不多的人手被安置在病理部門各個沒人用的空間：後室、樓梯井和空辦公室。院方的支持少到不能再少，因此法柏的助手得自己去磨利他們的骨髓針，這種古老的作法簡直就像外科醫師在輪子上磨刀一樣教人匪夷所思。法柏的助手無微不至地追蹤病人的病情：每一批血球數、每一次輸血、每一次發燒，都詳細記錄。如果能打倒白血病，那麼法柏希望這場戰役的每一分鐘都能為後世子孫留下記錄，即使沒有別人想親眼看它發生。

◆

一九四八年冬，波士頓奇寒。幾次暴風雪使法柏的門診停擺，通往朗伍德大道的狹窄柏油路也積聚了成堆的積雪爛泥，醫院地下室的走道即使在秋天都毫無暖意，如今更是冷徹心扉。每日施打葉酸拮抗劑已經不可能，法柏的團隊只好減為一週為病人施打三次。二月間，風雪威力減緩，日常注射再度恢復。

在此同時，法柏治療兒童白血病的消息不脛而走，逐漸有越來越多的病童前來求診。由一個接一個的病例，可以看出一種教人難以置信的模式：葉酸拮抗劑可以減少異常白血球數，偶爾甚至會使它完全消失——至少暫時是如此。有些病人像山德勒這般，獲得神奇的緩解，兩名男孩經胺喋呤治療後，竟可回到學校上課，另一名兩歲半的女孩在臥床七個月之後，也能「玩遊戲，四處奔跑」。病童的血液恢復常態，幾乎也使他們的童年回復稍縱即逝的短暫正常。

但同樣的問題總是一再發生：在幾個月的緩解之後，癌細胞不免又會復發，到頭來，即使是蘇巴洛最強力的藥物都沒有用。這些細胞會回到骨髓，然後湧進血液，即使最活躍的葉酸拮抗劑都無法抑制其生長。羅伯特·山德勒在病情轉好幾個月之後，終究於一九四八年死亡。

然而即使只是暫時的緩解，依舊是緩解，而且是破天荒的紀錄。到一九四八年四月，這個團隊有了足夠的資料作出初步的報告，發表在《新英格蘭醫學期刊》（*New England Journal of Medicine*）上。他們治療了十六名病人，其中十人病情有起色，五名兒童——約三分之一在確診後四個月，甚至六個月，依舊存活。就白血病而言，存活六個月就等同永恆。

◆

法柏的報告於一九四八年六月發表，共長七頁，盡是圖表、顯微照片、實驗室數值和血球數，所用的文字刻板僵硬，正式而不帶感情，非常科學，但就像所有偉大的醫學報告一樣扣人心弦，也像偉大的小說一樣歷久彌新：如今讀來，當時的情景歷歷如繪，波士頓門診的忙亂生活，病人掙扎求生，而法柏和他的助手則忙著為這一閃而過卻又再度復發的可怕疾病尋找新藥。這是一段有開始、有中間，但不幸也有結局的情節。

據一位科學家回憶，當時醫學界對這份報告的反應，是「懷疑、不相信和憤怒」。但對法柏而言，這項研究帶著一個誘人的訊息：癌症，即使是最惡性，都已經可以用一種藥物，一種化學物來治療。在一九四七至四八年間的六個月，法柏看到一扇門開了——時間雖然短暫，但卻十分誘人，只是隨後這扇門卻再度緊閉。但他由那門口卻看到了耀眼的可能。侵略性癌症因化學藥物而消失，這絕對是癌症史上前所未有的先例。一九四八年夏天，法柏的一名助理為注射胺喋呤治療白血病的兒童抽取骨髓取樣時，簡直不敢相信結果：「這骨髓看來太正常了，讓人以為它已經治癒。」

法柏的確是如此夢想。他夢想惡性細胞被特定的抗癌藥物殺死，正常細胞再生，重新回到它們的生理空間；他夢想一整套能大量殺死惡性細胞的藥品；他夢想用化學物質治癒白血病，然後再把這樣的經驗用在更多常見的癌症上。他對癌症醫學拋擲手套，提出挑戰，讓整個世代的醫師和科學家拾起手套，接受挑戰。

隱密的瘟疫

我們選擇用來描述小型宇宙的比喻，而由這樣的比喻，我們也透露了自己。

——史蒂芬．傑．顧爾德（Stephen Jay Gould），美國古生物學、作家

因此，三千多年來，醫界早就知道有這種疾病，而三千多年來，人類也一直在敲醫學界的大門，要求一個「藥方」。

——《財星雜誌》，一九三七年三月

現在輪到癌症成為不請自來的疾病。

——蘇珊．桑塔格，《疾病的隱喻》（*Illness as Metaphor*）

我們總以為癌症是「現代」疾病，因為它所用的隱喻非常現代。這是一種過度生產，猛烈成長的疾病——無法停止的成長，落入無法控制深淵的成長。現代生物學鼓勵我們把細胞想像成分子機器，癌細胞則是無法克制它最先的命令（成長），因此變形為無法摧毀、自力推進的自動裝置。

一如桑塔格在《疾病的隱喻》中振振有辭所說的，把癌症想像成二十世紀典型折磨的觀念，教人想起曾經象徵另一世代的另一種疾病：十九世紀的肺結核。桑塔格直言不諱地指出：兩種病都同樣地「淫

穢猥褻（obscene）這字的原意：不吉利、令人憎惡、使人反感」。兩種病都會消耗體力，都延長病人與死亡的接觸時間，在這兩種疾病中：瀕死比死亡本身更明確。

儘管兩者如此相近，但肺結核畢竟是屬於另一個世紀。英國維多利亞時期浪漫主義把肺結核提升到病理的極致：發燒、毫不留情、難以呼吸和妄想。這是詩人的病，濟慈（John Keats）在羅馬那間能俯視著名景點西班牙台階（Spanish Steps）的斗室中，默默地邁向死亡。或者拜倫（George G. Byron），這位不可自拔的浪漫詩人，夢想因此病而死，好讓他的情婦心疼。梭羅（Henry D. Thoreau）在一八五二年如此寫道，「死亡和疾病往往是美麗的，像……肺結核忙碌的紅光。」在湯瑪斯．曼（Thomas Mann）的《魔山》（*The Magic Mountain*）中，這「忙碌的紅光」在受害者的身上釋出了激動不安的創造力，顯示了一種淨化、啟發、宣洩的力量，同樣充滿了那個世代的精華。

相較之下，癌症則充斥著更現代的形象。癌症細胞是不顧一切的個人主義者，「不論以哪一種意義來看，都是不服從的個體。」外科醫師兼作家許爾文．努蘭（Sherwin Nuland）曾這麼說。metastasis（轉移）這個用來形容癌症由一處蔓延至另一處的英文字，是meta（變化）和stasis（停滯）的奇特組合，在拉丁文是「超越靜止」的意思，是不固定、不穩定的狀態，掌握了現代生活的不穩定。如果肺結核是因為在病理上掏空臟器（肺結核桿菌會耗蝕肺部，逐漸使肺部空虛）而發生，那麼癌症就是以太多細胞填滿身體，使我們窒息，正是肺結核的相反，是過多的變態。癌症是擴張主義者的疾病，它侵入組織，在敵意的領域中攻城掠地，在一個器官裡尋覓庇護所，然後再移民到其他器官。它拚命地求生存，充滿創意、積極進取，建立它的地盤，精明而謹慎，而且有時也自衛防禦，彷彿教我們如何生存似的。面對癌症就像面對一種平行物種（parallel species）一樣，它甚至可能比我們更能適應生存。

癌症是孤注一擲、充滿惡意的現代生魂；這種形象如此驚心動魄，因為它有部分是真的。癌細胞是正常細胞的驚人變態。癌是成功的入侵者和殖民者，部分原因是因為它利用了使我們成為成功物種或生物的同樣特性。

就像所有正常的細胞一樣，癌細胞也仰賴最根本、最具基礎定義的成長：細胞由一變為二的分裂。在正常組織裡，這種過程是精心規範，由特定的信號刺激成長，再由其他信號終止。但在癌症，無節制的成長滋生了一代又一代的細胞。生物學者用純株（clone）一詞來形容共享共同遺傳祖先的細胞。現在我們明白癌症正是一種同源細胞的疾病（clonal disorder），幾乎每一種已知的癌症都是源自共同的先祖細胞，這個細胞獲得了無限細胞分裂和生存的能力，造成了無限的子孫數目——這就是維蕭所指的「一切細胞來源於細胞」，無止境地一再重覆。

但癌症並非只是同源細胞的疾病而已，是一種同源的發展疾病。如果光是生長而沒有發展，癌細胞不會充滿強大的侵略、生存和轉移的力量。每一代的癌細胞都創造一小部分和母細胞有不同遺傳的細胞，當化療藥物或免疫系統攻擊癌細胞時，變種的複製品就可抗拒這樣的攻擊，而最適合的癌細胞即可獲得生存。這種變種、選擇和過度成長的不斷循環，就會創造出越來越能適應存活和生長的細胞。有些情況下，這些變種會加速獲取其他變種，而這種遺傳的不穩定性，就像全然的瘋狂一樣，只會提供更多的誘因生成變種的複製。癌症就這樣利用演化的基本邏輯，和其他疾病的發展機制不同。如果我們人類這個物種是達爾文天擇說中指稱是最終極的產物，那麼隱伏在我們體內這種難以想像的疾病，也同樣是最終極的疾病。

這種比喻上的誘惑可能使我們著迷，但對像癌症這樣的課題卻難以避免。我在寫作本書時，原本是把它想成癌症的「歷史」，但卻免不了讓我寫的好像不是某個「事物」，而是「某人」。我的主題每天都變化成像人一樣的事物——如鏡中謎般的影像。這不像某種疾病的醫學史，倒像更有人的特色、更發自五臟六腑：它的生理。

◆

所以讓我們再重頭開始：每一個傳記作家必然得處理他所描述人物的誕生，而這癌症究竟「生於」何處？年紀多大？誰最先把它當成疾病，記錄下來？

一八六二年，艾德溫．史密斯（Edwin Smith）在埃及的露克索（Luxor）市區，向一名古董商買下（也有人說是偷來）十五呎長的紙莎草（papyrus）紙捲。史密斯這個人很妙，是半個學者，半個小販，擅仿製古董，也是自學的埃及學家。他買的紙莎草狀況不佳，粉碎發黃的扉頁寫滿了彎彎曲曲的埃及手稿。如今推斷應是在西元前十七世紀所寫，抄錄早在西元前兩千五百年寫的一份手稿。抄錄者或許是一個慌慌張張的剽竊者，他邊抄邊錯，因此時時得用紅墨水在邊邊作改正。

這份紙莎草到一九三〇年翻譯出來之後，經推斷可能是西元前二六二五年左右偉大的埃及醫師印和闐的教誨。印和闐是我們所知少數幾位埃及古王朝（Old Kingdom）時代的非皇族。他多才多藝，博學多聞，是埃及文藝復興的中心人物。身為卓瑟王（King Djoser）的高官，他涉獵了神經手術，嘗試過建築，也探討過星象學和天文學。就連數世紀之後昂首闊布開進埃及的希臘人，都把他當成古代的魔法師，還把他與他們自己的醫神阿斯克勒庇俄斯（Asclepius）融合為一。

但史密斯紙莎草的驚人之處不在魔術或宗教，反而是缺乏魔術與宗教。在充滿符咒、魔法和咒語的世界裡，印和闐卻用不動情感的刻板科學詞彙，寫下斷骨和脊椎異位，彷彿他寫的是現代的手術教科書一般。紙莎草文獻上的四十八個病例：手骨骨折、皮膚裂開的膿腫，或者碎裂的頭骨，都被當成是醫學問題而非神祕現象，各有自己的解剖詞彙、診斷、大綱和預後。

在古老外科醫師的頭燈之下，癌症頭一次以獨特的疾病之姿現身。印和闐在描述第四十五個病例時說：「如果你檢視病人胸部有鼓起的團塊，而且你覺得這些團塊已經超過了他胸部的範圍，接著你把手放在他的胸部，覺得它是冷的，在你觸摸他之處根本就沒有發燒，沒有粗糙的顆粒，也不含任何液體，亦沒有任何分泌物，但你觸摸時卻覺得有隆起突出，你就該說：『這是腫塊病例……乳房上鼓起的腫塊意味著乳部有腫塊存在，大、廣而硬；觸摸起來就像觸摸一堆包裝物，或者可以把它們比喻為未熟的hemat果實，*後者也是摸起來又硬又冷。』」

乳房上鼓起的腫塊，摸起來硬、冷，如hemat果實一般密集，而且暗中在皮膚下蔓延——恐怕很難有比這更生動的乳癌描寫了。紙莎草上的每一個病例都有治療方法的詳盡討論，即使只是治標的權宜之計：把牛奶倒進神經外科病人的耳朵，用泥敷傷口，用油膏塗燒傷。但第四十五個病例，印和闐卻不尋常地保持沉默。在「治療」那一欄下方，他只寫了短短一行：「療法，無。」

在這樣地承認無能之後，癌症便由古代醫學史上消失了。其他疾病在全球輪流上陣，在種種傳奇和資料上留下晦澀難懂的足跡。猛烈的瘟疫——可能是斑疹傷寒，於西元前一七一五年肆虐港城亞法利斯（Avaris），殺死大半人口。西元前十二世紀，天花在許多小區域爆發，在雷姆西五世（Ramses V）臉上留下疤痕。肺結核在印度河河谷像潮水一般起落。但如果癌症存在這些大規模時疫的隙縫之中，那麼它默默地存在，在醫學（或者任何）文獻中並未留下可資辨識的痕跡。

◆

在印和闐的描述之後，兩千年過去了，我們才再一次聽到癌症的消息，而這一次同樣也是沉默籠罩的疾病，一種隱私的恥辱。希臘史學家希羅多德（Herodotus）寫於西元前四百四十年左右的鉅著《歷史》

（*Histories*）記錄了波斯皇后阿托莎突然生了一種異常的疾病。阿托莎是居魯士（Cyrus）之女、大流士（Darius）之妻，翁婿兩位都是阿啟孟尼德王朝（Achaemenid）以殘暴著稱的帝王，統治由地中海旁的利迪亞（Lydia，小亞細亞西）至波斯灣的巴比倫尼亞（Babylonia）的大片領土。在阿托莎統治期間，她發現自己乳房上有流血的腫塊，很可能是由特別惡性的乳癌所造成的發炎（在發炎性乳癌中，惡性細胞侵略乳房的淋巴結，造成紅腫）。

其實只要阿托莎一聲令下，由巴比倫尼亞至波斯整個領域的醫師都會蜂擁而來，聚在她的病榻旁治療她，但她卻並沒有這樣做，而是自我禁閉，她把自己包在床單裡，好像自行檢疫一般。大流士的醫師很可能曾經嘗試治療她，但沒有效果。最後，一個名叫戴莫西狄斯（Democedes）的希臘奴隸說服她，讓他幫她切除腫瘤。

手術後，阿托莎由希羅多德的文章裡神祕消失。在他看來，她的故事只不過是次要的環節，我們不必知道她的腫瘤是否復發，或者她怎麼死、何時死。但這次的手術至少暫時成功了，阿托莎存活下來，這得歸功於戴莫西狄斯。他讓阿托莎暫時免去病痛，使她大為感激，卻也因此影響了波斯版圖疆域上的野心。原來大流士一直打算要東征賽西亞地區（Scythia），但阿托莎在一心想回希臘的戴莫西狄斯慫恿之下，請求丈夫把東征改為西進——侵略希臘。這個由東到西的改變，以及隨之而來一連串的希臘與波斯之間的戰爭，將成為西方世界早期歷史的決定性時刻。因此我們可以說，阿托莎的腫瘤造成了上千艘船的出航。癌症，即使是一種隱密的疾病，依舊在古老的世界上留下了印記。

＊　譯註：目前尚不確定其所指的是何種果實，有一說是石榴。

不過希羅多德和印和闐都是說故事的人，他們的故事就和世上所有的故事一樣，有漏洞和不連貫之處。他們所描述的「癌症」也許真的是腫瘤，但也可能是膿腫、潰瘍、疣或色素痣。史上少數幾個不容否認的癌症病例，是惡性組織保存下來的病例，而要面對面地觀察這樣的癌症，看清這古代疾病的真相，就得來到祕魯南部尖端遙遠，且滿是沙塵平原上的千年古墓。

這平原位於阿他加馬（Atacama）沙漠北緣，一塊長六百哩，焦乾荒涼而杳無人煙的地帶，在安地斯山脈由祕魯南端延伸至智利的大塊背風地域，不斷受溫暖乾燥的和風吹拂，有史以來從未下過雨。很難想像此地曾有人類欣欣向榮，但的確如此。這塊平原布滿數百個墳墓——在土中挖出淺淺的小坑，然後小心地排上石頭。過去幾世紀，狗、暴風雨和盜墓者已經由這些墓中掘出了歷史。

這些墳墓中埋的是奇利巴亞（Chiribaya）部族木乃伊化的屍骸，雖然奇利巴亞人並沒有特別為死人作防腐處理，但當地卻有製作木乃伊的完美氣候。黏土由下方濾去了水和土裡屍體的液體，風再由上方吹乾了他們的組織。這些屍體通常都採坐姿，很快地凍結在時空之中。

一九九〇年，一個約有一百四十具屍體的乾燥大墓地引起了明尼蘇達大學德盧斯分校亞瑟．奧福德海得（Arthur Aufderheide）教授的注意。這位教授是病理學家，不過他的專長在古病理學，這是研究古代標本的學問。他的解剖和法柏不同，不是在最近還活著的病人身上，而是在考古遺址發現的木乃伊化遺體上。他把這些人類標本貯藏在明尼蘇達如金庫房間內消毒過的小牛奶盒裡。他的櫃子裡共有近五千件組織，數十個取樣，和數百個破碎的骨骼。

在奇利巴亞遺址中，奧福德海得教授草草搭起臨時解剖桌，在數週之內剖驗了一百四十具屍體。其中一具有驚人的發現，這個木乃伊是三十多歲的年輕女性，雙腿盤坐在淺淺的土製墳墓中。奧福德海得在檢視她時，手指在她的左上臂處摸到一塊「圓凸的硬塊」，經過這麼多年還神奇保存的皮膚被這塊腫瘤所侵，腫瘤十分完整，上有針狀的骨頭。這無疑是惡性的骨肉瘤，保存在木乃伊中上千年的癌症。奧福德海得教授認為在她生前，腫瘤就已經破皮而出，即使是小的骨肉瘤都可能疼痛不堪，他認為這女性的疼痛一定極其強烈。

奧福德海得教授並不是唯一在木乃伊標本上發現癌症的古病理學者（骨頭上的腫瘤因為形成硬化且鈣化的組織，因此更可能在許多世紀之後依然存在，而且保存狀態也最好）。「還有其他木乃伊身上的癌症保留了惡性組織，其中最古老的是約西元後四百年在埃及達赫萊（Dakhleh）所發現的腹部腫瘤。」他說。只是在其他案例上，古病理學者並沒有發現確實的腫瘤，而只有看見腫瘤曾在體內生長的跡象。有些骨骼上布滿頭骨或肩骨癌細胞所造成的小孔，全都來自轉移性的皮膚癌或乳癌。一九一四年，一隊考古學家在亞利山卓（Alexandria）地下墓穴發現一具兩千年前的埃及木乃伊，這具遺體的身上有侵襲骨盆的腫瘤。挖掘現有最早人類骨骼的路易斯．李奇（Louis Leakey）也在附近掘出兩百萬年前的顎骨，上有東南非地方性特有淋巴癌的遺跡（不過這種腫瘤的起源，卻從未能在病理方面獲得證實）。如果這個發現的確代表古代惡性腫瘤的標記，那麼癌症非但不是「現代」疾病，而且恐怕是在人類標本上所見最古老的疾病之一，並很可能是唯一一種最古老的疾病。

不過最驚人的發現並不是癌症存在遙遠的過去，而在於它實在太罕見。我向奧福德海得教授請教這一點，他笑道：「癌症早期的歷史，就在於很少有癌症早期的歷史。」美索不達米亞人知道偏頭痛，埃及人有「癲癇」一詞，《聖經．利未記》上記載有一種像痲瘋的皮膚病（tsaraat），印度的吠陀（Veda）有專門描述水腫的術語，還有特別管轄天花的女神。肺結核無所不在，古代的人對它非常熟稔——一如愛斯基摩人熟悉冰雪一樣，各有不同的字用來描述它。但即使是普通癌症，如乳癌、肺癌和攝護腺癌，在古代都付之闕如，除了少數的例外之外，龐大的醫學史上竟沒有任何一本有關癌症的書，或是任何一位保佑癌症病患的神祇。

這是有一些原因的。癌症是和年齡相關的疾病，罹癌的機率如指數一般隨年齡增加。比如罹患乳癌的機率在三十歲左右的婦女是四百分之一，但到七十歲的婦女則增為九分之一。在大部分的古代社會中，人都不夠長壽到罹癌，早就因肺結核、水腫、霍亂、天花、痲瘋、瘟疫或肺炎而死。如果癌症存在，也會隱沒在其他疾病的海裡。的確，癌症之所以在全世界出現，正是負負得正的結果：唯有在其他疾病殺手都被消滅之後，癌症才普及起來。十九世紀的醫師常把癌症和文明連結在一起，認為癌症是因為現代生活的忙碌所造成，引發了身體的病態生長。這個連結是對的，但因果關係卻不然：文明並沒有造成癌症，而是延長了人類的壽命——文明揭露了癌症。

長壽雖然是二十世紀初癌症廣為出現最重要的因素，但可能並非唯一的成因。我們發現癌症的時機越來越早、在上世紀也急速加強正確釐清死亡原因的能力。一八五〇年代因白血病而死的兒童，死因很可能會被誤歸為膿瘡或感染（或者如班尼特所說的「血液生膿」）。而手術、取樣和解剖技巧更磨利了我們診斷癌症的能力。用乳房攝影早期篩檢乳癌，反倒提升其發生率——這種看似矛盾的結果其實很合理，因為X光能夠讓初期的腫瘤被診斷出來。

最後，現代生活結構的改變也轉移了癌症的範疇，某些癌症越來越多，某些則減少。比如一直到十九世紀末為止，胃癌在某些人口中十分常見，很可能是因為醃製品中的某些致癌物，再加上造成胃癌的地方性細菌和傳染性的感染使其惡化。但在現代冷藏技術引進（以及可能因為公共衛生的改變減少了地方性細菌感染）之後，胃癌就不再那麼流行。相較之下，男性肺癌的病例卻在一九五〇年代急遽增加，這是因為二十世紀初吸菸者增多之故。而女性在一九五〇年代開始吸菸，肺癌病例也一直增加，迄今尚未達到巔峰。

這些人口和流行病轉變的過去和現在都十分龐大。根據羅斯維爾帕克癌症中心（Roswell Park Cancer Institute）的報告，一九〇〇年，肺結核還是美國人最常見的死亡原因，接著是肺炎*、痢疾和腸胃炎。癌症依舊落後排在第七。然而到一九四〇年代初期，癌症已經一路衝上第二，緊追在心臟病之後。在同一段時期內，美國人的壽命已經增加了約二十六年。六十歲以上的人口比例幾乎成倍數增長，而這正是各種癌症開始發威之時。

雖然古代癌症病例稀少，我們還是不能忘記在奧福德海得教授所發現三十五歲女性木乃伊骨頭上長的腫瘤。這名婦女必然疑惑她的骨頭為什麼會有椎心的疼痛，她手臂上為什麼緩緩浮現隆起物。看著這個腫瘤，很難不讓人覺得我們看到了一個強有力的怪物寶寶。

* 當時約翰．霍普金斯大學的知名醫師威廉斯．奧斯勒（William Osler）稱肺炎為「死亡大隊隊長」（captain of the men of death）。

重擔

黑色膽汁鬱積不散，就成為癌症。

——克勞地斯．蓋倫（Claudius Galen），西元前一三〇年

因此我們對癌症真正的成因及其本質依舊一無所知，什麼也沒學到。我們所知和古希臘人毫無差別。

——法蘭西斯．卡特．伍德（Francis Carter Wood），一九一四年

是因為惡膽汁、是因為壞習慣、是因為惡老闆、是因為壞基因。

——梅爾．葛瑞夫斯（Mel Greaves），《癌症：演化的傳承》（*Cancer: The Evolutionary Legacy*），二〇〇〇年

就某些方面而言，疾病並不存在，直到我們大家同意它存在——感知到它，為它命名，並且對它產生回應。

——羅森柏格（C.E. Rosenberg）

即使是古代的怪獸也需要名字。要為疾病命名，就等於是要描述某種折磨的情況，這是一種先語文再醫學的行為。早在成為醫學界檢查審視的對象前，病人必須先說出他的故事，敘述自己受苦的經歷，彷彿他是位曾探訪疾病國度的旅人。要想擺脫疾病，就必須先由說明它的故事開始。

古代疾病的名字正是它們自己濃縮的故事。typhus（斑疹傷寒）這種迅疾如風、伴隨如蒸氣般起伏不定發熱的疾病，正是源自希臘文的 tuphon 眾風之父，也是現代 typhoon（颱風）一字的源起。influenza（流行性感冒）這個字則源自拉丁文，因為中世紀的醫師想像流感這種循環性的傳染病是受星辰接近和遠離地球的運轉影響。Tuberculosis 源自拉丁文 tuber，指腫脹的腺體，看來就像小小的蔬菜。淋巴結核、淋巴腺的結核病被稱為 scrofula，源自拉丁文的「小豬仔」，讓人想到腫脹的腺體排成一列，就像一群小豬仔正在吸奶的病態印象。

大約在西元前四百年希波克拉底（Hippocrates）時代，醫學文獻上首次有了描述癌症的字：karkinos，源自希臘字「螃蟹」。腫瘤，以及緊緊包覆它的腫脹血管，教希波克拉底想到張腳掘沙的螃蟹，這印象很特別（少有癌症真正像螃蟹），但也很生動。後來的作者，不論是醫師還是病人，都為這樣的形容作了更多修飾。在某些人眼裡，腫瘤硬梆梆而暗淡的表面就教人想到螃蟹身體硬梆梆的甲殼，其他人則覺得腫瘤在體內悄悄擴散，恰似螃蟹在我們的血肉之間活動，還有一些人認為，這種疾病所造成突然的疼痛，就像遭螃蟹的大螯鉗住一樣。

另一個希臘字也貫穿了癌症史——onkos，這個字偶爾用來形容腫瘤，現代腫瘤學之名 oncology 就是源自此字。希臘人用 onkos 一字來描述「團塊」或是「負載」，也就是負擔；癌症就像身體所承載的重擔。在希臘劇院中，同一個字 onkos 則用來指悲劇中所用的面具，其頭部有沉重的錐狀砝碼，象徵戴面具者所承載的心理負擔。

雖然這些鮮明的比喻和我們現代對癌症的瞭解相互呼應，但希波克拉底所謂的karkinos和我們現在所知的癌症其實截然不同。希波克拉底的karkinos大半是肉眼能見，表皮上的大腫瘤：乳房、皮膚、下顎、脖頸和舌頭上的癌症，甚至連惡性與非惡性之間可能都沒有分別。希波克拉底的karkinos則包括各種各樣的腫脹，像是瘤、癰、息肉、凸起、結節、膿皰和腺體，他對這些凸起物全都一視同仁，被納入同一類病理範疇。influential希臘人沒有顯微鏡，他們從沒想像過名為細胞的實體，更不可能看過它們。他們大概一輩子都想不到karkinos是因為細胞無法抑制不斷生長所致，但他們對流體力學卻很有研究：水車、活塞、活門、腔室和水門，這一切全都源自灌溉和運河挖掘的水力科學革命，最後以阿基米德（Archaemedes）在浴缸裡發現的同名定律達到巔峰。而這種對水力學的思慮，也擴及希臘醫藥和病理學。為了解釋所有的疾病，希波克拉底提出了以液體和容量為本的詳盡原理，自由揮灑在肺炎、癤子、痢疾和痔瘡等各種疾病上。他認為，人體是由稱作體液的四種基本液體所構成：血液、黑膽汁、黃膽汁和黏液，四種液體各有獨特的顏色（紅、黑、黃和白）、黏性和基本的性質。身體健康時，四種體液會保持完全的平衡——雖然這平衡有點岌岌可危。當某一種液體過多，就會造成疾病。

出身希臘的克勞地斯．蓋倫是約在西元一六〇年於羅馬執業的名醫兼多產作家，他把希波克拉底的體液論發揮得淋漓盡致。他和希波克拉底一樣，把所有的疾病都歸因於某種體液過剩。他認為發炎所產生紅、熱、痛的腫脹，是因血液過多；而結節、膿皰、痰和淋巴結，全都是涼、寒、潮濕，呈白色，是因為黏液過多；黃疸是因黃色膽汁氾濫。至於癌症，蓋倫認為是肇因於四種體液中最惡性、最危險者的黑膽汁。*蓋倫認為癌症是膽汁「淤積」所致，停滯的膽汁被困在某處無從宣洩，因此集結成纏繞在一起的團塊。十六世紀的英國外科醫師湯瑪斯．蓋爾（Thomas Gale）提到蓋倫的理論時就寫道：「黑色膽汁鬱積不散，就形成癌症。」他還寫道：「如果體液辛辣，就會造成潰瘍，因此這腫瘤顏色就更黑。」

這樣簡短生動的描述對腫瘤學的未來影響深遠——遠超過蓋倫想像。蓋倫派的理論認為，癌症是有系統的惡性狀態，是體內黑膽汁分泌過度，腫瘤只不過是身體內部深處病態的一角，這種不平衡的生理遍及全身。希波克拉底有一次曾發表深奧的見解，認為癌症「最好不要治療，這樣病人活得較長」。五個世紀之後，蓋倫天馬行空地闡釋他老師精闢的思維，他認為，用手術治療癌症的問題，在於黑膽汁無所不在，就像其他體液一樣四處瀰漫。就算你割除了癌細胞，但膽汁馬上就會湧回來，就像樹汁滲透樹木的枝幹一般。

蓋倫於西元一九九年逝於羅馬，但他在醫學上的影響力卻無遠弗屆。癌症的黑膽汁理論深植醫師的心中，以手術切除癌症，是治標不治本，因此被視為愚人的手術作法。世世代代的外科醫師以蓋倫的信念為本，又加上了自己的說法，使這樣的理論更加根深柢固。「不要受誤導而想要為病人開刀」，英國「外科之父」約翰．阿登納（John of Arderne, 1307-1392）在十四世紀中葉如此寫道：「不然只會讓你受辱。」十五世紀最具影響力的外科醫師李奧納多．柏蒂帕格利亞（Leonard Bertipaglia）則警告說：「假裝以切除、移去和消滅的方法來治療癌症的人，只是把原本非潰瘍性的癌症變成潰瘍性的罷了。我這輩子行醫，還沒看過以切除治癒癌症的例子，也從沒聽說任何人能這樣做。」

其實蓋倫可能在不經意當中，為後世的癌症病人做了件善事——至少暫時算是善行。在麻醉藥和抗生素都還沒發明的時代，大部分的外科手術都是在原始老舊的暗室中，或者通常在理髮店後室，把病

---

* 唯有另一種疾病也是歸因於這種油膩黏稠的體液過多之故：憂鬱。如今稱為 depression（抑鬱）的這個字，在中世紀的名字是 Melancholia，源自希臘文的 melas（黑）和 khole（膽汁）。憂鬱和癌症，是黑膽汁在心身兩方面所造成的疾病，因此將兩者連結在一起，息息相關。

人用皮帶縛起來，再用生鏽的手術刀施術，往往是攸關生死的慘劇。十六世紀外科醫師安布魯斯．帕雷（Ambroise Pare）就曾描述用焊鐵在煤上加熱來炙燒腫瘤，或者用硫酸的糊狀物來灼燙腫瘤。即使是皮膚上的小傷口，在這樣治療之後，都很可能化膿而造成致命的感染。通常只要最輕微的刺激，就會造成腫瘤大量出血。

十八世紀的德國醫師勞倫茲．海斯特（Lorenz Heister）曾描述過他診所內的乳房切除術，簡直就像犧牲獻祭的儀式一樣：「許多婦女能夠鼓起最大的勇氣來面對這種手術，連哼也不哼一聲，然而也有一些婦女大聲哭號，這讓最鐵石心腸的醫師也不禁手軟，因而妨礙了手術。要執行這種手術，醫師必須堅定不移，不容自己因病人的哭號而感到不安。」

可以想見地，大部分病人都不願把自己的命運交付給這樣「大無畏」的醫師，而寧可用蓋倫的方法來碰碰運氣，嘗試系統化的用藥，以滌淨黑膽汁。因此藥劑師那裡很快就有形形色色的治癌藥方：鉛的酊劑、砷的精華、野豬的牙齒、狐的肺臟、銼磨下來的象牙、去除莢殼的蓖麻、磨醉的白珊瑚、吐根植物、山扁豆和一點點瀉藥和通便劑。還有酒精和鴉片酊劑用來解除難纏的痛苦。十七世紀，以每磅五先令的價錢購買螃蟹眼睛所製的糊狀物大行其道——以毒攻毒。這個世紀的油膏也越來越古怪：山羊糞便、青蛙、烏鴉腳、臭甘菊、烏龜肝、覆手儀式（laying on of hands）*、聖水，或者用鉛板來壓腫瘤，種種作法不一而足。

雖然蓋倫有不為癌症開刀的建言，但偶爾還是有小腫瘤依舊用手術切除（據說，就連蓋倫自己也曾作過這樣的手術，可能是為了美容或緩解之故），只是用手術切除癌症部位只限用於最極端的情況之下。在藥石罔效，開刀也沒用的情況下，醫師只能訴諸借自蓋倫教誨唯一可行的治療法：一連串錯綜複雜的放血和淨化儀式，把體液擠出身體，彷彿身體是一塊吸得過飽的沉重海綿。

消失的體液

架在刑架上的屍體無法做理想的解剖。

——約翰・鄧恩（John Donne）

一五三三年冬天，來自布魯塞爾的十九歲學生安德列斯・維薩流斯（Andreas Vesalius）抵達巴黎大學，想要學習蓋倫的解剖和病理學，以便日後能成為外科醫師懸壺濟世。然而使他既震驚又失望的是，巴黎大學的解剖課程根本亂七八糟，學校缺乏解剖的空間，而作為解剖示範的神之家醫院（Hospital Dieu）地下室的狀況則相當恐怖，講師在腐爛的屍首之中開路前進，狗則啃食地下的骨頭和滴下來的液體。「除了壓碎且次序亂擺的八塊腹部肌肉之外，沒有人給我看任何一塊肌肉，或任何一塊骨頭，更不用說神經、靜脈和動脈了。」維薩流斯在信中寫道。由於沒有人類的器官圖引導，因此外科醫師只能在屍體中亂劈亂砍，就像水手不用地圖出航一樣——由盲人引導病人。

維薩流斯對這種狀況非常不滿，決定自己來製作解剖圖。他需要樣本，因此到巴黎附近的墳場搜羅骨骼和屍體。他在蒙佛貢（Montfaucon）找到了巴黎最大規模的絞刑台，許多次要囚犯的屍首都懸掛在那裡，無人理會。在幾哩之外的無辜者墓園（Cemetery of the Innocents），感染瘟疫而死的那些屍骸在墳中半隱

＊ 譯註：覆手儀式為基督教或天主教的儀節，由上位者將手置於信徒頭頂以祈禱或醫療的儀式。

半露，已經侵蝕見骨。

絞架和墳場宛如中世紀解剖者的便利商店，為維薩流斯提供了一具又一具的樣本，他四處劫掠這些屍體，不可自拔，往往一日兩回，把懸在鍊條上的屍體大卸八塊，悄悄運回他的解剖室。在這死人的恐怖世界裡，解剖成了活生生的技術。一五三八年，他和提香（Titian）畫室的藝術家合作，在印刷圖板和書上發表他的詳細圖畫——細膩詳盡地畫出動脈和靜脈的走向，以及神經和淋巴結的位置。在有些圖板上，他揭開了一層又一層的組織，曝露出下方細緻的手術面。在另一些圖畫上，他則靈巧地用橫剖面切開大腦，這使他能早在真正的電腦斷層掃描出現前數世紀，就以人為電腦斷層掃描的工具，說明腦池和腦室之間的關係。

維薩流斯的解剖大計原本單純是為了知性的練習，但很快卻有了實際的需要。蓋倫的人體疾病論——所有的疾病都是因為四種主要體液病態淤積造成，因此病人必須放血或淨化，把罪魁禍首的體液排出體外，但如果要放血成功，必須要在身體的特定位置施行。比如預防性的放血（目的是預防疾病），施術位置必須遠離可能成為病灶的位置，以便引出體液；但若是治療性的放血，即要治療已經發生的疾病，那麼就必須在患部附近的血管施行。

蓋倫為了要說明這種模糊的理論，因此用了與希波克拉底同樣模糊的說法 καιιευ，也就是希臘文「直接通入」的意思，描述隔離「直接通入」腫瘤的血管，但蓋倫的術語教其他醫師更加摸不著頭緒。他們疑惑，究竟蓋倫所謂的「直接通入」是什麼意思？哪些血管會「直接通入」腫瘤或器官？哪些又會通出？這樣的說法成為誤解之迷宮，在欠缺有系統解剖圖的情況下，沒有正常的解剖圖，就更不可能推想異常的解剖圖。

維薩流斯決心要有條不紊地畫出人體內每一條血管和神經，創作外科醫師的解剖圖集，他在信中寫道：「在解說神聖的希波克拉底和蓋倫的見解時，我正好在圖上描繪靜脈，我以為我這樣做可以很容易瞭解他所謂的 καιιειν，讓你明白放血術引起多少分歧的意見和爭議，即使在博學之士間亦然。」

然而維薩流斯一旦開始這個計畫，就停不下來。「我所繪的靜脈圖讓醫學教授和所有的學生都很欣喜，他們誠心要我再畫一幅動脈和一幅神經圖……我不能讓他們失望。」人體是息息相關，永無止境的：靜脈和神經平行，神經又和脊椎相連，脊椎連結到大腦，以此類推。人體只能以整體來看，很快地，這個計畫就變得無比龐大複雜，必須再交給其他繪圖者完成。

然而不論維薩流斯多麼努力地審視人體，都找不到蓋倫所謂的「黑膽汁」。autopsy（屍體解剖）一字源自希臘文「親眼看見」，而就維薩流斯親眼之所見，卻無法再以蓋倫的視野為足。淋巴系統輸送白色水狀的液體，血管則一如預期滿載血液，黃疸存在肝臟之內，就只有黑膽汁——蓋倫所說造成憂鬱和癌症緩緩滲出的黑色膽汁，不管是什麼地方都看不見它。

維薩流斯發現自己處境尷尬。他一脈傳承，出身蓋倫的傳統，不但研究、編輯，也重新出版了蓋倫的書籍，然而黑色膽汁——蓋倫生理學中閃閃發亮的主角，卻毫無影蹤。維薩流斯對這樣的發現採取迂迴的態度，他因為內疚，因而對早已去世的蓋倫更加讚不絕口，但身為不折不扣的經驗主義者，他還是照他親眼所見的模樣畫他的圖，讓其他人自己下結論。人體內根本沒有黑膽汁。維薩流斯當初進行人體解剖圖的計畫，是為了證實蓋倫的理論，但到頭來，卻默默地葬送了這個理論。

一七九三年，倫敦解剖學者馬修．貝利（Matthew Baillie）出版了一本教科書，名為《人體最重要部位的病態結構》（*The Morbid Anatomy of Some of the Most Important Parts of the Human Body*）。這本為外科醫師和解剖學者所寫的書正好和維薩流斯的計畫相反：如果維薩流斯繪出了「正常」的人體結構，那麼貝利繪出的就是生病、異常的人體狀態，就像以相反的眼光來看維薩流斯的研究。蓋倫對疾病的奇妙揣想在此受到更嚴重的挑戰，黑膽汁或許不會存在正常的組織裡，但總該滿滿地在腫瘤裡才對，可是依舊找不到。貝利描述肺癌（像柳橙一樣大）、胃癌（像真菌一樣的外觀）和睪丸癌（惡臭的深層潰瘍），也提供了生動的銅版畫，但他四處都找不到膽汁的管道——就連如柳橙般大小的腫瘤裡也沒有，在「惡臭的深層潰瘍」中也看不見。如果蓋倫隱形液體的網路真的存在，那麼它必然存在腫瘤之外，在病理世界之外，在正常結構的界限之外，換句話說，在醫學之外。就像維薩流斯一樣，貝利也按照他親眼所見繪出人體的結構和癌症。經過了這麼長的時間，幾世紀來一直深植在醫師和病患心中的黑膽汁管道和腫瘤中的體液，終於由這幅圖中消失了。

「遙寄祝福」

在治療癌症時，我們該說，內服藥物付之闕如，除了徹底切除受害範圍之外，什麼辦法也沒有。

——《應用外科字典》（*A Dictionary of Practical Surgery*），一八三六年

貝利的《病態結構》為腫瘤的外科手術奠定了基礎。如果黑膽汁像貝利所發現的那樣，根本不存在，那麼切除癌症的手術就能讓身體擺脫這種疾病，只是手術作為一門學科，還沒有進步到這樣的地步。一七六〇年代，貝利的母舅、蘇格蘭外科醫師約翰．杭特（John Hunter），已經開始在倫敦的醫院為病人割除腫瘤，悄悄地反抗蓋倫的教誨。杭特剛開始在他自己房子裡陰暗的獸欄中，在動物和死屍身上練習，但杭特精心的研究卻遇到一個關鍵的瓶頸。他可以手法靈巧地切進腫瘤，如果是「可以移動的」（movable，他對非侵襲性表層癌症的說法），就能乾淨俐落地把它們切下來，而不影響下方脆弱的組織結構。「如果腫瘤不只可以移動，而且可以自然地分割開來，」杭特寫道，「那麼就可以安全地除去。但必須十分小心，確定隨之而起的腫瘤在我們掌控之內，因為我們很容易被騙。」

最後一句話舉足輕重。杭特已經開始把腫瘤「分級」，雖然只是很粗略的分法。「可移動的」腫瘤通常是在初期，局部性的癌症。「不可移動的」腫瘤則是後期的癌症、具有侵略性，甚至會轉移。杭特結論說，唯有可移動的癌症值得作外科手術，對更後期的癌症，他直率冷酷的治療建議：「遙寄祝福。」＊這種說法教人想起印和闐。

杭特是完美的解剖學者，而他對外科手術上的思考比他的手還更先進。這位勇往直前、不知休息的人擁有過人的精力，每晚只睡四小時，在動物王國每一種生物的屍體上，不斷地練習外科技巧——猴子、鯊魚、海象、雉雞、熊和鴨。但對活生生的病人，他卻碰到了瓶頸。就算他揮刀進行手術，用酒精和鴉片使病人幾乎陷入昏迷狀態，但是由冷冰冰無血液的屍體一躍而至活人身上進行的手術還是充滿了危險。光是手術進行中的疼痛還不夠，手術後還有感染的威脅。即使經歷手術台這一切恐怖折磨還能倖存的病人，也往往很快就在他們自己的床上更悲慘地死亡。

◆

在一八四六至一八六七年短短的幾十年間，醫界的兩種發明，掃除了一直糾纏外科手術的兩大困境，讓癌症手術醫師重訪杭特在倫敦力求完美的大膽作法。

兩個發明中的第一個是麻醉劑，在距一八四六年一世紀後，在距法柏地下實驗室不到十哩遠的麻州綜合醫院外科圓形劇場中進行示範，現場擠得水泄不通。十月十六日上午約十時，一群醫師群聚在醫院中央一間如坑的房間裡，波士頓牙醫威廉．莫頓（William Morton）拿出了一個裝有吸入器的小小玻璃蒸餾器，其中含有約一夸脫乙醚。他打開管口，要病人，同時也是印刷工愛德華．亞柏特（Edward Abbott）吸幾口蒸氣。亞柏特陷入沉睡之後，一名外科醫師走到圓形劇場中央，三兩下就在亞柏特的脖子上畫出小小的開口，並很快地縫住腫脹變形的血管（稱為「腫瘤」，合併了惡性和良性的腫脹）。幾分鐘後，亞柏特醒來，說：「我從頭到尾都不覺得疼痛，雖然我知道正在進行手術。」

麻醉使病人在手術時不再感覺疼痛，讓外科醫師得以進行持續數小時之久的長時間手術，但術後感染的問題依舊存在，一直到十九世紀中葉，這樣的感染一直都十分常見，而且往往致命，但其原因一直是個謎。一名外科醫師在一八一九年結論說：「一定是（傷口中）有某種肉眼看不到的微妙原理。」

一八六五年，蘇格蘭外科醫師約瑟夫．李斯特（Joseph Lister）對於如何去除躲在傷口中不可捉摸的「微妙原理」，作了不尋常的推測。他以臨床的觀察開始：敞開在空氣裡的傷口很快就會生壞疽，而封起來的傷口則可保持乾淨清潔而不受感染。在格拉斯哥醫院的術後病房中，李斯特一次又一次地看到傷口先是發展出紅腫發炎的紅色邊緣，接著皮膚由裡爛到外，往往伴隨發燒、膿液、然後迅速死亡（這的的確確是「傷口化膿」）。

李斯特想到遠處一個似乎毫無關聯的實驗。在巴黎，偉大的法國化學家路易．巴斯德（Louis Pasteur）曾經示範曝露在空氣中的肉湯很快就會混濁發酵，而封在消毒真空罐裡的肉湯卻依舊保持清澈。巴斯特以這樣的觀察提出大膽的假設：肉湯混濁是由於肉眼看不見的微生物——細菌由空氣進入肉湯生長所致。李斯特更進一步延續這樣的推理：曝露在空氣中的傷口——凝結的血液和曝露的皮膚，其實就像巴斯德的肉湯一樣，是細菌生長的自然培養皿。在法國墜入巴斯德培養基的細菌，會不會在蘇格蘭由空氣中落入李斯特病人的傷口？

接著李斯特靈光一現：如果術後感染是因細菌而起，那麼抗菌的處理或化學物就可以抑制這樣的感染。「我想到，」他在診療筆記上寫道：「不必排除空氣，就能避免受傷部位的分解腐爛，只要在傷口上敷以能破壞浮動分子生命的敷料即可。」

李斯特曾在鄰城卡萊爾看過垃圾工人用一種氣味不錯、含有石碳酸的廉價液體清洗垃圾，於是他開始在手術後用石碳酸糊敷在傷口上。（把清洗垃圾的用料塗在病人身上，在他看來似乎理所當然，沒什麼

＊ 杭特用這個詞來形容轉移性——會散布到遠處的癌症，認為治療無用。

好大驚小怪。）

一八六七年八月，一名十三歲的男孩在格拉斯哥市集上操作機器時切到自己的手臂，被送到李斯特的醫院來。這男孩的傷口大敞，滿是塵垢，照這樣下去應該會長壞疽。李斯特並沒有為他截肢，而是用石碳酸油膏敷在其上，希望保住手臂，不讓它感染。傷口眼看著就要發生嚴重感染，快要變成膿瘡，但李斯特堅持下去，增加石碳酸的用量。幾週下來似乎徒勞無功，但就像火燒到盡頭一樣，傷口開始乾涸。一個月之後，他揭開糊藥，下方的皮膚已經完全癒合。

李斯特的發明很快就加入癌症手術漸進的前線。一八六九年，李斯特以餐桌為手術台，乙醚為麻醉劑，石碳酸為抗菌劑，為自己的姊姊伊利莎白．皮姆（Elizabeth Pim）切除了乳房腫瘤，她毫無感染（不過三年後卻因腫瘤轉移至肝臟而死亡）。幾個月後，李斯特為另一名大腿很可能長了肉瘤的癌症病人進行大範圍的截肢手術。到一八七〇年代，李斯特施行乳癌手術已經是家常便飯，手術範圍也擴及乳房下受癌症侵犯的淋巴結。

◆

抗菌劑和麻醉劑是讓外科手術脫離中世紀蛹殼束縛的兩大科技突破，有乙醚和石碳酸皂做為武器，新世代的外科醫師可以在病人身上實現杭特及其同僚只能在屍體上進行的複雜解剖程序。癌症手術的精彩世紀於焉展開；一八五〇至一九五〇年，外科醫師大無畏地切開人體，割除腫瘤，攻擊癌症。

這個時代的代表人物是表現傑出的維也納外科醫師悉爾多．畢爾羅特（Theodor Billroth）。出生於一八二一年的畢爾羅特以同樣的熱情學習音樂和外科。*一八六七年，在柏林擔任教授的畢爾羅特開始系統化的研究，要找出打開人體腹腔，去除惡性腫瘤的方法。在畢爾羅特的時代之前，開腹手術的死亡率高得駭人，畢爾羅特以謹慎而正規的方法來面對這個問題：他花了近十年的時間，光是割開和縫合動物和人類屍體的腹部，做了一個又一個手術，找出通往人體內清楚而安全的途徑。到一八八〇年代初期，他已經確定了路徑：「這條路目前已經證明開腹是可行的，」他寫道：「我們的下一步，以及我們下一步的對象，必須是確定各種徵象，發展適用各種病例的技巧。我希望我們走出穩當的一步，能夠拯救截至目前為止一直認為不能治的不幸病患。」

在維也納綜合醫院，也就是畢爾羅特受聘為教授的那家維也納教學醫院，他和學生開始練習並運用各種技巧，割除胃、結腸、卵巢和食道的腫瘤，希望讓人體擺脫癌症。由探究到治療，這其間出現的是意想不到的挑戰。癌症外科醫師的使命是割除惡性組織，並保持正常組織和器官完好無缺，只是畢爾羅特很快就發現這樣的任務需要像神一般的創意精神。

自維薩流斯的時代開始，外科一直屬於人體自然剖析的範圍，但癌症往往違反且扭曲人體自然結構的界限，因此必須找出非自然的界限來限制它。比如要移除塞滿癌細胞的胃部末端，畢爾羅特就得把術後所餘的胃袋掛在鄰近的小腸上；而要移除整個胃的下半部，他就得把剩餘的部分附在遙遠的空腸那裡。到一八九〇年代中期，畢爾羅特已經以這種新的人體結構重組方法，為四十一名胃癌病人做了手術，其中有十九人存活。

這樣的程序意味著在癌症治療有舉足輕重的進步。到二十世紀初，許多只限局部發展的癌症（亦即沒有轉移的原發腫瘤）都可以用手術割除，包括子宮和卵巢癌、乳癌和攝護腺癌、結腸癌和肺癌。只要

＊ 這兩種專業迄今依舊攜手並進；兩者都把雙手的技巧發揮到極致；兩者都隨練習和年紀而成熟；兩者都仰賴敏捷、精準和對向趾（即對生拇指，opposable thumb）。

在這些腫瘤侵犯其他器官之前先割除它們，這樣的手術就能治癒眾多病人。

然而，雖有這樣可觀的進展，有些癌症——即使看起來像是局部的癌症，依舊會在手術之後復發，因此得做第二次，而且常常需要第三次的手術，來切除腫瘤。外科醫師回到手術台上一割再割，好像在玩貓捉老鼠的遊戲，慢慢地把腫瘤一個個從人體中除去。

但能不能在癌症最初的階段，就以最具決定性的手術讓癌症連根拔起？無法用傳統局部手術治癒的癌症，能不能改用激進而徹底的手術斬草除根，讓它不留一絲痕跡？在著迷於外科醫師影響力和創造力的年代，操手術刀讓癌症一刀斃命的想法充滿了期望與魅力，這樣的念頭落在蠢蠢欲動、即將引爆的腫瘤世界裡，就像把鞭炮丟進火藥之中一樣。

根除性乳房切除術

那位頌揚這裡是個能讓他解釋深奧事物之場合的教授
靠近我，並高興地指點我——
「切除乳房。」
「抱歉，」我哀傷地說，
「但我已經忘記如何手術。」

——羅多弗・費格洛亞（Rodolfo Figuoeroa），《詩人醫師》（*Poet Physicians*）

結束了：她穿上衣服，輕緩而優雅地走下桌檯，尋找詹姆斯；接著她轉向外科醫師和學生，屈膝行禮，以低沉而清楚的聲音說著，如果她有不當的舉止，請他們原諒。我們這些學生們，全都像兒童一般哭泣。外科醫師把她扶了起來。

——約翰・布朗（John Brown）描述十九世紀的乳房切除術

一提到威廉・史都華・霍斯泰德，就教人想到「根除性」乳房切除術的觀念，但他本人可並沒有追求這樣的名聲；相反地，這名號幾乎是連問也沒問就扣在他頭上，就像不發一語就把解剖刀交付在外科醫師伸出來的手上一樣。霍斯泰德並沒有發明根除性乳房切除術，而是承先啟後，由前輩那裡繼承了這樣的觀念，然後把它發揮到淋漓盡致的地步——結果這名詞就和他的名字密不可分。

霍斯泰德生於一八五二年，是紐約一名富裕成衣商之子。他在安多瓦的菲利普學院唸完高中，上了耶魯大學，在運動方面的表現（而非學術上的成就）引起了師長的注意。他之所以進入外科界根本是巧合，去上醫學院並不是因為他想當外科醫師，而是因為他不願繼承父業從商。一八七四年，霍斯泰德獲哥倫比亞大學醫學院錄取，立刻就對解剖學著了迷，而這種迷戀的程度就像日後他其他的興趣：飼養純種的狗和馬、燙漿的桌布、麻質襯衫、巴黎皮鞋和完美的外科縫合一般，很快就成為強迫式的追求。他生吞活剝整本的解剖教科書，書本讀完之後，又以難以饜足的飢渴，在真實的病人身上研究。

一八七〇年中期，霍斯泰德通過考試，成為貝勒芙醫院的外科實習醫師，這個隸屬紐約市政府的醫院總是擠滿了外科病人。霍斯泰德把時間花在醫學院和外科診所，在相距數哩的貝勒芙醫院和哥倫比亞大學之間往返。可以想見等他唸完醫學院，已經精神崩潰。他到位於羅德島州的布洛克島上休養了幾週，以同樣的精神和活力重新出發。這種拚命努力達到身體的極限，然後近乎崩潰的模式，成了霍斯泰德追求每一種極限的招牌，在他面對外科手術、外科教育和癌症的作法上，都留下了獨特的標記。

霍斯泰德進入外科的時機，正是這門學問在歷史上關鍵的一刻。放血、拔罐、過濾和清洗，在當時都是很常見的作法。一八五〇年代一名因術後感染而痙攣發燒的婦女，接受了更野蠻的外科治療：「我在她的雙臂各切開了一個大開口，」她的外科醫師沾沾自喜地寫道：「切開她的顳動脈，讓她的血同時盡情奔流，準備讓她流血到痙攣停止為止。」另一外科醫師在為肺癌開藥方時寫道：「小規模的放血可以暫時緩解，當然不能常常這樣做。」在貝勒芙醫院，「實習醫師」在走廊上拿著「膿汁桶」來回穿梭，病人的體液由桶中潑灑出來。羊腸製的外科縫線用唾液沾抹之後，懸掛在空氣中。口袋裡插著手術刀的外科醫師四處遊走，如果有工具掉在沾著血跡的地板上，頂多也只是拿起來拍拍再插回手袋，或者就插進手術檯上病人的身體裡。

一八七七年十月，霍斯泰德暫時放下觸目盡是放血、膿汁桶和庸醫的可怕醫學天地，赴歐洲考察倫敦、巴黎、柏林、維也納和萊比錫的診所，年輕的美國外科醫師常常被送往這些地方，學習精緻的歐洲外科技巧。這時機十分巧合：霍斯泰德抵達歐洲，正逢癌症手術脫蛹而出之時。在巴洛克風格的維也納綜合醫院圓形劇場中央，畢爾羅特正在教導學生切開胃部的新技巧（畢爾羅特告訴學生，用手術完全切除癌症，只差「臨門一腳」）。在距維也納數百哩之遙的哈勒（Halle），德國醫師理查・馮・福克曼（Richard von Volkmann）也正在研究乳癌手術的技術。霍斯泰德見到了歐洲外科界的巨人：一絲不苟解構肝臟的漢斯・恰里（Hans Chiari），和曾追隨畢爾羅特，正在研究如何切除甲狀腺的安東・伍夫勒（Anton Wofler）。

對霍斯泰德來說，這次旋風式的柏林、哈勒、蘇黎士、倫敦和維也納之旅是智慧的洗禮。一八八〇年代初，他回到美國執業時，心裡裝滿了他在旅途中所見到的新觀念：李斯特的石碳酸噴劑、福克曼的癌症初步手術和畢爾羅特神奇的腹部手術。他身心都充飽了電，全心投入工作，在羅斯福醫院、哥倫比亞醫學院、貝勒芙醫院和錢伯斯醫院動手術。由於他膽大心細又有創造力，因此他的信心和手藝開花結果。一八八二年，他在廚房桌上為母親移除了受感染的膽囊，完成美國史上這種手術的先例。接著他又被急召去探視生產後流血不止的姊姊，結果他抽了自己的血輸給她。（他對血型毫無概念，不過幸好兩人的血完全相合。）

◆

一八八四年，正當霍斯泰德在紐約的生涯進入黃金時期之際，他讀到一篇有關新麻醉劑古柯鹼的報告。當年在哈勒市福克曼醫師的診所中，他曾看過德國外科醫師用這種藥物開刀；這東西便宜好用，萬無一失，而且很容易服用，等於是外科麻醉的速食。這激起了他實驗的好奇心，於是他自行注射此藥——在麻醉病人，進行他雄心勃勃的手術之前，先自行試用。結果他發現這藥產生的不只是暫時的麻木而已：它也增強了他不知疲倦的本能，更增長了他原本就狂熱的活力。他的心智正如一名旁觀者所說的：「越來越清明，從不疲憊，也沒有睡眠的欲望或能力。」他似乎已經征服了自己身而為人不得不有的弱點：睡眠需求、疲憊，和虛無的想法。他焦躁不安的個性終於得到了完美的藥方。

接下來五年，霍斯泰德在紐約懸壺濟世的成就非凡，不過他卻對古柯鹼上癮的程度卻越來越嚴重，雖然他藉著無與倫比的自制和紀律略作控制，但老毛病卻一再地復發，無法完全斷根。（據說他晚上在床邊放一瓶封上口的古柯鹼，測驗自己在一伸手就拿得到它的情況下能否克制自己。）他自願進入普洛維登斯的布特勒療養院，以嗎啡來治療古柯鹼的癮頭，等於是用一種癮來取代另一種癮。一八八九年，他在紐約的外科診所保持驚人的業務，且他還在這兩種極容易上癮的藥物之間擺盪時，被名醫威廉．魏爾曲（William Welch）相中，邀他加入新落成的約翰．霍普金斯醫院。一方面為的是要創立新的外科部門，另一方面也是讓他擺脫紐約那個孤立隔絕、超時工作和嗑藥的世界。

進入霍普金斯醫院原本就是要為了改變霍斯泰德，而果真也達到了這樣的效果。原本在先前工作中合群外向的他，一下陷入封閉而隱密的帝國，這裡的一切都是控制精準、乾淨俐落而完美無缺。他為年輕的外科住院醫師設計了教人肅然起敬的訓練計畫，要以他自己的形象來培養他們：這正是進入超人行業的啟蒙，著重英雄主義、自我否定、勤奮和不知疲憊。「大家一定會反對，認為這樣的訓練太長，年輕的外科醫師會受不了，」他在一九〇四年寫道，「但這些職位原本就不是要給很快就會疲於專業進修的人所設。」他娶了原本是他手下的護士長卡洛琳．漢普頓（Caroline Hampton），兩個人住在山頂上一排三層的豪宅裡，一人住一層樓——曾有個學生說，這個房子「冰冷如石，根本不能住人」。霍斯泰德夫婦沒有孩子，不擅交際、一板一眼，而且遺世獨立到出名的地步，以飼養純種馬和純種臘腸狗為樂。霍斯泰德依舊有嗎啡癮，不過他定時定量服用這種藥物，就連他最親近的學生都沒有察覺。兩夫婦刻意遠離巴爾的摩社會，若有不速之客突然闖進他們位於山坡上的華廈，女傭奉命一定饗以閉門羹。

霍斯泰德以這樣的日常生活和規律擺脫了周遭的世界，把全副精力都放在乳癌上。他在哈勒市福克曼醫師的診所見過德國外科醫師，以日趨精準且範圍更深更廣的手術來移除乳房的腫瘤，只是他知道福克曼醫師碰了壁，即使手術範圍越來越廣泛徹底，癌症依舊會在術後數月，甚或數年復發。究竟是什麼造成了復發？一八六〇年代在倫敦的聖路克醫院，英國外科醫師查爾斯．摩爾（Charles Moore）也注意到這些惱人的局部復發，他在一再地失敗後深感挫折，開始記錄每一次復發的構造，用小小的黑點在乳房圖上繪出原發腫瘤的位置，手術確切的邊緣，和腫瘤復發的位置，就像繪製癌症復發的歷史標靶。教摩爾詫異的是，一點一點地畫下去之後，可以看出一個模式：復發的位置往往就在原先手術的邊緣，就好像有殘餘的癌細胞因為手術不完全而被留下來，又長了回來一樣。「乳腺癌必須要徹底根除整個器官，」摩爾結論道：「術後局部的癌症復發是因為原先腫瘤的殘餘部分繼續生長所致。」

摩爾的假說有非常明白的推論。如果乳癌是因原先手術切除不徹底所致，那麼頭一次手術就該切除更多的乳房組織。既然毛病出在根除時邊緣沒切除乾淨，那麼何不擴大邊緣的範圍？摩爾認為外科醫師想要避免毀損乳癌婦女的身體外觀（而且這樣做往往會致命），因此抱著婦人之仁，結果讓癌症逃過一劫。霍斯泰德在德國見到福克曼不只切除乳房，而且還切除乳房下方薄薄一層像扇子一樣，稱作胸小肌的肌肉，想要根除殘留的癌細胞。

霍斯泰德更進一步發揮這樣的想法——福克曼碰上了一堵牆，而霍斯泰德卻要由這堵牆開鑿出一條路來——他不想割除胸小肌，覺得這沒什麼大用，而決定更向胸腔深處挖去，切下胸大肌，也就是負責肩膀和手部運動的肌肉。霍斯泰德在這方面的創新並非獨一無二：紐約的外科醫師威利・梅爾（Willy Meyer）也在一八九〇年代採取相同的作法。霍斯泰德稱這樣的程序為根除性乳房切除術（radical mastectomy），其中 radical 一字是採拉丁文的原義「根」，他要把癌症連根拔起。

但霍斯泰德顯然不以「婦人之仁」為然，也沒有在胸大肌之後就停止。在他施行根除性乳房切除術之後，病人的癌症依舊復發，於是他更進一步往胸腔切。到一八九八年，霍斯泰德的乳房切除術走到他所謂「更根本」的地步，他開始切開鎖骨，到達其下的淋巴結。「我們也切除鎖骨上凹那一塊，罕有例外。」他在一場外科會議上宣布，強調保守、非根除性的手術，會讓乳房腫瘤「切不乾淨」。

霍斯泰德勤奮的學生在霍普金斯醫院則各展長才，要以自己的手術刀青出於藍。霍斯泰德訓練出來第一批外科住院醫師的一員約瑟夫・布勒古德（Joseph Bloodgood）就往頸部更深層切割，除去鎖骨上方的一串腺體。另一名明星學生哈維・庫欣（Harvey Cushing）甚至「切除了前縱隔腔」，深埋在胸腔內的淋巴結。「很可能，」霍斯泰德說，「不久之後，我們可以在大手術中切除縱隔腔的內容物。」一場可怕的馬拉松於焉展開。霍斯泰德和他的門生寧可切除身體所有的器官，也不願見到癌症復發。在歐洲，一名外科醫師為一名乳癌婦女切除了三根肋骨和胸廓內的其他部位，並割除一側的肩部和一根鎖骨。

霍斯泰德承認他的手術是一種「肢刑」，大規模的乳房切除使病人的身體毀損變形，永難復原。切除胸大肌之後，雙肩內縮，使病人永遠都像在聳肩一般，手臂無法向前或側伸。除去腋窩下的淋巴結也會破壞淋巴液的流通，使手臂因液體累積而腫脹成象腿一般，他將這種情況非常生動地描述為「手術象皮病」（surgical elephantiasis）。術後病人往往需要數月、甚至數年才能復原。然而霍斯泰德卻認為這樣的結果是全面戰爭下不可避免的創傷。「這名病人是位年輕女郎，我實在不願意毀壞她的肢體。」他描述一八九〇年代一次深至脖頸的手術時，如此誠懇地寫道，在他的外科筆記中流露出宛如慈父般溫柔的一面。除了敘述手術結果之外，也記下一些私人的記錄。「手臂運用自如，用手砍木頭……沒有腫脹。」他在一個病例的結尾記下如上的文字。在另一個病例上則寫道：「已婚，四名子女。」

◆

然而霍斯泰德的乳房切除術究竟能不能挽救病人的性命？根除性手術能不能治癒乳癌？他不願「毀壞她肢體」的那名病人，究竟有沒有從毀損其肢體的手術中獲益？

在回答這些問題之前，得先瞭解根除性乳房切除術興起的環境。一八七〇年代，霍斯泰德動身前往歐洲，向偉大的前輩學習時，外科手術才剛擺脫青澀時期。一八九八年，它已經搖身一變為自信滿滿的學科，為自己的技術心醉神馳，教偉大的外科醫師都難免毫不羞赧地自認為是藝人。手術室稱作手術劇場，而手術本身則成了精細詳盡的表演，緊張而輕聲細語的觀眾由劇院上方的眼洞觀賞整個過程。一八九八年曾有一名觀眾寫道，觀看霍斯泰德動手術，就像觀賞「和病人關係密切的藝術家表演，又像威尼斯或佛羅倫斯凹雕師傅或者鑲嵌大師展現精湛的手藝」。霍斯泰德樂於接受手術的技術挑戰，認為最困難的病例最好治：「我發現自己喜歡大（腫瘤）。」他寫道，他這是在向癌症下戰書，和他的手術刀一起一決雌雄。

然而手術當下的成功並不能預測日後長期的成功，不能預測它是否能減少癌症的復發率。霍斯泰德的乳房切除術或許如佛羅倫斯鑲嵌師傅的精雕細琢，但若癌症是長期下來會復發的疾病，那麼光是切除它，就算是以霍斯泰德如凹雕*般的精準技術，一樣還是不夠。要知道究竟霍斯泰德是否治癒了乳癌，追

* 譯註：凹雕（Intaglio）是把人物或圖案刻在石頭或硬物上，和浮雕相反，凹雕的圖案部分是被挖空的。

蹤的不是病人當場的存活率，甚至也不是五個月或十個月的存活率，而是五年或十年的存活率。

要瞭解霍斯泰德的作法是否有效，必須長期追蹤病人。因此在一八九〇年代中期，正好是霍斯泰德外科生涯的巔峰，他開始收集長期的資料，以證明他的手術是絕佳作法。當時根除性乳房切除術已經施行十年，霍斯泰德作了多次手術，割除的腫瘤足以裝滿他所謂霍普金斯醫院的整個「癌症倉庫」。

◆

霍斯泰德根除性乳房切除術的立論幾乎可說正確：即使是小的腫瘤，也要以積極的局部手術來攻擊，這是治癒癌症的最佳方法。只是這個立論卻有個觀念上的大錯誤：假設某些人口的乳癌發生率是固定的，比如每年有百分之一的人口罹患乳癌，只是腫瘤出現之後各有不同的表現，在某些婦女身上，發現腫瘤時，它已經擴散到乳房之外，轉移到骨頭、肺臟和肝臟；而在其他婦女身上，腫瘤還在乳房範圍之內，或只限在乳房和一些淋巴結內，仍屬於局部性的疾病。

現在假設霍斯泰德手持手術刀和縫合線，置身這些人之間，準備對某位乳癌病患動手術，他是否能治癒這些病人，顯然是要看她們患的是哪種乳癌——哪個階段的乳癌。乳癌已經轉移的婦女是不可能用根除性乳房切除術治癒的，不論霍斯泰德的根除手術做到多麼徹底、多麼精準的地步：她的乳癌已非局部的問題。相較之下，腫瘤還小，限制在局部的婦女則可由手術獲益，只是對她而言，只做局部而不是大規模的手術，也可能一樣有效。如此說來，霍斯泰德的乳房切除術在兩種情況下都不適用；它低估了第一例，卻又高估了第二例。在兩種情況下，罹癌的婦女都被迫接受不分青紅皂白就毀損肢體的病態手術——對局部乳癌的病人來說，這樣的手術範圍太大，時機太早；而對轉移性乳癌的病人而言，卻又範圍太小，時機太遲。

一八九八年四月十九日，霍斯泰德參加在紐奧良舉行的美國外科學會年會。會期第二天，在滿心渴望側耳聆聽的外科醫師觀眾之前，他帶著人人期盼的數字和圖表資料，起身走上講台報告。乍看之下，他的成果非常驚人：他的乳房切除術在局部復發的成果方面領先了其他每一位醫師。在巴爾的摩，霍斯泰德已經把局部復發率縮減到只剩百分之幾，比起福克曼或畢爾羅特的數據來是有長足的進步。正如霍斯泰德所承諾的，他已經把癌症連根拔起。

但只要仔細一瞧，就會發現癌症的病根仍在。真正治癒乳癌的證據依舊教人失望。在以「根除性方法」治療的七十六名病人中，只有四十人逾三年依舊存活；而有三十六人，或者將近一半的病人，術後不到三年都死亡——被難敵應該已經「連根拔起」的疾病摧殘。

不過霍斯泰德和他的門生依舊泰然自若地抱持他們的信念。他們並沒有思考這個資料所反應出的問題——究竟根除性乳房切除術能不能延續病人的壽命？反而更堅決地抱持他們的理念。霍斯泰德在紐奧良強調：「在每一個病例，外科醫師都該要在脖頸區作手術。」在別人可能覺得該謹慎之處，霍斯泰德卻只看到機會：「我看不出為什麼在頸部作手術會比在腋下嚴重，頸部可以清除到和腋下一樣乾淨的地步。」

一九〇七年夏，霍斯泰德向華府的美國外科學會提出更多資料。他依術前癌症是否散布到腋下或頸部淋巴結，把病人分為三類，由他提出的存活表上，可以看出一個明顯的模式。腋下或頸部淋巴結沒有癌症侵犯的六十名病人中，有四十五名病人在術後五年存活，而在侵犯淋巴結的四十名病人中，只有三人存活。

一言以蔽之，乳癌最終的存活率和外科醫師在乳房上的手術範圍有多大並不相干，而是看癌症在術前侵襲的範圍有多大。後來批評根除性乳房切除術最力的喬治．克瑞爾（George Crile）曾說：「如果疾病嚴重到必須切除肌肉才能去除腫瘤，那麼表示它已經散布到整個身體。」*也就是說，此時進行手術已毫無意義。

但如果霍斯泰德在一九〇七年瀕臨這樣的理解邊緣，他依舊斷然迴避了這種想法，而重述了陳腔濫調：「就算沒有我們所提的證據，我依舊認為外科醫師應該義不容辭地做鎖骨手術。」他在一篇報告中如是說。只是現在乳癌不斷的變化已經讓他筋疲力竭，試驗、圖表數字一向不是他的強項；他是外科醫師，不是簿記員。「尤其是乳腺癌，」他寫道：「有興趣提供最佳數據的外科醫師大可自便。」這種話依他的水準來說可以算是很粗魯的，這已經顯示他對自己的手術也越來越懷疑。他直覺知道自己已經走到這種老是脫離他掌握，不規則疾病的盡頭。

一九〇七年霍斯泰德探討乳癌的報告是最後也最詳盡的，他希望有開放的解剖新環境，讓他能安安靜靜地磨鍊他的外科技術，而不是爭論手術終點的測量再測量。他一向都沒有培養出特別好的醫護態度，如今乾脆完全隱身在與世隔絕的手術室，和他豪宅中龐大而冰冷的圖書室。他的手術已經轉往其他器官，像是胸部、甲狀腺、大動脈，並且依舊有精彩的外科創新。但對於使自己揚名的瑕疵大手術，他卻再也沒寫過任何一篇學術分析。

◆

一八九一至一九〇七年間，也就是根除性乳房切除術由巴爾的摩萌芽到它成為全美各大外科會議焦點的十六年間，追求癌症療法的努力向前躍進一大步，卻也向後倒退一大步。霍斯泰德已經證明乳癌在技術上可以執行大規模而精準的手術，這樣的手術可以大為降低致命疾病的局部復發風險，但霍斯泰德處心積慮卻無法證明的事實卻予人更大的啟發。經過將近二十年收集資料，在一個會議又一個會議上討論、讚美、分析、再分析之後，根除性手術「治癒」癌症的可靠性依舊無法確立，手術範圍即使更大，依舊沒有轉為更有效的治療。

但這樣的不確定性並沒有阻止外科醫師動大範圍的手術。「根除性」成了外科醫師心理上的執著，深深鑽入癌症手術的底部。就連「根除性」一字都充滿誘惑，霍斯泰德用這個字，是取其拉丁文原義「根」，因為他的手術是要挖掘出深埋在地下的癌症根源，但這個字也有「激進」、「創新」和「大膽」之意，而對於病人的想像力來說，這樣的意義發揮了作用。畢竟有誰面對癌症，會願意選擇非根除性，或者「保守」的手術呢？

其實根除性手術的重要性不只在於外科醫師如何看待癌症，也在於他們如何想像自己。一名歷史學者寫道，「由於沒有任何方面提出抗議，也沒有任何事物阻擋它的去路，因此根除性手術很快就屹立不搖，成為教條。」而當這種英雄式的手術達不到預期之後，有些外科醫師就完全放棄了治療的責任。霍斯泰德的一名門生於一九三一年在巴爾的摩一場會議上表示，「毋庸置疑的是，如果作適當的手術，這種病或許能局部治療，而這也是外科醫師唯一該負的責任。」也就是說，外科醫師能做的僅只是執行技術上最完美的手術，能不能治癒癌症是別人的問題。

這種越來越厚顏大膽的激進式手術「越能根除越好」，反映出一九三〇年代初期外科的觀念。在紐約，外科醫師亞歷山大・布朗茲維（Alexander Brunschwig）設計了一種子宮頸癌的手術，稱作「全骨盆臟器剜除術」（complete pelvic exenteration），極其費力，非常辛苦，就連最得霍斯泰德真傳的外科醫師，都得中

---

* 譯註：喬治・克瑞爾（1907-1992），克利夫蘭醫師，主張包括乳癌在內的多種根除性手術並無必要，那只是滿足了醫師的需要，而非病人。

途暫停休息，並且更換位置。紐約醫師喬治．派克（George Pack）綽號叫「派克小刀」（Pack the Knife）*，形容這位醫師和他最愛的工具宛如人馬獸一般融為一體。

治癒癌症的可能現在被推往未來。「即使以最廣義來看，」一名英國外科醫師在一九二九年寫道：「手術可行與否仰賴一個問題，『這病灶是否能割除？』而非『割除病灶是否能治癒病人？』」只要病人術後存活，外科醫師就認為自己夠幸運。「阿拉伯古諺有云，」一九三三年一群外科醫師在冷血討論胃癌之後結論道，「沒害死病人的就不算醫師，作胃癌手術的外科醫師可得要記住這一點。」

要歸納出這種邏輯，等同於把希波克拉底的誓詞顛倒過來，需要有無可救藥的決心或者無可救藥的樂觀。一九三〇年代，癌症手術在這兩極之間擺盪。霍斯泰德、布朗茲維和派克堅持大規模的手術，因為他們真心相信這樣可以解決癌症可怕的病徵，但他們卻缺乏正規的證據，而隨著他們越來越鑽牛角尖，相信自己的信念，因此證據也就變得無關宏旨，測驗更是難以進行。外科醫師越是相信他們作法的立意良善，就越難讓這些手術接受正式的科學檢驗。根除性乳房切除術於是就這樣為自己拉下了惡性循環的百葉窗簾，達近一世紀之久。

◆

根除性手術的魅力和光采遮蔽了其他較沒有那麼激進癌症手術的發展。霍斯泰德的學生開枝散葉，發明新的方法以根除癌症，各自「分派」了一個器官。霍斯泰德對他英雄式外科的訓練信心十足，他相信他的門生一定可以在各器官系統面對癌症，徹底消滅癌症。一八九七年，霍斯泰德在霍普金斯醫院的走廊上攔住年輕的外科住院醫師休．漢普頓．楊恩（Hugh Hampton Young），霍斯泰德要他擔任新成立泌尿外科的主任，楊恩說他對泌尿外科一竅不通。「我知道你一竅不通，」霍斯泰德匆匆地說，「但我們認為你可以學。」然後就走開了。

有霍斯泰德的信心支持，楊恩於是鑽研泌尿系統癌症的手術：如攝護腺癌、腎臟癌和膀胱癌。一九〇四年，在霍斯泰德擔任助手的情況下，楊恩設計出切除整個攝護腺以治療攝護腺癌的手術。雖然這手術按照霍斯泰德的傳統稱為「攝護腺全切除手術」，不過比較起來還算保守，並沒有切除肌肉，淋巴結或骨骼，雖然保有摘除整個器官的根除性手術概念，但卻並沒有把整個骨盆腔摘光，也沒有割除尿道或膀胱（這種手術的改良版迄今依舊用於切除局部的攝護腺癌，而且也治癒不少長了小腫瘤的病人）。

霍斯泰德的學生，擔任總醫師的哈維．庫欣則側重腦部手術。到一九〇〇年代初，庫欣已經找出切除腦部腫瘤的巧妙方法，包括惡名昭彰的神經膠母細胞瘤（glioblastomas），這種腫瘤和血管緊密交纏，隨時可能出血；也包括像葉鞘一樣緊緊包圍細緻而重要腦部結構的細腦膜瘤。庫欣就和楊恩一樣，繼承了霍斯泰德如凹雕一般細膩的刀法——「慢慢地把腦和腫瘤分割，一下這裡，一下那裡，留下小小而平坦的溫熱棉花墊，以控制液體滲透。」——但並沒有像霍斯泰德那樣極端的根除性手術。庫欣發現要在腦部腫瘤上作根除性手術，非但很困難，而且根本是不可想像：即使外科醫師想要這樣做，也不可能切除整個腦部。

一九三三年，另一位外科手術創新者伊凡斯．葛蘭姆（Evarts A. Graham）醫師首開先河，以曾用來摘除受結核菌感染肺部的手術方法，摘除了肺部腫瘤。葛蘭姆同樣也保留了霍斯泰德手術的基本精神：精準地切除整個器官，在腫瘤外留下寬闊的邊緣以免局部復發，不過他避免落入這種手術的陷阱，避開了切下越來越多組織的誘惑——整個胸部的淋巴結、大血管、或者相鄰氣管和食道的筋膜，只切除肺部，

* 這個綽號是以流行歌曲「麥克小刀」（Mack the Knife）得名。

盡量保持其他部位的完好。

即使如此，外科醫師依舊陶醉於霍斯泰德式的理論，而無法高瞻遠矚，他們譴責非根除性手術。凡是不努力毀滅腫瘤的手術，都受他們的鄙夷，視為「權宜手術」，認為做這樣的手術就是犯了「婦人之仁」的老毛病，是整個世代的外科醫師都一直在聲討撻伐的作法。

真空管和微弱的光

我們已經發現（X光）是這種病的良方。

——《洛杉磯時報》（*Los Angeles Times*），一九〇二年四月六日

要舉例說明（X光的破壞力），讓我們回想到：幾乎所有醫學X光實驗室的先驅，都是因灼傷引起的癌症而死。

——《華盛頓郵報》，一九四五年

一八九五年十月下旬，就在霍斯泰德在巴爾的摩推出根除性乳房切除術之後幾個月，研究電子管（可以把電子由一個電極射到另一個電極的真空管）的德國符茲堡物理學講師威廉·倫琴（Wilhelm Rontgen）注意到一種奇怪的外漏現象，其放射能強烈有力，而肉眼看不見，能夠穿透多層塗黑的紙板，在恰巧留在室內凳子上的鋇隔板上造成白色的螢光光線。

倫琴匆匆召來他太太安娜，把她的手放在這光源和照相底片之間，結果光線穿透了她的手，在底片上留下她指骨和金屬婚戒的輪廓，就好像透過魔術鏡頭看到手內部構造一樣。「我已經見到我死時的模樣。」安娜說。但她先生卻看到其他的東西：一種能夠穿過大部分活組織的強力能量。倫琴把他發現的這種光線稱為X光。

起先大家以為X光是電子管所產生的奇特能源，但一八九六年，就在倫琴發現X光之後不久，對倫琴發現已有所知的法國化學家亨利．貝克勒（Henri Becquerel）又發現了某些自然物質，會自動放射類似X光的隱形光線，其中包括鈾在內。在巴黎，貝克勒的朋友、年輕的物理—化學家夫妻皮耶和瑪麗＊．居禮（Pierre & Marie Curie）也在自然界搜尋更有力的X光化學來源。皮耶和瑪麗是在索邦大學認識的，由於兩人都對磁性有興趣，因此互相吸引。一八八〇年代中期，皮耶曾用少量的石英結晶製造出靜電計，能夠測量微量的能量。瑪麗以這個儀器證明就是連鈾所放射出的微量輻射都可以計量。他們倆有了這種測量放射線的新工具，於是開始尋找X光的新來源。另一個劃時代的科學發現就此以計量展開。

在當今捷克小城約希姆斯塔爾（Joachimsthal）滿是泥煤的瀝青鈾礦廢棄礦脈中，居禮夫婦發現新元素的第一個跡象——比鈾的輻射更高出多倍的元素。夫妻倆開始提煉這沼澤的爛泥，要找出這強烈放射物質的純粹形式。他們用了數噸的瀝青鈾礦，四百噸的清水和數百桶的蒸餾爛泥，終於在一九〇二年提煉出十分之一克的新元素。這個金屬位於週期表的遠端，散放強烈的放射線，在暗處燃燒自己，發出教人昏昏欲睡的藍光。它是介於物質和能量之間不穩定的怪物，也是可分解為能量的物質。居禮夫人把這個新物質稱為鐳（radium），源自希臘文的「光」。

鐳的強烈力量展現了X光出人意表的新特性：它們不只能攜帶放射能量穿透人體組織，而且能在組織裡存放能量。倫琴之所以能拍下其妻手骨的照片是因為第一個特性：他的X光穿透了肌肉和骨骼，在底片上留下了組織的陰影。而居禮夫人的雙手卻留下了X光第二個特性的痛苦傳承：她週復一週地提煉瀝青鈾礦，追求純粹更純粹的放射線，結果手掌上的皮膚磨損發黑脫皮，彷彿組織由內燒焦似的。放在皮耶口袋中一管幾毫克的鐳也穿透了他背心的厚花呢，在他胸部留下永久的疤痕。當時有人用輻射外漏、缺乏保護設施的鐳光機器在市集上作「魔術」展覽，結果使他嘴唇腫脹起泡，雙頰和指甲也脫皮。

鐳最後燒灼了居禮夫人的骨髓，使她永久貧血。

雖然生物學家要花數十年才能完全解讀這些效果背後的機制，但受害組織——皮膚、嘴唇、血液、牙齦和指甲的範圍已經提供了重要的線索：鐳破壞了DNA。DNA是種惰性分子，能夠抵抗大部分的化學反應，因為它的任務就是要維持遺傳資訊的穩定，但X光卻能破壞DNA鏈，或者產生會侵蝕DNA的有毒物質。面對這樣的破壞，細胞的反應是死亡，或者更常見的是停止分裂。因此X光就會殺死人體增殖最快的細胞，也就是皮膚、指甲、牙齦和血液細胞。

X光選擇性殺死迅速分化細胞的能力，引起了學者——尤其是癌症學者的注意。一八九六年，在倫琴發現X光之後不到一年，一名二十一歲的芝加哥醫學生艾米爾·葛魯比（Emil Grubbe）就想到用X射線來治療癌症的點子。葛魯比信心滿滿，富於冒險精神，而且極有創意，他在芝加哥一家生產真空X光管的工廠工作，也製出了作這種實驗的管子雛型。他看到曝露在X光下的工人皮膚和指甲剝落，他自己的雙手也因一再地曝露在X光下而腫脹脫皮，因此他很快就聯想到細胞死亡和腫瘤的關係。

一八九六年三月二十九日，葛魯比在位於芝加哥霍斯泰德街**的真空管工廠內，用改良X光管的輻射照射乳癌病患羅絲·李（Rose Lee），李在做過乳房切除之後癌症依舊復發，腫瘤已經發展為她胸上疼痛的腫塊，原本轉診來看葛魯比也是死馬當活馬醫，滿足他的實驗好奇心，而不指望有什麼臨床上的助益。葛魯比翻遍整間工廠，想找東西遮住她乳房的其他部分，但找不到金屬板，只好用他在中國茶罐底下找

* 這裡指的瑪麗，即為後世知名的居禮夫人。那時她還名叫瑪麗亞·史柯洛多絲卡（Maria Sk.odowska），是住在巴黎一間閣樓上、身無分文的波蘭移民。

** 霍斯泰德街（Halsted Street），此街名與霍斯泰德醫師同名純屬巧合，兩者之間毫無關聯。

出來的錫箔包覆她的胸部。他一連十八天，每天晚上都用放射線照射她的腫瘤，過程很痛苦，但卻多少有點成果。李胸上的腫瘤潰爛、緊縮、變小，這是X光治療史上有紀錄的第一例局部反應。不過初步治療後幾個月，李頭暈想吐，癌症已經轉移到她的脊椎、腦部和肝臟，不久她就死亡。葛魯比因此有了另一個重要的結論：X光可以治療局部的癌症，但對已經轉移的腫瘤則沒有什麼效果。＊

受到這種反應的啟發，即使療效只是暫時的，葛魯比依舊開始用來治療數十位有局部腫瘤的病人，癌症醫學的新分支——放射腫瘤科於焉誕生，X光診所在歐美如雨後春筍般興起。到一九〇〇年代初，也就是倫琴發現X光之後不到十年，醫師對於以輻射來治療癌症的可能越來越熱衷：「我相信這種療法是治療所有癌症的良方，」芝加哥一名醫師在一九〇一年如是寫道，「我還看不到它的極限。」

在居禮夫婦於一九〇二年發現鐳之後，外科醫師能夠以更強烈數千倍的能量，照射在腫瘤上，學界在興奮之餘舉行了許多高劑量輻射治療的會議，成立許多學會。醫界把鐳灌入金線，直接縫入腫瘤，以便讓局部產生更高劑量的X光。外科醫師把氡丸植入腹部腫瘤之中。到一九三〇和四〇年代，美國的鐳生產過剩，甚至在期刊的後頁都有出售給一般人使用的廣告。在此同時，真空管技術也齊頭並進；到一九五〇年代中期，形形色色的管子都可以發送強有力的X光能量進入癌細胞組織。

放射治療讓癌症的醫學進入原子時代：是個充滿期許和危險的時代。當然，這個字彙、形象和比喻都帶著原子力量直撲癌症的強烈印象，比如有「粒子迴旋加速器」和「高伏特光線」、「線性加速器」以及「中子束」。有的人要病人想像X光治療是「上百萬能量小子彈」，也有的鼓吹放射治療就像太空旅行一般，充滿刺激和恐怖：「病人放在擔架上，置於氧氣室裡。醫、護、技師總共六人，在一旁忙碌穿梭，而放射科醫師則調整β加速器的位置。等氧氣室的門砰然關閉，技師放入氧氣，在十五分鐘全壓力之後……放射科醫師打開β加速器，對腫瘤發射放射線。治療之後，病人以深海潛水夫的方式減壓，送入恢復室。」

病人被送入氧氣室內，趕進趕出艙門，經過一番手忙腳亂，以閉路電視監看、加壓、加氧、減壓，再送入恢復室恢復。病人經歷這一番放射治療，彷彿這是隱形的祝福洗禮。

對某些形式的癌症而言，這的確是福音。就像開刀手術一樣，放射治療主要是消除局部範圍的癌症。乳房腫瘤用X光粉碎，淋巴瘤也融解消失。一名有腦部腫瘤的婦女經放射治療後從長達一年的昏迷中醒來，竟能在醫院病房內觀賞籃球賽。

但就像所有手術一樣，放射線治療也有其先天的限制。葛魯比最早的實驗治療就已經碰上的這樣的瓶頸：X光只能局部照射，因此放射線對已經轉移的癌症的效果就有限。** 即使提高放射線的劑量到兩倍或四倍，但這依舊無法出現更多的治癒病例。不加選擇地照射放射線，反而會使病人因劑量超過人體能承受的程度，而留疤、失明、灼傷。

第二個限制則是潛藏在表層之下。放射線反而會造成癌症。X光殺死快速分裂細胞的效果，也會促使腫瘤的基因突變。一九一〇年，在居禮夫婦發現鐳不久，新澤西就有一家稱作「美國鐳」（U.S. Radium）的公司用鐳和油漆混合，製造一種稱作「不暗」（Undark）的產品——摻有鐳的漆，可以在夜裡散發帶綠色的白光。這家公司雖然知道鐳有許多負面的效果，卻依舊促銷「不暗」作為鐘錶的面盤，稱為夜光錶。錶面的漆是非常講求手工的精細工作，因此往往要雇用雙手靈巧而穩定的年輕女性來操作，公司讓這些婦女在毫無保護的情況下使用這樣的塗料，並且經常用她們的舌頭舔畫筆，以便在錶身上創

---

* 轉移的癌症病灶偶爾可以用X光治療，不過效果有限。

** 在某些病例中，放射線可用來控制或緩解轉移的腫瘤，不過很少能治癒。

作出精細的字母。

處理鐳的工人很快就抱怨下顎疼痛、疲勞、皮膚和牙齒出了問題。一九二〇年代後期，醫學調查顯示他們的下顎已經壞死，舌頭被輻射燒出疤來，許多人罹患慢性貧血（骨髓嚴重破壞的徵象）。有些女性用鐳計數儀測試，身上竟然發出放射線。接下來數十年，這些工人身上冒出了數十個因鐳放射線而引發的腫瘤：肉瘤和淋巴瘤、骨頭、舌頭、頸部和下顎的腫瘤。一九二七年，新澤西五名受到嚴重鐳放射影響的女工控訴了美國鐳公司，媒體稱這群婦女為「鐳女郎」，她們雖尚未罹患癌症，卻因鐳引起更急性的效果而受到折磨——下顎、皮膚和牙齒壞死。一年後，這個案子以每人一萬美元賠償、另加每年六百美元生活和醫藥費和解，「賠償金」並沒有完全支付。許多鐳女郎因為太虛弱，連上法院舉手宣誓都沒力氣，在案子和解之後不久就因白血病和其他癌症而死亡。

居禮夫人於一九三四年七月因白血病去世，*葛魯比所受的X光略少，卻也得到長期輻射的致命影響，到一九四〇年代中期，他的手指頭已經一根根的切除，以去除壞死和長疽的骨頭，他的臉也經一再的手術，去除因放射線引發的腫瘤和癌前病變的疣。一九六〇年，他以八十五歲之齡在芝加哥去世，全身遍布多種癌症。

◆

放射線和癌症的複雜作用——有時可以治癌，有時卻會致癌，為一開頭興致勃勃的癌症科學家澆了盆冷水。放射線成了一把隱形的利刃，雖然隱形，卻還是利刃。而利刃，不論操作得多麼靈巧熟練，切割得多麼深入，在對抗癌症的戰爭上依舊只能達到某個地步。癌症需要更進一步的療法，尤其是針對非局部性的腫瘤。

一九三二年，和霍斯泰德同時代發明根除性乳房切除術的紐約外科醫師威利．梅爾應邀在美國外科學會年會上演講。梅爾當時重病臥床，明知他不能與會，但還是交了一份只有六個段落的簡短講稿在會上宣讀。五月三十一日，在梅爾死後六週，他的信被朗讀給整室的外科醫師聽。信中他承認癌症醫學已經走到了盡頭，需要新的方向。「如果每一個病例都能有系統化的術後治療，」梅爾寫道：「那麼我們相信大部分這樣的病在作過適切的根除手術之後應可治癒。」

梅爾這話掌握了癌症的重要原則。癌症，即使只是由局部開始，依舊會等著脫離它的桎梏。許多病人去看醫師時，癌症已經擴散到非手術所能控制，而像兩千年前蓋倫生動想像的黑膽汁那般遍布全身。其實蓋倫到頭來似乎還是對的，就像德謨克利特斯（Democritus）提出的原子論，和在發現銀河之前數世紀伊拉斯謨斯（Erasmus）主張大霹靂之說一樣正確。當然，蓋倫沒有想到癌症真正的原因，人體內並沒有瘀積的黑膽汁四處亂竄而成為腫瘤冒出頭來，但他卻精確地用出自內心的想像掌握了癌症的要素。癌症的確常是體液的疾病，像螃蟹一樣四處移動，由一個器官穿過隱形的管道鑽入另一個器官。這是「全身性」的疾病，如同蓋倫曾有過的想像。

＊居禮夫人的病，經診斷為「再生不良性貧血」，病情發展迅速，且會經常發燒，但一般認為這是一種骨髓異常增生綜合症（myelodysplasia），即一種類似再生不良性貧血的白血病前期綜合症，後來發展為致命的白血病。

染劑和魔彈

沒有受過化學或醫學訓練的人大概難以理解癌症治療的問題有多麼困難。它幾乎——並不完全是，就只是幾乎——等於是要找某種藥劑，比如可以溶解左耳，卻保持右耳完好無缺的藥劑那般困難。癌細胞和它正常祖先的差別是如此微小。

——威廉．伍格隆（William Woglom）

人生……是一樁化學事件。

——保羅．艾利許（Paul Ehrlich），德國細菌學家，於一八七〇年他學生時代時所說的話

全身的疾病需要全身的治療，但哪一種全身療法可以治癒癌症？有沒有藥物能像小型的外科醫師一樣，執行藥理的切除術——切除癌細胞，卻保留正常的細胞？想像這種神奇治療法的不獨梅爾一人，在他之前，世世代代的醫師都在夢想這樣的藥物，但藥物怎能巡遊全身，只攻擊有病的器官？

具體分辨有病的器官，意味著藥物必須區別要攻擊的目標及其宿主。在試管裡殺死癌細胞並不特別困難：化學界到處都是毒物，只要極少的量都可以在數分鐘內殺死癌細胞。問題是要找出這樣會選擇標靶的毒物——能夠殺死癌細胞卻不會害死病人的藥物。沒有這種分辨力的全身治療只是毫無選擇性的大轟炸，梅爾知道要讓抗癌的毒藥成為有用的良方，必須使它成為極其靈巧的刀刃，尖銳得足以殺死癌細

胞，卻又能明辨目標，放過病人。

要尋覓這樣能分辨敵我而在全身發揮作用的毒物，卻因緣際會在尋覓另一種化學物時有了進展。這故事始於殖民主義和它主要的劫掠品：棉花。一八五〇年代中葉，印度和埃及的船隻滿載了大包大包的棉花在英國的港口卸貨，英國的織布廠欣欣向榮，足以養活所有附帶的產業。龐大的織布網路在英國中部工業區蓬勃發展，穿過格拉斯哥、蘭開夏和曼徹斯特，紡織品出口成了英國經濟的主脈。一八五一至一八五七年間，英國印花棉布的出口成長了四倍多——由每年六百萬件增為二千七百萬件。一七八四年，棉製品只占英國出口的百分之六，到一八五〇年代，卻已增為百分之五十。

織布廠的興盛也帶動了染布廠的繁榮，但這兩種產業——織布和染色，卻奇特地在科技上沒有合拍。染色和織布不同，還是工業化前的產業，必須由會腐敗的植物來源提煉，像是由土耳其茜草提煉深紅，木藍提煉靛青。這些過程需要耐心、專業和時時刻刻監看。如果要用染料為織布印花（比如要製作搶手的印花棉布）就更麻煩，需要用稠化劑、腐蝕劑和溶劑來進行多個步驟，常常需要染布工花數週的時間才能完成。因此紡織業需要專業的化學家來溶解漂白劑和清洗劑，監督染色的提煉製作，找出方法讓顏色吃進布裡。因此這種稱作「實用化學」的新學門也很快地在倫敦各處的理工學院和專科興起，著重在紡織染色的合成產品。

一八五六年，其中一位就讀這類學院的十八歲學生威廉．柏金（William Perkin）在無意之間碰上了很快就會變成這個產業夢寐以求的聖杯：可以完全憑空製作的便宜化學染料。在位於倫敦東邊的臨時實驗室，一個雖小但長的半個房間裡，放了幾架的瓶子和一張桌子，他用偷來的玻璃燒瓶煮沸硝酸和苯，結果加快了一個意想不到的反應，管子裡形成了紫羅蘭壓碎後的淡紫色彩化學物。在迷戀染劑的時代，任何有色的化學物都會被當成潛在的染劑——他把棉布放進燒瓶中，證實新化學物能為棉布上色，而且還不會退色或滲開。柏金稱之為苯胺紫。

柏金的發現對紡織界而言簡直是天賜恩物，苯胺紫既便宜，又不會腐爛，比植物染更容易生產貯存。而柏金也很快就發現，製造苯胺紫的混合物也可以作為其他染色的要素，這種主要的化學架構可以掛上各種各樣的側鏈，產生各種鮮明的色彩。到一八六〇年中葉，歐洲布廠處處都是新的合成染料，淡紫、藍、深紅、海藍、大紅和紫色所在多有。一八五七年，還不到十九歲的柏金被引入倫敦化學學會擔任全職研究員，是該會史上獲得此榮銜最年輕的學員之一。

苯胺紫雖是在英國發現，但染料的製造卻在德國達到巔峰。一八五〇年代後期，迅速工業化的德國一心想在歐美布料市場上競爭，但德國和英國不同，幾乎沒有辦法取得天然的染料：等它加入爭奪殖民地的競爭時，全世界已經被瓜分為許多部分，沒剩多少可爭了。因此德國布商必須開發人工染料，希望重整旗鼓，加入這個他們差點放棄的產業。

染劑製造在英國很快地成了複雜的化學產業；在德國，由於紡織業的驅使，政府提供補助，再加上經濟成長推波助瀾，因此合成化學的發展更是方興未艾。一八八三年，德國出產的茜素染料，也就是模仿天然洋紅色的艷紅化學劑，產量達一萬兩千噸，教倫敦柏金工廠望塵莫及。德國的化學家快速生產更明艷、更強烈、更便宜的化學藥劑，並且銷往全歐洲的紡織工廠。到一八八〇年代中期，德國已經成為這種化學武器競賽（也預示了後來更醜惡的軍事化武競爭）的佼佼者，成為歐洲的「染缸」。

起先德國紡織業的化學家生產的範圍只限染料業，但隨著他們的成功，這些化學家也開始大膽地在染劑和溶劑之外，開發新的合成分子：酚、酒精、溴化物、生物鹼、茜素染料和胺基化合物這些自然界原本沒有的化合物。到一八七〇年代後期，德國的合成化學家已經創造了太多他們不知道該拿來做什麼的化學分子。「實用化學」幾乎成了諷刺：拚命發明到頭來必須為產品尋找實用目的的產業。

合成化學和醫學界之間早期的互動徒勞無功，十七世紀的醫師吉登‧哈維（Gideon Harvey）曾說化學家是「最粗魯無文、無知、浮誇、又肥又愛吹牛的人」。這兩個學科一直相互輕蔑和敵視。一八四九年，柏金在皇家學院的老師奧古斯特‧霍夫曼（August Hofmann）曾悲觀地承認醫學和化學之間的鴻溝：「這些合成物迄今還沒有任何一種能應用在人的身上。我們還沒辦法用它們……治療疾病。」

但即使連霍夫曼都知道合成和天然世界之間的界限遲早會瓦解。一八二八年，柏林科學家弗里德里希‧沃勒（Friedrich Wohler, 1800-1882）因為用無色的無機鹽氰酸銨煮沸合成了原本要由腎臟才能生產的尿素，在科學界掀起了一場哲學風暴。沃勒的實驗看來似乎微不足道，卻有舉足輕重的意義。尿素是「天然」化學物，但沃勒的尿素前身卻是無機鹽。由自然有機物製造的化學物質竟然這麼容易就能在燒瓶中製造出來，推翻了有機化合物的「生機論」觀念：幾世紀以來，有機體的化學一向都被視為有某種神祕的性質，是實驗室無法複製的生機活力，這理論稱為生機論（vitalism，又譯為生氣論、活力論）。但現在沃勒證明有機和無機化合物是可以互相交替，生物即化學。說不定人體就和一袋忙著互相作用的化學物無異，只不過是有手、腳、眼睛、腦袋和靈魂的燒杯也未可知。

生機論破滅之後，其邏輯也不免延伸到醫學界，如果生命的化學物質可以在實驗室合成，那麼這些合成物能不能在活的身體上發揮作用？如果生物和化學可以互相交替，那麼在燒杯中調製的分子能不能影響生物體內的運作？

沃勒本人就是醫師，在學生及其他合作者的協助下，他嘗試由化學界退回醫學界，但他的合成分子還太過簡單，需要更複雜的分子才能在生物身上作用。

但這種多層面的化學物質早已經存在：法蘭克福染料工廠的實驗室滿滿都是。要在生物和化學之間建起橋樑，沃勒只需要花短短的時間，由他位於哥廷根的實驗室到法蘭克福的實驗室即可。但沃勒和他的學生都沒有完成最後這一步的聯繫，大量的分子產物依舊放在德國紡織化學家的架子上，醫學革命的前鋒依舊還是像在另一塊大陸之外。

◆

在沃勒的尿素實驗之後，一直過了整整五十年，染料業的產品才終於和生物細胞作了實際的接觸。一八七八年，萊比錫一名二十四歲的醫學生保羅．艾利許為了尋找論文題目，提出用布料的染料——苯胺及其有色的衍生物，來為動物組織染色。艾利許原本只希望染料能讓組織上色，在看顯微鏡時更清楚就好，但教他吃驚的是，這些染料並非看不清的一團模糊。苯胺和衍生物在細胞上只有局部染色，顯示出某些結構的輪廓，卻未染及其他結構。這些染劑似乎能區分隱藏在細胞內的化學物質，和其中一些結合，卻放過另一些。

這種分子的特異性在染劑和細胞之間如此明顯，教艾利許為之魂牽夢縈。一八八二年，他和羅伯特．柯赫（Robert Koch）合作，又發現了另一種新的化學染劑，這回是和分枝桿菌（mycobacteria）結合，也就是柯赫所發現肺結核的主要病因。幾年後，艾利許發現如果把某些毒素注入動物體內，就會造成「反毒素」，會極其明確地和毒素結合，使其不再活化（這些反毒素就是日後的抗體）。他用馬的血提煉出強力的白喉毒素血清，然後又轉往德國柏林施泰格利茨的血清研究測驗所，以加侖為單位大量製造這種血清，然後赴法蘭克福成立自己的實驗室。

但艾利許探究生物世界越廣，就越繞回自己原先的想法。生物可以相互結合的分子，就像做得巧妙的鎖能配上鑰匙一樣：毒素緊緊依附在反毒素身上，只顯示特定細胞部位的染料，可以由一堆微生物中挑出某種細菌的化學染料。艾利許想到，如果生物是化學物質的配配看遊戲，那麼要是有某種化學物質能夠區分細菌細胞和動物細胞，並且殺死前者而不損及生物主，豈不甚妙？

一天深夜，艾利許參加完會議，在由柏林往法蘭克福的狹窄車廂隔間裡，口沫橫飛地和兩名同行的學者談起他的想法：「我想到……應該可以找到人工合成的物質能夠真正特定地治療某些疾病，不只是治療一種或另一種的病徵……這樣的藥物應該能夠當場直接摧毀造成疾病的微生物，不是由『遠距離的作用』，而是唯有在化合物被寄生物牢牢固定的情況下。唯有在這些化合物有特別的關係，有特別的偏好時，才能殺死這些寄生物。」

此時同車廂的學者已經沉沉入睡了，但艾利許在這個隔間裡的這番話卻是醫學界最重要想法的根本形式。化學療法——用特定化學物質來治療疾病的方法，就在這夜深人靜的時刻誕生了。

◆

艾利許在熟悉的老地方尋覓他所謂「有療效的物質」，也就是那個他當年生物實驗中舉足輕重的染業化學物寶庫。他的實驗室如今確確實實座落在法蘭克福日趨繁榮的染料工廠附近——接近法蘭克福苯胺色廠，和李奧德．卡塞拉（Leopold Cassella）公司。他只要走短短的一段路穿過山谷，就能輕易得到化學染劑。如今艾利許有成千上萬的化合物可用，因此他展開一系列研究，測驗它們在動物身上會造成什麼樣的結果。

他先從尋覓抗微生物劑著手，一方面是因為他已經知道化學染劑可以和微生物細胞結合。首先，他用會造成非洲睡眠病的錐蟲屬（*Trypanosoma brucei*）寄生蟲感染老鼠和兔子，然後再為這些動物注射化學衍生物，以瞭解它們能不能中止這樣的感染。試了幾百種化學物之後，艾利許和同僚找到了第一個抗菌素：一種紅寶石般艷紅的染劑衍生物，艾利許稱為「錐紅」（Trypan Red），而這個以疾病與色彩並列的名字，主宰了將近一世紀的醫學史。

艾利許興奮之餘，又進行了多種化學實驗。生物化學的宇宙在他眼前展開：擁有特殊特性的分子，由特別規則所統御的天地。有些化合物在血流中轉變為藥物；有些則由活躍的藥物轉為不活躍的分子。有些由尿中排出，有些則凝聚在膽汁裡，或者馬上在血液中分解。某個分子可能在動物身上存活數天，但它的化學堂兄弟——雖然只有幾個關鍵原子略有不同，卻只消幾分鐘就由動物體內消失。

一九一〇年四月十九日，在威斯巴登人潮洶湧的內科醫學會大會上，艾利許宣布他又發現一種有「特定傾向」的分子——這回引起了大轟動。這種被神祕地稱為「六〇六號化合物」的新藥，對一種惡名昭彰、且會造成梅毒的梅毒螺旋菌（Treponema pallidum）有效。在艾利許的時代，被稱為「十八世紀歐洲隱疾」的梅毒，可是聳人聽聞的惡性傳染病，艾利許知道抗梅毒的藥物一定會掀起波濤，他也做好了準備。「六〇六號化合物」已經在聖彼得堡醫院的病人身上作過祕密測試，接著又在馬格德堡醫院的神經性梅毒病人身上再作測試——兩次都非常成功。赫斯特化學工廠（Hoechst Chemical Works）已經出資興建龐大的工廠，生產這些藥物作商業用途。

艾利許在「錐紅」和「六〇六號化合物」（他命名為撒爾佛散〔Salvarsan〕，源自 salvation「得救」一字）上的成功，證明了疾病只不過是病理上的鎖，只待正確的分子鑰匙開啟。有可能治癒的疾病如今在他眼前一望無際。艾利許稱他的藥為「魔彈」（magic bullets）——稱之為「彈」是因為他們有殺菌之力，稱之為「魔」則因為它們具備某種特殊性。這詞有古老如煉金術般的光環，在腫瘤學的未來不斷地迴響。

艾利許的魔彈還有最後一個要擊潰的目標。梅毒和錐蟲病是微生物引起的疾病，艾利許則緩緩地接近他的終極目標：惡性的人類細胞。在一九〇四和一九〇八年間，他曾安排了幾次詳盡的方案，要用他龐大的化學火藥庫找出抗癌的藥物。他試過胺基、苯胺、磺胺衍生物、砷、溴和酒精，想要殺死癌細胞，但都徒勞無功。他發現對癌細胞有毒的，對正常細胞也不免有毒。他在喪氣之餘，也嘗試更荒誕的策略，比如想讓肉瘤細胞得不到代謝物而餓死，或者用誘餌分子騙它們死亡（比蘇巴洛葉酸拮抗劑衍生物早了將近五十年）。然而追尋能夠區分正常細胞和癌細胞的終極藥物畢竟還是徒勞，他的藥理子彈一點也不「魔」，不是對細胞一視同仁，就是效力太微弱。

一九〇八年，就在艾利許因發現特定親和性而獲得諾貝爾獎後不久，德國的威廉大帝（Kaiser Wilhelm）請他入宮作客。威廉大帝想要集思廣益：身為知名的疑心病患者，他身受多種真正和想像的病痛纏身，他想要知道艾利許能不能很快發明抗癌的藥物。艾利許並沒有直接承諾。他解釋說，癌細胞基本上和細菌細胞是不同的標靶。特定親和性仰賴的並非「親和性」，反而是仰賴其相反的特性，就是其差異性。艾利許的化學藥物能成功命中細菌，是因為細菌酵素和人類的酵素截然不同之故，但對於癌症，則因癌細胞和人類正常的細胞十分類似，因此很難作為攻擊目標。

艾利許繼續說下去，就像自己在苦苦思索一般自說自話，不理會他的聽眾，只繞著一個深奧的問題打轉，一個初萌芽的念頭：要以異常細胞為標靶，必須先破解正常細胞的生理。在初探苯胺之後這麼多年，他又繞回到特定性的老問題上，探究隱藏在每一個活細胞內部的生物條碼。

威廉大帝聽得一頭霧水，他對這個沒有盡頭的乏味專題報告喪失了興趣，因此打斷了他的話頭。

一九一五年，艾利許因肺結核而病倒，這可能是當年他在柯赫實驗室的年代種下的病根。他赴巴特洪堡休養，這是以碳酸泉水知名的溫泉勝地。從他的房間可以眺望遠方的平原，他痛心地看著自己的國家投入一次大戰。從前供應他化學治劑的染劑工廠，包括赫斯特（Hoechst）和拜耳（Bayer），如今都轉為製造未來會供應毒氣的大規模化武製造所。其中一種毒氣是無色高熱的液體，由硫代雙乙醇溶劑（一種染劑中介物）和沸騰的氫氯酸反應而成。這種氣體的氣味獨一無二，有人描述說聞起來像芥菜、燒焦的大蒜，或者火烤磨碎的辣根（horseradishes），後來這個氣體就稱為芥氣。

在艾利許去世後兩年，一九一七年七月十二日一個有霧的夜晚，小小的黃色彈藥群齊發，射向駐紮在比利時西北部小城伊普雷斯的英軍部隊。彈藥中的液體很快化為蒸氣，「帶黃色的濃密綠雲籠罩了天空」，一名士兵後來說，這些氣體在沁涼的夜空中飄散。在軍營和壕溝中沉睡的士兵聞到他們這輩子永遠也忘不了教人作嘔的刺鼻異味，辣根刺激的氣味在白堊地上四處瀰漫。轉瞬之間，士兵在泥地裡涕泗縱橫，抱頭鼠竄，尋求掩蔽，在死屍之中吃力地攀爬。芥氣擴散穿透皮革和橡皮，浸入層層布料之中，在戰場上像毒霧一般持續數天不散，直到死人的氣味也像芥菜味為止。光是那一晚，芥氣就讓兩千名士兵或死或傷，僅僅一年之中，就有數千名士兵因芥氣而死亡。

氮芥（nitrogen mustard）所造成急性的短期傷害包括呼吸系統合併症、皮膚灼傷、水泡、失明，不一而足，教人忽略了它長期的影響。一九一九年，美國病理學者愛德華與海倫．柯朗布哈（Edward and Helen Krumbhaar）夫婦由幾名倖存者分析了伊普雷斯轟炸的影響，他們發現這些逃過一劫的人骨髓有異常的情況：他們的正常造血細胞已經乾涸，骨髓則很像轟炸燒焦的戰場，完全枯竭。這些人需要輸血，次數甚至頻繁到一個月一次。他們也很容易受到感染，白血球數量一直都不及正常量。

在其他恐怖暴行比較少的世界，這個消息必然會在癌症醫師之間引起小小的騷動，因為這個化學物雖然明顯有毒，但只以骨髓為目標，也只破壞了某些細胞——這是有特定親和性的藥物。但歐洲在一九一九年處處都是恐怖的故事，這一件並不足為奇。柯朗布哈夫婦在二流醫學期刊發表的報告，很快就湮沒在戰爭的健忘之中。

戰爭期間的化學家回到實驗室設計在新戰場上發揮的新化學物，艾利許的傳人則往其他領域去尋覓他的特定化學物，他們要找可以去除癌細胞的魔彈，而不是要讓受害者半死、失明、渾身水泡、永久貧血的毒氣。艾利許的魔彈竟在化學武器中出現，這種變態的特定親和性，殘酷地扭曲了艾利許的夢想。

在空氣中下毒

要是這藥毫無效用該怎麼辦？
要是它是毒藥該怎麼辦……？

——《羅密歐與茱麗葉》（*Romeo and Juliet*）

我們將要毒害第一幕的氣氛，讓正派的人沒有一個想看完這齣戲。

——詹姆斯·華生（James Watson），一九七七年談化療

藥即是毒，十六世紀的醫師帕拉塞蘇斯（Paracelsus）如是說，然而癌症的化學療法在消滅癌細胞的痴迷之中，卻是以相反的邏輯運作：毒即是藥。

一九四三年十二月二日，就在黃色炸彈落於伊普雷斯之後二十五年，一隊納粹德國空軍飛過義大利巴里外港口的一群美國船隻，丟下一排炸彈，美國船隊立即著火。只是就連美國船員都不知道的是，船隊裡有一艘名為「約翰·哈維號」的船，上面載著七十噸的芥氣，在這船爆炸時，船上的毒氣貨物也爆炸了，等於是盟軍炸到了自己。

這一次的德軍空襲意想不到的成功，巴里港口附近的漁夫和居民聞到了燒焦大蒜和辣根的臭氣，一身灰塵被油浸得全身髒臭的年輕美國水手由附近的海面被救起，他們疼痛難當，腫脹的雙眼緊緊地閉

起。救難人員給他們茶喝，並用毯子包裹他們，但這樣做卻等於把毒氣更緊貼在他們身上。被救起的六百一十七人中，有八十三人第一週就死亡。毒氣在巴里港上迅速散布，留下破壞的痕跡，接下來幾個月，共有上千名男女因併發症死亡。

媒體稱此為巴里「事件」，對盟軍是一大打擊。受傷的士兵和水手很快送回美國，美國政府也祕密派了醫事人員解剖死者，結果正如柯朗布哈夫婦先前所述。起初逃過一劫但後來出現後遺症的病人，血液中幾乎沒有白血球，骨髓也遭燒灼破壞。毒氣只以骨髓細胞為目標——以奇特的方式仿效艾利許濟世救人的化學物質。

巴里事件加速了美軍對戰爭毒氣及其對士兵影響的研究，成立了化學戰爭小組，隱身在戰時「科學研發辦公室」底下，目的是研究戰爭毒氣。全美各地研究單位都接到合約，研究各種有毒化合物，其中一份研究氮芥的合約交給了兩位科學家——耶魯大學的路易．古德曼（Louis Goodman）和艾佛瑞．吉爾曼（Alfred Gilman）。

古德曼和吉爾曼對芥氣的發泡效果，如會燒灼皮膚和黏膜的特性並沒有興趣，他們著迷的是柯朗布哈夫婦發現的效應，這個氣體毀滅白血球細胞的能力。這種效果，或者使受害者貧血蒼白的效果，如果放在醫院這種可以掌控的環境下，能不能精心調配成微量的藥劑，用來對付惡性的白血球細胞？

要驗證這樣的想法，古德曼和吉爾曼展開了動物研究。他們把芥氣注射到兔子和老鼠的靜脈裡，結果芥氣使得正常的白血球細胞和骨髓跡近消失，卻沒有產生燒灼皮膚等的反應，分離了藥物的兩種效果。古德曼和吉爾曼大喜過望，轉而在人類身上實驗，以淋巴癌為主——淋巴腺的癌症。一九四二年，他們說服胸腔科醫師古斯塔夫．林德斯格（Gustaf Lindskog）以連續十劑的芥氣靜脈注射，來治療罹患淋巴癌的四十八歲紐約銀匠，這個實驗雖僅作一次，卻發生了效果。這藥物在人類身上就像在老鼠身上一樣，產生了神奇的緩解作用。腫脹的淋巴腺消失了。臨床醫師把這種現象描述為癌症古怪地「軟化」，彷佛蓋倫在近兩千年前所生動形容的癌症硬殼融化了一般。

只是這樣的效果不能持續，病人依舊逃不過癌症的復發。軟化的腫瘤再一次地硬化，一如法柏的白血病消失之後又猛烈地復甦一樣。古德曼和吉爾曼在戰爭時期必須保守祕密，不過他們終於在一九四六年發表了他們的發現，正是法柏的報告出現在媒體之後幾個月。

◆

離耶魯大學幾百哩處，在紐約的勃羅─惠康（Burroughs-Wellcome）實驗室裡，生化學家喬治．希欽斯（George Hitchings）也在用艾利許的方法，要找出能夠有殺死癌細胞特定能力的分子。希欽斯受到蘇巴洛葉酸拮抗劑的啟發，一心想要合成誘餌分子，在它們和細胞結合時殺死細胞。他最先的目標是DNA和RNA的前身，但學院派的學者卻不以為然，斥之為「釣魚探險」。一名希欽斯的同事回憶說：「他們認為沒有足夠的生化、生理和藥學知識就嘗試化療，未免言之過早。老實說，這個領域在艾利許之後已經荒蕪了三十五年左右。」

到一九四四年，希欽斯的「釣魚探險」連一條化學魚都沒釣上，一堆堆的細菌培養基堆在他面前，好像七零八落的發霉花園，依舊沒有發現新藥的跡象。他幾乎憑著直覺，聘雇了一位名叫葛楚德．艾利恩（Gertrude Elion）的年輕助理，她過往的人生比希欽斯還黯淡。艾利恩的父親是來自立陶宛的移民，她天生就有早熟的科學才華和化學求知欲，在一九四一年完成紐約大學的化學碩士學位，白天在高中教書，晚上和週末則作研究，準備論文。雖然她積極進取、能力強，卻一直沒辦法在學術界的實驗室找到工作。一再地吃閉門羹使她灰心氣餒，因此去一家超市擔任產品主管。希欽斯慧眼識英雄找上她時，她正在紐約一家食品實驗室工作，測試醃黃瓜的酸度，調製美乃滋的蛋黃色澤，不過她很快就成了當代最具創新力的合成化學家（也是未來的諾貝爾獎得主）。

由醃黃瓜和美乃滋解脫之後，艾利恩全心投入合成化學。她和希欽斯一樣，一開始想要尋找可以藉抑制DNA阻斷細菌生長的化學物，但她加上自己的改良法。艾利恩並不由成堆的未知化學物質中任意篩檢，而是集中在一種稱作嘌呤的化合物。嘌呤是環狀分子，中央核心有六個碳原子，已知和DNA的組成有關。她認為她可以在這六個碳原子中的每一個加上不同的化學側鏈，創造出十數個新的嘌呤變體。艾利恩的新分子是奇特的走馬燈組合。一個分子：2,6—二胺基嘌呤（2,6-diaminopurine）毒性太強，在動物身上即使施打微量也不行，另一個分子聞起來像大蒜精煉一千倍的濃度。許多分子都不穩定或者沒有用，或者兼具兩者。但在一九五一年時，艾利恩終於發現了一種稱作 6—巰基嘌呤（6-mercaptopurine），或稱6－MP的變體分子。

6－MP沒有通過初步的動物毒性試驗（對狗尤其劇毒），差點遭放棄，但芥氣能殺死癌細胞的消息又鼓舞了早期的化療家。一九四八年，原為陸軍軍官的柯尼勒斯．羅茲（Cornelius "Dusty" Rhoads）博士離開陸軍化學戰爭小組的職務，擔任紀念醫院（Memorial Hospital）及研究所的院長，確立了戰場化學戰爭和人體化學戰爭之間的關係。他對有毒化學物質殺死癌細胞的特性很有興趣，因此主動邀請希欽斯和艾利恩在勃羅—惠康的實驗室與紀念醫院合作。6－MP在培養皿上的細胞作了測試之後不到數月，就送往醫院在病人身上測試。

可想而知的，頭一個目標是急性淋巴性白血病，當時這種病可算是腫瘤醫學界的關注焦點。一九五〇年代初期，兩位醫師學者約瑟夫．布契納（Joseph Burchenal）和瑪麗．路易．墨菲（Mary Lois Murphy）在紀念醫院對急性淋巴性白血病童展開了6－MP的臨床試驗。

布契納和墨菲對於6－MP造成的迅速緩解大感訝異。往往只要開始治療後幾天，白血病細胞就在骨髓中減少、消失。只是就像白血病在波士頓的復發一樣，這樣的緩解只是暫時的，只維持數週而已。就像葉酸拮抗劑一樣，治癒的希望一閃即逝。

演藝圈的善行

「吉米」這個名字在新英格蘭極其普遍……是鄰家男孩的暱稱。

——《吉米蓋的房子》（*The House That "Jimmy" Built*）

我走了很長的路，去過很奇特的國家，非常貼近地見過死神。

——湯瑪斯．伍爾夫（Thomas Wolfe）

白血病在波士頓和紐約的復發雖然飄忽不定，卻引起了法柏的困惑。如果癌症中最致命的淋巴性白血病，能夠用兩個化學物阻撓（即使只有一、兩個月），那麼這也許表示會有更深入的原則即將揭曉。說不定化學界中就有一系列這樣的毒物，繞過正常細胞去消滅癌細胞。不論每天晚上在病房中來回踱步，或是記筆記和檢查抹片直到深夜，這個想法一直在他的腦中揮之不去。或許他已經碰上了更驚人的發現而不自知——癌症可以光用化學物質就能治癒。

但是他該如何發現這些奇妙的化學物質？他在波士頓的規模還太小，該如何創造更有力的平台，推動他更接近兒童白血病的治療方法，從而治癒所有的癌症？科學家常常像歷史學者一樣執著地研究過去，因為罕有其他行業像科學這樣依賴過去。每一個實驗都是和先前實驗的對話，每一個新理論都是對舊理論的反駁。法柏同樣也潛心研究過去，不可自拔，而最教他著迷的那一段歷史是全美小兒麻痺運動的故事。一九二〇年代，當法柏還在哈佛唸書時，親眼見證了小兒麻痺橫掃整個城市，留下一波又一波麻痺的病童。在病情緊急的時候，病毒還會使橫隔膜麻痺，讓病人幾乎不能呼吸。即使在十年之後的一九三〇年代中期，這種麻痺唯一的治療法，還是只有俗稱鐵肺的人工呼吸器。法柏在兒童醫院擔任住院醫師巡房時，鐵肺的聲音一直在背景之中，兒童往往一連數週都必須使用這種教人恐懼的奇異裝置。懸在鐵肺中的病人象徵了小兒麻痺研究陷在地獄邊緣的癱瘓狀態，醫學界對病毒的本質和感染的生理一無所知，控制小兒麻痺傳布的活動宣傳不佳，往往被社會大眾忽視。

到一九三七年，小兒麻痺研究才被法蘭克林·羅斯福（Franklin Roosevelt）喚醒。自腰部以下完全癱瘓的羅斯福本人正是這種時疫的患者，他在一九二七年於喬治亞推動了小兒麻痺醫院和研究中心，稱作「暖泉基金會」（Warm Spring Foundation）。起先他的政治宣傳人員不想讓他的形象和這種疾病有所牽扯（癱瘓的總統想要推動全國走出大蕭條，這樣的形象未免太糟糕。因此羅斯福在公開場合刻意只現出上半身），但一九三六年羅斯福以些微差距再度當選總統之後，重返初衷，成立全美小兒麻痺基金會，這是推動並宣傳小兒麻痺症的支持團體。

這個基金會是美國史上最大規模的疾病協會，刺激了小兒麻痺的研究。在成立一年之後，喜劇演員艾迪·坎特（Eddie Cantor）為基金會發起了「一人一毛錢運動」（March of Dimes），大力鼓吹每一名美國公民都捐給羅斯福一毛錢，支持小兒麻痺的推廣教育和研究。好萊塢的名人、百老匯的明星和廣播界人物，全都共襄盛舉，迴響熱烈。不到幾週，白宮就收到兩百六十八萬個一毛錢，到處都可以看到海報，小兒麻痺的防治不但有了經費，也引起了公眾的注意。到一九四〇年，在這樣的活動所提供的經費來源之下，約翰·恩德斯（John Enders）只差一步，就能在實驗中培養出小兒麻痺病毒，後來的沙賓和沙克則由恩德斯的成果再進一步，推出了第一劑小兒麻痺疫苗。

法柏也夢想白血病有類似的宣傳活動，或者針對所有的癌症亦可。他想像一個以兒童癌症為目標的基金會首開先河，但他需要盟友推動這樣的基金會，最好來自醫院之外，只是他在外頭並沒有多少盟友。

◆

不過法柏不費吹灰之力，就有人找上門來。一九四七年五月初，法柏還在作胺喋呤的實驗時，一群新英格蘭綜藝會（Variety Club）的會員在比爾．柯斯特（Bill Koster）的帶領之下，來參觀他的實驗室。

綜藝會是一九二七年在費城由一群演藝人員所創立，由一群製作人、導演、演員、藝人和電影劇院東家組成，剛開始是師法紐約和倫敦的美食會，不過在該會成立一年之後，卻意外地接下了更積極的社會角色。一九二八年冬天，正當費城面臨大蕭條深淵邊緣之際，有一名婦女把她的新生兒拋在喜萊登廣場戲院的門口，寶寶身上別了一張紙條說：

請照顧我的寶寶，她名叫凱瑟琳，我先生才剛失業，家裡還有八個孩子要養，無法再照顧她。她是在感恩節出生。我一向聽說演藝人員心地善良，祈求上帝讓你們照看她。

這段像電影一般的情節，以及對「演藝界善心人士」的誠心祈求，讓這初試啼聲的綜藝會成員印象深刻，他們領養了這名孤女，支付了她的教養和學費，為她取名為凱瑟琳．綜藝．喜萊登（Catherine Variety Sheridan）中間的名字是紀念綜藝會，而後面的姓則是來自發現她的戲院名稱。

喜萊登的故事經媒體大幅報導，為他們帶來了會員們作夢也想不到的曝光率。他們被媒體以慈善機構的角色推到社會大眾的面前，乾脆把兒童福利納為宗旨。一九四〇年代後期，電影業欣欣向榮，使綜藝會財源滾滾，也在各地成立分會。喜萊登的故事和相片在全美各分會大肆報導張貼，她成了綜藝會非正式的吉祥物。

由於經費充裕再加上公眾的注意，因此綜藝會也希望能為其他的兒童慈善計畫提供資助。柯斯特之所以拜訪波士頓的兒童醫院，就是負著尋覓這種計畫的使命，他被請進醫院，來到各知名醫師的實驗室和診療室。柯斯特問兒童醫院血液科主任需要什麼樣的贊助時，主任一如往例十分保守地說：「我需要一架新的顯微鏡。」

相較之下，柯斯特來到法柏的辦公室時，看到的卻是一位情緒激動、口才清晰，懷抱著遠大憧憬的科學家——簡直就像救世主。法柏不要顯微鏡，他提出如望遠鏡般雄心勃勃的計畫，教柯斯特為之動容。法柏要求綜藝會協助他成立新基金，以建造專為兒童癌症而設的大規模研究醫院。

法柏和柯斯特馬上開始著手。一九四八年初，他們成立了一個名叫兒童癌症研究基金會的組織，展開有關兒童癌症的研究和宣傳。一九四八年三月，他們安排了一場抽獎募款，結果募得四萬五千四百五十六美元；就初次募款而言，這是一筆龐大的金額，不過還是不足法柏和柯斯特所希望得到的經費。他們覺得癌症研究需要傳遞更有效的訊息，必須一鳴驚人。那年春天，柯斯特想到當年為喜萊登募款的成功，因此靈光一現，決定要為法柏的研究基金找另一個「吉祥物」，一個癌症的喜萊登。柯斯特和法柏看遍了兒童醫院的病房和法柏的診療所，要找個可以擔當大任，登上海報鼓吹大眾慷慨解囊的兒童。

這個任務並非易事。法柏正在用胺喋呤治療一些病童，樓上病房的病床上盡是形容悽慘的病人——因化療而脫水嘔吐，幾乎連頭都抬不起來、身體也站不直，這樣的病童怎麼可能以癌症治療吉祥物之姿現身公眾。法柏和柯斯特心焦如焚地檢視病人名單，總算找到一個健康狀況足以擔此大任的兒童：他是一名身材瘦長、天真無邪、藍眼金髮的孩子，名喚艾納．葛斯塔夫森（Einar Gustafson），他得的不是白血病，而是腸道的淋巴瘤。

葛斯塔夫森安靜而穩重，是來自緬因州新瑞典市的早熟兒童。他的祖父母是瑞典移民，他生在馬鈴薯農場上，上的是只有一間教室的學校。一九四七年暮夏，藍莓季剛過，他就因腹痛如絞而求醫，附近大城列文斯頓的醫師懷疑他是盲腸炎，所以開了刀，結果卻發現淋巴瘤。這個病的存活率不到百分之十，醫師覺得化療也許能有一絲救他的機會，因此把他送到波士頓來讓法柏治療。

不過艾納·葛斯塔夫森這名字長又拗口，法柏和柯斯特福至心靈，決定重新給他取名為吉米。

◆

柯斯特立即開始為吉米作宣傳。一九四八年五月二十二日，在東北部一個溫暖的週六夜晚，加州廣播節目「實話或後果」（Truth or Consequences）的主持人勞夫·愛德華茲（Ralph Edwards）中斷了他平常的廣播，連線到波士頓的一家廣播電台。愛德華茲開始說：「『實話或後果』的功能之一，就是要把室內遊戲帶給無法親自來到節目現場的聽眾……今晚我們將帶你去見一個名叫吉米的小傢伙。」

「我們不能透露他的姓，因為他就像全美成千上萬在家裡或醫院中的男女孩一樣。吉米罹患癌症，他是個很棒的小傢伙，雖然他不明白自己為什麼不能出去和其他的孩子一起玩，他依舊喜歡棒球，而且密切地注意他最喜愛的球隊——波士頓勇士隊的一舉一動。現在，藉著廣播的魔力，我們將橫跨整個美國，直赴位於美國偉大城市麻州波士頓的吉米病床，來到美國偉大的醫院——波士頓兒童醫院，這裡的醫護人員正在作傑出的癌症研究。到現在為止，吉米都沒有聽到我們說話。……現在請幫我們接上吉米。」

接著在一陣靜電聲過後，聽眾可以聽到吉米的聲音。

吉米：嗨。

愛德華茲：嗨，吉米！我是「實話或後果」廣播節目的主持人勞夫．愛德華茲。我聽說你喜歡棒球是嗎？

吉米：是，那是我最喜歡的運動。

愛德華茲：是你最喜歡的運動！你覺得今年哪一隊會贏得冠軍錦標賽？

吉米：我希望是波士頓勇士。

一番插科打諢之後，愛德華茲提到了他所謂的「室內遊戲」。

愛德華茲：你見過費爾．麥西（Phil Masi，勇士隊捕手）嗎？

吉米：沒有。

麥西（走進病房）：嗨，吉米，我是費爾．麥西。

愛德華茲：什麼？這是誰，吉米？

吉米（尖叫）：費爾．麥西！

愛德華茲：他在哪裡？

吉米：在我房間！

愛德華茲：所以，你猜怎麼著？就在你的醫院病房——來自伊利諾州柏林市的費爾．麥西現身了！誰是這一隊的全壘打王？

吉米：傑夫．希斯（Jeff Heath）。

希斯走進病房。

愛德華茲：那是誰，吉米？

吉米：傑夫……希斯。

吉米驚叫連連，一個接一個的球員魚貫而入，帶著運動衫、簽名球、比賽門票和棒球帽：艾迪·史坦基（Eddie Stanky）、鮑勃·艾略特（Bob Elliott）、艾爾·托格森（Earl Torgeson）、強尼·塞恩（Johnny Sain）、艾恩·達克（Alvin Dark）、吉姆·羅素（Jim Russell）、湯米·霍姆斯（Tommy Holmes）。一架鋼琴推了進來，勇士隊開始唱起歌來，吉米也扯開了喉嚨，熱情地唱起走調了的歌曲：

帶我去看棒球賽，
帶我和群眾一起，
幫我買花生和焦糖爆米花，
我不在乎回不回得了家。

愛德華茲廣播室的聽眾歡呼起來，有些人注意到最後一行歌詞的沉痛意味，大部分人都幾乎要感動落淚。廣播結束時，波士頓連線切斷之後，愛德華茲沉默了一下，然後壓低聲音。

「現在，大家聽著。吉米聽不到我們說話了……我們不用他的照片，不用他的全名，他也不會知道這事。讓我們幫助吉米和成千上萬的癌症病童，讓他們快樂，協助找出兒童癌症藥方的研究。因為唯有研究兒童癌症，我們才能協助成人，在癌症一開頭就阻止它。

「現在我們知道小吉米最想要的東西就是電視機，讓他能在聽見球賽之外，還能看見球賽轉播。如果你和朋友今晚慷慨解囊，不論是一毛一分或是幾塊錢幾十塊錢，送給吉米作兒童癌症研究基金會之用，只要貢獻給這偉大目標的金額超過二十萬美元，我們就讓吉米得到他的電視機。」

愛德華茲的這段廣播持續了八分鐘，吉米說了十二句話，唱了一首歌，「很棒」一詞總共用了五次，但並沒有多提吉米的癌症：它躲在背景深處，是藏在醫院病房裡的幽靈。聽眾的反應十分熱烈，勇士隊員還沒走出吉米的房間，捐款者就在兒童醫院的大廳排起隊來。吉米的信箱塞滿了明信片和信件，其中有些地址只寫著「麻州波士頓吉米」，有些人在信中夾了鈔票或支票，孩子們則寄來零用錢銅板。勇士隊員也捐了款。到一九四八年五月，捐款早已經突破柯斯特原先所訂的兩萬美元門檻，共收到逾二十三萬一千美元。數百個紅白相間為吉米基金會募款的錫罐被掛在棒球賽場外，電影院裡也傳遞零錢罐用來收角子。穿著球衣的少棒聯盟球員在悶熱的夏天晚上挨家挨戶募款，全新英格蘭小城都舉辦了「吉米日」活動。答應要給吉米的電視機——安在木箱子上的十二吋黑白螢光幕，已經送到，並裝在醫院病床間的白色板條上。

在一九四八年這個迅速成長、迅速消費的醫學研究世界，吉米基金會所募得的二十三萬一千美元雖然教人刮目相看，但畢竟金額還是不大——雖足以興建波士頓新建築的新樓層，但距興建對抗癌症的全國科學大廈還差得遠。相較之下，一九四四年曼哈頓原子彈計畫每個月在田納西州橡嶺所燒的錢就達一億美元。一九四八年，美國人光是在可口可樂上就花了逾一億兩千六百萬美元。

但如果拿金錢來衡量吉米運動就錯失了重點。對法柏而言，吉米基金會的活動只是初期的實驗——要建立另一個模型。法柏發現，對抗癌症的宣傳活動大概和政治宣傳差不多：需要有偶像、吉祥物、形象、標語。也就是說在科學工具之外，還需要廣告策略。任何要達到政治人物般名氣的疾病都需要行銷，就像政治宣傳需要行銷一樣。在以科學研究疾病之前，必須先讓它像政治宣傳一樣。

如果法柏的葉酸拮抗劑是他在腫瘤學的第一個發現，那麼這個關鍵的事實就是他的第二個發現。這讓他的事業生涯發生了大地震般的轉變，遠遠超過他由病理學者變為白血病醫師的轉變。這第二次的轉變，由臨床醫師變為癌症研究的鼓吹者，反映出癌症本身的轉變。癌症由它的地下室轉為眾所矚目的焦點將會徹底改變這個故事的曲線，這也是本書核心的蛻變。

吉米造的房子

由字源學來看，病人就意味著遭受折磨的人，並不是大家深深恐懼的折磨，而是使人受屈辱的折磨。

——蘇珊・桑塔格，《疾病的隱喻》

悉尼・法柏的整個目的唯有「無望的病例」。

——《醫界新聞》（*Medical World News*），一九六六年十一月二十五日

法柏曾為他自己的實驗室之小而開過玩笑，形容它有：「一名助理，一萬隻老鼠。」其實他整個醫學生涯都可以用個位數來衡量：一間房間，如藥房的壁櫥這麼大，塞在醫院的地下室裡。一種藥物，胺喋呤，有時能短暫地延長白血病童的生命。五個病人中有一個緩解，最長的延續不到一年的壽命。

不過到一九五一年初，法柏的工作卻如天文數字般增加，遠超過他原有實驗室所能負擔的範圍。他的門診擠滿了家長和病童，使他不得不移到院外畢尼街和朗伍德大道交口較寬闊的民宅建築裡，但就連新診間也很快就擠得水泄不通，兒童醫院住院病房也很快就擠滿病人。由於兒童醫院裡許多小兒科醫師都認為法柏是不速之客，因此他想在醫院擴增病房空間根本不可能。「大部分的醫師都覺得他驕傲自大又固執己見。」一名醫院義工回憶說。在兒童醫院，就算有一點空間可容納他的病人屍體，也沒有地方容

得下他的自我。

被孤立的法柏氣憤不已，他全心投入募款活動。他需要整整一棟樓來容納所有的病人，但一直沒辦法鼓動醫學院興建新的兒童癌症中心，氣餒之餘，他乾脆自己來努力，要在醫院面前興建另一座醫院。法柏受到自己初次募款就成功的鼓舞，於是設計了更大的活動來募款，靠的是跟在他身後的耀眼好萊塢明星、政壇大老、運動名人和賺錢的企業家。一九五三年，勇士隊由波士頓遷往密爾瓦基，法柏和柯斯特於是去說服波士頓紅襪隊支持吉米基金會，成為該隊官方贊助的慈善單位。

法柏很快地又找到另一位名人來支持他：泰德．威廉斯（Ted Williams），剛由韓戰解甲歸田的年輕球星。一九五三年八月，吉米基金會為威廉斯安排了「歡迎歸來，泰德」餐會，這是一場大規模的募款盛會，一道菜達一百美元，總共籌得十五萬美元。到當年底，威廉斯已經成為法柏診所的常客，後面往往跟著一大堆八卦報的攝影記者，希望能拍到這名偉大球員和小病人在一起的相片。

吉米基金會成為家喻戶曉的名字，也是人人都支持的理想。史泰勒飯店外放了一個白色的大撲滿（作成巨大的棒球形），波士頓全市處處可見兒童癌症研究基金的廣告牌，無數紅白相間的捐款箱——稱作「吉米的罐子」放置在電影院外。捐款由大大小小的各機構湧來，國家癌症研究所捐了十萬美元，波士頓一家晚餐供應商捐了五千，一個檸檬水攤子捐了一百一十一美元，新罕布夏州一個兒童馬戲團則捐了幾塊錢。

到一九五二年初夏，法柏座落在畢尼街的新建築，就在朗伍德大道旁一棟龐大的立方體已經快要落成。這座建築講求效率和功能，非常現代，刻意地和周遭醫院大理石圓柱及滴水獸覓嘴有所區別，可以看出法柏在細節方面的講究。經歷一九三〇年代大蕭條的法柏生性節儉，*不過對吉米的診所，法柏卻傾全力放手去做。通往前門廳的寬闊水泥階梯，每一級只差一吋，讓孩子們可以輕易攀上去，室內還用上蒸汽加熱，以對抗五個冬天以前讓法柏差點無法工作的波士頓嚴寒暴風雪。

樓上乾淨而明亮的候診室有呼呼作響的旋轉木馬和一盒又一盒的玩具。一列電動玩具火車通往石「山」，在軌道上轟隆前行，電視機被安在模型山的表面。「如果有小女孩喜歡上哪個洋娃娃，」《時代雜誌》曾在一九五二年如此報導，「就可以保留它，因為那裡還有更多的洋娃娃。」圖書館滿是書本，三個彈簧木馬，兩輛腳踏車。法柏不像鄰近的醫院那般，用已故教授的肖像懸掛在走廊上，而是請了藝術家畫上真人大小的童話故事角色——白雪公主、小木偶和蟋蟀吉米，這裡就是迪士尼樂園和癌症世界的混合體。

這樣的喧嘩和排場讓旁觀者以為法柏已經快要找到白血病的藥方，這棟全新的診所只不過是他即將獲勝的最後一圈跑道，但其實他的目標——治療白血病的良方還遙不可及。他在波士頓的團隊現在又在抗白血病的醫療方案中，加了另一種藥物——一種類固醇。而在積極結合類固醇和抗葉酸的作法之下，緩解的時間已經延長到幾個月之久。只不過即使有最積極的治療，白血病細胞最後還是會產生抗藥性而復發，而且是猛爆性的復發。在樓下明亮的候診室玩洋娃娃和玩具火車的孩子們，到頭來不免要住進樓上死氣沉沉的病房，不是極度興奮，就是不省人事，承受病危的極度痛苦。

一名曾在一九五〇年代初在法柏診所治療過癌症的病童家長寫道：「一旦我發現幾乎我曾看見的所有病童在幾個月之內都註定會死亡後，我就對院中瀰漫的歡樂氣氛感到驚異。的確，如果仔細觀察，家長們的眼睛因為已流和未流的眼淚而特別明亮。我發現有些孩子強健的外表是由於一種抗白血病的藥物造成身體腫脹之故。有些孩子有傷疤，有些在身體各個不同部位有可怕的腫脹，有的孩子缺手缺腿，有的剃光了頭，看起來蒼白而憔悴，顯然是因為最近才做過的手術的緣故。有跛著腿或者坐著輪椅的孩子，咳嗽的孩子，消瘦的孩子。」

的確，看得越仔細，就越對現實情形感到震驚。法柏雖然置身在通風良好的新大樓裡，身邊有數十名助手穿梭來去，卻一定會被揮之不去的真相糾纏不休。他陷入自己的候診室中，依舊在尋覓另一種能夠勉強多維持數月的緩解藥物。他的病人登上那新奇漂亮的蒸汽階梯，來到他的診療室，在音樂旋轉木馬旁大步前行，沉醉在卡通式的快樂光芒之中，到頭來卻依舊會死亡，死因依舊是一九四七年殺死他們的同樣疾病。

但在法柏看來，延長、加強緩解卻有另一個重要的訊息：他必須更進一步解釋他的努力，才能推動對抗白血病的共同戰役。他在一九五三年寫道：「比起其他的癌症，急性白血病對這種在過去幾年間所開發的新化學物質能起更多的反應，因為採用了這種化學物，才能延長生命、改善症狀，讓病童恢復快樂、甚至正常的生活數週、數月。」

法柏需要能刺激和獲得經費的方法，才能找出更有力的抗白血病藥物。「我們得盡快推動前行。」他在另一封信中寫道。但這對他還不夠快。他寫道，他在波士頓籌得的款項「已經縮減到微不足道的地步」。他需要更大的動力，更廣的平台，說不定也需要對癌症治療更強大的憧憬。他已經超越了吉米所造的房子。

---

* 雅詩·蘭黛（Estee Lauder）的長子雷納·蘭黛（Leonard Lauder, 1933—）總是這樣描述一九三〇年代。「你可以讓孩子脫離大蕭條，但你不能讓大蕭條離開孩子的心裡。」

或許原罪只有一個：缺乏耐心。因為缺乏耐心，所以我們被逐出天堂；因為缺乏耐心，所以我們回不去。

——法蘭茲．卡夫卡（Franz Kafka）

今年即將死亡的三十二萬五千名癌症病人沒辦法等：也沒有必要等，為了讓癌症治療有重大的進步，為了讓我們掌握基本研究所有問題的解決辦法……醫學史充滿了許多在採取行動數年、數十年、甚或數世紀之前，人類就已經瞭解的治療例子。

——悉德尼．法柏

為什麼我們不嘗試在美國建國兩百週年前征服癌症？如果辦到了，那會是什麼樣歡欣鼓舞的節日！

——拉斯克幫在《紐約時報》上登的廣告，一九六九年十二月

第二部

缺乏耐心的戰爭

「他們組成了社團」

這一切都顯示了為什麼很少作研究的學者會參與公共信託政策的制定職務，他們在細節方面的訓練使得他們成了井底之蛙，而科學實用的進步，需要的是視野較寬闊的人。

——麥可．席姆金（Michael Shimkin）

我警覺到單單把癌症挑出來……以總統計畫為直接目標的科學界，到頭來不免會導致國家衛生院瓦解。我不以為然。……我們是和潛伏隱藏、殘酷無情的敵人作戰。（我們）應該要有清楚而明確的行動——不是無止無休的委員會議，沒完沒了的檢討評論，和對現況的辯護。

——李斯特．希爾（Lister Hill）

一八三一年，法國貴族亞歷希斯．托克維爾（Alexis de Tocqueville）訪問美國，對美國人民集會結社的熱情大感吃驚：「不計年齡、不分情況、不論性情，美國人都不斷地組織社團……社團的種類包羅萬象——宗教、道德倫理、嚴肅的、無用的、一般的或有限制的、龐大的或極小的。」托克維爾寫道：「美國人集會結社提供演藝娛樂、創辦修院、興建飯店、建築教堂、傳播書籍、派遣傳教士到南北兩極……如果有人提議要諄諄教誨某條真理，或者因為某個偉大範例而培養某種情感，他們就集會結社。」

在托克維爾訪美之後逾一世紀，法柏想要改變癌症的現況。他本能地掌握了托克維爾觀察背後的真理。如果想改變憧憬必須由民眾私下集會結社進行的話，那麼法柏就需要這樣的結合，推動對癌症的全面攻擊。這是他不能單獨開始或結束的旅程。他背後需要龐大的力量——在影響力、組織和經費上都遠遠超過吉米基金會的力量。大筆的金錢，真正改變的能力，依舊在國會的掌握之中。要打開聯邦政府的金庫，就必須由大群公民所集結的龐大力量，而法柏知道這樣的影響力遠非他能力所及。

不過他知道有一個人擁有對這種計畫的活力、資源和熱情：一名好事的紐約客，她曾宣稱她個人的使命就是要透過團隊合作、遊說和政治動作，來改變美國人的健康風貌。她不但富有、政治手腕靈活，人脈又廣，可以和洛克斐勒夫婦同進午餐、和杜魯門夫婦一起跳舞、和甘迺迪夫婦共進晚餐，並且可以直呼詹森總統夫人（Lady Bird Johnson）的本名。法柏聽波士頓的朋友和贊助人談過她，也在他早年於華府的政治場合中見過她。她教人卸下心防的微笑和一逕不改的蓬鬆髮型在華府的政治圈和紐約的交際圈中一樣醒目，就和她的芳名一般教人難忘：瑪麗．伍達德．拉斯克（Mary Woodard Lasker）。

◆

瑪麗．伍達德於一九〇〇年生於威斯康辛水城，其父法蘭克．伍達德（Frank Woodard）是小城裡的成功銀行家，她母親莎拉．強森（Sara Johnson）於一八八〇年代由愛爾蘭移民來美，在芝加哥的卡森百貨公司擔任售貨員，很快就成為該店最高薪的售貨員。瑪麗後來寫道，銷售是強森的「天賦」。強森後來放下百貨公司的工作，轉為遊說慈善事業和公眾計畫——推銷觀念想法而非衣飾。瑪麗曾說她是個「任何物品只要她想賣，她都能推銷出去」的人。

瑪麗本人在業務上的學習是從一九二〇年代初開始。她由雷德克里夫學院畢業之後，在紐約一家畫廊找到第一份工作，銷售歐洲畫作，以抽佣金計酬，這是個拚得你死我活的行業，要靠靈活的社交手腕和精明的生意頭腦。一九三〇年代中期，瑪麗離開畫廊，自行創業，開了一家「好萊塢花樣」（Hollywood Patterns），專賣簡單俐落的成衣設計給連鎖店。再一次地，精準的直覺加上好的時機使她大獲成功，一九四〇年代出外工作的婦女越來越多，瑪麗大量製造的上班服飾躬逢其盛，銷路極佳，因此她在大蕭條和二次大戰後嶄露頭角，到一九四〇年代後期，她已經在企業界呼風喚雨，是紐約社交界天空的閃亮明星。

一九三九年，瑪麗．伍達德邂逅了亞伯特．拉斯克（Albert Lasker），六十歲的亞伯特是芝加哥廣告公司洛德湯瑪斯（Lord and Thomas）的總裁。他和瑪麗一樣，是他那一行的佼佼者，提出了稱為「媒體的業務精神」（salesmanship in print）的新廣告策略，並且力求完美。他認為成功的廣告不只是一堆誘惑消費者買東西的廣告詞和圖像，而是文案的傑作，要告訴消費者為什麼要買某個產品。廣告只是資訊和理由的負載工具，要讓社會大眾掌握其影響力，資訊就必須精煉到基本的形式。拉斯克每一個成功的廣告——香吉士柳橙（Sunkist）、怕酸定牙膏（Pepsodent），和開運香菸（Lucky Strike）等等，都運用了這個原則。到頭來，由這種想法衍生的觀念：廣告是資訊的潤滑劑，資訊必須要精煉到基本圖示的程度，也對癌症的宣傳造成了深遠的影響。

瑪麗和亞伯特的戀情迅速發展，經過旋風式的追求，兩人在認識後十五個月後結了婚：這是瑪麗的第二次、亞伯特的第三次婚姻。如今瑪麗．拉斯克已經四十歲，富裕、優雅、雄心勃勃，開始尋覓自己的慈善標的——重溯母親當年由企業家跨入公眾運動的路徑。

她的追尋很快就轉而向內探索自己的生命。她童年和少女時期有三個記憶一直縈繞心頭，揮之不去。第一個是她病得嚴重：很可能是細菌性痢疾或肺炎，差點致命。她由昏睡中醒來，燒得頭暈腦脹，卻聽見母親的友人向母親說她恐怕活不了：「莎拉，我想你大概保不住她了。」

另一個記憶是，她陪母親去探視同在威斯康辛水城幫她家洗衣的洗衣婦，這位婦女剛作完乳癌手術，雙乳都作了根除性乳房切除術。拉斯克走進幽暗的破木屋，裡面有一張低矮的小床，一旁是七個孩子，她為這悲慘哀傷的景象到心酸。為了抵抗癌症而切除乳房，教她大惑不解。「切除？」拉斯克不敢置信地問母親。這名洗衣婦活了下來，讓拉斯克瞭解：「癌症可能很殘酷，但卻未必會致命。」

第三個回憶是她少女時期在唸大學時，因一九一八年的流行病而病倒。致命的西班牙流感肆虐，威脅了許多人的性命。拉斯克活了下來，但這場流感當年卻殺死了六十萬美國人，全球近五千萬人死亡，成為史上死亡人數最多的時疫。

這些記憶有共同的脈絡：疾病的蹂躪無時無刻不在威脅著人類，以及醫藥偶爾會發揮的救命力量。拉斯克想像解開醫學研究桎梏、對抗疾病的力量，她認為這個力量大半都尚未發揮。一九三九年，她認識亞伯特那年，她的人生又碰上了疾病：她母親在威斯康辛心臟病突發，接著中風，結果全身癱瘓。拉斯克寫信給美國醫學會長詢問如何治療，卻對醫界一無所知和醫藥無法發揮力量而大為吃驚，她義憤填膺地寫道：「我認為這太荒唐。其他疾病可以治療……磺胺藥物已經出現，像壞血病和糙皮病這種維生素缺乏導致的疾病也可以醫治，我看不出你們有什麼理由不能對中風想想辦法，因為並不是所有中風的人都會死……一定有什麼可以影響它的因素。」

經過一段時間的休養，拉斯克的母親還是於一九四〇年在水城去世。對拉斯克而言，她母親的死使她這十年累積的生氣和憤慨終於沸騰，她發現了她的使命：「我要對抗心臟病和癌症。」她後來告訴記者說，「就像我們要對抗罪惡一樣。」拉斯克要消滅疾病，就如牧師要透過傳播福音消滅罪惡一樣。如果世人不相信全國一起對抗疾病政策的重要，那麼她就要用盡所有的方法，改變他們的觀點。

她第一個說服的是她丈夫。亞伯特．拉斯克瞭解了瑪麗的許諾，成了她的夥伴、顧問、戰略家和同志。「經費到處都有，」他告訴她，「我教你怎麼去拿。」這個想法是以規模空前的政治遊說和募款改變美國醫藥研究的面貌，教她興奮難耐。拉斯克夫婦是專業的社會運動者，就像專業的科學家或運動員一樣，他們擅長建立關係，是傑出的遊說者，很容易和人打成一片，說服別人，他們寫的信教人動容，舉辦的雞尾酒會賓主盡歡，擅於談判，也會抬出名人提高身價，敲定交易。募款，以及更重要的建立人脈，是他們天生的本能。他們的社交圈三教九流無所不包，讓他們能輕易地就深入私人捐款者和政府的心靈和口袋。

「如果牙膏……值得每年花兩、三，或四百萬美元作廣告，」瑪麗．拉斯克思忖道：「那麼研究使美國和全球人口傷殘的疾病，更值得花上億美元。」幾年之內，《商業週刊》（*Businessweek*）就用這個名號來形容她：「醫學研究的仙女教母。」

◆

一天早上，這位仙女教母以雷霆萬鈞之力，在癌症研究的天地刮起了颱風。一九四三年四月，拉斯克造訪了紐約美國癌症防治協會（American Society for the Control of Cancer，簡稱ＡＳＣＣ）會長克蘭倫斯．庫克．李多（Clarence Cook Little）醫師的辦公室，拉斯克想要瞭解李多的協會究竟在作些什麼先進的癌症研究，以及她的基金會該如何贊助。

然而這次的造訪卻教她心冷。由醫師和一些科學家組成的這個協會是個獨立、僵化、死氣沉沉的曼哈頓社團，一年僅有約二十五萬美元的經費，其中花在研究計畫上的更是少得可憐。募款的工作已經外包給一個稱作「婦女野戰軍」（Women's Field Army）的機構，但這單位的義工卻沒有加入ＡＳＣＣ的董事會。對早已經習慣大規模廣告轟炸和媒體注意——注重「媒體的業務精神」的拉斯克夫婦而言，協會的作法未免太聽天由命、笨拙無力，而且毫不專業。瑪麗．拉斯克一語中的，她寫道：「醫師不知如何運用鉅額經費。他們通常只是小生意人……小小的專業者。」顯然對癌症缺乏有系統的憧憬。她捐了五千美元給ASCC，承諾會再回來。

拉斯克很快地開始獨立作業。她的當務之急是要喚起美國人對癌症的警醒，而她避開了知名的報章雜誌，選擇了可以深入美國人心靈的媒體——《讀者文摘》（*Reader's Digest*）。一九四三年十月，拉斯克說服文摘的一位朋友刊登一系列篩檢和發現癌症的文章。幾週之內，明信片、電報和手寫的信函就蜂擁而至，寄到雜誌辦公室，往往附有小額的零用錢、個人的經歷和照片。一名為罹癌母親去世而哀痛不已的士兵寄了一點錢來，他寫道：「我母親幾年前因癌症而去世，雖然我們現在置身太平洋戰區的散兵坑內，但還是希望能貢獻一己之力。」一名祖父死於癌症的小學女生寄來了一張一美元的鈔票。接下來幾個月，《讀者文摘》接獲成千上萬封信，和總計三十萬美元的捐款，比ASCC一整年的經費還多。

在這種迴響的鼓舞之下，拉斯克開始改造ASCC，希望能振興該協會打擊癌症有氣沒力的作法。一九四九年，一名朋友寫信給她：「全美對於健康問題的無知，應該採用兩面雙重的攻擊——專家和普通人合作的長期計畫……，和壓力團體的短期計畫。」ASCC要改頭換面，成為這種「短期的壓力團體」。加入ASCC董事會的亞伯特．拉斯克於是請了廣告界的艾默森．傅特（Emerson Foote）加入協會，改造這個組織。傅特對這機構遲緩的作業也和拉斯克夫婦一樣深感驚駭，他起草了即刻行動計畫，要把這半死不活的社團轉變為組織嚴謹的遊說團體，他需要的行動家包括：商人、電影製作人、廣告商、藥廠主管、律師——這些都是拉斯克夫婦深廣人脈中的熟人和朋友，而非生物學家、流行病學者、醫學研究員，或者醫師。到一九四五年，ASCC董事會中非醫學背景的人數大量增加，把原有的成員擠了出去，這些被稱「外行團體」（Lay Group）的成員也把組織的名字由「美國癌症防治協會」，改為「美國癌症協會」（American Cancer Society，簡稱ACS）。

協會的風格也漸漸地有了改變。在李多領導之時，ＡＳＣＣ的力氣是花在撰寫細節細到難以忍受的癌症醫護標準紀錄（不過因為沒有多少治療法，因此這些紀錄根本沒有多大功用），而在拉斯克夫婦管理下，可以想見，轉為廣告和籌募經費掛帥。一年之內，該會就印製了九百萬份「教育」文章、五萬份海報、一百五十萬張窗戶貼紙、十六萬五千個存錢筒、一萬兩千份車廂廣告和三千個櫥窗展品。被拉斯克的夥伴諷刺為「仕女花園俱樂部」的「婦女野戰軍」也漸漸遭淘汰，由充滿活力、運作順暢的募款機器所取代。捐款如雪片般飛來：一九四四年達八十三萬兩千美元，一九四五年達四百二十九萬兩千美元，一九四七年達一千兩百零四萬五千美元。

金錢和在社會上的曝光率不可避免地造成了新舊會員之間的衝突。原本歡迎拉斯克加入協會的李多發現自己漸漸被拉斯克那派非專業人士排擠，他抱怨這些遊說者和募款者「不正當、麻煩，而且野心勃勃」，但已經太遲了。在協會一九四五年的年會上，他和「外行」攤牌之後，被迫辭職。

李多被擠走，董事會重選之後，傅特和拉斯克就勢如破竹，以迅雷不及掩耳之姿重擬了協會的規章細節，以便配合這些權力的變化，再一次強調遊說和募款的活動。標準企業（Standard Corporation）總裁吉姆．亞當斯（Jim Adams，也是非專業團體的主要成員）寫信給瑪麗．拉斯克，提出草擬的新規則，其中對科學組織而言最特別的一條就是：「委員會不該有超過四名專業和科學界成員。最高主管應為非醫藥專業人士。」

亞當斯說明了ＡＣＳ所經歷的重大變化。如今這協會成為火力強大的雷公彈，由一群積極的「外行」運動人士作先鋒，為醫學運動宣傳、募款。拉斯克是整個活動的核心領袖，是力量的中心點，是它的女王蜂。這些運動人士被媒體稱為「拉斯克幫」（Laskerites），而他們也欣然接受這樣的名號。

五年之內，瑪麗．拉斯克就讓癌症協會起死回生，她的「短期壓力團體」如今全力運作，拉斯克幫如今有了長程目標：國會。如果他們能獲得聯邦政府對「癌症之戰」的贊助，那麼這活動的規模和範圍都會如天文數字般增長。

「明白『抗癌之戰』必須要先在國會戰鬥，才能繼續往實驗室和醫院進行的，你可能是第一人。」乳癌病患兼活動人士羅絲．庫希娜（Rose Kushner）曾寫信給瑪麗．拉斯克，表達欽佩之情。而拉斯克更精明地掌握了更基本的真理：這場戰鬥在送往國會之前，必須由實驗室開始。她還需要一位盟友，且是位來自科學界的人，以發動科學募款之戰。「癌症之戰」在所有的廣告商和遊說者之外，還需要登高一呼的科學贊助人，一位真正的醫師，作為這些輿論導向者的後盾。此人必須憑本能就瞭解拉斯克幫在政治方面的優先考量，並以無可質疑且不容指控的科學權威支持他們。最理想的是他浸淫在癌症研究之中，卻又願意冒出頭來，在較大的全國舞台上占一席之地。能擔當這樣角色的人，而且恐怕是唯一一人，非悉德尼．法柏莫屬。

老實說，雙方的需求完全一致：法柏需要政治遊說者的緊急程度，正和拉斯克幫需要科學策略家一樣。這就像兩個受困的旅人相遇，兩人各執地圖之一半。

◆

法柏和瑪麗．拉斯克於一九四〇年代後期在華府見面，正當法柏因葉酸拮抗劑而聲名大噪之後不久。一九四八年冬天，就在法柏發表葉酸拮抗劑的報告之後幾個月，美國國家癌症研究所所長約翰．海勒（John Heller）寫信給拉斯克，向她介紹化療的觀念，以及夢想出這個方法的這位波士頓醫師。以化學物來直接治療癌症的化療概念，*這個想法吸引了拉斯克。到一九五〇年代初，她經常和法柏通信，討論這樣的藥物。法柏總是長篇大論地詳細回覆——他把這些信件稱為「科學論文」，教導她，告訴她他在波士頓的進展。

在法柏眼裡，和拉斯克日益交好有一種使人平靜清醒的特質，也就是他所謂的「淨化作用」。他把自己的科學知識傳授給她，但更重要的是，他也把自己在科學和政治上的雄心告訴她，在她的眼中看到迴響，甚至看到這樣的雄心擴大。到一九五〇年代中期，雙方信件所談的範圍更廣泛：法柏和拉斯克公開地談到該如何推動對癌症的全面攻擊。「在我們之間，已經出現一個組織模式，發展的速度出乎我預料得快。」法柏寫道。他談到自己赴華府訪問，想要重整國家癌症研究所，讓它變成對抗癌症更有力、更直接的力量。

有醫師描述，拉斯克如今已是「國會山莊的常客」。她頂著一頭噴了髮膠的頭髮，穿著招牌灰色套裝，戴著珍珠，穿梭在每一個和健康有關的委員會和小組之間。法柏如今也成了「常客」，他穿著乾淨的深色西裝，學究式的眼鏡常常掛在鼻尖，正是醫師兼科學家的典型。一名旁觀者說，他對醫學抱著「像傳教士一般過人的精力」，「只要給他一個鈴鼓」，他馬上就會「上場」。

而在法柏如傳教士般熱情的鈴鼓聲之外，拉斯克又加上了自己的熱烈鼓聲。她熱切且充滿信心地談論和寫出她的目標，以引用他人的話和提問題來強調她的觀點。回到紐約之後，她聘用了一群助理搜羅報章雜誌上任何有關癌症的剪報；這些剪報她全都讀遍，並在邊上一絲不苟地用小字作註解，每週分送給其他拉斯克幫人看。

「我已經多次運用我喜愛的技巧——心靈感應來寫信給你，」法柏熱忱地寫信給拉斯克：「只是這些信都沒有寄出去。」他們由相識而逐漸熟稔，而熟稔又逐漸化為友誼，最後成為相輔相成的夥伴關係，數十年如一日。一九五〇年代，法柏開始用「聖戰」（crusade）一詞來形容他們對抗癌症的行動。這個詞很有象徵意義。對法柏，就像對拉斯克一樣，對抗癌症的運動的確已經成了「聖戰」，是充滿熱度的科學戰役，只能以宗教比喻來掌握它的本質。就彷彿他們意外發現了治癌無可動搖、固定不變的願景，而他們會不擇手段，要把不情願跟從的全國民眾一起拖下去。

* 紀念醫院的腫瘤醫師德斯提．羅茲（Dusty Rhodes）喜歡把這種概念形容為：「癌症的盤尼西林。」

「新的化療朋友」

人的死亡就如強大國家的覆亡，
原本有英勇的軍隊、領袖和先知，
富有的海港和航行四海的船隻，
如今卻無法為遭到圍攻的城市解圍，
永遠結不成盟軍。

——波蘭詩人卻斯瓦夫·米沃許（Czeslaw Milosz），〈覆亡〉（The Fall）

我最近才開始注意到科學之外的事件和科學政策的制定有關聯，比如瑪麗·拉斯克的雞尾酒會，或是悉德尼·法柏的吉米基金會。

——羅伯特·莫瑞森（Robert Morison）

一九五一年，法柏和拉斯克正以「心靈感應」的方式溝通之際，卻發生了另一件大事，改變了他們抗癌的態度和急迫性。亞伯特·拉斯克被診斷出結腸癌，紐約的外科醫師雖然勇於動刀，但癌症已經擴散到他小腸附近的淋巴結，手術已經無力回天。一九五二年二月，對診斷結果已經麻木的亞伯特只能在醫院裡等死。

拉斯克幫並沒有放過這事的諷刺性。一九四〇年代在喚醒癌症意識的廣告中，拉斯克幫常說，每四個美國人中就有一個罹癌，亞伯特就是四個中的那一個——被他一直想征服的疾病擊倒。「這似乎有點不公平，」他芝加哥的好友寫道（語氣已經極其保守）：「對為了推動這工作奉獻這麼多的人，自己竟然受到這樣的折磨。」

在瑪麗．拉斯克大量的資料中，包括近八百箱的回憶錄、信函、筆記和訪談，並沒有留下多少她對這可怕悲劇反應的痕跡。雖然她全心專注在對抗疾病上，但卻對它的肉體實質，對瀕死的粗俗體驗，卻異常地沉默。偶爾她會流露出內心的感受和悲傷的一面：提到她赴哈克納斯醫療所探視亞伯特逐漸惡化、陷入昏迷時的心酸，或者寫信給包括法柏在內多位腫瘤學家，詢問還有沒有可以孤注一擲的藥物。在亞伯特去世前的數個月，這些信的口氣狂熱而堅決。他的癌症已經轉移到肝臟，而她審慎卻堅持詢問任何可能的治療，不論多麼異想天開，只要能挽救他的病情都好。但大半時候，她的記錄中唯有沉默——無法穿透、密實，而且孤寂到難以想像的地步。瑪麗．拉斯克選擇獨自沉浸在憂傷裡。

亞伯特．拉斯克在一九五二年五月三十日上午八點撒手人寰，在紐約的住處舉行了小型的私人喪禮。《紐約時報》在他的訃聞中寫道：「他不只是慈善家而已，因為他不只貢獻了他的物質，也給予了他的經驗、才能和力量。」

另一半去世後，瑪麗．拉斯克逐漸恢復了社交生活，她回到原先募款、舞會和爭取補助金的生活，她的社交日曆填得滿滿的：各個醫療基金會的舞會、杜魯門總統的告別派對，和關節炎募款活動。她似乎泰然自若，充滿熱情和活力，像流星一樣劃破紐約稀薄的大氣層。

但這個一九五三年一路衝鋒回紐約社交圈的人，基本上已經和一年前離開的那個女人不一樣了。她已經有了新的鍛鍊。在亞伯特去世的陰影之下，瑪麗．拉斯克對癌症運動的態度更加緊急和堅決。她尋覓的不再是「宣傳」它的策略，而是要能使它「運作」的策略。「我們是和潛伏隱藏、殘酷無情的敵人作戰。」他的朋友希爾參議員後來寫道。然而這樣大規模的戰爭需要不畏艱險、不屈不撓的承諾。為求勝利不擇手段的權宜之計不能光是啟發科學，而必須要實實在在地進入科學界，產生效果才行。為了對抗癌症，拉斯克幫希望能有徹底重組的癌症機構，重新打造的國家癌症研究所，擺脫官僚、給予大量經費、密切監督，是一個目的導向的機構，能夠堅定地朝尋覓癌症療法的方向努力。瑪麗·拉斯克認為，過去對抗癌症的行動太過專門、抽象、教人費解，要使它重獲活力，需要運用亞伯特·拉斯克擺脫實體的作法：這是由企業和廣告界借來的策略，標的清楚，方向明確。

法柏的人生也碰上了癌症——他可能已經預感了十年。一九四〇年代後期，他的小腸莫名其妙地慢性發炎，很可能是潰瘍性結腸炎，這是一種使人衰弱不堪的癌前病變，會誘發結腸和膽管的癌症。一九五〇年代中期（詳細日期不明），法柏在波士頓的奧本山醫院作了手術，割除發炎的結腸，他選擇查爾斯河對岸的這間醫院，很可能是為了不讓長木區的醫院同僚和朋友知道他的病情和手術。在手術進行時，醫師很可能發現了不只是「癌前」的病變，因為後來瑪麗·拉斯克提到法柏是「癌症倖存者」，但並未透露是哪一種癌。法柏自視甚高、謹言慎行，不願把他自己對抗癌症和舉國抗癌的大規模戰爭混為一談，因此他不肯公開談論他個人的病例。*這次結腸手術唯一留下來的痕跡是結腸造口術的袋子：法柏在巡房時，技巧地把它藏在他那白色袖口襯衫和四顆釦子的西裝之下。

雖然法柏行事謹慎而低調，但他個人與癌症面對面的交手也徹底改變了抗癌活動的調子和急迫性。就像拉斯克一樣，癌症不再是抽象的觀念，他感知到它的陰影掠過。他寫道，「在追求治癌方法的過程中，（沒有）非得找出所有基本研究問題解決辦法的必要……醫學史上有許多例子，早在醫界瞭解治病機制之前數年、數十年，甚至數世紀之前，就已經會用治療方法。」

「今年就會死亡的癌症病患不能等待。」法柏強調說。他和瑪麗．拉斯克也不能等待。

◆

瑪麗．拉斯克明白這個行動攸關至鉅：拉斯克幫所建議的癌症策略和一九五〇年代生物醫學研究的主流格格不入，完全相反。當時的主流是由一名身材高瘦、麻省理工學院畢業的工程師所一手打造，他名叫萬尼瓦爾．布希（Vannevar Bush, 1890-1974），曾任科學研究發展處（Office of Scientific Research and Development）首長。發展處於一九四一年成立，在二戰期間扮演關鍵角色，部分是由這個機構招攬美國科學界的菁英，設計新奇的戰爭發明。為達此目的，這個機構招募了從事基本研究的科學家來作「計畫性的研究」。沒有確定目標的基本研究是承平時代的奢侈品，然而戰爭卻要求更緊急、目標更明確的結果，必須要製造新武器，發明協助戰場上士兵的新科技。這是一場戰爭科技越來越多的戰爭，如報紙所形容的——「奇才的戰爭」，需要科學上的奇才能讓美國打勝仗。

而這些「奇才」也有了教人驚異的科技發明。物理學家創造了聲納、雷達、可以偵測無線電的炸彈，和兩棲坦克；化學家製作了有效且致命的化學武器，包括聲名狼藉的毒氣；生物學家研究了高海拔求生和攝食海水的效果。就連數學家，最晦澀難解學門的主幹，都被送去破解軍事密碼。

這種確定目標努力成果的精華，當然非原子彈莫屬，這個產品是科學發展處所領導「曼哈頓計畫」的結晶。一九四五年八月七日，就在原子彈轟炸廣島之後的次晨，《紐約時報》驚嘆這計畫的成功：「反

---

* 法柏的兒子湯瑪斯．法柏（Thomas Farber）同樣也不願談。「我不證實，亦不否認。」他這麼說，雖然他承認父親「最後幾年活在疾病的陰影之下」。我尊重他這樣含糊的說法。

對以工業實驗室的方式組織、計畫，和指導研究的大學教授……現在可有些該思考的事物了。最重要的一項研究是完全依照工業實驗室方式，為陸軍所作的研究。結果是三年之內就讓世界得到了新發明，而若只靠恃才傲物科學家單打獨鬥，恐怕要半世紀才會有成果……一個問題提出之後，能藉著團隊合作、計畫、有效的管理解決——而非光是靠要滿足好奇心的欲望。」

這篇社論欣喜祝賀的語氣象徵了（美國）舉國上下當時的態度。「曼哈頓計畫」已經推翻了現有科學發現的模式。原子彈並不是由《紐約時報》所取笑的那些穿著花格呢、恃才傲物的大學教授，摸索著晦澀難懂的真理，「光是靠滿足好奇心的欲望」驅使所發明出來的，而是由一群被派去完成具體任務、目標明確的學術研究霹靂小組所完成。新的科學管理模式油然而生：有特定授權、固定時間表和明顯標的所推動的研究，創造了戰時欣欣向榮的精彩科技發展。正如一名科學家所描述的：這是一種「正面攻擊」的科學。

不過布希對此卻不以為然。一九四五年，他發表了一篇深深影響杜魯門總統的報告《無垠疆界的科學》（*Science the Endless Frontier*），在其中，他提出和自己戰時研究完全相反的戰後研究觀點，他寫道：「基本研究是在不考慮實際目標的情況下進行的，帶來的是一般的知識，和對大自然及其法則的瞭解。這種普遍的知識提供我們解答許多重要實用問題的途徑，雖然未必能對其中任何一個問題提供完全特定的答案……。」

「基礎研究能引導至新的知識，提供科學資本。它創造了活用知識必須採用的基金……基礎研究是科學進步的領跑人。在十九世紀，美國佬在機械上的聰明才智主要是基於歐洲科學家的基本發現，大幅提升了科技進步，但現在情況不同了，基礎科學新知要仰賴其他國家，不論其機械技巧的程度，在工業上的進步必然遲緩，在世界貿易上的競爭力亦薄弱。」

布希認為，方向明確、目標清楚的研究——「計畫性」的研究，戰爭時代紅極一時的方法，不足以作為美國科學未來的長久模型。在布希看來，就連大家齊聲讚美的「曼哈頓計畫」，依然象徵了探索基本疑問的美德。沒錯，原子彈是美國佬「在技術才能上聰明才智」的產品，但這種聰明才智卻是站在對原子及所蘊含能量本質的科學探索肩膀上：沒有人委託授權，要這些基礎研究單位來生產像原子彈這樣的產品。原子彈實體雖是在洛斯拉摩斯（Los Alamos）國家實驗所成形，但就知性上來說，它卻是戰前紮根於歐洲的物理和化學產物。因此戰時美國科學界自製的偶像產品其實——至少根本上來說——是進口貨。

布希由這一切所學到的一個教訓是，目標導向的策略在戰時雖然很有效，但在承平時期的效果卻有限。「正面攻擊」的作法在戰時很實用，但戰後不可能光憑著命令就產生科學。因此布希推動完全相反的科學發展模式，容許學者對他們的研究完全自主，並以無限制的開放式探索為優先。

這計畫對華府有深遠的影響。一九五〇年創立的國家科學基金會（National Science Foundation，簡稱NSF）就是為了鼓勵科學自主，而這個機構也如一名歷史學者所說的，及時轉變為一個名副其實為了「（布希在）協調政府經費與科學獨立之間的遠大設計」。新的研究文化是「長期的基礎科學研究，而非只著重疾病的防治」，而這很快就成為NSF及後來的NIH的主要宗旨。

◆

對拉斯克幫而言，這預示了和他們的主張產生了根本上的衝突。他們認為，對抗癌症的戰爭需要的正是在洛斯拉摩斯國家實驗所發揮作用的那種專注和毫不摻水的承諾。二次大戰很清楚地讓醫學研究看到了新問題和新解決辦法，它促進了新復甦術的發展、在血液和冷凍血漿、休克時腎上腺類固醇的角色，以及大腦血流量和心血流的研究。正如醫學研究委員會（Committee on Medical Research）主席理查茲

（A. N. Richards）所言，「醫學史上這樣大的醫學與科學合作」，前所未見。

這種共同目的和互助合作的感受刺激了拉斯克幫：他們想要的是癌症的「曼哈頓計畫」。他們越來越覺得不必等待解決癌症的基本問題，而該先發動對癌症全面的攻擊。就像法柏當初連葉酸拮抗劑在正常細胞上會有什麼效果都不明白，遑論瞭解它對癌細胞的效果，但他還是展開了初期的白血病實驗。一九二〇年代英國數學家奧利佛．海維塞（Oliver Heaviside, 1850-1925）曾開玩笑地寫道，一位科學家在餐桌上思索：「我該因為不瞭解自己的消化系統而拒吃晚餐嗎？」對海維塞這個問題，法柏還可以加上他自己的問題：我該因為還不瞭解基本的細胞機制，而拒絕攻擊癌症嗎？

其他的科學家也有同樣的困惑。一向直言無諱的費城病理學家史丹利．雷曼（Stanley Reimann）寫道：「癌症學者必須記住，他們努力的目標不是因為它們『有趣』，而是因為它們能協助解決癌症的問題。」布希那種自由開放，因好奇心驅使而去研究所謂「有趣」的科學，已經僵化為教條。要對抗癌症，必須推翻這樣的教條。

頭一個，也是影響最深遠的作法，就是為抗癌藥物研究成立一個新單位。一九五四年，經過拉斯克幫一番熱烈的政治遊說之後，參院授權NCI成立新計畫，以較直接、目標較明確的方式尋找化療藥物。到一九五五年，這個稱作癌症化療全國服務中心（Cancer Chemotherapy National Service Center，簡稱CCNSC）的機構已經全力運轉，在一九五四至一九六四年間，這個單位共測試了八萬兩千七百種合成化學物，十一萬五千種醱酵產品，和一萬七千兩百種植物衍生物，每年都以形形色色的化學物質在近百萬隻老鼠身上作實驗，為的就是要找出理想的藥物。

法柏雖然很欣喜，卻依舊欠缺耐性。「這些新化療朋友……的熱忱讓人耳目一新，而且似乎也有真正的基礎，」他在一九五五年寫信給拉斯克說：「但卻慢得驚人。看到越來越多的人來參與體驗這發現美洲大陸的欣喜計畫，有時未免沒意思。」

◆

在此同時，法柏在波士頓的新藥也有了進展。一九四〇年代，土壤微生物學者薩爾曼·魏克斯曼（Selman Waksman）按部就班地搜尋舉世的土壤微生物，提煉出一系列不同的抗生素（比如用青黴菌提煉出青黴素，因為細菌同樣也會產生抗體，對其他微生物發動化學戰）。其中一種抗生素是桿狀的微生物，稱作放射菌（Actinomyces），魏克斯曼稱之為放射菌素D（Dactinomycin D）。這個巨大的分子形如古希臘雕像，有一個無頭的小軀幹，和兩個伸開的翅膀，後來發現它會和DNA結合而破壞DNA，殺死細菌細胞，只可惜它也會殺死人類細胞，因此限制了作為抗生素的用途。

但只要是能殺死細胞的毒藥總會教腫瘤學者興奮難當。一九五四年的夏天，法柏說服魏克斯曼送了許多抗生素給他，包括放射菌素D在內，在老鼠腫瘤上作一系列測試，以瞭解它們在抗腫瘤方面的效用。結果法柏發現，放射菌素D在老鼠身上非常有效，只要幾劑，就能溶解許多老鼠癌症，包括白血病、淋巴癌和乳癌。法柏滿懷期望地寫道：「我們或許還不能稱之為『治療藥物』，但除此之外，也很難把它們歸入其他類別。」

在這些「治療藥物」於動物身上產生療效的鼓舞之下，一九五五年法柏展開一連串測試，評估此藥在人體上的效力，發現放射菌素D對兒童白血病沒有效果。但他不為所動，還是堅持在兩百七十五名罹患各種不同癌症的兒童身上施藥：淋巴癌、腎臟肉瘤、肌肉瘤和神經母細胞瘤。這樣的測試是藥師的夢魘。放射菌素D毒性太強，必須用鹽水高倍稀釋，即使只有微量漏出靜脈，周遭的皮膚都會壞死變黑。對血管細微的兒童，常常只能把點滴插進頭皮注射。

對這些初期的測試有反應的癌症是威爾姆氏腫瘤（Wilms' tumor），這是一種罕見的腎臟腫瘤，好發於幼兒身上，通常的治療法是手術摘除該側腎臟，再以X光照射病灶，但並非所有的威爾姆氏腫瘤都可用局部方式治療；有少數病例在腫瘤發現時已經轉移，且往往是轉至肺部，難以治療。醫師通常會用X光照射，搭配各種藥物，但罕見持續的效果。

法柏發現如果以靜脈注射放射菌素D，可以強力抑制這些肺部轉移，常常能獲得數個月的緩解。在好奇心驅使之下，他更深入探究這一點。如果X光和放射菌素D兩者各自都能攻擊威爾姆氏腫瘤，那麼合併起來效果又如何？一九五八年，他安排一對年輕的放射科醫師夫婦朱利歐．丹吉歐（Giulio D'Angio）和奧黛麗．伊凡斯（Audrey Evans）及腫瘤醫師唐納德．品克爾（Donald Pinkel）負責這個計畫。幾個月之內，這個研究團隊就證實X光和放射菌素D能發揮極佳的協同效果。「先前轉移至遍布整個肺部的威爾姆氏腫瘤，在約三週內就完全消失。」丹吉歐寫道：「想想看我們頭一次可以如此理直氣壯肯定療效的興奮之情，我想我們可以解決它。」

因為這種發現而引起的熱忱情緒是會傳染的。雖然結合X光和放射菌素D未必每一次都會有長程的效果，但威爾姆氏腫瘤卻是頭一個對化療有反應的轉移實體腫瘤。法柏已經達到他長久以來期待的願望，由治療液體的癌症，一躍為治療固態的腫瘤。

◆

到一九五〇年代末期，法柏滿懷樂觀。不過在一九五〇年代中期來到吉米基金會診所的訪客，看到的卻是更細膩更複雜的現實。比如病童家長桑加．戈德絲坦（Sonja Goldstein）就有不同的感受。她兩歲大的兒子大衛在一九五六年因威爾姆氏腫瘤而接受化療，在她看來，診所似乎永遠懸盪在兩極之間——「既美好，又悲傷……難以形容的憂鬱，和無可言喻的希望。」戈德絲坦後來寫到，一進入癌症病房，「我就感到興奮的暗流，一種發現就在邊緣的感覺（雖然一再受挫卻依舊持續），教我幾乎懷抱希望。」

「我們進入一間大廳，牆上裝飾著紙板火車。走到病房的一半，則是看來十分逼真的停車標誌，可以閃綠、紅和黃燈。孩子們可以爬進火車引擎，並且鳴笛。病房的另一頭則是真實大小的加油幫浦，上面標識著價格和銷售的油量……我的第一印象是這裡安排的活動有點太過分了，幾乎到了如精神病院一般匪夷所思的地步。」

這是個精神病院，只不過是癌症的精神病院，是個沸騰的箱子，充滿了疾病、希望和絕望。一個約莫四歲名叫珍妮的小女孩正在角落玩一盒新蠟筆，她頗有魅力的母親變成一位很容易激動的女人，雙眼牢牢地盯住小女孩，用像鉗子一樣的眼光緊緊地護著她的孩子，盯著她彎腰揀拾各色的蠟筆。在這裡沒有任何動作沒有意義；任何事都可能是個象徵、徵候、預兆。戈德絲坦後來明白，珍妮「患了白血病，因為黃疸而住院，她的眼球依舊發黃」，而這正表示發生了猛爆性肝衰竭。但珍妮就和病房裡許多其他的病童一樣，對自己疾病的意義一無所知。珍妮唯一關心的是她深深喜愛的鋁茶壺。

「坐在大廳上玩具車裡的是個小女孩，起先我以為她的眼睛是被打成烏青的……兩歲大的露西得的是一種擴散到眼睛後方，造成該處出血的癌症。她長得不是很好看，那一天一直哭個不停，黛比也一樣，長得如天使一般的她年方四歲，白色的臉因疼痛而皺成一團。她的腫瘤和露西一樣是神經母細胞瘤。獨自一人躺在病房內的是泰迪，過了許多天我才敢冒險走進去，因為骨瘦如柴又雙目失明的泰迪臉孔畸形。他的腫瘤由耳後開始，吞沒了他一側的頭，覆蓋在他原本正常的五官上。他是用鼻孔中的一根管子餵食，而且神智完全清醒。」

病房裡到處可見小小的發明和臨時拼湊的各式用品，往往由法柏本人所設計。由於病童太虛弱，無法走路，因此室內到處都是小小的木製學步車，方便病人行動。學步車上掛著化療藥物的點滴，好隨時隨地都能進行化療。「在我看來，」戈德絲坦寫道：「我所見過最悲慘的景象，就是載著小小孩的小小學步車，孩子的手腳緊緊地纏著繃帶，好讓針頭插在靜脈裡，還有高高的點滴架和滴管。結合起來就像有桅杆但卻沒有帆的船，不由自主地在波濤洶湧的未知海域上獨自漂流。」

◆

每天晚上，法柏來到病房，強勁有力地駕駛他自己那艘無帆的船駛過波濤洶湧的未知海域。他在每張病床前逗留，記筆記、討論病情，也常常厲聲指示。他身後跟著一群隨從：住院醫師、護士、社工、精神病學者、營養學家和藥師。他堅持說，癌症是全面的疾病，不只在身體上，也在精神上、社會上和情感上掌控病人。只有多方面跨科別的攻擊，才有可能戰勝這種疾病。他稱這觀念為「全方位療護」（total care）。

雖然他提供了「全方位療護」，但死神依舊無情地潛近。一九五六年冬，在大衛來求診之後數週，一連串的死亡降臨了法柏的診所。罹患白血病的貝蒂頭一個死亡，接著是珍妮——那個玩鉛茶壺的四歲小女孩。罹患視網膜母細胞瘤的泰迪是下一個。幾週後，另一個白血病童艾克索嘴巴大量出血而死。戈德絲坦說：「死亡有了輪廓、形體和常規。父母由病童的房間走出來，一如他們在病房內待了幾天偶爾出來短暫休息一樣。護士帶他們去醫師的小辦公室，醫師進來，關上身後的門。接著護士端咖啡來，之後，她把一個棕色的大紙袋交給家長，裡頭裝的是孩子的物品。幾分鐘後，等我們散步回來時，看到另一張空了的床。就此結束。」

一九五六年冬，經過一番艱苦而長期的戰鬥，桑加的兒子——三歲的大衛．戈德絲坦，在吉米基金會診所因威爾姆氏腫瘤轉移而死亡，他人生的最後幾個鐘頭是在氧氣罩下語無倫次的抽噎。桑加．戈德絲坦帶著裝有兒子衣物的棕色紙袋離開了醫院。

然而法柏依舊不為所動。癌症化療的彈藥庫在空虛幾世紀之後，如今滿是各種新藥。這些發現帶來了極大的可能：各種藥物的排列組合，不同的劑量和服用時間，使用二、三和四種藥物的療法。至少在原則上有辦法在一種藥失靈時，替換使用另一種藥物，或者以一種組合取代另一種組合。法柏不斷地催眠自己，這不是「結束」，而是全方位進攻的開始。

◆

在十四樓的病床上，卡拉．芮德依舊處於「隔離」狀態——困在沁涼、無菌的房間裡，即使空氣分子都得通過數十道篩網過濾。抗菌肥皂的氣味滲透了她的衣服，電視機時開時關，食物則用托盤送來，上面標有樂觀大字的名稱——洋芋塊沙拉或者基輔式炸雞胸奶油捲等，只不過一切嚐起來都像是燒煮到沒味道的地步（的確如此，因為食物也得先消毒才能送進病房）。卡拉的先生是電腦工程師，他每天下午都來醫院陪在她床邊。她母親吉妮則整天都機械式地在搖椅中搖晃，正和我頭一天早上見到她時一樣。卡拉的孩子們戴著口罩和手套來看她時，她默默地哭泣，把臉轉向窗戶。

在卡拉眼中，這些日子身體上的隔離象徵的是更深沉、更嚴重，幾乎難以掩藏的寂寞，比她實質上所受的限制更痛苦。「在那頭兩週，我退縮成了截然不同的人，」她說：「入院和出院時成了完全不一樣的兩個人。」

「我一再地思索自己經歷這一切的存活機率，百分之三十。我常在夜裡對自己重覆這個數字，連三分之一都不到。我整晚輾轉反側，凝視著天花板思索著：百分之三十意味著什麼？在百分之三十的時間裡發生了什麼？我已經三十歲了——約是九十歲的百分之三十。如果有人給我百分之三十的勝算，我會不會下這場賭注？」

在卡拉抵達醫院之後的那天早上，我帶了一疊文件走進她的病房。這是化療同意書，准許我們馬上開始把毒藥送進她體內，殺死癌細胞。

化療分為三個階段，第一個階段大約一個月，接二連三地迅速投藥，應該能讓白血病緩解，但也會殺死她正常的白血球。她的白血球數目會像自由落體般直墜，一路降到零。在攸關生死的那幾天，她會處於現代醫學所造成最脆弱的狀態：完全沒有免疫系統，對周遭環境沒有抵抗力。

如果白血病沒有緩解，那麼我們就必須在幾個月的時間內，「加強」並密集促進緩解，也就是說要做更多的化療，但劑量減少，拉長投藥的間隔。她可以出院返家，每週回來作化療即可。這段加強期將再增長八週的時間，或許更久。

或許會發生我留在最後才說的最糟的情況。急性淋巴性白血病有可能隱藏在腦部，但用點滴作化療，不論多麼強力，都進不了她大腦所在的腦池和腦室。避免物質由血液進入腦部的「血腦障壁」（blood brain barrier）使大腦成了白血病細胞的「庇護所」（這個詞彙是負面的，因為這意味著你自己的身體會鼓勵癌症發展）。為了要把藥物直接送進「庇護所」裡，只能把藥物藉由一連串脊髓穿刺，直接注射在卡拉的脊髓液中，並以高劑量的X光直接照射她的頭顱，預防白血病在她的腦裡生長。接下來還有更多的化療要做，時間長達兩年，以「維持」緩解的狀況——這是在如果生效的情況下。

開始、加強、維持、治癒。用鉛筆畫的箭頭，在白紙上把這四點連接在一起。卡拉點點頭表示瞭解。

我把未來兩年用來治療她的各種化療藥物唸給她聽，她輕輕地重覆這些名字，就像小孩發現新的繞口令一樣：環磷醯胺（cyclophosphamide）、賽德薩（cytarabine）、強的松（prednisone）、樂拿舒

（asparaginase）、阿黴素（Adriamycin，俗稱小紅莓）、朗必思（thioguanine）、敏克瘤（vincristine）、6—巰基嘌呤、甲胺喋呤（methotrexate）。

屠宰場

隨機篩檢測試很煩人，要很久才能得到答案，還需要大規模的計畫，才能回答這些問題。（但……）沒有其他辦法。

——柯寧（H.J. de Koning），二〇〇三年腫瘤科年報

最傑出的醫師似乎對疾病會有第六感。他們感受到它的存在，知道它在那裡，在用任何知性的過程闡釋、記載、言語描述它之前，就感知它的重力。病人也感覺到這樣的醫師：知道他注意、警覺、做好準備；知道他的關懷。任何醫學生都不該錯過觀察這樣的人物。在醫學的所有時刻裡，這是最充滿戲劇性、情感和歷史的一刻。

——麥可・拉康比（Michael LaCombe），二〇〇三年內科年報

在貝塞斯達，就在那棟一九四〇年代被比作高球俱樂部的建築中，新的腫瘤科武器被使用在活生生的病人身上。

一九五五年四月，馬里蘭州一個潮濕的春日裡，一名剛被延攬進國家癌症研究所的研究員艾米爾・佛萊萊赫（Emil Freireich）來到他位在紅磚砌成的臨床中心大樓的新辦公室，教他惱怒的是門上的名牌竟然拼錯了他的姓，最後五個字母被一刀切掉，只剩下臨床醫學博士艾米爾・佛萊（Emil Frei）。「我的第一個

念頭當然是：這豈不是政府單位的典型作風嗎？」

其實他錯怪了政府，門上的名牌並沒有拼錯字，佛萊萊赫走進辦公室，卻見到一名又高又瘦的年輕人說自己就是艾米爾．佛萊，佛萊萊赫的辦公室，名牌上拼字正確的那一間，是在隔壁。

這兩個艾米爾除了名字相同之外，個性卻南轅北轍。佛萊萊赫——年方三十五，剛結束在波士頓大學的血液學研究，血氣方剛、脾氣暴躁、性好冒險。他說話又快又響亮，在隆隆作響的聲音之後往往跟著更高低起伏的笑聲。他曾在芝加哥庫克郡醫院步調飛快的「五五病房」（Ward 55）當過實習醫師，結果太討人嫌，使當局不得不比平常還早就解除他的合約。佛萊萊赫在波士頓跟隨切斯特．基佛（Chester Keefer）作研究，後者是邁諾特的同事，曾在二次大戰時帶頭生產盤尼西林。抗生素、葉酸、維生素和葉酸拮抗劑都被嵌在佛萊萊赫的靈魂裡，他非常欽佩法柏，不只是對他一絲不苟、研究學術科學家的那一面，也包括他無禮、衝動、讓人印象深刻的那一面，能夠立刻樹敵，或者馬上吸引贊助者。「我從沒見過佛萊萊赫保持溫和適中的情緒。」佛萊後來說。

如果佛萊萊赫去演電影，他一定需要一個陪襯，需要勞萊來配他這個哈台，或者像菲力克斯來配他的奧斯卡。*在研究室門口和他邂逅的那名高瘦男子就是他的陪襯。佛萊萊赫唐突魯莽、衝動熱情，而佛萊則是冷靜自持、謹慎沉著，是喜歡幕後作業的談判者。艾米爾．佛萊的同事都稱呼他小名湯姆，在一九三〇年代他在聖路易學的是藝術，一直到一九四〇年代末期才大夢初醒般去唸醫學院，韓戰時在海

* 編註：勞萊與哈台（Laurel and Hardy），為一九二〇年代美國當紅的喜劇雙人組合，其成員為史丹．勞萊（Stan Laurel）與奧利佛．哈台（Oliver Hardy）。菲力克斯（Felix）和奧斯卡（Oscar），指一九六〇年代舞台劇《天生冤家》（*The Odd Couple*）中的兩個角色，後來也有改編成電影、電視劇和卡通。

軍服役，後來回到聖路易擔任住院醫師。他有魅力、輕聲細語、用字謹慎，往往深思熟慮之後才說三言兩語。看他照顧生死關頭前的病童和他們急躁緊張的家長，就像看冠軍游泳選手掠過水面一樣，輕鬆自如，游刃有餘。

◆

把兩個艾米爾都請來貝塞斯達的是國家癌症研究所臨床中心的新所長，戈登．蘇布洛（Gordon Zubrod）。才華洋溢、從容不迫、儀表堂堂的蘇布洛向來以沉著鎮定聞名，他是位臨床醫師，也是研究學者。在他來到NIH之前，於二次大戰期間先研究開發了抗瘧疾的藥物，這樣的經驗深深影響他早期對癌症臨床實驗的興趣。

蘇布洛對兒童白血病特別有興趣，而這正是法柏全力以赴研究的癌症。但蘇布洛知道要全力和白血病搏鬥，就等於要對抗它的熱烈、敏感、起伏不定如火山般難料的特性。藥物雖然可以測試，但首先要保住病童的生命。蘇布洛天生就會支使調配，佛萊萊赫曾稱他為癌症研究的「艾森豪」，他很快就指派佛萊萊赫和佛萊這兩名年輕醫師來負面病房前線：他們分別才結束在波士頓和聖路易的研究工作。佛萊開著一輛破舊的史都貝克車來加入蘇布洛旗下，而佛萊萊赫則在幾週後抵達，駕著一輛搖搖晃晃的奧茲莫比爾車，裡面裝了他所有的家當、懷孕的老婆和九個月大的女兒。

這種情況很容易就會變成大災難，但沒想到卻產生了意想不到的效果。打從一開始，兩位艾米爾就發現他們倆相輔相成。他們的合作正象徵了畫分腫瘤學前線的深刻知性分界線——過度溫和的謹慎小心，和大膽實驗之間的分歧。每當佛萊萊赫往實驗那頭推得過度，讓他和病人之間瀕臨災禍邊緣，佛萊就會把他們拉回來，既確保了新奇、狂野，但當遇到有極大毒性的治療法時，會以小心謹慎的態度進行。佛萊和佛萊萊赫之間的拉鋸正象徵了NCI裡的爭執，當時有一名研究員曾說：「佛萊在那段時期的任務，就是避免佛萊萊赫惹上麻煩。」

◆

蘇布洛有他自己的作法，不讓白血病研究惹上麻煩。由於新藥、新組合，和各種試驗方法如雨後春筍冒出頭來，蘇布洛擔心各單位會自相矛盾，為病人和療法而爭執不休，忘記他們真正該努力的目標是征服癌症。紐約有布契納，波士頓有法柏，羅斯維爾帕克癌症中心（紐約州立大學水牛城分校）有詹姆斯．賀蘭（James Holland），還有國家癌症研究所的兩位艾米爾，全都致力於臨床試驗，但急性淋巴性白血病是罕見疾病，每一個病人都是白血病試驗的寶貴資源，為免紛爭，蘇布洛提出研究「聯盟」的作法，共享病人、試驗、資料和知識。

這個提議改變了整個領域。「蘇布洛的合作團體刺激了癌症醫學，」後來擔任其中一個團體主席的羅伯特．梅爾（Robert Mayer）說，「學術界的腫瘤學者頭一次感覺到他有了社群歸屬，癌症醫師不再是遭排斥的棄兒，不再是由醫院某個躲在地下室開毒藥給病人的人。」這個社群第一次的集會由法柏擔任主席，空前成功。學者同意盡快進行一連串共同的測試，稱作醫療方案。

蘇布洛接下來要做的是規畫測試的程序。他主張癌症的試驗到當時為止一直都雜亂無章，教人臉紅。腫瘤學者必須努力趕上醫學最好的試驗，而要學習如何操作客觀無偏見而先進的臨床試驗，他們就得學習抗生素的發展史。

一九四〇年代新抗生素開始一一出現時，醫師有了相當重要的疑問：該怎麼客觀地測驗新藥的效果？在英國醫學研究委員會（Medical Research Council）裡，這個問題尤其重要，也常招來怨恨。鏈黴素這種在一九四〇年代初新發現的藥物讓大家抱著樂觀的態度，以為可以治癒肺結核，因為培養皿裡的鏈黴素會殺死造成肺結核的分枝桿菌，但它在人體上的功效則不得而知。這藥十分短缺，醫師甚至只能用幾毫克來治療其他各種感染。要定量供應鏈黴素，非得作客觀的實驗，以瞭解它用在人類肺結核上的效力。

但什麼樣的實驗才好？本人曾罹患肺結核的英國統計學家布萊福德．希爾（Bradford Hill）就想出了絕佳的辦法。希爾明白，不管是誰來作實驗，多少會帶有偏見，而每一個生物實驗都需要一個「控制」組——未受治療的受測者，用來對照治療的效力。因此如果讓醫師自己來挑選，難免（雖然也許是無意識的）會挑某種病人，並以主觀的標準來評斷藥物對這種高度扭曲人選的效果，因而造成一個偏見接著另一個偏見。

希爾提出解決這種偏見的辦法是隨機選擇用鏈黴素或安慰劑治療的病人。隨機分派病人至各組，就可消除醫師挑選病人的偏見，而達到中立之功，因此可以嚴格地測驗假說是否正確。

希爾的隨機測試很成功。用鏈黴素測試的那一組顯然比用安慰劑的那一組有更好的效果，確定了這種抗生素是新的抗肺結核藥物。但更重要的可能是，希爾發明的這種方法獲得了永久的地位。對研究醫學的學者而言，隨機試驗是以最不含偏見的方法，評估任何醫療法最嚴格的方式。

蘇布洛受到這種早期抗生素測試的啟發，在一九四〇年代後期用這樣的原則來測驗抗瘧疾藥，而且也提議用這種方法來訂定國家癌症研究所測試新醫療方案的原則。研究所的試驗應該有系統地進行：每一種測試都要測驗一種關鍵的邏輯或假說，得出是或否的答案。這些測試應該按部就班：一個測試的結果會帶來另一個，以此類推——不停地進步，直到治癒白血病為止。測試將是客觀的，盡可能隨機，用清楚而無偏見的標準來分派病人，評估反應。

蘇布洛、佛萊和佛萊萊赫由抗菌天地中所學到的，並非只有試驗的方法而已。佛萊萊赫記得：「醫界也深思了對抗生素的抗藥性。」法柏與布契納分別在波士頓和紐約失望地發現，只用單一藥物治療的白血病到頭來免不了會產生抗藥性，在對藥物短暫地起反應之後，接連而來的卻是毀滅性的復發。

這情況教人想到肺結核。造成肺結核的分枝桿菌如果只用一種抗生素，也會產生抗藥性。經過單一藥物療程而存活的細菌分裂、突變，而產生抗藥性，使原先的藥物不再有作用。要防止抗藥性，必須用抗生素閃擊戰：兩、三種藥同時使用，就像用厚重的藥物毯子悶死所有的細胞分裂，擊退抗藥性，盡可能消滅感染。

但對付癌症能同時用兩、三種藥物嗎？還是其毒性太高，說不定會立刻害死病人？佛萊萊赫、佛萊和蘇布洛研究的抗白血病藥物越來越多，結合數種藥物同時治療的觀念就越來越清楚：這些藥物雖毒，但要消滅白血病，恐怕非得用兩種以上的藥物混合治療不可。

於是他們推出了第一個醫療方案，以不同劑量，把法柏的甲胺喋呤和布契納的6-MP混合使用，這兩種是最活躍的抗白血病藥物。NCI、羅斯維爾帕克癌症中心和水牛城的兒童醫院三家醫院同意參與。測試的目標刻意保持簡單——一組病人投以密集的甲胺喋呤，另一組則是投以較溫和且較不那麼密集的劑量。共有八十四名病人登記參加，抵達當日，病童家長各自拿到白信封，裡面是隨機分配的組別。

雖然有多家中心和許多自視甚高的學者參與其中，但整個測試卻進行得十分順利。有毒藥物加倍，兩種藥物的療程簡直難以忍受，但密集治療的病童治療效果較好，反應較長也較耐久。不過這樣的治療還離治癒的目標太遠——就連密集治療的病童也很快就復發，一年後死亡。

一號醫療方案創下了非常重要的先例，蘇布洛和法柏所鍾愛的癌症合作團體模式終於開始行動，三家獨立醫院的數十位醫護人員和病人結合起來，遵循單一的公式來治療病人，而每一位醫師都放下自己的習性，完全服從指示。佛萊說，「這是惡性腫瘤化療比較研究的首例。」在臨時組成、經常是孤注一擲的癌症治療策略天地中，終於有了一致的作法。

一九五七年冬天，這個白血病團體又推出第一個測試的改良版試驗。這回一組接受結合藥物的醫療方案，另外兩組則各用一種藥物。而隨著問題更清楚的界定，答案也就益發地明白。如果一次只投以一種藥物，那麼兩種藥表現都很差，只有百分之十五至二十的反應率，但若把甲胺喋呤和6-MP混合使用，則緩解率可躍升至百分之四十五。

下一個化療方案是在兩年後，也就是一九五九年進行，所冒的風險更大。病人先以兩種藥物治療，讓他們完全緩解，然後其中一半再投以幾個月的藥物，達到完全緩解，另一半則投以安慰劑。再一次地，模式非常清楚：治療越密集的那一組病人，反應時間越長且越耐久。

一再地測試之後，這群病人就像由尾端鬆開的彈簧一樣，慢慢地前進。在這重要的六年中，白血病研究小組逐漸增加施打在病人身上的化療藥物，由一、兩種增為四種，而且常常是接二連三，連續施打。到一九六二年冬天，白血病醫療的範疇已經很明確地指向一個方向。用兩種藥物比一種好，三種又比兩種好，那麼如果四種藥物一起使用又如何——就像對肺結核一樣，混合使用。

佛萊和佛萊萊赫都明白，這免不了會是國家癌症研究所試驗的最頂點，但即使他們下意識地知道這回事，依舊有幾個月不敢張揚。「阻力會非常強大，」佛萊萊赫明白。白血病房早就被癌症研究所的其他同事稱作「屠宰場」，「大家都覺得：同時用三、四種劇毒的細胞毒素來治療兒童，實在殘忍而瘋狂，」佛萊萊赫說，「就連蘇布洛都無法說服大家嘗試。沒有人想把癌症研究所變成屠宰研究所。」

初期的勝利

但我的確同意文字有強烈的含義及隱喻，「戰爭」一詞具有非常特殊的意義，它意味著年輕人很可能會被殺死或重傷。在真正發生戰爭的時期，以這樣的詞來比喻研究活動並不妥當。國家衛生院是學者組成的社群，重心在於創造知識，提升社會大眾的健康。這是偉大的行動，不是戰爭。

——山繆・布洛德（Samuel Broder），國家癌症研究所所長

就在對四種藥物組合施打的冒失考量期間，佛萊和佛萊萊赫接到天大的好消息。就在國家癌症研究所離佛萊萊赫辦公室幾扇門那裡，兩名研究員李敏求和羅伊・赫茲（Roy Hertz）一直在作絨毛膜癌的實驗。絨毛膜癌是胎盤的癌症，比白血病還稀少，常常由異常妊娠的胎盤組織長出來，迅速轉移至肺和腦而致命。因此絨毛膜癌是雙重的悲劇：異常妊娠，再加上致命的惡性腫瘤，由生而死。

如果說癌症的化療醫師被醫界當成外人，那麼李敏求更是外人中的外人。他由中國的瀋陽大學來到美國，在紐約的紀念醫院待了短短一陣子。韓戰時為了躲避徵兵，他騙來一個兩年的職位，受雇於赫茲，擔任助理產科醫師。他對研究（或至少假裝）有興趣，但被視為知識的逃兵，無法專注於任何問題或計畫；他眼前的目標只是在貝塞斯達保持低調，等戰爭結束。

但原本只是假裝的研究工作，在一九五六年八月的一個晚上，卻弄假成真，成為全職的興趣。李敏求那晚值班，忙著設法穩定一名轉移性絨毛膜癌婦女的病情，這個病人的腫瘤已到末期，嚴重出血，病

人三小時之內就會死在李敏求面前。李敏求聽說過法柏的葉酸拮抗劑，他出於直覺，馬上就聯想到波士頓兒童骨髓中迅速分裂的白血病細胞，和在貝塞斯達婦女迅速分裂的胎盤細胞有關聯。這個病從沒有用過葉酸拮抗劑，但若這藥能阻止侵略性的白血病成長——即使只是暫時，那麼它能不能至少暫時緩解絨毛膜癌的爆發？

李敏求不用等太久，第一個病例之後幾週，又有一個年輕婦女伊索．朗格瑞亞（Ethel Longoria）病情同樣嚴重。她的腫瘤像葡萄一樣在肺裡成簇生長，開始流血到肺的內壁，速度快到幾乎無法控制失血。一名血液醫師回憶說：「她出血的速度快到我們覺得得趕快用她自己的血輸回去，醫師手忙腳亂裝管子收集她流出的血，注入她自己的體內，就像體內幫浦一樣。」（這種解決辦法帶有NCI典型的作風，把由自己腫瘤內流出的血輸回自己體內，在別處一定會覺得奇特，甚至噁心，但在NCI這種作法——任何作法，都可作為標準。）「他們穩住她的情況之後，為她注射葉酸拮抗劑，第一劑注射完，醫師當晚下班離開，並不指望第二天巡房時還能再看到她。在NCI沒有期待，只有等待，觀察，在驚奇出現時接受它。」

朗格瑞亞撐了下來。第二天醫師查房時，她還活著，呼吸緩慢但深沉，流血已經減緩到可以再試幾劑新藥的地步。四輪化療之後，李敏求和赫茲希望腫瘤的大小能有一點改變，教他們驚訝的卻是：「腫塊已經消失，胸部X光有了進步，病人看來正常。」佛萊萊赫寫道。癌細胞所分泌的荷爾蒙——絨毛膜促性腺激素的量劇減至零，腫瘤已經消失。沒有人看過這樣的反應。醫師以為X光弄錯了，退回重檢，結果是真的：轉移性的實體腫瘤已經因化療而消失。李敏求和赫茲喜出望外，急著發表他們的發現。

但這一切卻有個小問題，小到很容易就會遭忽略。絨毛膜癌細胞會分泌一種標記，稱作絨毛膜性腺促素的荷爾蒙，可以用極敏感的方法在血液中偵測到的蛋白質（這種測驗的變種可作驗孕之用）。李敏求在實驗之初，就決定在整個癌症治療過程中，用這種荷爾蒙的量來追蹤癌對甲胺喋呤的反應，人類絨毛膜性腺促素（hcg）的量就可作為癌症的代理人，是它在血液中的指紋。

問題是，在預定的化療結束時，hcg 量已經降到微不足道的程度，但教李敏求心煩的是，它並沒有一路降到正常水準。他每週在實驗室裡一量再量，結果都一樣，一個無足輕重的量，但卻不肯消失。

李敏求對這個數目越來越迷惑。他想道，血液中荷爾蒙是癌症的指印，如果它依舊存在，那麼癌症就必然還存在，躲在身體某處，即使肉眼所見的腫瘤已經消失。李敏求認為他的病人還沒有完全治癒。到最後他幾乎像在治療數目字，而不是治療病人，他忽視增加化療次數對病人所增加的毒性，頑固地一再施打化療藥劑，直到最後 hcg 值終於降到零為止。

◆

NCI的管理委員會風聞李敏求的作法後怒不可遏，這些病人的癌症原本都已經被視為「痊癒」，她們的腫瘤已經看不見了，增加化療等於是用不可測的劇毒藥毒害她們。李敏求原本就已經被視為變節的叛徒，天生反骨，這回NCI覺得他太過分了。七月中，委員會召他去開會，當場炒了他魷魚。

「李敏求被安上在人身上作實驗的罪名，」佛萊萊赫說，「但當然，我們全都在實驗。湯姆（佛萊）、蘇布洛和其他人，我們都是實驗者。如果不實驗，就等於遵循舊規，就等於什麼也不做。李敏求並不打算坐視一切，什麼也不做。因此他是因為奉行他的信念，因為他做了事，而被解聘。」

佛萊萊赫和李敏求兩人曾一起在芝加哥擔任住院醫師，在NCI，兩人也因同受排斥而惺惺相惜。佛萊萊赫聽說李敏求被炒了魷魚，馬上到他家去慰問他，但李敏求很灰心。幾個月內，他就氣呼呼地去紐約史隆凱特林紀念癌症中心（Memorial Sloan Kettering），再沒有回過NCI。

但這段故事最後還有個小插曲。一如李敏求所預測的，多打幾輪甲胺喋呤之後，他緊追不捨的荷爾蒙量終於降到零，他的病人都完成了那幾輪多施打的化療，逐漸地，一個模式出現了。比較早停藥的病人到頭來癌症都復發，而按李敏求方案治療的病人，卻都毫無癌症跡象——即使在停用甲胺喋呤後多個月都一樣。

李敏求在無心之間發現了腫瘤學深入而基本的原則——癌症必須在每一個可見跡象都認定已經消失之後，繼續有系統地治療。hcg量——絨毛膜癌所分泌的荷爾蒙，才是它真正的指紋，真正的標記。在接下來的數十年，一個又一個的試驗都證明了這個原則。只是在一九六〇年，腫瘤學還沒有準備好接受這樣的提案。一直要到幾年後，匆匆把李敏求開除的NCI委員會才領悟到他增加施打化療次數的病人永遠不會復發。這個讓李敏求丟了飯碗的策略卻得出了成人癌症第一次化療痊癒的結果。

人鼠之間

模型是助你看清真理的謊言。

——霍華德・史基普（Howard Skipper）

李敏求在絨毛膜癌方面的經驗對佛萊和佛萊萊赫有哲理的啟發。佛萊萊赫說：「臨床研究有其急迫性。」對白血病病童而言，即使只是一週的延遲，都可能是生死之間的差異。白血病合作小組在學術上的古板——堅持漸進而有系統地測試一種又一種的藥物組合，如今讓佛萊萊赫漸進而有系統地快要發瘋。要測驗三種藥物，合作小組非得要測試「所有三種藥物可能的組合，在總共這四種組合之外，每一種還得按不同劑量和時程再作測試」。他認為以合作小組這種速度，大概要幾十年才能在白血病上有重大發現。「病房滿是病重的兒童，男孩和女孩入院時，白血球數可能只剩三百，當晚就會死亡。而我次日得奉命去見家長，試圖向一位女兒才剛陷入昏迷後不久就死亡的媽媽解釋蘇布洛序列化、系統化和客觀的測試。」佛萊萊赫說。

國衛院臨床中心於一九六〇年引進一種新的抗癌藥物之後，化療藥物和劑量的排列組合又有新增加，新藥敏克瘤（vincristine）是取自馬達加斯加蔓長春花這種像野草一樣紫花繞莖蔓生植物的毒性生物鹼（vincristine 這名字是源自 vinca，拉丁文「纏繞」之意）。此藥於一九五八年在禮來公司發現，是透過藥物發現計畫，研磨了數千磅的植物，以各種不同的生物測驗測試提取物所得。雖然原本用作抗糖尿病的藥物，但後來發現少量此藥可殺死白血病細胞。如白血病細胞這種生長迅速的細胞往往會創造一個蛋白質支架（稱作微小管），讓兩個子細胞相互分離，完成細胞分裂，敏克瘤的作用就是纏繞微小管的末端，使細胞骨架癱瘓，而這樣的確也符合它原先命名的拉丁字含義。

敏克瘤加入抗癌藥行列之後，白血病學者發現他們面對了因為藥物過多而生的矛盾困境：怎麼排列組合四種作用各不相同的藥物——甲胺喋呤、強的松、6-MP和敏克瘤，成為有效的療法？何況這四種藥物都是劇毒，是否真能找到可以消滅白血病，但卻不會殺死病童的組合？

兩種藥物就已經衍生了數十種的可能；如今有四種藥物，其組合不只需要五十年，要一百五十年，才能完成實驗。當時還是國家癌症研究所新人的大衛·納桑（David Nathan）回想起那段因新藥太多，而使整個過程幾乎停滯的情況時說：「佛萊和佛萊萊赫只是把現有可用的藥物加進組合……但四、五種藥物可能的組合、劑量和服用時間的安排，就已經有無限的變化。學者可能要花多年的時間，才能找出正確的藥物和時間表。」蘇布洛這種按部就班且系統化而客觀的嘗試已經走進死胡同，現在需要的作法正好和系統化的作法相反，應該是憑著直覺和靈感，不顧一切地投身這些致命藥物的深淵。

這時一名出身阿拉巴馬的科學家霍華德·史基普（Howard Skipper）為佛萊和佛萊萊赫提供了僵局的出路。這位說起話來輕聲細語且書卷味濃厚的學者，喜歡自稱「老鼠醫生」，他並不屬於癌症研究所。如果說白血病是癌症的模型，那麼史基普一直都是藉著誘發動物的白血病來研究這種疾病——其實就是建立模型的模型。史基普的模型用的是一種稱作L-1210的細胞株，是可以在培養皿生長的淋巴性白血病。在實驗室老鼠身上注入這些細胞，牠們就會得白血病，這個過程稱為移植（engraftment），因為它就像把一塊正常組織（移植物）由一隻動物植到另一隻動物身上。

史基普喜歡把癌症當成一種抽象的數學實體（entity），而非疾病。在植入L-1210細胞的老鼠身上，這些細胞以駭人的速度分化，通常是一天兩次，即使對癌細胞來說都是驚人的速率。植入老鼠身上的單一白血病細胞於是以可怕的數字起飛：1、4、16、64、256、1,024、4,096、16,384、65,536、262,144、1,048,576……，以此類推，直到無限大。只要十六或十七天，這個單一的細胞就生出逾二十億個子細胞，比老鼠全身的血液細胞數還多。

史基普發現他可以對這些植入白血病癌細胞的老鼠作化療，來抑制這種駭人的細胞分化。他畫出這些老鼠身上白血病細胞對藥物的生死反應，結果得出了兩個重要的發現。第一，他發現不論癌細胞總數是多少，化療一般都會殺死固定比例的細胞，而這個比例則視每一種藥物各有不同。也就是說，如果一開頭老鼠身上有十萬個白血病細胞，施用一回合可以殺死百分之九十九癌細胞的藥物，那麼每一回合施藥，癌細胞就會按比例遞減：十萬……一千……十……以此類推，直到四回合之後，數字減到零。消滅白血病是反覆的過程，就像把怪物的身體切成一半，接著再切一半，接著再把剩下的一半切成一半。

第二，史基普發現，只要在治療的組合中再添加新藥物，往往會得到殺死癌細胞的協同作用。由於不同的藥物會造成不同的抵抗機制，對癌細胞也會造成不同的毒性，因此同時採用多種藥物會大幅降低抗藥性的機會，更能殺死細胞。因此兩種藥物往往比一種好，三種又比兩種好。史基普以迅速連續的火力，一連數回採用幾種藥物化療，結果治癒了他老鼠模型的白血病。

而在佛萊和佛萊萊赫看來，史基普的觀察有必然而可怕的結論，那就是如果人類的白血病也像史基普的老鼠白血病一樣，那麼兒童就必須以不只一、兩種藥物，而是多種藥物的療法來治療；此外，光是一次的治療是不夠的，必須要以「最多次數、週期性、密集、直截了當」的作法，毫不容情地堅持下去，一劑一劑一劑再一劑，發揮到耐力的極致，絕對不容停止，即使在白血病細胞已經很明顯地由血液中消失，病童已經很明顯「治癒」之後，也不能停。

佛萊萊赫和佛萊如今已經準備要憑藉他們的直覺躍入深淵。他們要嘗試的下一個療法就是組合這四種藥物：敏克瘤、甲胺喋呤、6-MP和強的松，這個療程以新的縮寫為名，採用每個藥物的第一個英文字母，合起來成為VAMP。

這個名字有其刻意和非故意的共鳴。Vamp這字英文的意思是即興拼湊或彌補，用隨時可能會碎裂的丁丁點點胡亂拼湊而成。這字也有用色相誘惑男人的蕩婦之意——作了承諾，卻無法達成。它還有個意思是「鞋面」，也就是在踢出一腳時承載撞擊全部力道的那個部分。

VAMP

醫生是開他們所知甚少的藥物，治療他們所知更少的疾病，而針對的是他們一無所知的人。

——伏爾泰（Voltaire）

如果我們殺不死腫瘤，就會殺死病人。

——威廉·馬隆尼（William Moloney），談化療初期的發展

VAMP——這項由四種高劑量藥物混合、很可能危及病人生死的白血病療法，雖然這對史基普、佛萊和佛萊萊赫有很明白的意義，但對他們的同事來說卻是可怕可厭的想法。佛萊萊赫最後去找蘇布洛談他的想法：「我要用全劑量的敏克瘤和甲胺喋呤，再加上6-MP和強的松。」他特別強調這句話中的「和」，要引起蘇布洛的注意。

蘇布洛大吃一驚：「這是毒藥的劑量。」但醫藥界不是有句老話：藥即是毒，只是稀釋到合適的劑量而已。然而即使是正確的劑量，化療依舊是毒藥。*患有白血病的兒童已經被延展到存活的脆弱極限，

---

* 由於大部分早期的抗癌藥物都是細胞毒性藥物，因此治療（殺死癌細胞）的劑量和毒藥的劑量差異就極小。許多這類的藥物都必須非常謹慎地訂定劑量，以避免那些往往免不了的相關毒性。

只憑著細細的一縷生理細絲維繫生命。國家癌症研究所的人常說化療是「本月最毒毒劑」，而如果四種本月最毒的藥劑每天同時灌入三或六歲小孩的體內，恐怕在進行療程的第一劑時他就會一命嗚呼，更不用指望他在一週一週又一週施打毒劑之後還能生存。

佛萊和佛萊萊赫在有關血癌的全國會議上提出他們VAMP的初步計畫時，聽眾莫不震驚。也在聽眾席上的法柏就寧可一次只投予一種藥物，在復發時才加上第二種，以此類推，遵循白血病治療團緩慢但穩定的方法，謹慎而按部就班地添加藥物。「老天爺，」佛萊萊赫回憶說，「那次攤牌可說真是大禍臨頭。大家都嘲笑我們，說我們瘋了、無能、殘忍。」由於病人有限，又有上百種藥物及其組合要試，因此每一種新的白血病治療方法都得經過一連串複雜的程序，爭取白血病治療團隊的同意。大家覺得佛萊和佛萊萊赫簡直就是在未經授權的情況下要推動一場驚天動地的巨變。整個白血病治療團隊拒絕贊同VAMP——至少在沒有完成其他許多試驗之前免談。

但佛萊的一番爭辯，終於在最後關頭獲得了妥協。VAMP將在國家癌症研究所作獨立研究，不屬於「急性白血病B組」（ALGB）的權限範圍。「這想法非常可笑，」佛萊萊赫回憶說：「為了嘗試新療法，我們竟得離開自己一手創立的ALGB。」蘇布洛對這樣的妥協也不滿意：這已經悖離了他所喜愛的「合作」模式。更糟的是，如果VAMP失敗，就會是他的政治夢魘。佛萊萊赫知道，「要是病童死了，我們就會被指控在國家癌症研究所這個聯邦機構裡拿病人來作實驗。」大家都明白這種療法所冒的風險，被捲入爭議的佛萊雖然已經盡力解決各種批評，卻依舊得辭去ALGB主席一職。多年後，佛萊萊赫承認當時所冒的險：「我們很可能會害死所有的病童。」

VAMP的實驗終於在一九六一年展開，馬上就像是鑄成了大錯──而且正是蘇布洛所力圖避免的夢魘。

佛萊萊赫記得，第一批接受治療的兒童「已經病入膏肓。我們開始VAMP療程，到第一週結束時，許多人的病情比原先還嚴重，成了一場大災難」。四種藥物的化學療程在他們的病體上作用，把所有的正常細胞全部殺死。有些病童陷入近昏迷的狀態，不得不裝上呼吸器。一心想救他們的佛萊萊赫不停地到病榻前去探視他們，急著想拯救他們。「你可以想見當時緊張的情況。」他寫道：「我幾乎可以聽見大家說：『不是早就告訴你了，這男孩或這女孩必死無疑。』」他在病房裡逡巡不去，不停地問問題，提建議，糾纏醫護人員。他所擁有如父愛般的本能湧了出來：「這些是我的孩子，我真的想要照顧他們。」

整個國家癌症研究所也緊張地旁觀──因為它的生命也危在旦夕。「我幫忙做些瑣事，」佛萊萊赫寫道：「或許我可以讓病童更舒服一點，給他們一點阿斯匹靈，讓他們退燒，幫他們蓋床毯子。」國家癌症研究所的醫生如今處在癌症藥物尚在未定之天的前線，於是他們掌握了最古老的原則，讓病人舒適、提供營養，全心全意關懷和支持病人。他們幫病人抖鬆枕頭。

到這折磨人的三週結束時，佛萊萊赫的一些病人卻撐了過來，而且出乎預料的，就在他們幾乎不忍去探看之時，報償出現了。正常的骨髓細胞逐漸地恢復生長，而白血病則開始緩解。一個又一個的骨髓取樣送來了，全都沒有白血病細胞。紅血球、白血球和血小板在骨髓的一片焦土中冒出頭來，而白血病並沒有再回來。幾週之後，再一批取樣證實這樣的結果無誤，顯微鏡下連一個白血病細胞也看不見。在幾近徹底的大破壞之後，得到如此深刻的緩解，讓國家癌症研究所的每一個人，都喜出望外。

幾週後，國家癌症研究所團隊鼓起莫大的勇氣，在另一小群病人身上嘗試VAMP。再一次地，在白血球數量大災難式的直墜之後——有研究人員形容說：「就像由懸崖墜落，只有一條線綁在你的足踝。」骨髓恢復生長，白血病消失。幾天後，骨髓再生，佛萊萊赫遲疑地作了取樣，檢查細胞，這回白血病再度消失，留下的是天大的好消息：正常的血球細胞再度在骨髓中生長。

到一九六二年，佛萊和佛萊萊赫已經用幾劑的VAMP治療了六名病人，緩解的情況穩定而持久。診療中心如今擠滿了戴假髮、圍著圍巾孩童的歡聲笑語，他們都是撐過兩、三季化療的病童——這在白血病史上是相當驚人的反常現象。原本批評的人慢慢都信服了。全美其他的診療中心也加入佛萊和佛萊萊赫的實驗療法行列，波士頓的一名血液科醫師在一九六四年記載：病人「驚人地復元了」。驚訝的心理逐漸被輕鬆的心情取代，就連哈佛出身的血液學者，最初反對VAMP最力的威廉．戴姆謝克（William Dameshek）都寫道：「小兒癌症醫師的心情一夜之間就由『同情的宿命論者』，轉變為『積極的樂觀主義者』。」

◆

這樣的樂觀態度雖然很強烈，可惜只是曇花一現。一九六三年九月，就在佛萊和佛萊萊赫開完慶賀他們以VAMP獲致空前成功的會議回來時，幾個病情緩解的病童卻回到診所，表示有輕微的不適：頭痛、痙攣、偶爾臉部的神經會刺痛。

「有些醫師並不以為意，」一名血液醫師回憶說：「我們以為這些症狀再過一陣子就會消失。」但研究白血病細胞在人體散布情況近十年的佛萊萊赫卻心知不妙，這樣的頭痛不可能會不藥而癒。到十月，更多的孩童回到診所，這回他們主訴的症狀是麻痺、刺痛、頭痛、痙攣，還有臉部麻痺。佛萊和佛萊萊赫兩人都緊張起來。

在一八八〇年代，維蕭已經注意到白血病細胞偶爾會移至腦部。佛萊和佛萊萊赫為了探究腦部遭癌細胞侵襲的可能性，直接穿刺脊髓液，也就是用細而直的針由脊髓腔抽取幾毫升的液體。這種透明的液體直接接觸腦部循環，可以代替腦部檢查。

在科學的傳說中，常常提到發現真理的那一刻：脈搏開始加快、原本平常的真相突然靈光一閃、一切的觀察突然清澄透明，並具體化為清楚的模式，就像萬花筒的每一片都各得其所。蘋果由樹上掉落、科學家由浴缸狂奔而出、不明確的方程式突然達到了平衡。

但還有另一種發現——它的相反，卻很少有紀錄：失敗的發現。這個時刻往往是科學家獨自品嚐。病人的電腦斷層掃描顯示淋巴癌復發，原本藥物已經殺死的細胞又長了回來，病童因頭痛又回到國家癌症研究所。

佛萊和佛萊萊赫在他們的脊髓液中所發現的，不禁讓他們的心涼了一截：白血病細胞數以百萬像爆炸一般地重新在脊髓液裡生長，占據了大腦。他們的頭痛和麻木是未來更嚴重破壞的初期徵兆。在接下來的幾個月，所有的病童一個接一個地都為了各種各樣的神經症狀回到研究所來——頭痛、刺痛、光線有抽象的斑點——最後他們陷入昏迷。骨髓取樣是乾淨的，他們的身體沒有癌症，但白血病細胞卻侵入神經系統，造成迅速而意料之外的死亡。

這是身體自己的防禦系統破壞了癌症治療的結果。大腦和脊髓由一個緊密的細胞屏障隔絕，這個屏障稱作「血腦障壁」，可以隔絕化學異物，避免它們進入腦部。這是古老的生物構造，避免毒藥進入腦部。但正是同樣這個構造使VAMP無法進入神經系統，為病童體內的癌細胞創造了天然的「避難所」。白血病細胞由這避難所生長，在這化療藥物無法達到的地方落地生根。病童一個接一個死亡——因原本要保護他們的適應機制而殞落。

佛萊和佛萊萊赫因白血病這樣的復發而受到嚴重打擊。對臨床科學家而言，一次嘗試就像一個子女一樣，是嘔心瀝血的投資，眼看著這樣熱切而熟悉的志業就這樣結束死亡，就像失去子女一樣心痛。一名白血病醫師寫道：「我認得這些病人，我認得他們的兄弟姊妹，我知道他們貓狗的名字……這種痛苦就像失戀一樣。」

經過七次教人振奮而密集的嘗試，國家癌症研究所的戀愛終於結束了。在VAMP治療之後癌症卻在腦部復發，這使研究所的士氣滑落至谷底。在最艱困的時候使出渾身解數保住VAMP的佛萊——十二個月的推動運作、連哄帶騙、說盡好話，如今洩了最後一口氣，就連一向不知疲乏的佛萊萊赫也喪失了熱情，他感覺到研究所的其他同仁對他有越來越大的敵意，在他生涯的巔峰，他一樣也厭倦了所內無休無止的衝突，而這原本只會激發他的鬥志。

一九六三年冬天，佛萊離開研究所，到德州休士頓安德森癌症中心（MD Anderson Cancer Center）就職，他們的嘗試也暫時停下來（雖然後來還會在德州起死回生）。佛萊萊赫也很快地離開國家癌症研究所，到休士頓與佛萊為伴。維繫佛萊萊赫、佛萊和蘇布洛脆弱的生態系統在幾個月之內就煙消雲散。

◆

但白血病的故事，也就是癌症的故事，並不是要記載醫師奮鬥求生，由一個單位移到另一個單位，而是要記錄病人掙扎存活，由疾病的一個堤岸來到另一個堤岸。適應力、創造力和求生力這些常常歸功給偉大醫師的特性，其實首先是反映了與疾病搏鬥求生者的特質，然後才由治療這些病人的醫師展現。

要是醫學史是透過醫師的故事來說，那是因為他們的貢獻正好位於病人英勇表現本質的位置。

前面說所有的病童都因白血病復發而死——這話並不全對，其中有少數幾個，不知道為了什麼原因，中樞神經系統並沒有白血病復發。在國家癌症研究所和其他少數勇敢嘗試VAMP的醫院裡，約百分之五的病童經治療後，走完了一年的歷程。他們不僅是數週或數月沒有復發，而是多年來都未復發。他們一年又一年地來回診，緊張地坐在全美各地診療中心的候診室裡。他們的聲音變低沉了，頭髮長回來了，他們做了一次又一次的取樣，完全沒有癌症的跡象。

一個夏日午後，我駕車穿過緬因州西部到小城渥多波若，襯著霧濛濛、灰陰陰天空的是絕美的風景，古松和白樺的森林映照在如水晶般的湖裡。在遙遠的城緣，我轉進遠離水面而去的泥路，路的盡頭，在密密的松林間，是一幢小小的木板房子。一名穿著白色運動衫的五十六歲婦女前來應門。我花了十七個月的時間，撥了無數的電話、提問、訪談，再經轉介，好不容易才找到她。一天下午，我在網際網路上瀏覽時發現了一條線索。我記得撥打她的號碼時，興奮得言語難以形容，聆聽那冗長的鈴聲，終於有個婦女接了電話。我和她訂了時間，在那一週要去訪問她，也拚命地開快車以遵守我的諾言。等我抵達之後，才發現自己早了二十分鐘。

我記不得自己說了什麼，或著努力想說什麼作為開場白，但我覺得滿心敬畏。站在我眼前靠著門，緊張地微笑的，是當年以VAMP療法治癒童年白血病的倖存者。她的地下室淹了水，沙發長了霉，因此我們坐在屋外樹影之下有紗網的帳篷裡，外面則是嗡嗡飛舞的鹿虻和蚊子。這名婦女——我稱之艾拉，已經為我收集了一堆病歷和照片。她把它們交給我時，我感到她身上一陣顫抖，彷彿即使在今天，在她經歷那嚴格考驗之後四十五年，這回憶依舊栩栩如生地纏繞著她。

艾拉在一九六四年六月被診斷出白血病，約是VAMP首度在國家癌症研究所施用之後一年半。當時她十一歲。在病前的這幀照片中，她是很平常的小少女，留著瀏海，戴著牙套。但才六個月後的照片（化療之後），她卻變了形——禿頭、因為貧血而白得像紙一樣、嚴重體重過輕、倒在輪椅上，無法走路。

艾拉接受了VAMP治療。（她在波士頓的腫瘤科醫師聽說了國家癌症研究所治療法的良好效果，也勇敢地未經試驗便以這四種藥物來治療她。）起先簡直像一場大災難，高劑量的敏克瘤造成嚴重的神經間接傷害，因此她的雙腿和手指頭永遠都有一股燒灼感。強的松讓她精神錯亂，這名意志堅強精神狂亂的女孩在醫院走廊上漫遊，半夜尖叫哭嚎，護士招架不了，只好用繩子把她的手綁在床柱上。她被拘在床上，常常蜷曲成胎兒的姿勢，肌肉萎縮，神經的毛病也越來越糟。到十二歲時，她對原本用來為她止痛的嗎啡上癮。（她說，後來純粹靠她自己的意志「解毒」，且「由戒毒的痙攣中硬挺了過來」。）在苦苦等待下一劑嗎啡那可怕的幾個月，她的下唇因自己咬得太用力，到現在還是瘀青的。

然而奇妙的是，她記得的主要事項是死裡逃生的美妙感受。「我覺得自己逃過一劫。」她一邊把記錄放回原本的封套裡，一邊和我說。她望向遠處，彷彿要拍打一隻想像中的蒼蠅，我卻看見她的眼裡湧出了淚水。她在病房見過其他幾個同為罹患白血病的病童，沒有一個倖存。「我先是不知道自己為什麼會得這個病，後來又不知道自己為什麼值得獲救。白血病就是像這樣，它教你困惑，它改變你的人生。」我的心瞬間閃過了奇利巴亞的木乃伊、阿托莎和霍斯泰德那名等著作乳房切除的年輕病人。

法柏從未見過艾拉，但他見過像她這樣的病人——接受了VAMP治療而長期存活的病人。一九六四年，也就是艾拉開始化療的那年，他洋洋得意地帶了一些這種病人的照片到華府，作為給國會看化療可以治癒癌症眼見為信的證據。這條路在他看來已經越來越清楚，癌症研究需要額外的推力：更多的金錢、更多的研究、更多的宣傳，以及導向痊癒的軌道。他在國會之前的證詞也因此獲得一種近乎奉獻、救世主般的熱情。一名旁觀者回憶道，在照片和證詞之後，任何進一步的證據都是「平淡無奇而沒有必要」。如今法柏已經準備要由白血病的領域一躍而出，朝向更普遍更真實的癌症。「我們要嘗試開發可以治療那些不治癌症的化學物，比如治療乳房、卵巢、子宮、肺臟、腎臟、小腸的腫瘤，以及皮膚高度惡性的腫瘤，如惡性黑色皮膚癌和黑色素瘤。」他寫道。法柏知道，即使只要能治癒這些成人實體腫瘤中的一種，都會是腫瘤學的大突破，能夠提供最具體的證據，證明這是一場打得贏的戰爭。

解剖學者的腫瘤

在一九六〇年代要接受化療者，非得要有莫大的勇氣，也必須要有勇氣相信癌症終會屈服於藥物之下。

——文森．戴維塔（Vincent DeVita），國家癌症研究所研究員（最後擔任國家癌症研究所所長）

二〇〇四年一個冷颼颼的二月上午，二十四歲的運動員班．歐曼（Ben Orman）發現自己的脖子上有個腫塊。他正坐在自己的公寓裡看報，一邊漫不經心地把手掠過臉龐，指頭碰到了小小一個腫塊。腫塊大約一小粒葡萄乾大小，如果他深呼吸，就能把腫塊吸回胸腔裡。他不以為意，心想不過就是個腫塊而已，而運動員早就習慣各種腫塊了：老繭、腫起的膝蓋、癤、凸起、瘀青，它們來來去去，根本想不起成因。於是他再度埋首報紙，擺脫憂慮。他脖子上的腫塊，不論究竟是什麼，不久之後一定也會消下去。

但它卻繼續成長，起先毫無所覺，後來越來越明顯，一個月之內由葡萄乾大小長到了梅子大小。他可以在鎖骨淺凹之處摸到它。歐曼擔起心來，於是上醫院求診，負責鑑別科別的護士在筆記上潦潦寫下：「脖子上有腫塊。」然後在句子末尾加上一個問號。

隨著這個句子，歐曼進入了腫瘤科的陌生天地，就像他的腫瘤一樣，已被吞進癌症奇異而空洞的宇宙裡。醫院的門在他身後開了又關，穿著藍色手術服的醫師走進帷幕，用她的手在他脖子上上下下摸了個遍。他接連迅速地驗了血、照了X光，接著是電腦斷層掃描和其他檢查。掃描顯示頸部的腫塊只不過是如浮出水面的冰山般腫瘤的尖端，在這個哨兵似的團塊下，有一連串的腫塊由他的頸一路分布到他的胸，最後一個是正在他胸骨後方一個拳頭大小的腫瘤。就如同醫學院學生會學到，前胸的大腫塊可以分為四種，都是由T開頭，就像可怕的癌症歌謠：甲狀腺癌（thyroid cancer）、胸腺瘤（thymoma）、畸胎瘤（teratoma）和惡性淋巴瘤（terrible lymphoma）。歐曼的問題——考量他的年齡和腫瘤粗糙、密集的外觀，幾乎可以確定是最後一種——淋巴瘤，淋巴腺的腫瘤。

◆

我是在歐曼那次來醫院之後大約兩個月時看到他，他坐在候診室，正在讀一本書（他讀得很勤，就像運動員一樣，彷彿在比賽，常常一週就讀完一本小說）。自他那次來急診之後的八週，他已經做過一次正子掃描，看過一次外科，也作過頸部腫瘤的取樣。一如先前的懷疑，這是淋巴癌，一種比較稀少的變種，叫作「霍奇金氏症」。

接下來有更多的消息：掃描顯示歐曼的癌症完全限於他上半身的一側，他也沒有偶爾會隨霍奇金氏症發作的可怕B症狀——體重減輕、發燒、發冷，或者夜間盜汗。在由一至四的分期制度（並加入以A或B表示這些神祕症狀的有無）中，是歸在第二A期，在這種病的病程中算是早期。罹癌雖是壞消息，但在那天所有進出候診室的病人中，歐曼的預後希望可算是最好的。在密集的化療之後，他有很大的機會——百分之八十五的可能能夠痊癒。

「所謂的密集，」我告訴他，「我是指幾個月，甚至可能延長到半年，會循環投藥，中間還得來看診，檢查血球數。」每隔三週，正當他的血球數恢復之時，整個循環又會重新再開，就像化療的薛西弗斯（Sisyphus）。*

第一輪化療他就會落髮，而且幾乎可以確定他會終生無法生育，在他的白血球降至跡近為零時，他很可能會發生攸關性命的感染。最糟的是，化療很可能會造成未來第二種癌症。他點頭，我看到這個想法在他的腦海中加速擴展，一直到它達到最大的衝擊影響。

「這將是一場持久戰，是一場馬拉松，」我滿懷歉意、結結巴巴地說，想要找個類比：「但我們會走到終點。」

他默默地又點點頭，彷彿已經明白。

◆

一個週三上午，就在見過歐曼不久之後，我搭交通車到波士頓另一頭的戴納－法柏癌症中心看我的病人，我們大部分的人都稱這個機構為「法柏中心」。法柏在世時就已經聲名遠播，去世後更倍受尊崇：以他為名的中心是一棟延展了十六層樓的混凝土迷宮，裡面滿是科學家和醫師，無所不包，既是實驗室又是診所，又是藥房，又是化療機構。整個單位共有兩千九百三十四名員工，數十間會議室，數百間實驗，一個洗衣單位，四台電梯，還有數間圖書室。位於地下室的實驗室原址早就被龐大的建築大樓圍繞，而顯得寒傖不已。法柏中心就像精雕細琢的中世紀廟宇一般，早就吞沒了它的聖壇神龕。

一走進這新建築，就會看到法柏本人的油畫——帶著他特有半皺眉半微笑的表情，在門廳回視你。整棟建築四處都有他的點點滴滴。通往研究員辦公室的走廊依舊掛著他為吉米基金會所訂製的卡通「肖像」：白雪公主、小木偶、蟋蟀吉米、小飛象。我們用來作取樣的骨髓針彷彿是另一個時代的產物，說不定在五十年前曾被法柏或者他的學員磨利過，漫步在這些實驗室和診療間，往往會讓你覺得你隨時都會碰上癌症的歷史人物。有一天早上，我就有了這樣的巧遇：在我衝去趕電梯時，一頭撞上一位乘坐輪椅的老人，我起先以為是病人，定睛一看，才發現是佛萊，如今他已是這裡的榮譽教授，正要往十六樓到他的研究室去。

◆

那個週三上午，我的病人是一名七十六歲的婦女碧翠絲．索倫森（Beatrice Sorenson），她喜歡人家叫她碧亞。碧亞總教我想起自然史教科書上寫到的昆蟲或動物，可以背自己體重十倍的重物，或者跳自己身高五倍的高度。她瘦小到不可思議的地步：約二十九公斤，一百三十五公分，五官像小鳥一樣，骨頭很纖細，簡直就像冬日的樹枝一般接在一起。但在這微小的骨架之下，卻是非常堅強的個性，身體的輕以靈魂之重來彌補。她曾是海軍陸戰隊員，參加兩次戰事。即使我在診療台上高高在上，依舊覺得尷尬而卑微，彷彿她在靈魂上俯視著我。

索倫森患了胰臟癌，腫瘤是二〇〇三年夏末幾乎是意外發現的，當時她腹痛下痢，電腦斷層掃描發現了四公分大的實體瘤懸在她胰臟的尾部（事後看來，下痢或許與此無關）。一名勇敢的外科醫師試圖切除它，但這部位外緣依舊有一些腫瘤細胞。即使在前景原本就不看好的腫瘤科看來，這個情況——未切除的胰臟癌，也是不看好中的不看好。

索倫森的生活因此天翻地覆。她起先告訴我：「我要作戰到最後。」我們作了嘗試。早秋時分，我們用放射線轟炸她的胰臟，以殺死腫瘤細胞，接著又用5－氟尿嘧啶（5-fluorouracil）這種藥物化療。但在

＊　譯註：薛西弗斯為希臘神話中的人物，遭天神處罰，不停地推巨石上山直到永恆。

所有的治療中，腫瘤卻仍舊長大。冬天時，我們換了一種新藥，稱作健擇（gemcitabine，或稱 Gemzar），但腫瘤細胞不為所動，甚至還嘲笑似地送了一些癌細胞轉移到她的肝臟。有時候我們不禁覺得或許乾脆不用藥還會好一點。

索倫森那天早上來診所看看我們能不能有其他建議，她穿著白長褲和白襯衫，如紙一般薄的皮膚上是乾涸的皺紋。或許她哭過，但她的臉卻是我無法解讀的密碼。

「她會嘗試一切，任何方法。」她的丈夫懇求說，「她比外表要強壯。」

但不管她強不強壯，都已經試無可試。我盯著自己的雙腳，無法面對這明白的問題。主治大夫不安地在他的椅子裡動來動去。索倫森最後打破了尷尬的沉默。「抱歉，」她聳聳肩，視線茫然地越過我們。「我知道我們已經到了盡頭。」

我們難為情地垂頭不語。我猜這不是第一次病人因為醫師所受的醫學訓練無效而安慰他。

◆

兩個早上看到兩個腫塊，兩種截然不同的癌症化身：一個幾乎可以確定會治癒，另一個卻不可避免地會走向死亡。這不禁讓人覺得，在希波克拉底天真地創造了 karkinos 這個包羅萬象的術語之後近兩千五百年，現代腫瘤學在癌症的分類上，並沒有長進多少。當然，歐曼的淋巴癌和索倫森的胰臟癌都是「癌症」，是細胞的惡性增生，但這兩種癌症的軌道和性格卻有天壤之別。就連用「癌症」這同一個名稱來稱呼它們，都好像是醫學上的時代錯誤，就像中世紀用 apoplexy（中風）一詞來囊括由中風到出血到痙攣等一切一樣。就彷彿我們也像希波克拉底一樣，天真地把這些腫瘤歸併在一起。

但不管是不是天真，這種歸屬在一起的信念，這種不可動搖相信癌症萬流歸於一而非各自為政的想法，使拉斯克幫在一九六〇年代萬眾一心。腫瘤界追尋的是凝聚在一起的真相，如法柏在一九六二年所宣揚的「放諸四海皆準的治療法」。如果一九六〇年代的腫瘤界會想像用同一種方法治療所有的癌症，那是因為他們想像的是稱作癌症的共同疾病。他們相信只要治療其中的一種形式，就無可避免能治療另一種，以此類推，就像連鎖反應，直到所有的惡性腫瘤大廈全都像骨牌一下傾頹。

這樣的假設——如巨石般的大鎚能一擊敲碎如巨石般的疾病，讓醫師、科學家和癌症遊說者有了額外的活力。在拉斯克幫看來，這是整合的原則，是信心的講究，是吸引他們全體唯一的烽火。的確，拉斯克幫在華府所追求癌症的政治整合（單一的機構、單一的經費來源，由單一醫師或科學家所領導），仰賴的是把癌症視為單一疾病的醫學整合信念，是一塊巨石，一種單一而集中的敘述。沒有這樣宏偉而包容一切的敘述，那麼不僅瑪麗．拉斯克不能，就連悉德尼．法柏也無從展望能有一場有系統且目標明確的戰爭。

◆

那天晚上讓歐曼來求診的疾病——「霍奇金氏症」，在癌症天地中也屬晚到者。其發現者湯瑪斯．霍奇金（Thomas Hodgkin）是十九世紀一名又瘦又矮的解剖學者，他留著一把像鏟子一樣的鬍子，還有彎得驚人的鼻子，活脫脫就是走出愛德華．李爾（Edward Lear）詩中的人物。*霍奇金於一七九八年誕生在倫敦郊外一個稱為潘通維爾村的基督教貴格派家庭，這個早熟的孩子很快就成長為早熟的年輕人，他的興趣十分廣泛，由地質學、數學到化學無所不包，曾短暫做過地質學者的學徒，後來又作藥劑師，最後由愛丁堡大學拿到醫學文憑畢業。

---

* 譯註：愛德華．李爾（1812-1888），英國詩人，著有《無稽之書》（*Book of Nonsense*）。

一個偶然的事件吸引了霍奇金進入病理解剖的世界，讓他開始走向以他的姓為名的疾病。一八二五年，倫敦的聖湯瑪斯和蓋氏醫院（St. Thomas' and Guy's Hospital）因人事不諧，結果醫院分裂為二：蓋氏醫院，和新對手聖湯瑪斯醫院。這次的分裂就像夫妻離婚一樣，緊接著就是財產清算的爭執。他們爭的「財產」是一堆可怕的收藏：醫院寶貝的解剖樣本：泡在福馬林，並裝在醃菜大甕裡的腦子、心、胃和骨骼，用來作教學的工具。聖湯瑪斯醫院不肯交出這些寶貴的樣本，所以蓋氏醫院只好胡亂製作自己的解剖博物館。這時霍奇金才剛第二次拜訪巴黎，他在巴黎學習的就是如何準備和分解屍體。學成歸國的他馬上接受任命，要收集各種人體樣本，作為蓋氏醫院新博物館的收藏。這份工作在學術方面最大的好處，可能是他獲得了新的頭銜：博物館長以及死屍總長。

事實證明霍奇金非常稱職，在幾年之內就囤積了數百個解剖標本。收集樣本原是非常平凡的工作，而霍奇金的長才就是在組織它們，他非但是病理學者，也是圖書館員，發明了自己的病理體系。原本貯放他藏品的建築已經被毀，但他所收集的樣本依舊在新博物館展示，而且成了奇蹟。位在更大建築深處的這四間房間圍著中庭，是由熟鐵和玻璃所建造的寶盒。當你走進房門，登上樓梯，發現自己置身於一連串朝下的陳列台座，面牆上是一排排裝滿福馬林的罐子：一排是肺，另一排是心臟，大腦、腎臟、骨骼，以此類推。這種組織病理解剖物的方法，按器官系統而非按日期或疾病，是當時的一種新啟發。霍奇金以這種方式「住」在身體的觀念裡，任意地在人體內爬進爬出，同時注意到器官和系統之間的關聯，因此他發現自己可以憑直覺就看出模式中的模式，有時甚至不需要刻意去登記它們。

一八三二年初冬時分，霍奇金宣布他收集了一系列屍體，大部分都是年輕男子，他們有一種奇怪而有系統的疾病。他指出，這種病的特性在於「淋巴腺奇特的腫大」。如果不仔細觀察，這種腫大很容易就會被當成是因為肺結核或梅毒而來——這些是當時腺體腫大較常見的原因。但霍奇金卻認為他發現的是一種全新的疾病，一種未知的病理，唯這些男人獨有。他把七個有這種現象的屍體資料寫成一份報告：〈論淋巴腺與脾臟的病態外觀〉（On Some Morbid Appearances of the Absorbent Glands and Spleen），呈給內外科學會（Medical and Chirurgical Society）。

這個執著的年輕醫師把舊的腫大放進新的病理瓶中，卻沒有引起多少注意。學會中據說只有八個人參加了這場演講，報告完畢，他們沉默地魚貫而出，甚至懶得在塵封的簽到簿上簽名。

霍奇金也有點為自己的發現難為情，他寫道：「病理報告如果沒有伴隨如何協助治療的建議，不論治本或治標，那麼可能就會被當作毫無價值。」光是描述疾病，卻不提供任何治療的建議，在他看來就像空虛的學術練習，只是知性的浪費罷了。就在發表報告後不久，他也離開醫學界。一八三七年，在和主管一番權力鬥爭之後，他辭去了蓋氏醫院的職務，接著在聖湯瑪斯醫院短暫擔任過博物館長一職——這是註定要失敗的反彈。一八四四年，他徹底放棄了學術生涯，他的解剖研究也逐漸停頓。

一八九八年，在霍奇金去世後三十多年，奧地利的病理學者卡爾．史登柏（Carl Sternberg）用顯微鏡觀察病人的腺體，卻發現有一連串古怪的細胞正回瞪著他：巨大而漫無組織的細胞，帶著分成雙葉的細胞核，他形容它們是「貓頭鷹的眼睛」，陰鬱地由淋巴的林中望出來。霍奇金的解剖分析終於真相大白，這些貓頭鷹眼細胞是惡性淋巴球，是癌化的淋巴細胞。霍奇金氏症是淋巴腺的癌症，是淋巴癌。

霍奇金可能因為他自認只有描述他所觀察到的疾病而未提出建議，因而感到失望，但他低估了仔細觀察的價值——他廢寢忘食地獨自研究解剖學，結果不經意中發現了這種淋巴癌最關鍵的啟發：霍奇金氏症有一種奇特的傾向，那就是局部一個接一個地滲透淋巴結。其他的癌症可能比較難預測，也就是如一名腫瘤學者說的：更「變化莫測」，比如肺癌就可能由肺部的一個骨針狀細胞結節開始，然後拔錨而出，出乎意料之外地移至腦部。胰臟癌則惡名昭彰，常把惡性細胞送到如骨骼或肝臟等遙遠的位置。但霍奇金氏症這種由解剖學者發現的癌症，卻非常合乎解剖的規則，它的轉移就好像事先衡量好、按部就班地，由一個淋巴結移至相鄰的另一個淋巴結——由腺體至腺體，由區塊至區塊。

就是這種由一個淋巴結到下一個淋巴結的局部散布習性，使霍奇金氏症在癌症史上占有獨特的地位。霍奇金氏症是另一種惡性疾病的合成物，如果法柏的白血病占據了液體和實體腫瘤的模糊邊界，那麼霍奇金氏症就占據了另一個奇特的邊界：一種即將轉化成系統化疾病的局部疾病，霍斯泰德對癌症的見解即將要轉變成蓋倫的見解。

◆

一九五〇年代初期，在加州的一場雞尾酒會上，史丹福大學放射學教授亨利·卡普蘭（Henry Kaplan）恰巧聽到一段對話，談的是要建一個線性加速器好讓史丹福的物理學者使用。線性加速器是把X光管發揮到極致。線性加速器就像傳統的X光管一樣，也可以對目標發射電子，產生高強度的X光，但是和傳統X光不同的是，線性加速器在電子內充滿了大量的能量，讓它們達到教人暈眩的速度，然後才把它們投上金屬表面。由此產生的X光有很深的穿透力——力量強到不只能穿過組織，也能把細胞燙死。

卡普蘭曾在國家癌症研究所受過訓練，在那裡學會用X光來治療動物身上的白血病，但他的興趣已經逐漸轉到人類身上的實體腫瘤——肺癌、乳癌、淋巴癌。他知道實體腫瘤可以用放射線治療，但癌症的外殼，就像其字源螃蟹的甲殼一樣，得要先深入穿透，才能殺死癌細胞。線性加速器尖銳而密集如刀般的光束可能讓他深入組織深處的腫瘤細胞。一九五三年，他說服史丹福的一群物理學者和工程師，為醫院量身打造一具線性加速器，並於一九五六年裝在舊金山一間如金庫般的倉庫裡。卡普蘭向附近修車廠老闆借來一部汽車起重機，親自開車在費爾摩街和教會坡的繁忙交通中穿梭，把加速器的巨大防護鉛塊送達倉庫。

卡普蘭可以透過那鉛塊上一個極小的針孔，引導掌控強力X光束——集中發射高達百萬計的電子能量，讓任何癌細胞都唯有死亡一途。但要選擇哪一種癌症作為目標？要是卡普蘭在國家癌症研究所有學到一點東西，那就是只要專注在某一種疾病上，就能進入整個疾病的宇宙。卡普蘭在他目標上所尋覓的特性定義算是清楚的，由於線性加速器只能把殺手光束集中在局部病灶上，因此這種癌症必須是局部而非系統性的癌症。白血病當然免談了，乳和肺癌可以算是很重要的標的，但兩者的病情發展都難以逆料，變幻莫測，常會有神祕而系統化的蔓延，因此卡普蘭的智慧之眼在掃遍惡性腫瘤的世界之後，最後降落在最自然的標的物上：霍奇金氏症。

◆

「卡普蘭就是霍奇金氏症。」曾任癌症研究所資深臨床醫師的喬治・卡內洛斯（George Canellos）告訴我，他靠在椅背上，我們倆坐在他辦公室，而他翻著成排的原稿、專書、文章、書籍、目錄和論文，由檔案中取出幾張卡普蘭的照片，有他在國家癌症研究所打著領結，凝視著成束的文件；或者他穿著白袍站在史丹福的線性加速器旁，五百萬伏特的探針就在他的鼻尖。

卡普蘭並不是頭一個用X光來治療霍奇金氏症的醫師，但他絕對是最堅持、最有系統、最專心一致的一位。一九三〇年代中期，一名叫作雷內・吉伯特（Rene Gilbert）的瑞士放射科醫師已經證明霍奇金氏症腫大的淋巴結在照射放射線之後，會大幅縮小，但吉伯特的病人往往在治療後復發，而且常是在緊鄰著照射部位旁的淋巴結。多倫多綜合醫院的加拿大外科醫師薇拉・彼德斯（Vera Peters）比吉伯特更進一步，把放射線照射的部位再擴大——X光照射的不只是單一腫脹的淋巴結，而且是整個部位的淋巴結。

彼德斯稱她的這種作法叫「延展範圍放療」（extended-field irradiation）。一九五八年，彼德斯分析了她所治療過的病人，注意到這種擴大範圍的放療可以大幅改進初期霍奇金氏症病人的存活率。但彼德斯的資料是根據先前治療過病人的病歷分析事後回顧而來。她需要更嚴謹的醫學實驗，隨機的臨床實驗。*

在彼德斯之外，卡普蘭也明白延展範圍放療可以促進霍奇金氏症不再復發的存活率，說不定還可治癒早期的霍奇金氏症。但他沒有正式的證據。一九六二年，在一名學生的挑戰之下，卡普蘭著手證明這個說法。

卡普蘭所設計的實驗如今依舊算是研究設計的經典。在稱作L1實驗的第一組實驗中，他分配了同樣數量的病人作延展範圍放療或只作癌症侵犯部位的放療，然後畫出未復發存活病人的曲線，結果十分明確，延展範圍放療——也就是如一位醫師形容的「精細的放療法」，大幅降低了霍奇金氏症的復發率。

但卡普蘭知道光是降低復發率還算不上痊癒，因此他更進一步探究。兩年後，史丹福團隊畫出了更大的放療範圍，包括由心臟發出的拱形大血管主動脈周圍的淋巴結在內。他們引進了一個創新的作法，後來證明是他們成功的關鍵。卡普蘭知道唯有局部性霍奇金氏症的病人才能受益於放療，因此放療效果真正考驗，就需要限定在病情只限於幾個相關淋巴結的病人。而為了要排除淋巴癌已經散布的病人，卡普蘭就設計出一系列測驗來為病人分期，包括驗血、詳細的臨床檢查、一種稱作淋巴管造影術的程序（相當於原始的淋巴結電腦掃描），以及骨髓取樣。即便如此，卡普蘭還不滿意：他加倍仔細地開始作腹腔探查手術和內淋巴結取樣，以確定唯有病情限於局部的病人能納入實驗。

放射線的量如今已經高得駭人，但教人高興的是，其反應也大幅揚升。卡普蘭記錄到更長的復發時間間隔，可以延伸到十個月——接著是數年。等到第一批病人存活五年而未復發之時，他開始揣想或許有些病人已經藉著延展範圍放療而治癒。卡普蘭的實驗性想法終於由舊金山的倉庫進入了主流臨床世界。

然而霍斯泰德不是也下過同樣的賭注卻輸了？根除性乳房切除術不是採用同樣的邏輯：切除越來越大的部位以求治癒，結果卻一敗塗地？為什麼卡普蘭成功了，而其他人卻失敗？

首先，因為卡普蘭小心翼翼地選擇病人，唯有初期病程的病人才能作他的放療，他殫精竭慮，花了極長的時間先為病人的病情分期，然後才作放療。由於他嚴格限制接受治療的病人，因此大幅提升了成功率。

第二，卡普蘭之所以成功，是因為他選對了疾病。霍奇金氏症大體說來是局部的疾病，一九六八年《新英格蘭醫學期刊》上有位評者擲地有聲地評論道：「治療霍奇金氏症最根本基礎在於，這種病大部分的病例都是局部性的。」卡普蘭極其嚴謹地面對霍奇金氏症的內在生理，要是霍奇金氏症這種淋巴癌在人體內的變化更莫測（莫名散布的部位更出人意表，如某些形式的乳癌那般），那麼卡普蘭的分期作法，不論如何詳細，都註定會失敗。卡普蘭並沒有裁切疾病以適合他的藥物，而是裁切他的藥物來適合正確的疾病。

到頭來，在癌症治療中，謹慎地以特定的法則搭配特定形式和分期的癌症，以這樣簡單的原則行事，會得到應有的功勞。卡普蘭明白，早期、局部性的癌症在本質上常常與分布廣泛、已經轉移的癌症不同，即使是同一種癌症也是。一百個霍奇金氏症的病例，即使病理上都歸為同一類，卻是同一主題的一百種變奏。癌症各有性情、個性造成其「行為」。而生理上的歧異就需要治療的歧異；同樣的治療不能一視同仁地施用在所有的病例上。但縱使卡普蘭在一九六三年就已經完全明白這點，也以此為治療霍奇金氏症的原則，卻需要花上數十年的時間，才能讓新一代腫瘤醫師明白同樣的道理。

---

* 病歷資料可能因醫師過度挑選治療的病人，或者因他們只計入預後最佳的病人，而會有偏差。

行進中的軍隊

現在我們成了行進中的軍隊。

——法柏，一九六三年

下一步：完全治療，勢不可擋。

——肯尼斯·安迪柯特（Kennith Endicott），國家癌症研究所所長，一九六三年

在追求（癌症）長期存活之際，多重藥物積極治療的角色還不清楚。

——史坦（R. Stein），科學家，一九六九年

一九六三年一個暮夏午後，時任國家癌症研究所高級研究員的卡內洛斯走進臨床中心，只見佛萊正忙得不可開交地寫黑板。穿著白袍的佛萊正在列出一連串的化學物，還畫了箭頭。黑板的一端是一堆有細胞毒性的藥物——環磷醯胺（Cytoxan）、敏克瘤、甲基苄肼（procarbazine）、甲胺喋呤，另一端則是蘇布洛和佛萊想嘗試治療的新癌症：乳癌、卵巢癌、肺癌、淋巴癌。連接黑板兩端的則是粉筆畫的線，把藥物和癌症連在一起，乍看之下，好像佛萊正在演算數學方程式：A＋B可以殺死C；E＋F可以消滅G。

佛萊表單上的藥大半來自三個來源。有些如胺基喋呤、甲胺喋呤是科學家靈光一現獲得的啟發（法柏就是揣測葉酸拮抗劑可能阻礙白血病細胞的成長，而發現了胺喋呤），其他如氮芥子氣或放射菌素D，

則是出於機緣湊巧，比如偶然發現芥子氣或土壤內的微生物可以殺死癌細胞。但其他如6－MP，則是來自於藥物篩檢，成千上萬的分子一一經過測試，找出少數一些擁有殺死癌細胞能力者。

把這些藥物連結在一起的明顯共同特色是，它們毫無例外全都是細胞成長的抑制劑。例如氮芥子氣會破壞DNA，幾乎殺死全部的分裂細胞；它優先殺死癌細胞是因為癌細胞分化得最積極。要設計理想的抗癌藥物，必須辨識癌細胞內特定的分子目標，然後創造一個化學物質來攻擊那個目標。但由於當時對癌症基本的生理瞭解不多，因此界定這樣的分子目標在一九六〇年代簡直是無從想像。但即使缺乏這樣的目標，佛萊和佛萊萊赫都治癒了一些白血病童，那麼如果能找到通用的細胞毒藥，有適切的活性，就應該可以消滅癌症。

這樣虛張聲勢的邏輯當然是走火入魔。當時也在研究所擔任研究員的文森．戴維塔寫道：「一九六〇年代新一代的癌症學者一直在探究共通的問題：究竟具有細胞毒性的化療能不能治癒有任何一種重度惡性腫瘤的病人。」對佛萊和蘇布洛而言，要回答這「共通問題」的唯一方法，就是把這日益增加的化療組合設備轉向針對另一種癌症——這回要選擇實體的癌症，可以用來追溯他們在白血病所採取的步驟。如果另一種癌症也對同樣的治療法起反應，那麼就幾乎沒有疑問，腫瘤學已經找到了共同問題的共同解決方法，那麼只消臨門一腳，就可找到醫治所有癌症的解藥了。

但該用哪種癌症來測試？就像卡普蘭一樣，蘇布洛、戴維塔和卡內洛斯也把焦點放在霍奇金氏症上——這個存在固體與液體之間的癌症，是白血病和肺癌或乳癌等實體癌症的踏腳石。卡普蘭在史丹福已證明霍奇金氏症可以非常精確地分期，局部的疾病可以用高劑量的延展範圍放療治癒。卡普蘭已經解開一半的方程式：他用放射線治癒只發生在局部的霍奇金氏症。如果全身性加上積極的化療組合也能治癒轉移後的霍奇金氏症，那麼蘇布洛的「共同解決辦法」就有其可信度，這方程式就能完全解決。

戴維塔坦率、好鬥、勇敢，出身紐約州吵雜的洋克斯區，一路勢不可擋地唸了大學，還進了醫學院。他在一九六三年來到國家癌症研究所，落入蘇布洛、佛萊和佛萊萊赫迷人的軌道。他們不符正統的作法——他稱之為「瘋子做的癌症研究」，卻深深吸引了他。這些人在醫學研究上蠻勇之輩，是研發差點毒死病人新藥的特技演員，和死神比試膽量。「總有人得讓懷疑者看到：只要用對藥物就能治癒癌症。」他想道。一九六四年初，他也開始要努力證明懷疑者是錯的。

由戴維塔所領導，針對後期霍奇金氏症所作的第一個密集化療組合測試共用了四種藥物——甲胺喋呤、敏克瘤（亦稱Oncovin）、氮芥子氣和強的松，這是毒性甚劇的組合，稱為MOMP。只有十四名病人接受治療，全都產生了可以想見的化療反應；他們全都住院，置身隔離病房，避免血球數劇降時危及生命的感染風險。一如預期，這種療法在癌症研究所遭到嚴厲的批評，因為這又一次是投身混合毒藥的致命世界。但佛萊出了面，平息了批評，讓計畫繼續進行。

一九六四年，戴維塔進一步修改治療法，以更強力的藥物甲基肼取代甲胺喋呤，治療的時間也由兩個半月延長為六個月。戴維塔與癌症研究所一群志同道合的年輕研究員同僚一起，讓後期霍奇金氏症的病人參加了這種稱為MOPP的新雞尾酒療法。霍奇金氏症就像淋巴性白血病一樣是罕見的疾病，但研究員並不需要費力就能找到病人。霍奇金氏症後期常伴隨捉摸不定的B症狀，必然致命。年輕男女（這個病好發於二、三十歲的年輕男女）常被以「不治」的病例轉到癌症研究所來，因此他們是理想的實驗對象。才不過三年，戴維塔和卡內洛斯就以飛快的速度累積了四十三個病人，其中九個已經按卡普蘭的治療法，作過延展範圍放療，依舊難以阻擋癌細胞，擴散而轉移。其他的病人也已經按情況用單一藥劑作過治療，沒有一個對先前的藥物有持久的反應。

因此，就如他們之前的那一群年幼白血病人一樣，每兩週就有新的病人出現在研究所門口，占滿了臨床中心的塑膠椅，排隊領取政府發的餅乾，等著實驗藥物的可怕攻擊。最年輕的病人只有十二歲，連青少年都還算不上，但淋巴癌細胞卻占據了她的肺和肝。一名十三歲的男孩肋膜腔內生了霍奇金氏症；惡性的液體夾在胸壁和肺之間的夾層，難以呼吸。最老的病人是一名六十五歲的婦女，霍奇金氏症堵住了她的腸道入口。

◆

若說ＶＡＭＰ的恐怖之處，在於感染造成的死亡——倒在病榻上的孩子們靠著呼吸器維生，血液裡盡是細菌而無白血球，那麼ＭＯＰＰ的恐懼則和五臟六腑更有關係：嘔吐而死。隨治療而來的嘔吐委實驚天動地，突如其來地出現，然後又同樣突然地消失，其強度幾乎能讓人失神。許多病人每隔十四天由附近的城市搭機來作治療，而在回程的飛機上，藥物在血液裡翻攪，而飛機又在雲端翻攪，對許多病人都是比疾病本身更恐怖的夢魘。

嘔吐還只是開頭。隨著戴維塔繼續以各種化療組合向前進，更複雜和新奇的折磨也隨之出現。化療會造成男性和一些女性無法生育，細胞毒性藥物對免疫系統所造成的破壞更讓奇奇怪怪的感染出現：一種成年人罕見的肺炎形式——由卡氏肺囊蟲（Pneumocystis carinii，簡稱ＰＣＰ）所造成的肺炎，頭一例就發生在接受ＭＯＰＰ治療的病人身上（同樣的肺炎一九八一年又出現在免疫系統缺陷的同性戀男子身上，宣示了美國ＨＩＶ流行病開始蔓延）。或許化療最教人焦心的副作用在近十年之後出現，幾名年輕男女雖然治癒了霍奇金氏症，卻出現了第二種癌症，通常是極富攻擊性且抗藥的白血病，而這是由先前

ＭＯＰＰ化療所引發的現象。就像放射線一樣，細胞毒性的化療是雙面刃，一方面能治療癌症，另一方面卻又會造成癌症。

雖然有這種糟糕的副作用，但即使在治療過程之初，就已經可以看見效益。在許多年輕病人身上，明顯腫大的淋巴結在數週之內就已經消散。一名來自伊利諾的十二歲男孩原本受霍奇金氏症蹂躪，體重只有二十三公斤，但治療不到三個月，他的體重就增加了一半，也竄高了六十公分。在其他病人身上，霍奇金氏症對器官的殘害放鬆了，肋膜滲出物逐漸清除，內臟的淋巴結也消失。一個月一個月過去，組合藥物的化療再一次地成功了。半年後，四十三名病人中有三十五名已經完全緩解。ＭＯＰＰ試驗並沒有控制組，但也不需要控制組就可以看清結果。反應和緩解的比例在後期霍奇金氏症上是前所未見，而且這成功還會長期持續：這些病人中，一半以上都痊癒了。

就連原本不相信化療的卡普蘭都大感吃驚。他寫道：「有些病情已經發展到後期的病人如今都毫無復發的存活，運用多種藥物的化療已經大幅改變了先前被分在第三或第四期霍奇金氏症病人的預後。」

◆

一九六八年五月，正當ＭＯＰＰ試驗達到前所未有的高峰時，在淋巴性白血病的世界也有了出乎意料的消息。

佛萊和佛萊萊赫的ＶＡＭＰ療法因為碰到奇特而殘酷的阻礙而停頓了下來：多種藥物化療雖然治療了大部分病童血液和骨髓中的白血病，但癌症卻在腦部爆炸性地復發。在一九六二年啟動ＶＡＭＰ計畫之後的數個月，大部分病童都蹣跚回到診療中心，出現看似無害的神經症狀，但卻在一、兩週後就暴斃。原本被稱許為研究所大功臣的ＶＡＭＰ，如今卻成了夢魘。以最初藥物組合治療的十五名病人中，只有兩名存活。在癌症研究所，原本鼓舞這個研究的雄心壯志和聲勢，很快地卻演變成冷酷的現實。或許批評法柏的人是對的，或許淋巴性白血病頂多只能暫時緩解，卻不可能治癒。或許最好的選擇還是保守療法。

但已經嚐到高劑量化療成功滋味的腫瘤科醫師實在無法壓抑他們的樂觀態度：萬一是因為VAMP的強度不夠才造成復發呢？如果能再加強一步，把化療強度再推進到忍耐的邊緣呢？

提出這種異議陣營的領袖是法柏的門徒，三十六歲的腫瘤科醫師唐納德．品克爾，他被由波士頓請來田納西州曼菲斯市，要在當地成立白血病醫療機構。＊在許多方面，曼菲斯都是波士頓的相反，它在激烈的種族壓力和搖滾樂當中震盪在南部雅園（Graceland，貓王故居）金色和粉紅色的華廈與嚴格分離的北部黑人社區之中旋轉，騷亂、難以預測、繽紛多彩、永遠處在興奮狀態；就醫藥方面而言，更是無主之境。品克爾的新醫院稱為聖猶達（St. Jude，以陷入絕境者的守護聖徒為名，再恰當不過），就像孤立的混凝土海星一般，在一片不毛之地的停車場冒了出來。一九六一年，品克爾抵達時，這間醫院還根本沒法運作，「沒有過去的紀錄、財務不確定、建築未完成、沒有員工，也沒有教職員。」

然而，品克爾還是成立了化療病房，而且開始運作。有了護士、住院醫師和受過處理有毒含汞藥物的研究員。品克爾的團隊雖然遠離紐約和波士頓這兩大白血病研究的重心，卻一心想要在其他所有的白血病實驗上領先——要青出於藍，把高劑量多種藥物化療的作法推展到極致。品克爾因此努力做一個又一個的實驗，朝向病人忍受的極端，最後他與合作單位也提出了超越先前療法的四種創新。＊＊

＊ 品克爾雖在波士頓受法柏之教，但後來到紐約州水牛城羅斯維爾帕克癌症中心任職數年，才在一九六一年轉往曼菲斯。

第一，品克爾認為，混合藥物固然是緩解的必要條件，但光是這樣還不夠。也許他們需要的是混合再混合，需混合出六、七種，甚至八種不同的化學毒劑混合搭配，以達最大的效果。

第二，由於癌症很可能在神經系統復發，是因為這些強度極高的藥物無法突破血腦障礙，那麼或許醫界該直接把化療打進神經系統，注射至脊椎神經所浸泡的液體裡。

第三，說不定這樣浸注化學毒劑還不夠。既然X光可以穿透血腦障礙滲透腦部，那麼或許該用高劑量的放射線照射頭骨，殺死腦部殘留的癌症細胞。

最後，如李敏求在絨毛膜癌所發現的，或許化療的時間不只該是如佛萊或佛萊萊赫那樣只作數週或數月，而該一個月接一個月，延長到兩年甚或三年才夠。

由這些引導原則所產生的治療方法根本就如品克爾同僚所說的，是一場「全力戰鬥」。一開始，標準抗白血病的藥物以連珠砲似的快火施投，接著按照固定的間隔，以脊髓穿刺術把甲胺喋呤藥物注射進脊椎管。腦部則用高劑量的X光照射，然後再用更高劑量的藥物以不同的間隔再加強化療，「達到最高的容忍限度」。通常都需要抗生素和注射液，連續施打，一連數週。整個治療共歷時兩年半，包括多次照放射線、數十次抽血、數十次脊髓穿刺、還有多種點滴藥物——這樣的療法太過精確、太過苛求，因此有期刊拒絕發表，認為不可能在不殺死病人的情況下正確監測。即使在聖猶達醫院，這種療法也被認為毒性太強，因此這個實驗被分派給品克爾手下較年輕資淺的醫師，因為資深的研究員知道它的風險，都不願進行。品克爾稱之為「全面治療」；身為研究醫師的我們則稱之為「全面地獄」。

◆

卡拉．芮德在二〇〇四年夏天進入了這樣的地獄。化療和放療一個接著一個，在一波黑暗的浪潮之後又是另一波黑暗的浪潮。有時候她晚上回到家（孩子們已經上床了，她的先生做好晚餐等著她），卻在第二天一早又回到醫院來。她失去了睡眠、頭髮和食欲，接著喪失了更重要、更難以形容的——她的憤怒、欲望、意志。她像行屍走肉一樣在醫院裡行走，拖著小小的步伐，由注射室的藍色塑膠椅到中央走道上的飲水機，再以那均勻的步伐回到塑膠椅上。「放療是最後一根稻草。」她說：「像死了一樣靜靜地躺在治療台上，臉上戴著面罩，常常讓我懷疑自己究竟還會不會醒過來。」就連在她開始治療那頭幾個月經常飛進飛出波士頓的母親，在回到她自己在佛羅里達的家時，也紅著眼眶，筋疲力竭。

卡拉深深地退縮到她自己的世界。她的憂鬱硬化成無法穿透的外殼，她本能地縮了進去，把一切都封閉起來。她失去了朋友。在她初來看診那幾次，我看到她帶著一名開朗的年輕女郎為伴，但有一天，我卻沒看到這位朋友。

「今天沒有伴？」我問道。

卡拉把視線轉開，她聳聳肩。「我們結束了。」她的聲音有一種如鋼鐵似消沉的意味。「她需要關愛，而我就是無法滿足那種需要。現在不行。」

我尷尬不已，卻也十分同情那失去的朋友。身為卡拉的醫師，我也需要被她需要，需要她的認可，

＊＊ 其合作單位是指由詹姆斯．賀蘭領導的羅斯維爾帕克癌症中心，以及在紐約紀念醫院的約瑟夫．布契納繼續和品克爾合作，研究白血病療法。

甚至在她的戰爭中作一個周圍的參與者。但卡拉就連為自己的康復，都已經幾乎沒有任何情感力量留存，何況為其他人呢？對她來說，和白血病的搏鬥已經如此個人化，屬於自己的內心，讓我們其他人都成了周邊的旁觀者：我們才是在她意識之外行走的行屍走肉。她來看診，都是以困窘的沉默開始和結束。早晨我穿過醫院大樓，要再作另一次骨髓取樣，看著冬日的光線在室內投下陰影，我感覺到一絲寒意，一種接近同情但卻並不完全是同情的沉重感。

一個檢驗接著一個檢驗，卡拉的療程已經進行了七個月，她已經來診療中心六十六次，抽過五十八次血、作了七次脊髓穿刺，還作了幾次骨髓取樣。曾有一位當過護士的作家用所作過的檢驗來描述「全面治療」的典型過程：「艾瑞克的病由診斷出病因開始，總共持續了六百二十八天，其中四分之一的時間不是在醫院病床上，就是在看醫生。他抽了八百多次血，作了無數次脊髓穿刺和骨髓抽吸，三十次X光，一百二十次生化檢驗，有兩百多次的輸血。至少二十位醫師——當中有血液科、胸腔內科、神經科、外科醫師和專科醫師等，全都參與了治療他的過程，這還不包括心理學家和十多名護士。」

◆

品克爾和他的團隊如何在曼菲斯說服四和六歲的病童做完例行的化療，我們不得而知，但他辦到了。一九六八年七月，聖猶達的團隊發表了全面治療最先進結果的初步資料。（品克爾的團隊在一九六八至一九七九年總共作了連續八次試驗，每一次都對療法有更進一步的修改。）這一次早期的試驗只不過是一家醫院對單一群病人小規模非隨機的嘗試，但其結果卻教人震撼。曼菲斯團隊總共治療了三十一名病人，其中二十七人獲得完全的緩解，復發的中數時間（由診斷到復發之間的時間，用來衡量治療是否有效）延長到近五年——是法柏第一批病人最長緩解時間的二十多倍。

但最重要的是，有十三名病人，約原本總病人數的三分之一，從沒有復發。他們依舊存活，沒有再做化療。他們月復一月回到診療中心來，最長的緩解期已經達到第六年，是該病童年紀的一半。

一九七九年，品克爾團隊重訪這幾年來以全面治療法所醫治的全部病人，連續八次試驗總共兩百七十八名病人完成了療程，停了化療。其中約有五分之一復發，其他百分之八十的病人在化療後都沒有再發病——可以說是「痊癒」了。「兒童罹患急性淋巴性白血病不能被當作不治，」品克爾在一篇評論文章中寫道：「我們不能再接受只以緩解為目標的治療。」

他當然是寫給未來的世代，但若以一種更神祕的意味來看，他也是寫給過去的世代，寫給那些對白血病深感無力，並且和法柏爭論、要讓病童「安息」的醫師們。

貨車和馬

我不是反對樂觀，我只是擔心它是來自於自欺的樂觀。

——馬文．戴維斯（Marvin Davis），在《新英格蘭醫學期刊》談癌症的「良方」

打鐵要趁熱。

——一九六五年九月，悉德尼．法柏對瑪麗．拉斯克說的話

一隻燕子飛過是巧合，兩隻燕子卻顯示夏日已經來到。到一九六八年秋，在貝塞斯達和曼菲斯的學者都宣布了他們在治癌試驗上的驚人成就，癌症世界的景觀也因此有了巨變。在一九五〇年代後期，如戴維塔所記得的：「要作化療醫師，必然要有勇氣……而且一定要有相信癌症一定會被藥物治癒的勇氣。顯然這需要證據。」

就在十年之後，舉證的責任開始戲劇化地移轉。用高劑量化療來治淋巴性白血病或許會被嗤為僥倖，但用同樣的策略治療霍奇金氏症卻成功，使它似乎成了通則。「一場革命已經展開，」戴維塔寫道。癌症研究所長安迪柯特也附和說：「接下來勢在必行的就是完全的治療。」

在波士頓，法柏以他最擅長的方式迎接這個好消息——舉辦一場大規模的公開派對。派對的日期並不難訂：一九六八年九月，吉米基金會二十一歲了。*法柏重訂這個日子，象徵吉米的二十一歲生日，這

是他「羅癌孩子」法定成年的時刻。一九五〇年代綜藝會曾在斯塔特勒酒店的皇家舞廳外放置棒球形的吉米捐款箱，如今這個舞廳則盛裝布置，要舉行盛大的慶祝會。賓客名單包括法柏那一群耀眼的隨從：醫師、科學家、慈善家和政壇人物等人。瑪麗．拉斯克無法共襄盛舉，但她派了美國癌症協會艾默．鮑勃斯特（Elmer Bobst）前來。蘇布洛則由癌症研究所搭機北上參加，安迪柯特則由貝塞斯達趕來。

這個名單中，引人注意的是沒有吉米本人——艾納．葛斯塔夫森的身影。其實法柏知道他的下落（法柏得意地告訴媒體：他還活著，而且十分健康），但卻刻意隱瞞其他的消息。法柏堅持說，吉米只是抽象的符號。真正的吉米已經回歸到位於緬因州的隱密私人世界，和妻子與三個孩子一起生活——他能恢復常態生活，正是戰勝癌症的象徵。那時他已經三十二歲，近二十年來，沒有人見過他，或為他拍過照片。

那天晚上結束時，在侍者收走小咖啡杯之際，法柏站起身來走上講台，站在耀眼的燈光之下。他說，吉米的診療所如今位於「科學與醫學史上最幸運的時間」，全美各個機構和個人，「綜藝會、電影業、波士頓勇士隊……紅襪隊、棒球界、媒體、電視、廣播」，全都聚在癌症周邊。法柏宣布，當天晚上在那舞廳裡慶祝的，不是某個個人的生日，而是曾經為了一個疾病而遭圍攻的社群的誕生。

那個社群如今覺得已經到了突破的時候。如戴維塔所述，已經發現「這塊治療拼圖所缺的一塊，對全身性癌症的有效化療」。高劑量的組合性化療可以治療所有的癌症——只要找出正確的組合。有作者寫道：「化學軍械庫如今握在醫師的手裡，讓他們有……如本世紀之初揮舞手術刀那些英勇外科醫師同樣的力量。」

* 吉米基金會於一九四八年五月成立，而在一九六八年九月過二十一週年紀念日。吉米的「生日」是由法柏任意指定。

有希望找出治癒癌症的系統作法，這讓腫瘤科醫師陶醉不已，同樣也讓因癌症而結合的政治力量心蕩神馳。戰爭一詞既有力又飢渴，而且範圍遼闊，更捕捉了抗癌運動的精髓。戰爭需要戰士、武器、士兵、傷患、存活者、旁觀者、通敵者、謀士、哨兵、勝利——對於這一場戰爭，都不難找到以上每一種比喻性的人物。

戰爭也需要清楚地界定敵人，即使是無影無形的對手，都被塑造了形體。因此面貌千變萬化的疾病——癌症，就被重新塑造為一種單一而龐大的整體，是同一種疾病。如休士頓腫瘤學者以賽亞・菲德勒（Isaiah Fidler）一針見血地形容，大家把癌症想成：「出於同一種原因、有同一種機制，可以用同一種方法治療。」

◆

要是臨床腫瘤科醫師以細胞毒性的化療作為癌症「獨一無二」的統一解藥，那麼癌症學者也有他們自己的理論說明癌症獨一無二的原因：那就是病毒。這個理論的祖師爺是裴頓・勞斯（Peyton Rous），彎腰駝背白髮蒼蒼的雞病毒學者，他已經在紐約洛克菲勒研究所的實驗室靜靜地棲息了多年，直到一九六〇年代，才被拖出沉寂。

一九〇九年，*年方三十的科學家勞斯剛在洛克菲勒研究所成立了自己的實驗室。有人在毛色黑白相間的蘆花雞品種母雞背上發現了一個腫瘤，便把這隻雞送來給他。其他人或許對雞身上的罕見腫瘤不會有什麼興趣，但不屈不撓的勞斯卻獲得兩百美元補助研究雞的這種癌症。他很快就把這種腫瘤歸類為肉瘤，是結締組織的癌症，一片又一片的菱形、類似狐眼的細胞侵犯了肌腱和肌肉。

一開始，大家並不以為勞斯對雞肉瘤的研究與人類癌症有什麼關係。一九二〇年代，人類癌症已知的原因不外乎環境中的致癌物如鐳（如居禮夫人的白血病）或者有機化學物，如石蠟和染劑副產品，這些造成實體腫瘤的成因。十八世紀末期，英國外科醫師派西瓦．波特（Percival Pott）曾主張，在掃煙囪工人間流行的陰囊癌，是因長期曝露在煙囪煤灰和煙所造成（我們接下來會再談到波特）。

這些發現塑造了一個稱作「體細胞突變」（somatic mutation）的癌症成因假說。這種理論主張，如煤煙或鐳這類環境致癌物不知怎麼永久改變了細胞的結構，因而致癌。但這種變化確切的本質仍不得而知。顯然煤灰、石蠟和鐳都有某種根本改變細胞的能力，造成惡性細胞，但這種種不同範圍的損傷怎會匯聚為同一種病理損傷？或許缺乏更有系統的解釋——更深、更根本的致癌理論。

一九一〇年，勞斯在不知情的情況下，讓這種體細胞突變的理論受到極大的質疑。他在作梭狀細胞肉瘤的實驗時，把一隻雞身上的腫瘤注射到另一隻雞身上，發現腫瘤竟能轉移。他寫道：「我把同一隻雞身上的梭狀細胞肉瘤增殖到第四代，腫瘤迅速成長、滲透、轉移，而且完全符合預期。」

這件事雖然很奇特，但還算可以理解——癌症是起源於細胞的疾病，而把細胞由一個生物轉移到另一個生物，的確可能會傳送癌症。但勞斯接著又發現另一個更奇怪的結果。在把腫瘤由一隻雞傳送到另一隻雞身上時，他使用越來越細的濾器將細胞過濾，直到濾液中毫無腫瘤細胞，只剩下不含細胞的濾液。勞斯以為如此一來腫瘤就無法轉移，但相反地，腫瘤繼續地以鬼魅方式傳播——有時甚至在腫瘤細胞經過濾而逐漸消失的情況下，傳播力更強。

勞斯的結論是，傳送癌症的介質並不是細胞或者環境中的致癌物，而是躲在細胞之內的某種微小分

---

* 請注意這個時間點：此時霍斯泰德才剛發表了他對乳房切除術的研究，而參議員尼利還沒有向國會提案要求對癌症解藥的「賞金」。

子。這分子小到可以很容易穿過大部分的濾器，繼續製造動物身上的腫瘤。而唯一擁有這些特質的生物介質就是病毒，後來他的病毒就被稱為「勞氏肉瘤病毒」（Rous sarcoma virus，或者縮寫為RSV）。

◆

頭一個致癌病毒RSV的發現對體細胞突變理論是重大的打擊，也讓醫界手忙腳亂尋找更多的致癌病毒。這種致癌的介質似乎已經找到：一九三五年，勞斯的同事理查．蕭普（Richard Schope, 1901-1966）也提出了一種乳突病毒的報告，會造成棉尾兔（cottontail rabbit）的疣狀腫瘤。十年後，一九四〇年代，則傳來發現造成老鼠及貓白血病病毒的消息——但依舊沒有真正使人類致癌病毒的消息傳出。

一九五八年，在跡近三十年的努力之後，辛苦的尋覓終於有了重要的成果。愛爾蘭外科醫師丹尼斯．伯基特（Denis Burkitt, 1911-1993）發現一種攻擊性的淋巴癌——如今稱為伯基特氏淋巴瘤，好發於撒哈拉以南非洲瘧疾盛行的兒童身上，這種分布的模式意味著這種癌症是出於感染。兩名英國病毒學者分析了這種非洲淋巴癌的細胞，發現其中有一種傳染性的介質——並不是瘧疾寄生蟲，而是一種人類的癌症病毒，稱為EB病毒（Epstein-Barr Virus）或EBV。*

造成人類癌症的病毒數如今被人們視為一體，雖然這數字微不足道，但癌症病毒理論卻開始大行其道——一方面也是因為病毒在所有的醫學領域都開始風靡之故。病毒造成的疾病在幾世紀以來都認為是無藥可治，如今卻已經有可能預防：一九五二年引進的小兒麻痺疫苗大獲成功，而癌症和傳染病終將落入同一病理本質的想法，誘惑力實在太大，教人難以抗拒。

「癌症可能會傳染」，一九六二年《生活雜誌》的一期封面故事做了這樣的報導。勞斯接獲成千上萬封焦慮的男女來信，詢問自己曝露在可能致癌的細菌或病毒下是否有危險。這樣的揣測很快就發展到歇斯底里的地步，造成莫名的恐慌。有些人疑惑，如果癌症會傳染，為什麼不對病人檢疫，以免它傳播？為什麼不把癌症病人送到隔離病房，像肺結核和天花病人一樣關起來？一名婦女認為自己可能被咳嗽不止的肺癌病患傳染，她寫信來問道：「有沒有辦法殺死癌症細菌？能不能用煙燻我的房間……？我該不該退租搬出去住？」

如果真有「癌症細菌」，那麼感染最烈的就是社會大眾的想像，以及研究員的想像。法柏成了此說熱烈的擁護者。一九六〇年代初，在他的堅持之下，癌症研究所展開「特別病毒癌症計畫」（Special Virus Cancer Program），按照化療計畫那樣按部就班追查人類癌症病毒。這計畫如滾雪球般受到大眾支持，獲得擁護。在癌症研究所贊助的實驗室中，數百隻猴子接種了人類腫瘤，希望能用牠們培養病毒，開發疫苗。不幸的是，這些猴子連一個癌症病毒都培養不出來，但大家依舊抱持樂觀的態度。接下來十年，癌症病毒計畫花掉了癌症研究所百分之十以上的預算——近五億美元。相較之下，研究所評估飲食在癌症中所扮演角色的癌症營養計畫——至少該具有同樣的重要性，卻只得到這個數目的十二分之一。

勞斯被迎回科學主流，而且被推崇到科學聖徒的地位。一九六六年，在被忽視了五十五年後，他獲頒諾貝爾生理醫學獎。十二月十日晚間在斯德哥爾摩的頒獎典禮上，他站在講台前，彷彿救世主復生。勞斯在演說中承認病毒理論還需要更多的努力和澄清，他說：「和癌症生成有關的病毒，比較起來還很少，」但他卻像鬥牛犬一樣不肯屈服地評擊癌症可能是由基因突變等細胞變性而造成的說法。「大家喜歡的一個解釋是致癌基因造成身體細胞基因的變化，也就是所謂的體細胞突變。但把種種事實綜合觀之，

---

* 我們對EBV更熟悉的，是它會造成感染性單核球增多症（infectious mononucleosis，或稱mono）。

就可以確定地排除這種推測。」

他在其他地方還抱怨：「體細胞突變假說的成果是什麼？……體細胞突變假設最嚴重的結果就是它對研究人員的效果，對相信它的人來說，它就像鎮靜劑一樣。」

勞斯也要提出他自己的鎮靜劑：病毒造成癌症的統一假說。許多聽眾根本無心再聽其他說法，只猴急地把他的藥一口吞下。體細胞突變的癌症理論已死，研究環境中致癌物的學者必須再想其他的解釋，說明鐳或煤灰會造成癌症。（病毒論者推測說，或許這些傷害啟動了體內生長的病毒也未可知。）

◆

於是兩種膚淺的理論被大膽地合而為一——而且過早地結合成全面的理論，其中一種提出的是原因：病毒造成癌症（雖然大部分的病毒還尚未發現）；另一種則是提供療法：細胞毒性的毒藥組合可以治療癌症（雖然大部分的組合也尚不得而知）。

病毒致癌說顯然需要更深入的解釋：像病毒這樣的基本微生物，怎麼會造成細胞生理這樣大的變化，竟然創造出惡性細胞？細胞毒性藥物化療的成功也帶來了同樣基礎的問題：為什麼使用一系列相當普通的毒藥可以治療某些形式的癌症，卻對其他癌症束手無策？

顯然在這背後還有更基本的解釋，可以連接病因與治療的解釋。因此有些學者敦促學界要有耐心、勤奮和時間。「癌症研究所所主持的計畫被譏為在瞭解癌症成因之前，就要找到療法，就像把馬車放在馬前面，」癌症研究所長安迪柯特在一九六三年承認說，「我們當然還沒有找出癌症的治療方法。我們已經有十幾種比這個計畫開始時好的化學物質，但沒有一個是好的太明顯。它們多少可以延長病人壽命，讓他比較舒適，但也僅只這樣而已。」

不過拉斯克幫卻沒有多少時間可以用在這樣細膩地描繪癌症的預後情況上，馬車得趕緊拉馬走路。「打鐵要趁熱，」法柏寫信給拉斯克說。對癌症發動全面戰爭的基礎已經打好，只要對國會施壓，讓它們釋出經費就行了。「在適當的經費贊助之下，再沒有像這樣大的（對抗癌症）任務或目標。」瑪麗・拉斯克於一九六九年致國會的公開信中如是說。

拉斯克的想法得到了索羅門・戈柏（Solomon Garb）的迴響，他原本沒沒無聞，是密蘇里大學藥理學的教授，一九六八年卻因出版了《癌症治療：全國目標》（*Cure For Cancer: A National Goal*）而聲名大噪。這本書開宗明義，一起頭就說：「本書的宗旨是，仔細檢視癌症研究，新整合治療或控制癌症的時機已經來到……研究癌症的一項重大阻礙，就是長久以來經費嚴重短缺——但大家對這個情況卻不十明瞭。不過光是指出或重覆這點並不足為訓，必須要說明額外的經費該怎麼運用，支付在哪些計畫上，為什麼這樣的計畫值得支持，以及有這些技術的科學家和技師從何而來。」

戈柏的書被形容為「進步的跳板」，拉斯克幫當然跳了。就像和法柏一樣，醫師的話就是終極處方，戈柏開的藥方正是拉斯克幫鼓吹最力的策略，因此他馬上就成了他們眼中的救世主。他的書便成了他們的聖經。

宗教運動和教派團體往往建立在四個元素之上：先知、預言、聖經和啟示。一九六九年夏，癌症的聖戰已經有了四樣基本元素中的三樣，其先知是瑪麗・拉斯克，她引導它走出一九五〇年代黑暗曠野，在二十年後受到舉國矚目；其預言是兒童白血病的治療，由法柏在波士頓的實驗開始，到品克爾在曼菲斯驚人的成功為止；其聖經是戈柏的《癌症治療》。唯一缺的就是啟示，就是那個能夠鑽進未來，捕捉到社會大眾想像的象徵。就像其他所有偉大啟示的精神一樣，這個啟示會出乎意料神祕地降臨，且是名副其實地來自天空。

◆

一九六九年七月二十日美東時間下午四點十七分，一架十五噸重的太空船靜靜地穿過月球上方寒冷而稀薄的大氣層，降落在月球表面崎嶇不平的玄武岩火山口上。這一望無垠的不毛景象——「壯觀的孤寂」包圍了太空船四周。兩位太空人中的一位後來說：「我突然想到，那顆渺小的豆子，漂亮而蔚藍，就是地球。我舉起拇指，閉上一隻眼睛，拇指就遮住了這個星球。」

在地平線閃著微光如豆大的藍色星球上，這正是讓人盼望的一刻。《時代雜誌》於一九六九年七月報導：「對一個在幾百萬年間（演化紀元中的滄海一粟），從太古森林現身，到登上月球的生物而言，這是驚人的科學和知性的成就……由任何角度來看，這都是人定勝天這種樂觀假定的再度肯定。」

癌症聖戰兵團再也找不到比這對他們計畫更好的時機：登月是另一個「計畫性」的嘗試，有計畫、有標的、有目標，而且焦點明確，以破紀錄的時間獲致成果。阿波羅計畫中以沉默寡言知名的工程師馬克斯．法紀特（Max Faget）後來接受訪問說明登月最主要的科學挑戰，只吐出了「推進力」（Propulsion）一字，讓人以為登月在技術上易如反掌不比造個強力噴射機，擴大幾十倍，然後直直對準月球發射要複雜多少。

在登月那晚，拉斯克幫成員分別在波士頓、華府和紐約的電視機前目瞪口呆，不過他們也作好採用這些類比的準備。就像法紀特一樣，他們認為癌症聖戰欠缺的一環就是推進力，即一道簡潔內在的垂直推力，轉變他們努力的規模和範圍，把他們一擲推向癌症的治療法。

他們認為喪失的推進力其實已經找到了，治療兒童白血病，以及更近的霍奇金氏症得以成功，就是這個原則的證明，是未曾探索浩瀚無垠太空的頭一次探勘。癌症就像月球一樣，也是一望無際的不毛之地，但這塊地已經在發現邊緣。瑪麗．拉斯克在信中開始提到對癌症提綱契領的戰爭，稱之為「內太空」（相對外太空而言）的征服，一舉把兩個計畫聯結在一起。

於是登月成了癌症聖戰生命週期的轉捩點。過去拉斯克幫人的重心都放在華府的政治遊說，在直接針對社會大眾的廣告或海報上，則主要是教育性質。拉斯克幫人喜歡在舞台後操縱，寧可在政治上運作，而非訴諸大眾。

但是到一九六九年，政治風向改變。瑪麗．拉斯克最強力的支持者，阿拉巴馬參議員李斯特．希爾在參院服務數十年之後功成身退，而法柏在波士頓的另一名盟友參議員愛德華．甘迺迪（Edward Kennedy）則醜聞纏身，*形同退出政壇。拉斯克幫等於雙重孤立。「我們處在最壞的處境，」拉斯克說：「我們回到了五〇年代初期那段我們在參院沒有任何朋友的日子。我們持續地進行——但沒有人同情。」

拉斯克幫的聲音如今在華府已經沉默，在參院沒人同情，亦沒有朋友。拉斯克幫因此改弦更張，由舞台後的政治運作，走到舞台前動員觀眾。如今回顧起來，他們軌道的改變時機得宜。阿波羅十一號的成功可能大幅影響了拉斯克幫自己對他們計畫的看法。但更重要的或許是，它在社會大眾對科學的知覺上也創造了同樣大的巨變。癌症是可以治癒的，就像可以征服月球一樣，幾乎是不容置疑的。拉斯克幫創造了一個來形容這樣的類比，他們稱為癌症的「登月」計畫。

---

* 一九六九年七月，甘迺迪的座車墜落查帕奎迪克大橋（Chappaquiddick Bridge），車上的選戰工作人員溺斃，結果甘迺迪僅以離開出事現場認罪，獲得緩刑。

「癌症的登月」

政治和科學之間的關係在戰後成了很好的例子。不需要多深思，但我們必須鄭重指出，在這比十年多一點的時間中，我們已經把科學提升到對國家政策有驚人影響的程度：而現在它已位於該處，我們不太確定該怎麼做。

——威廉・卡瑞（William Carey），一九六三年

聖誕老人尼克森（Richard M. Nixon）最近給了我們什麼？

——《紐約時報》，一九七一年

一九六九年十二月九日，一個寒冷的週日上午，《華盛頓郵報》刊出全頁廣告：*

尼克森先生：您能治癒癌症。

如果天國能聽見祈禱，那麼最常聽見的禱詞是這個：

「親愛的上帝，求求您，不要是癌症。」

然而，去年依舊有三十一萬八千名美國人死於癌症。

今年，總統先生，您有開始終結這種詛咒的力量。

在您苦思預算的時刻，我們懇求您記得那三十一萬八千名美國人，以及他們家人的痛苦。

……我們要求的是更好的前景，更好的方法來分配我們的金錢，每年拯救成千上萬的性命。

……悉德尼．法柏醫師，前美國癌症學會會長相信：「我們已經如此接近癌症的解藥。我們缺少的只是送人上月球的意志、經費和全面的計畫。」

……如果您使我們失望，總統先生，那麼就會發生這樣的情況：

現有美國人中，每六名就有一名，也就是總共三千四百萬人會死於癌症，除非找到新的療法。

現有美國人中，每四名就有一名，也就是五千一百萬人，未來會罹患癌症。

我們無力負擔這樣的事。

伴隨這些文字的是十分有震撼力的圖像。在報頁下方，一串癌細胞任意地組成團塊，有些細胞由團塊中落下，送出許多小分支在文件之間穿梭。癌症 cancer 的字母 e 和 r 被這些細胞吃掉，就像乳癌把骨頭蝕出洞孔一般。

這幅圖教人觸目驚心，難以忘懷。跨頁的細胞在瘋狂之中，幾乎跌落在各自的身上。它們以昏昏欲睡的強度分裂，在想像中轉移。這是最基本形式的癌症——赤裸、殘忍而誇張。

《紐約時報》的廣告在癌症史上刻畫出一個交叉點。藉著它，癌症宣告了它由醫學陰影幢幢的內部一躍而成為大眾的焦點，成為全美和國際矚目的疾病。這個世代不再輕聲細語談癌症，報章雜誌、戲劇電影裡處處是癌症：一九七一年《紐約時報》就有四百五十篇談癌症的文章；索忍尼辛的《癌症病房》

---

* 這則廣告亦於同年十二月十七日刊於《紐約時報》。

描繪了蘇聯癌症醫院的心酸景象；一九七〇年的電影《愛的故事》（*Love Story*）則敘述了二十四歲女孩因白血病而死的經過；《戰鼓輕敲》（*Bang the Drum Slowly*）刻畫了棒球捕手被診斷出霍奇金氏症的故事；《挑戰不可能》（*Brian's Song*）則講述芝加哥小熊隊明星布萊恩・皮科洛（Brian Piccolo）因睪丸癌而長逝的遺憾。報章雜誌論壇版和讀者來函上盡是癌症的話題。有人寫信給《華爾街日報》（*Wall Street Journal*），描述他兒子被診斷出癌症時，家人怎麼「陷入麻木的痛苦」。「癌症改變了你的人生，」一名病人作完乳房切除之後寫道：「它改變了你的習慣……一切都被放大了。」

回顧起來，在那樣的放大中還有更深的迴響——彷彿癌症已經觸及在社會大眾心靈裡震顫不已的焦慮之弦。如果一種疾病能夠這麼強烈地震撼一個世代的想像，那往往是因為它撼動的是那想像中隱藏的焦慮。一九八〇年代人人談愛滋色變，是因為這個世代原本就已經因它的性開放和自由而困擾不堪；SARS則是在西方國家原本就為全球主義和社會接觸傳染而暗自心驚時，引發了全球散布和傳染的恐慌。每一個時代都以自己的形象來投射疾病。社會就像終極的精神病人一般，把它在醫藥方面的折磨配上它心理上的危機；當一種疾病撩撥這種內心的弦時，往往是因為這弦已經在共振。

癌症正是如此。如作家兼哲人雷納塔・薩列克爾（Renata Salecl）所述，一九七〇年代「對恐怖物體的知覺有了徹底的改變」，由外漸進至內。一九五〇年代冷戰方酣之時，美國人擔憂的是來自外在的滅絕恐懼：來自炸彈和飛彈彈頭，來自被下毒的水庫、共產黨的軍隊和外太空的入侵者。大眾覺得對社會的威脅來自外在，像恐怖電影這種流行文化的焦慮溫度計所勾勒的是外星人入侵、寄生蟲占據大腦和竊據屍體：《宇宙訪客》（*It Came From Outer Space*）或者《X星來客》（*The Man From Planet X*）。

然而到一九七〇年代初期，焦慮的所在，也就是薩列克爾所謂「恐怖的物體」，卻戲劇化地由外轉為內。腐壞、恐怖——生理的腐化和隨之而來精神的腐爛，如今重新移到社會的軀體之中，延伸來說，也就是人的體內。美國社會依舊受到威脅，只是這回威脅來自於內。恐怖片的片名反應出這樣的變化：《大法師》（*The Exorcist*）、《穿心蟲》（*They Came from Within*）。

癌症象徵了這種內在的恐怖，是體內敵人的終極現身——一個掠奪一切的細胞，爬出自己的身體，由內部占據它，是體內的異形。一名專欄作家寫道：人們對「大炸彈」的恐懼如今已被「癌症」取代：

「一九五〇年代在我成長之時，大家怕的是炸彈。炸彈這玩意兒，是屬於戰爭寶寶世代……但人類何其善變，即使恐懼也一樣。我們如今似乎放下了我們對炸彈的恐懼，但卻沒有減少我們恐懼的緣由。如今癌症領導了這可怕的遊行。我所認識的孩童們似乎以為，死亡不是砰的一聲來到，而是隨著腫瘤而來……癌症成了人們縈懷不去的目標，大家感覺到災難或許不是公共政策刻意的工具，而是意外、隨機的大意。」

這種比喻的變化比拉斯克可以想像的還要更有力、更周全、影響力更大。《紐約時報》的廣告象徵力量在策略上的重新排列。拉斯克幫的信是為了「數以百萬計的美國人」寫給總統，這在戰術上徹底地改變。過去他們是向國家爭取癌症的經費，如今他們是為國家呼籲團結一致攻擊癌症，因此在社會大眾的想像中獲得了更大的力量。癌症的治療方法融入了美國夢。一名觀察家對歷史學者詹姆斯．派特森（James Patterson）說：「反對為癌症花大錢就等於是反對母親、蘋果派和國旗。」在美國，這個「三人領導小組」的力量，大到連總統都不能忽視。

◆

美國總統尼克森生性沒耐心、充滿幹勁，又愛追求明確的目標，因此他很自然偏愛急切、積極、目標明確的計畫。科學是對費解的真理進行沒有固定答案的追尋，這樣的觀念教他困擾迷惑。尼克森常常抱怨，科學家對科學管理「什麼也不懂」，他也並不屬意無限制的科學經費，他的幕僚常說科學家是「書呆子」、「混蛋」，呆頭呆腦，卻因聯邦政府的贊助而越來越慷慨，因此變得傲慢而偏狹。尼克森要他們「學乖一點」。

在尼克森看來，所謂的「學乖」指的就是把科學的控制權由那些學術界的「書呆子」手裡搶來，交給科學官僚幹部——這些科學管理人會把紀律和責任帶進科學界。尼克森的科學顧問由加州理工學院學究型的老派原子物理學者李．杜布理吉（Lee DuBridge）換成由貝爾實驗室工程師出身的管理人，幹勁十足且步調快速的艾德．大衛（Ed David），這就是要科學界「學乖些」的一個訊號。大衛是第一位產業實驗室出身，和大學沒有任何直接關聯的總統科學顧問。他受命的任務是要有實際有效的科學作業，讓科學的力量重新朝向達到已經界定的國家目標。科學家所需要的——也是社會大眾所企求的，不是像萬尼瓦爾．布希所謂的「無邊無際的疆界」，而是有實際領域和明確目標的學科。

因此拉斯克的工作就是要讓已經是信徒的人皈依。一九六九年，她運用自己一貫的戰略天才，提議成立一個「中立」的專家委員會，稱作「征服癌症委員會」，向總統進言，提供打擊癌症最有效的系統化策略。她寫道，這個委員會應該「納入太空科學家、產業界、行政人員、計畫菁英，以及癌症研究的專家……委託他們不計代價為美國國會勾勒出征服癌症的可能性」。

當然，拉斯克也確定這個委員會（最後稱為顧問小組）一點也不中立。其成員經過精挑細選，全都是拉斯克的朋友、同事和支持者，是一群原本就已經熱中癌症戰爭的男女。法柏和德州參議員勞夫．亞爾伯勒（Ralph Yarborough）被選為共同主席（亞爾伯勒和希爾一樣，是拉斯克幫在國會最早的盟友），戈柏因為書的關係入選，布契納被由紀念醫院請來參與其事；羅斯維爾帕克癌症中心的賀蘭、史丹福大學的卡普蘭，紀念醫院的大金主、知名紐約投資公司的合夥人本諾．施密特（Benno Schmidt）也紛紛加入。

活躍的施密特最後應邀取代法柏和亞爾伯勒擔任主席，他是共和黨，也是尼克森的親信，自然有加分作用。政治、科學、醫學和財務全都如此這般融合在一起，製作全美對癌症的反應。為了強調表面上的中立，亞爾伯勒在一九七〇年夏天寫信給瑪麗．拉斯克，「請」她共襄盛舉。雖然他在信末草草寫下，「妳的信早該是第一封寄出的，妳的才華、活力和意志幫了大忙。」

小組最後的報告訂名為「征服癌症的全美計畫」，於一九七〇年冬發表。它的結論可想而知：「過去，聯邦政府有意把征服癌症這樣大規模的科學計畫列為第一優先時，總是交給獨立的機構，偶爾會得到可觀的成果。」報告繞著這個想法打轉，提議成立獨立的癌症機構——就像癌症的航太總署一樣。

這個機構一開始的預算應有四億美元，接著每年增加一億至一億五千萬美元，直到一九七〇年代中期達到十億美元為止。被問道美國能不能「負擔這樣的計畫」時，施密特毫不遲疑地答道：「我們不只能負擔，而且不能負擔不這樣做的後果。」

◆

一九七一年三月九日，愛德華．甘迺迪和傑可布．賈維茲（Jacob K. Javits）提出了參院法案〈S1828，征服癌症法案〉（S 1828, the Conquest of Cancer Act），要創立一個全美癌症權威機構，癌症研究的獨立自治單位。這個單位的主管將由總統任命，並由參院通過，由此再度強調其莫大的自主程度。＊十八名諮詢委員會成員則向國會報告打擊癌症的進度。小組將包括科學家、管理行政人員、政壇人物、醫師——以及爭議最大的「社會人士」，如拉斯克、傅特、鮑勃斯特，他們唯一的任務就是讓社會大眾緊盯這場戰爭。經

＊ 通常以疾病為主的機構，如美國國家心臟研究中心（National Heart Institute），都由國家衛生院監督。

費、社會的注意，以及自主的程度都將是國家衛生院前所未見，也恐怕是在美國科學史上從未有過的。

瑪麗・拉斯克忙著在幕後運作社會對甘迺迪／賈維茲法案的擁護。一九七一年一月，她發了一堆信給各界友人，尋求對這獨立癌症機構的支持。二月，她又挖到一塊寶：她說服了密友，擁有廣大讀者的顧問專欄作家安・蘭德斯（Ann Landers），*發表一篇關於癌症和甘迺迪法案的文章，時間恰好是參院醞釀表決之前。

蘭德斯的專欄於一九七一年四月二十日見報，以非常嚴肅開門見山的口吻說：「親愛的讀者：如果你今天想要哈哈大笑，那麼最好跳過這篇專欄。如果你想要加入拯救數百萬性命的行列——說不定包括你自己在內，那麼請繼續往下看……我們之中有多少人問過這個問題：『如果我們這偉大的國家可以送人上月球，那麼為什麼我們會找不到治療癌症的方法？』」

蘭德斯對這個問題的答案——呼應拉斯克幫人的說法，就是癌症所欠缺的，不只是醫學上的解藥，也缺乏政治上的後援。「如果有夠多的公民讓參議員知道他們想要S－34法案通過，它就會通過……支持S－34，」她呼籲大家：「簽上你們的大名。」

就連蘭德斯和拉斯克都為隨後排山倒海而來的信件而大吃一驚。記者芭芭拉・華特絲（Barbara Walters）說：「我看到一輛又一輛的卡車駛來參院，」信件一袋袋地送來，總計上百萬封，讓參院的郵務室差點擠爆。一名參議員寫道，他收到了六萬封信。負責分信的祕書痛苦難當，在辦公桌上掛上「控告安・蘭德斯」的標語。密蘇里參議員史都華・西明頓（Stuart Symington）寫信給蘭德斯，懇求她趕緊再寫一篇專欄，教大家不要再寫信來了。「拜託，艾琵，」他懇求道，「我接到他們的訊息了。」

參院也接獲了他們的訊息。一九七一年六月，甘迺迪／賈維茲法案修訂版在參院提出，七月七日週三下午，經過數十位科學家和醫師的證詞之後，法案終於表決。當天下午五點半，表決結果出爐，七十九票同意，一票反對。

◆

在參院大獲全勝正符合拉斯克幫的預期，如今癌症法案將交予眾議院，要獲得眾院通過可就難得多。拉斯克幫在眾院沒有多少盟友，也不太有影響力。眾院想要更多的證詞，而且不是來自拉斯克幫精心策畫小組的證詞。拉斯克幫去諮詢醫師、科學家、行政管理人員和政策決策者的意見，結果發現他們的意見和參院聽到的意見相去甚遠。前助理衛生部長菲利浦．李（Philip Lee）抱怨說：「癌症並不是一個只等著緊急行動來轟掉它的隔離島，這和登月、雙子星或阿波羅計畫有天壤之別——後者只需要動用金錢、人才和設備，就能把我們原有的科學知識組合成一個宏偉的包裝。」推動這場癌症戰爭的兩大模型：阿波羅任務和曼哈頓計畫，都是以長遠而深入科學發現（原子物理、流體力學和熱力學）為基礎的科技成就。相較之下，科學界對細胞如何變成惡性，就連粗略的瞭解都付之闕如。哥倫比亞大學癌症學者索爾．史畢格曼（Sol Spiegelman），以拉斯克幫最喜愛的比喻指出：「在這個時刻傾全力發動對癌症的戰爭，就像在不懂牛頓重力定律的情況下想要登月一樣。」發現DNA結構的華生也對參院這個法案口誅筆伐：「作『相關』研究未必就是作『好』研究。」華生後來寫道：「尤其我們不能指望運氣。……相反地，我們將目睹出自好意的平庸，大量地膨脹。」

其他人則主張針對某種特定疾病發動戰爭，難免會分散其他研究領域自然的共同作用，使癌症研究者「在框框裡」思考。一名國家衛生院的官員抱怨：「簡而言之，這條法規說的是，所有衛生院的單位

＊ 來自芝加哥的安．蘭德斯，其真名為艾琵．萊德洛（Eppie Lederer）。

都平等，但癌症研究所卻比其他的單位更平等。」還有人認為，戰爭這樣的比喻會使人分心，助長華而不實的想法和希望，而接下來的失望則教人不敢想像。知名科學期刊的主編艾文・佩吉（Irvine Page）寫道：「我擔心癌症研究接下來會碰到問題，人們已經開始對於他們缺乏進度的情況不耐煩。他們看到像月球漫步這種可以由系統分析、指導研究，及協調合作而達到的成就，就一廂情願地把同樣的想法套到征服癌症上。」如果癌症計畫受到擱置或失敗，那麼這泡泡難免就會破滅。

◆

在此同時，尼克森也達到他耐性的極限。一九七二年的選舉轉眼將至，當年稍早，如《芝加哥論壇報》（*Chicago Tribune*）的評論家鮑勃・魏德瑞克（Bob Wiedrich）才布了樁：「要是尼克森……可以達成這兩大目標——結束越戰和打敗癌症，那麼他就能留名青史，擁有林肯般的地位，因為他所做的不只是送人登上月球而已。」

越戰眼看著是不可能結束，但對抗癌症看來容易得多。尼克森願意強迫國會通過癌症法案——任何癌症法案。長袖善舞的施密特於一九七一年秋到橢圓形辦公室去拜訪他（也是去提出妥協方案）時，尼克森向施密特保證，他會騙取——或者以暴力強制解決之道：「別擔心，我會想辦法。」一九七一年十一月，佛羅里達州的民主黨眾議員保羅・羅傑斯（Paul Rogers）擬了一個妥協的癌症法案，一方面維持拉斯克幫的憧憬，提議大幅增加癌症研究預算，但和甘迺迪/賈維茲法案不同的是，嚴格限制癌症研究所的自主權，沒有「癌症的航太總署」，但由於經費大舉增加、集中的聯邦管理，以及希望和活力的大幅提升，因此癌症「戰爭」這樣的說法依舊說得過去。拉斯克幫、他們的批評者和尼克森，可以皆大歡喜。

一九七一年十二月，眾院終於表決羅傑斯版的癌症法案，結果幾乎是一面倒：三百五十票贊成，五票反對。一週之後，參眾兩院開會解決了一些小歧異，整個法案上呈總統簽署。

一九七一年十二月二十三日，在華府起風的寒冷下午，尼克森在白宮的一個小小儀式上簽了國家癌症法案。國宴廳的門開了，總統坐在一張小小的木製辦公桌上，攝影師在四周搶角度。尼克森傾身向前，以敏捷的花體字簽下法案，並把筆當禮物送給顧問小組主席施密特。瑪麗・拉斯克在她的座位上神采奕奕，而法柏則刻意未出席儀式。

對拉斯克幫人而言，這個日子的滋味既苦又甜。授予癌症研究和控制的經費源源不絕：一九七二年四億美元，一九七三年五億美元，一九七四年六億美元（接下來三年總共有十五億美元），這是重大的成就。如果金錢如瑪麗・拉斯克經常形容的那般，是「凍結的能量」的話，那麼終於有那麼一鍋能量將它煮開了。

不過這個法案的通過也是面對現實的實際考驗。科學家（除了顧問小組之外）一致認為，對癌症的攻擊還言之過早，瑪麗・拉斯克對最後的結果滿腹牢騷，她告訴一名記者說，新法案「根本就沒有什麼有用的東西，能給參院法案帶來實質的意義」。

拉斯克和法柏為這次的失敗所挫，在眾院投票之後很快地退出癌症的政治世界。法柏回到波士頓，私下療傷，而拉斯克則回到她那棟位在紐約東區畢克漢廣場、如博物館一般的公寓——一個白色的盒子，裝滿了白色的家具，而她的重心也由癌症轉移至都市美化計畫。雖然她依舊在華府為健康相關的法案積極奔走，一年一次也會為在醫學和生物科學有所突破的研究員頒發拉斯克獎，但這二十年來她為「癌症戰爭」運動所鼓起的那堅持而急切的活力，那足以融化聯邦機構和消滅一切阻力的精神，卻逐漸消散。一九七四年四月，一名年輕的記者去見拉斯克，訪問她為紐約種植鬱金香的計畫。在訪談結束時，記者問拉斯克對自己力量的看法：她不是這個國家最有力量的女性之一嗎？拉斯克立刻打斷記者的問題：「力量？我不知道。不，如果我真的有力量，就能完成更多的事。」

科學家也退出了這場戰爭，部分是因為他們沒有什麼東西可以貢獻。戰爭一詞意味著其工具、武器、軍隊、目標和它的戰略都已經整裝待發，而科學則是對未知的發現，被推到戰爭的周邊。以殺死細胞藥物為重、規模盛大、經費充足的臨床實驗是當務之急。尋找癌症共同的原因，包括癌症病毒在內，以及共同的療法，獲得最多的經費。「我們將會在相較之下的短時間之內，為癌症問題爭取大幅的進展。」法柏一九七〇年對國會如此宣布。他的軍隊如今已經在「行進」，雖然他和瑪麗・拉斯克兩人已退出前線。

因此這個法案是個畸形，刻意要設計討好所有的當事人，卻無法滿足其中任何一方。國家衛生院、拉斯克幫、科學家、遊說團體、行政官員和政壇人物，各自為了自己的理由，都認為擬定的法案不是少了一點就是多了一點。它最糟的評價則是出自《芝加哥論壇報》的社論：「急就章的計畫只能產生一種結果：完蛋。」

◆

一九七三年三月三十日下午，呼叫器響了起來，表示最高程度醫療緊急狀況的訊號響徹了吉米基金會大樓，響遍了兒童診療所的大門，穿過掛著卡通畫像的迴廊和鋪著白床單吊著點滴兒童的病床，一路直通布里根婦女醫院，這正是法柏擔任實習醫生時的地方——也可以說沿原路返回了他人生的軌道。

一群穿著手術服的醫護人員朝樓梯趕去，這段路比平常來得長一點，因為他們的目的地是在醫院的盡頭八樓。在四面是高大通氣窗戶的房間，他們發現法柏臉朝下倒在辦公桌上，已經因心臟驟停而去世。他最後的時光是花在討論吉米基金會的未來，和癌症之戰的方向。他的報告整整齊齊地疊在四周的書架上，從他有關驗屍的第一本書，到關於白血病治療進展的最後一篇文章——在那最後一週才剛寫完。

悼念法柏的訃聞由世界各個角落湧出，瑪麗．拉斯克寫的可能是最言簡意賅而真誠的一則，因為她不只失去了朋友，也失去了她自己的一部分。「絕對地，」她寫道：「世界永遠不會一樣了。」

◆

我在離戴納—法柏癌症中心研究員辦公室，也就是法柏倒下之處對街幾百呎遠的地方，打電話給卡拉．芮德。那是二〇〇五年八月，一個悶熱潮濕的波士頓早晨。一位孩童的聲音由電話那頭傳來，接著他讓我等待。我聽到電話背景中家庭生活的聲音：杯碗瓢盆、門鈴、鬧鐘、收音機響亮地播放晨間新聞。卡拉來接電話，認出我的聲音之後，她突然吶吶地說不出話來。

「我有消息要告訴妳，」我快速地說：「好消息。」她的骨髓檢驗結果剛送回來，一些正常血液細胞已經散布在骨骼和脂肪細胞中，長了回來：這是骨髓再生的跡象。但到處都看不到白血病細胞，在顯微鏡下，原本被癌細胞吞噬的部分慢慢回歸了正常。這是我們要一起跨過許多里程碑的第一個，是歡慶的時刻。

「恭喜，卡拉，」我說，「妳完全緩解了。」

期望經常落空，而且最常就是在希望最大之處；它經常會落在希望最冷漠，絕望最大之處。

——莎士比亞，《皆大歡喜》（*All's Well That Ends Well*）

我曾眼見自身的偉大時刻如葉顫慄，我曾眼見永恆的守門人接過我的大衣，然後竊笑。總之，我心懷畏懼。

——艾略特（T.S. Eliot）

你說除非我們證明有進展，否則不能繼續向總統要更多的經費。當然，你絕對正確。

——一九七四年，美國癌症計畫處長法蘭克．羅雪（Frank Rauscher）**對瑪麗．拉斯克說的話**

第二部

「要是我好不了，你會不會把我趕出去？」

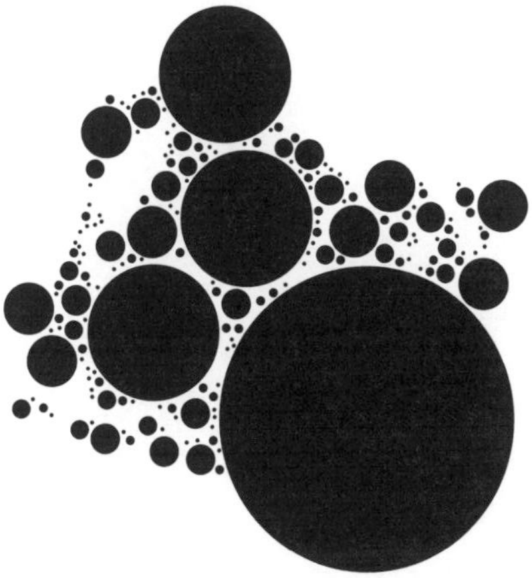

「我們信仰上帝，但其他人（都得）要有數據」

在科學界，意識型態往往會腐敗：絕對的意識型態就意味著絕對的腐敗。

——羅伯特．尼斯貝（Robert Nisbet），美國社會學者

外科手術的正統正如大腦其他部門的正統——它……一開始幾乎是挑戰對宗教的比較。

——喬佛瑞．凱因斯（Geoffrey Keynes），著名外科醫師，經濟學者凱因斯（John Maynard Keynes）之弟

你的意思是我白白作了乳房切除嗎？

——羅絲．庫希娜

法柏何其有幸生逢其時，不過他更幸運的是死逢其時。他去世的那年，一九七三年，正是癌症史上開始分裂爭吵的時期。癌症的各種理論粉碎了，藥物發明停頓下來，學術會議成了吵鬧不休的鬧劇。放療醫師、化療醫師和外科醫師爭權奪利，對抗癌症的戰爭有時似乎成了癌症本身內部的戰爭。

這樣的分崩離析始於腫瘤學的核心。霍斯泰德最引以為傲的根除性乳房切除術在一九五〇和六〇年代大行其道——有權有勢而且出言坦率的外科醫師如庫希曼．哈根森（Cushman Haagensen）和傑洛米．厄本（Jerome Urban）都不諱言自己在根除範圍的程度已經青出於藍。哈根森在一九五六年寫道，「就我自己

在乳癌方面所作的手術，我已經遵循基本原則，也就是這種疾病即使在早期，也都是教人畏懼的敵人，我必須作解剖上所容許範圍最大的手術。」

根除性乳房切除術於是發展為「超根除性」（superradical），最後發展為「極根除性」（ultraradical），是空前絕後、毀損身體的病態手術，外科醫師切除了乳房、胸肌、淋巴結、胸壁，有時甚至除去肋骨、胸骨的一部分、鎖骨和胸腔內部的淋巴結。

在此同時，霍斯泰德則成了癌症手術的守護人，他的所有癌症「理論」的主管神祇。他以如莎翁般的造詞文采稱之為「離心理論」——認為癌症像個惡意的風車一樣，會由體內單一的中央焦點向外散播成越來越大的弧線。他宣稱乳癌就是由乳房外旋至手臂下的淋巴結（他再一次發揮詩意，稱這些淋巴結為「哨兵」），然後陰沉地穿過血液，橫翻至肝、肺和骨骼。外科醫師的任務就是逮住這離心的傳播，把它的每一塊都由身體上切除出去，彷彿趁輪子轉動時捉住它，把它打碎。這意味著積極而決定性地治療早期乳癌。外科醫師切除得越多，就治療得越多。

就連對病人，這樣的狂熱積極也成了一種治療。婦女滿懷欣賞敬畏地寫信給她們的外科醫師，懇求他們除惡務盡，彷彿手術本身就是一種能同時讓她們擺脫癌症而且恢復健康的儀式。哈根森由醫師變成了巫醫。他描寫自己的病人說：「在某些程度上，她們把疾病的負擔轉移給我。」另一名外科醫師則冷酷地寫道，他有時「光是為了提振病人的士氣而動刀」。他私下還說：「對於癌症未來可望找到解藥的事實，我並不絕望。但我相信這神聖的成就永遠不可能由外科手術刀達成。」

◆

霍斯泰德或許讓當代美國所有的醫師都信服他手術刀的「神聖成就」，但離巴爾的摩越遠，他那套

「離心理論」的影響力就越小。在倫敦聖巴塞洛繆醫院，年輕的醫師喬佛瑞．凱因斯就不太吃這一套。

一九二四年八月，凱因斯檢視了一名乳癌病人，這是一名四十七歲瘦弱憔悴的婦女，乳房上有潰爛的惡性腫瘤。如果是在巴爾的摩或紐約，這樣的病人早就送去作根除性乳房切除手術了，但凱因斯卻擔心病人體質太虛弱，因此他並沒有不分青紅皂白就去作根除性乳房切除（這很可能會讓她當場死在手術檯上），而是採用保守得多的治療法。他注意到如葛魯比等放射線醫師已經證明了X光在治療乳癌上的效力，因此他在她的乳房內埋了五十毫克的鐳，照射她的腫瘤，並且觀察監控其效果，希望能減輕他的病情。但出乎意料的是，他看到莫大的進步。「腫瘤很快就癒合了，」他寫道，「整個腫塊越來越小、越來越軟，也比較不固定。」她的腫塊縮小得十分迅速，讓凱因斯覺得他應該可以作個非常小、非根除性的手術，徹底移除整個腫瘤。

在這次成功的激勵之下，凱因斯在一九二四至二八年間嘗試了同樣醫療策略的其他變化方法，發現最成功的一種是仔細地共同採用手術和放射線，兩者都採較小的劑量。他用小手術局部除去惡性腫瘤（不用根除性或超根除性切除術），手術後再用放射線照射乳房，並沒有切除淋巴結、也沒有切斷或開鑿鎖骨，不需要長達六至八小時的根除手術。雖然一切的動作都不是根除性的，但凱因斯和同僚卻發現，用這種方法處理一個又一個的病例的癌症復發率至少並不比紐約或巴爾的摩的病例高——並不需要折磨病人經歷可怕的根除性切除。

一九二七年，凱因斯在給他那個部門偏重技術的報告中，檢討他結合局部手術和放療的經驗。他以一貫的低調態度寫道，有些乳癌病例「超出局部切除範圍之外的手術，有時並不必要」。凱因斯的句子下筆謹慎、技巧，就像外科下刀一樣，但其意義深遠。如果局部手術可以達到和根除性手術一樣的結果，那麼就該重新思考離心理論的說法。凱因斯已經悄悄地向根除性切除術宣戰，雖然他只是用一根如大頭針大小的手術刀刺它而已。

不過霍斯泰德在美國的徒子徒孫卻對凱因斯的說法一笑置之，為他的手術取了「硬塊切除術」（lumpectomy）的綽號作為回敬，就像低級笑話一樣，諷刺白袍醫師只是拉出身體的一部分，便稱為「硬塊」。凱因斯的理論和手術在美國外科界受到忽視，他在一次大戰時因輸血的先驅貢獻而在歐洲出了一陣子名，但他對根除性乳房切除術的挑戰卻靜靜地被埋沒。

要不是後來發生一連串的事件，凱因斯一定早就被美國科學界遺忘了。一九五三年，凱因斯的一位同事正值休假年，在俄亥俄州克利夫蘭診所發表有關乳癌史的演講，強調凱因斯注意到乳房手術範圍減至最小的成果。聽眾中有一名年輕的外科醫師喬治·巴尼·柯瑞爾（George Barney Crile, 1907-1992）和凱因斯素昧平生，但在知識上卻有交集。小柯瑞爾的父親老喬治·柯瑞爾是美國輸血研究的先驅，寫過一本風行一時的相關教科書。一次大戰時，凱因斯學會用消毒的圓錐形儀器輸血，而這種儀器正是由老柯瑞爾協助發明的。

印度作家艾米塔夫·戈什（Amitav Ghosh）寫道，政治革命往往發生在宮闈禁地，在權力的交會點，既非在外，亦非在內；相較之下，科學的革命則常常發生在地下室，在遠離主流思想通道外的偏遠之地。至於手術的革命，則必須由手術的聖地開始，因為外科手術在本質上是與外人無關的職業。要進入手術室，非得先用肥皂和水清洗乾淨，遵從外科的傳統。要改變外科手術，非得由外科醫師開始不可。

柯瑞爾父子都是典型的外科菁英。老柯瑞爾（1864-1943）和霍斯泰德屬於同一世代，很早就擁護根除性乳房切除術，小柯瑞爾則是從霍斯泰德的學生那裡習得這種手術。父子兩人可說是霍斯泰德傳統的世家，兩人都揮舞著這種手術的大旗。但就如倫敦的凱因斯一樣，小柯瑞爾開始產生了疑惑。在老鼠身上所做的動物研究（包括史基普在阿拉巴馬所作的研究），已經證明植入動物身上的腫瘤並不會像霍斯泰德所想像的那樣，在某個部位生長的大腫瘤，其微小的轉移沉積物往往會跳過局部的淋巴結，而出現在遠處如肝和脾臟等處。癌症不是以越來越擴大的離心螺線迴旋移動，而是以更古怪而難以預測的方式散布。柯瑞爾仔細鑽研凱因斯的資料，突然從這些舊樣本中看出一些意義：霍斯泰德是不是也注意到病人往往在根除性乳房切除術後四、五年，因「神祕」的轉移而死亡？這些病人的乳癌會不會也在施行根除性乳房切除術之前，就已轉移到遠處的器官？

根除性乳房切除術邏輯上的瑕疵於焉顯現：柯瑞爾指出，要是腫瘤一開始就只限於局部，那麼光做局部手術和放療就夠了，急吼吼地剝除額外的淋巴結和肌肉並沒有什麼用處。相較之下，要是乳癌已經散布到乳房之外，那麼手術就已經沒用，更進一步的手術只是更進一步的沒用而已。柯瑞爾瞭解到，乳癌要不原本就是局部的毛病，因此用較小規模的切除術就可治癒；要不原本就是全身性的疾病，就是再怎麼進行根除性的手術也不會有用。

柯瑞爾很快就徹底放棄了根除性乳房切除術，而開始以類似凱因斯的方式，實行有限度的切除（柯瑞爾稱為「單純性乳房切除術」）。在六年的時間內，他發現他的「單純」手術效果和凱因斯的腫塊切除加放療組合相去不遠：用這兩種局部手術醫治的病人，存活率和傳統用根除性乳房切除術的病人並無二致。凱因斯和柯瑞爾雖然位於大洋兩端，時間又相隔了四十年，但他們都發現了同樣的臨床真理。

只是真理是什麼？凱因斯沒有辦法證實它。一直到一九三〇年代之前，臨床試驗的設計都是用來證明「正面的」結果：治療A優於治療B，或者X藥物比Y藥物好。但若想證明負面的結果——根除性手術不如傳統手術，則需要一套新的統計方法。

這種方法的發明在腫瘤學史上，將會有深遠的影響；腫瘤學是希望遍布的醫學分支，也因此更容易出現宣稱未經證實的成功。一九二八年，在凱因斯於倫敦開始腫塊切除術之後四年，兩名統計學者傑西・尼曼（Jerzy Neyman, 1894-1981）和艾剛・皮爾森（Egon Pearson, 1895-1980）提出評估負面統計主張的系統方法。他們以稱作「檢定力」（power）的統計觀念，來衡量負面統計的信賴係數。簡而言之，「檢定力」就是衡量測驗拒斥假說能力的方法。尼曼和皮爾森認為，科學家拒斥一個假說的能力，取決於他多麼密集地驗證那個假說——也就等於獨立測試的樣本數量。如果學者只比較五個根除性乳房切除術和五個傳統乳房切除術的病例，發現兩者沒有差別，那麼很難對這樣的結果作任何有意義的結論，但若兩者都作了一千例的比較，卻發現結果沒有差別，就能振振有詞地提出根除性乳房切除術無益的說法。

不過問題就在這裡，埋藏在對數目的倚賴之下，卻有個醫藥界最奇特的陷阱。任何要有適當「檢定力」的試驗，都必須找來適當數目的病人，但要找病人，試驗者就必須說服醫師參與試驗——可是這些醫師往往卻是最不希望立論遭到拒斥或否定的人。對乳癌這種完全沉浸在根除性切除術傳承下的疾病，這樣的矛盾更明顯。比如，在沒有如哈根森和厄本等名醫的肯定與參與下，根本不可能作乳癌治療的試驗，然而這些名醫全都是霍斯泰德的徒子徒孫，是最不可能支持有可能挑戰他們這幾十年來所熱情支持信念的人。當有批評者質疑哈根森對乳癌療效的評估是否因只選擇效果最好的病例而有所偏好時，他反而挑戰其他外科醫師用他們自己的方法來重作他那驚人的成果：「你們自己去試看看。」

因此，即便是在凱因斯提出其發現整整四十年之後，就連柯瑞爾也無法作反駁霍斯泰德根除性乳房切除術的試驗。醫界的高低階級、其內在的文化、執業的儀式（如柯瑞爾出於譏諷而稱的「外科這一行的聖經」），都是為了抗拒改變，維持正統。柯瑞爾發現自己和自己的部門對立，和朋友與同事對立。他需要找來參與試驗的醫師正是強烈反對，甚至極度反對這種試驗的醫師。Power（力量）的意義因此與「檢定力」不謀而合，不辭辛勞創造出根除性手術的外科醫師絕無任何動機去革命它。

最後是賓州一名叫作伯納德．費雪（Bernard Fisher）的醫師解開了這個外科傳統的結。費雪是個不好相處、雄心勃勃、頑固而又得理不饒人的人——完全就像霍斯泰德的翻版。他在匹茲堡大學受教，這學府就像紐約和巴爾的摩的醫院一樣，沉浸在霍斯泰德根除性手術的榮光裡。但他是年輕一代的醫師，這個世代已經和霍斯泰德有了足夠的距離，讓他們得以挑戰他的訓練，而不破壞它的可信度。他也和柯瑞爾和凱因斯一樣，不再相信癌症的離心理論。他越檢視凱因斯和柯瑞爾的資料，就越覺得根除性乳房切除術在生理現實上沒有根據。他懷疑真相可能恰巧相反。費雪寫道，「很明顯的是，在織錦背面的糾纏線結，如果經過適切地檢視，就可看出美麗的設計，有意義的圖樣，一個假說……恰巧與『霍斯泰德』假說的相反。」

要把霍斯泰德理論的織錦頭上腳下地顛倒過來，唯一的方法就是掌控臨床試驗，測試根除性乳房切除術和單純性乳房切除術，以及和腫塊切除術加放療的結果，不過費雪也知道這樣的試驗必然會遭到極大的阻力。大部分學術界的外科醫師躲在手術室裡，穿著鞋套的雙腳深深紮進根除性手術的根部，根本不可能合作。

但這卻喚醒了手術房裡的另一人：長久以來一直沉默不語，躺在手術刀另一端被麻醉的身體——癌症病人。到一九六〇年代後期，醫病關係已經有了劇烈的變化，原本被視為判斷永遠不可能錯誤的醫界被發現原來錯誤百出——這些錯誤似乎都繞著婦女健康打轉。原本常被用來控制懷孕期間嘔吐和「焦慮」的沙利竇邁（Thalidomide），在一九六一年因為可能造成胎兒嚴重畸形而突然匆匆下市。德州婦女珍．羅伊（假名）控告州政府阻止她上診所墮胎的權利——揭開了法學與倫理學界著名的羅伊對韋德墮胎案（Roe v. Wade），也凸顯了州政府、醫學權威，和女性身體自主權之間複雜的關係。簡而言之，政治上的女權主義衍生了醫學上的女權主義，而對新一代的女性而言，在婦女身上最常見而毀損外觀最嚴重的手術卻從沒有正式試驗過，簡直是忍無可忍。「拒絕向根除性乳房切除術屈服。」柯瑞爾在一九七三年如此規勸他的病人。

她們的確拒絕了手術。柯瑞爾的好友、《寂靜的春天》（*Silent Spring*）的作者瑞秋．卡森（Rachel Carson）就拒絕作根除性手術（現在回顧起來，她是對的：她的癌症已經擴散到骨頭，根除性手術根本無濟於事）。知名記者貝蒂．羅琳（Betty Rollin）和羅絲．庫希娜也加入這個陣容，和卡森一起挑戰根除性切除術的醫師。羅琳和庫希娜兩位都是文筆很好的作家：她們的文章發人深省、實事求是、雋永而機智，尤其擅長挑戰這些誇張的外科傳統。她們在報章雜誌上發表評論和信件，而且常常不請自來，參加醫學與外科會議，毫無畏懼地詰問外科醫師的資料，質疑根除性乳房切除術從未經過測試。庫希娜寫道，「對女性而言，幸運的是外科的作風已經在改變。」就彷彿霍斯泰德筆下那名他「實在不願意毀壞肢體」的年輕女病人由病床上醒了過來，開始質疑為什麼雖然這位外科醫師如此「不願意」，卻依舊迫不及待地破壞了她的肢體。

一九六七年，在病人的積極運動和社會大眾對乳癌的注意推波助瀾之下，費雪當選了新的「國家乳癌與大腸癌輔助性治療計畫」（ＮＳＡＢＰ）新任主席，這是刻意依照蘇布洛白血病團隊的模式所組織的教學醫院聯合團體，將針對乳癌作大規模的實驗。四年後，ＮＳＡＢＰ提議用隨機選擇病例的系統化方法來作比較測試。巧合的是，這正好也是霍斯泰德原先提出根除性乳房切除術的八十「週年」，對這個癌症理論的絕對信心和虔誠信仰終於到了接受測試的時候。費雪在一篇文章中寫道，「臨床醫師，不論多麼教人肅然起敬，都必須接受事實：無論有多少經驗，都不能被當成科學效力的指標。」他願意相信神的智慧，但霍斯泰德卻不是神的智慧。他直率地告訴記者說：「我們信仰上帝，但其他人（都得）要有數據。」

◆

費雪花了整整十年時間才真正收集到這些資料。要招募病人作他的研究是艱鉅的任務。他說：「要找個婦女參加切除或不切除她乳房的臨床實驗，真是非常困難，不像甲藥物和乙藥物的比較那麼簡單。」如果病人都已經不情願，要醫師配合就更加困難。許多美國外科醫師一向都是接受根除性切除術的傳統，因此要他們徵求病人更是難如登天，所以費雪不得不請加拿大的醫師和病人都來參加這個研究。這個研究在美加兩地共找了三十四個醫學中心的一千七百六十五名病人，病人被隨機分為三組：第一組作根除性乳房切除術，第二組作單純性乳房切除術，第三組作腫塊切除術，然後再施以放療。即使各方全力配合，依舊花了數年才招來足夠的病人。在外科本身的阻力之下，NSABP-04的試驗好不容易才完成。

一九八一年，研究結果終於公諸於世，乳癌的復發、緩解、死亡和遠處癌細胞轉移的比例三組在統計數字上都一樣。以根除性乳房切除術治療的那組病人肢體受害嚴重，但其存活、復發和死亡率都沒有獲得明顯的好處。

從一八九一到一九八一年近百年的時間當中，估計約有五十萬名婦女接受根除性乳房切除術來「消滅」癌症，其中許多是自行選擇這種作法，許多是被迫，還有許多根本不知道可以有選擇。許多婦女的肢體永久地畸形，許多人認為能作這種手術是萬幸，許多人勇敢地接受了它的折磨，希望盡可能積極確實地治療她們的癌症。霍斯泰德的「癌症倉庫」早已經超越了它原先在霍普金斯醫院的範圍，他的觀念進入了腫瘤學，接著滲透了它的辭彙，接著是它的心理、道德思想和自我形象。在根除性乳房切除術倒塌時，整個外科醫學的文化亦隨之傾頹。如今縱使還有人作根除性乳房切除術，也是少之又少了。

笑瞇瞇的腫瘤醫師

這個國家沒有幾個醫師關心癌症治療的種種不致威脅到生死的副作用……在美國，禿頭、噁心嘔吐、下痢、血管堵塞、財務問題、婚姻破裂、兒童心理失調、性欲喪失、缺乏自尊，和身體的形象，都是護士的事。

——庫希娜

唯有冒著生命的危險，才能得到自由。

——黑格爾（Hegel）

根除性手術的崩盤，或許讓癌症化療醫師停下來思考，但他們也有他們自己對根除性治療法的幻想，他們對癌症的根除性武器正待推動。手術這種對抗癌症的傳統戰斧如今顯得太原始、太不分輕重，也太累人。要消滅癌症，如今需要一種——如一名醫師所言：「大規模的化療攻擊。」

每一場戰爭都需要象徵性的戰場，而若要描述一九七〇年代後期的癌症戰爭實際作戰地點，就是化療病房。一名化療醫師說，那是「我們的壕溝和掩體」，在癌症史上無從抹滅的空間。桑塔格可能會說，進入化療病房，就等於是自動取得疾病王國的公民權。

新聞記者史都華．艾索普（Stewart Alsop, 1914-1974）一九七三年就被局限在美國國家衛生院這樣的病房裡，為的是要治療罕見而不知名的血液疾病。他跨過這病房的門檻，見到的是消過毒後的地獄情景。他寫道，「在國衛院的臨床中心漫步，不論在走廊上或是在電梯裡，都會碰上像怪物般的人，碰上活生生的夢魘，碰上畸形醜陋的臉孔或身體。」病人，即使穿上「平民」衣物，都可以由他們皮膚上遺留下化療的橘色調辨識出來。在那層橘色之下，是因癌症造成貧血所顯現出的獨特蒼白色澤。這塊空間就像天堂與地獄之外的境界，毫無出路。在玻璃窗框裡的療養中心裡可以看見病人在漫步，窗戶上覆蓋著厚厚的鐵絲網，以防被關在病房裡的病人會翻出欄杆自殺。

蔓延在這些病房裡的是共同的健忘症，如果說記憶是生存不可少的條件，那麼遺忘亦然。一名人類學者寫道，「雖然這是癌症病房，但職員和病人卻刻意避免『癌症』一詞。」病人按規則行事，是「既定的角色、預定的例行公事、固定不變的刺激」。而刻意製造出來的歡喜激勵（戰爭中士兵的必備條件）使得病房更顯荒涼無依：在大樓的一側，一名婦女因乳癌而瀕臨死亡，在那四周卻見到「走廊上是黃和橙色的牆面，病房裡是乳黃和白色的條紋」。在國家衛生院，為了要讓病房顯得生氣蓬勃，護士穿的制服上刻意用了印有卡通笑臉的黃色塑膠釦子。

這些病房並不僅是作心理隔離之用，也形成了生理上的微環境，是個無菌的泡泡，好測試癌症化療的中心理論——蔑視死亡的藥物轟炸。不可否認地，這是一場實驗。艾索普一針見血地指出，在國家衛生院，「拯救病人個人並不是基本的任務，雖然在這裡的確用了許多力氣這樣做，或至少盡力延長病人的生命到最後一刻，但這裡基本的目的並不是拯救病人的性命，而是要找出方法，拯救其他人的性命。」

◆

在某些病例中，實驗有了效果。一九七六年，也就是NSABP-04——的測試費盡千辛萬苦進行到一半之時，一種名為順鉑（cisplatin）的新藥出現在癌症病房裡，這藥的英文名字是cis-platinum的縮寫，是由舊藥造出的新藥，其分子結構以鉑原子為中心，四「臂」向外伸，在一八九〇年代就已經有人描述過，但化學家從沒有想到它有什麼用途：其美麗對稱的化學結構，對人體毫無用處，因此被塞在實驗室的架上，無人理會，更沒有人測驗其對生理的效果。

一九六五年在密西根州大，生物物理學者巴奈特．羅森柏格（Barnett Rosenberg）開始研究電流會不會刺激細菌的細胞分裂，他設計了一種細菌燒瓶，用兩支鉑電極管通電。等他打開電源，卻驚訝地發現細菌細胞完全停止分裂。羅森柏格起先以為電流是抑制細胞分裂的主要媒介，但他很快發現電流只不過是局外人，鉑電極和細菌溶液中的鹽作用，產生抑制生長的新分子，散布在液體之中。這個化學物就是cisplatin。細菌就像細胞一樣，需要複製DNA才能分化，而順鉑以其分子臂的化學反應攻擊DNA，交叉結合破壞分子至無法挽回之地步，迫使細胞停止分裂。

◆

對如約翰．柯里蘭（John Cleland）這樣的病人，順鉑象徵了一九七〇年代新種的侵襲性化療藥物。一九七三年，柯里蘭是印地安那州一名二十二歲的獸醫學生。那年八月，他新婚才兩個月，突然發現右睪丸有個快速長大的腫塊。他在十一月的一個週二下午去看泌尿科醫師，週四就被送進手術房開刀，出來時傷疤由腹部一路直上胸骨。診斷結果是轉移性的睪丸癌，而睪丸上的癌細胞已經擴散到淋巴結和肺部。

一九七三年，轉移性睪丸癌的存活率不到百分之五，柯里蘭進了印地安那大學的癌症病房，接受年輕腫瘤科醫師賴利．艾恩洪（Larry Einhorn）醫師的治療。他採用一九六〇年代國家癌症研究所研究出來三種藥物混合的ABO雞尾酒療法，結果只有一點效果。柯里蘭不停地進出醫院，體重由七十二公斤降至只剩下四十八公斤。一九七四年某天，他還在化療時，太太建議他們到外面坐坐，享受一下午後的時光，柯里蘭這才發現自己已經虛弱到站不起來了，他像嬰兒一樣被抱到病床上，難為情地哭了。

一九七四年秋，ABO療法停了下來，改用另一種藥物，同樣效果不彰。艾恩洪建議死馬當成活馬醫：採用一種稱作順鉑的新藥。已經有研究人員看到用單劑順鉑治療睪丸癌的病人會有一些反應，雖然還不能下定論。艾恩洪想要用順鉑加上另兩種藥物，看看能否提高反應的成效。新藥的組合有其不確定性，也有死亡的必然性。一九七四年十月七日，柯里蘭下了賭注：他成了BVP療法的「零號病人」，BVP代表的是新療法三種藥物——博來黴素（bleomycin）、敏必瘤和順鉑（P代表鉑）的縮寫。十天後，柯里蘭回院作例行掃描，發現肺部的腫瘤已消失，他喜出望外卻又大惑不解，用醫院的電話撥給太太。「我記不得自己說了什麼，不過我告訴她這個好消息。」

柯里蘭的經驗非常典型。到一九七五年，艾恩洪已經用同樣的療法又治療了二十名病人，其戲劇化且持久的成效是這種病史上前所未見。艾恩洪於一九七五年冬在多倫多腫瘤學醫師年會上提出了他的資料，他記得：「走上那個講台，簡直就像是我的月球漫步。」到一九七六年暮冬，有些病人不會復發的事實越來越明顯。艾恩洪已經用化學療法治癒了一種堅實腫瘤。「那教人無法忘懷。在我自己天真的想法裡，我以為這是我們一直欠缺的公式。」

◆

說順鉑教人難忘，有好幾個意義。這種藥會造成嘔吐不止，而這種噁心的力量和性質，醫學史上相當罕見：服用這種藥的病人平均每天嘔吐十二次。*瑪格麗特·艾德森（Margaret Edson）的劇本《心靈病房》（*Wit*）就尖刻無情地描繪了一名婦女和卵巢癌搏鬥的經過。這位正在化療的英文教授在病房裡抱著嘔吐盆，痛苦地乾嘔著。（這種情境讓她說出了教人印象深刻的旁白，「你們或許會以為我的字彙已經變得越來越原始了。」）而躲在這一幕背後的罪魁禍首就是順鉑。就連到今天，曾在一九八〇年代，在解除該藥嘔吐作用效力的新止吐劑發明之前，照顧過病人的腫瘤科病房護士都還記得病人突發的陣陣嘔吐，會把他們擺平在地上。在護理界，順鉑的綽號就叫作「擺平」（*cisflatten*）。

不論噁心、嘔吐這樣的副作用多麼強烈，比起這藥物的強烈療效，都不值一提。順鉑被稱為是一九七〇年代後期的化療傳奇藥品，是讓病人置之死地而後生的典範。到一九七八年，以順鉑為基礎的化療成了癌症藥理學的新風尚，每一種想像得到的組合，都在全美成千上萬的癌症病患身上嘗試。透過點滴瓶滴下的這種檸檬黃化學液體在癌症病房無所不在，而病人也在注射完之後抱緊嘔吐盆不放。

在此同時，美國癌症研究所也成了毒藥工廠。國家癌症法案贊助的經費振興了研究所的藥物開發計畫，讓它大規模發展，每年測試成千上萬的化學品，以便找出新的細胞毒性藥物。其作法是憑著實驗，把化學物放在試管中的癌細胞上，觀察它是否會殺死癌細胞，雖然學界對癌細胞的生理依舊不甚了了，但卻對大半是意外發現的化學物可以不分青紅皂白地治療癌症的這種想法，陶醉不已。史基普（佛萊和佛萊萊赫當初在白血病研究時的協調者）在一九七一年承認說：「我們想要、需要尋覓更好的指引，而且也有所獲，只要我們今日用手中的工具能有逐步的進展，就不能坐等明日的承諾實現。」艾利許誘人的詞藻——「魔彈」已經被縮減了，這場消滅癌症的戰爭需要的只有「彈」，管它魔不魔都沒關係。

---

* 一九七〇年代還沒有什麼有效的止吐劑，大部分病人得靠點滴注射液度過這個難關；有些病人則偷渡大麻到化療病房來用，因為大麻是溫和的止吐劑。

因此化學藥物就由癌症研究所的大鍋裡源源而出，各有各自獨特的特性：有上百株太平洋紫杉才能煉出一公克的太平洋紫杉醇（Taxol），其分子結構就像張翼的昆蟲；有一九六九年發現血紅色的阿黴素（這就是艾索普發現癌症研究所癌症病房中病人泛出橘紅膚色的原因），即使用於治療，依舊不免對心臟造成永久的損害。依托撲沙（etoposide）是一種由毒性植物鬼臼（mayapple）的果實所提鍊出來的藥物；而會毫無預警地傷害肺臟的博來黴素，是由黴菌提煉出的抗生素。

「我們相不相信能用這些藥物治療癌症？」卡內洛斯說，「當然，我們相信。癌症研究所是個士氣高昂的地方，老板（蘇布洛）要大家研究實驗腫瘤，我提議卵巢癌，也有人提議乳癌。我們想要由較大的臨床問題開始。我們談起治療癌症，彷彿那是必然的事一樣。」

一九七〇年代中期，高劑量的複方化學治療又得到了另一次的勝利。伯基特氏淋巴瘤這種原本在東非發現的腫瘤（很少見諸歐美的兒童和青少年身上），被以七種藥物組合的雞尾酒療法治癒，這帖藥物中包括了氮芥子氣的相關分子；而這種藥方是由癌症研究所的伊安·馬格拉斯（Ian Magrath）和約翰·齊格勒（John Ziegler）所調製。*複方化療又征服一種侵襲性的腫瘤之例，更提升了研究所的信心——再一次強調很可能已經發現治癒癌症的「萬靈丹」。

醫藥界之外的事件也影響到腫瘤界，為癌症研究所注入新血和熱情。一九七〇年代初期，反越戰的年輕醫師蜂擁至癌症研究所來（由於一條教人不明所以的法律條款，只要進了如美國癌症研究所等聯邦所屬的研究機構，就可免除被徵召當兵）。因此在越戰這個戰役中未上戰場的士兵卻上了另一個戰役的戰場。「想要加入我們的申請函如雪片般飛來，這些新人都相當聰明而精神奕奕，」卡內洛斯說：「他們想要作新的試驗、測試藥物的其他排列組合。我們這裡是個士氣高昂的地方。」在癌症研究所和它全球的學術前哨戰，療法以它們自己的語言發展：ABVD、BEP、C-MOPP、ChlaVIP、

CHOP、ACT。

「沒有哪一種癌症不能被治癒，」一名卵巢癌化療醫師在一九七九年的會議上，信心滿滿地告訴媒體。「有些病例的治癒機會極其微小，但依舊存在其潛力。這非但和病人所需要知道的有關，也和病人所想要知道的有關。」

癌症研究所的百寶箱大幅擴展，也促進了龐大、昂貴和多組織參與的試驗，讓學術中心快步推出更多的細胞毒性藥物。癌症醫院也在癌症研究所補助金的鼓勵之下，自行組織推動各種試驗的機構。到一九七九年，癌症研究所認可了全美二十個所謂的綜合癌症治療中心——擁有專門用來治療癌症大病房的醫院，並由外科和化療醫師特別小組負責主持，精神病醫師、病理醫師、放射科醫師、社工人員，和其他相關員工從旁協助。負責認可和協調人類實驗的醫院評鑑委員會也改頭換面，以避免組織機構之間的延遲阻撓。

這是以人為主、大規模的錯誤嘗試，而有時重點似乎就是放在錯誤上。一個癌症研究所贊助的試驗想要在治療睪丸癌時，把順鉑的劑量加倍，以超越艾恩洪的成果，結果毒性加倍了，卻看不出其他治療上的效用。另一個十分固執的試驗是八合一研究，在一天之內對腦瘤病童投以八種藥物，可想而知出現了可怕的併發症。百分之十五的病人需要輸血，百分之六的病人因攸關性命的感染而住院，百分之十四的病童腎臟受到破壞，三人喪失了聽力，一名病人因敗血性休克而死亡。雖然藥物的種類和劑量所造成的惡果增加，但卻不見其效力。參與八合一研究的病童多半在不久後死亡，對化療僅有些微的反應。

對許多形式的癌症，這樣的反應模式都一而再、再而三地重複發生。比如對轉移性的肺癌，複方化

---

* 許多癌症研究所贊助的試驗都是在兒童伯基特氏淋巴瘤盛行的烏干達進行。

療只增加了三、四個月的壽命；對大腸癌，增加不到半年；對乳癌，不到一年。＊一九八四至一九八五年間，在化療最積極擴展的中點，醫學期刊上共有近六千篇相關的報告，其中沒有任何一篇報導了以複方化療確實治癒晚期實體腫瘤的新策略。

化療醫師就像瘋狂的繪圖師一樣，拚命地一再重繪他們消滅癌症的策略，他們用各式各樣的排列組合，重組對霍奇金氏症有用的MOPP複方療法，用來對抗乳癌、肺癌和卵巢癌。越來越多的組合藥物開始應用在臨床實驗上，侵襲性一個比一個強，各自頂著晦澀難懂、無從辨識的名稱。當時已經成為「國家癌症諮詢委員會」（National Cancer Advisory Board）之一員的庫希娜，對這種醫生與病人漸行漸遠的現象提出警告。「醫師說副作用可以忍耐或接受時，卻會威脅到病人的性命，」她寫道，「如果你只是吐到眼睛的血管爆裂……，醫師根本只會覺得大驚小怪不值一提。他們當然不在乎你會不會禿頭。」她諷刺地寫道：「笑瞇瞇的腫瘤醫師根本不知道他的病人有沒有嘔吐。」

語言所能表達出受苦的意義似乎已經被分隔開來，「笑瞇瞇的腫瘤醫師」在這一端，病人在那一端。在艾德森的《心靈病房》這部對醫界不假辭色的作品中，一名陶醉在權力傲慢中的年輕腫瘤科醫師滔滔不絕地唸出一長串不可解的藥名，正說明了這種分離的情況，他的病人——英文教授滿心恐懼，義憤填膺地啞然看著這一幕：「用Hexamethophosphacil加Vinplatin強化；Hex劑量是每平方米三百毫克，Vin是一百。今天是第二輪化療的第三天。兩輪都使用最高劑量。」

知彼知己

知彼知己，百戰不殆；不知彼而知己，一勝一負；不知彼，不知己，每戰必敗。

——孫子

當細胞毒性藥物治療的大軍已經準備妥當，要大開殺戒之際，周邊卻可聽見一點異議。這些聲音連結了兩個共同主題。

第一，異議者認為不特定的化療，光是用一桶又一桶毒藥轟炸，絕不可能是攻擊癌症的唯一辦法。且和現有信念相反的是，癌症細胞有獨特而特定的弱點，使它們對某些不會影響正常細胞的化學物特別敏感。

第二，這樣的化學物唯有藉著揭開每一個癌細胞深處的生理才能發現。針對癌症的治療法是存在的，只是它們必須由下而上，也就是必須由解決每一種形式的癌症的基本生理之謎才能辦到，不能由上往下，只顧增加化療藥物的毒性，或者憑經驗去發現細胞毒藥。要攻擊特定的癌細胞，就必須先辨識出它的生理行為、遺傳結構，以及其獨特的弱點。魔彈的搜尋必須由瞭解癌症的目標開始。

＊ 我並不是小看這十二、三個月壽命的意義，對癌症病人而言，多一年的時光可能意義非凡。但拒絕承認這和「治癒」還有很長的距離，非得要無比的狂熱不可。

在這些異議的聲音中，最有力的是一位令人出乎意料、來自泌尿外科的醫師——查爾斯·哈更斯（Charles Huggins），他既不是細胞生物學者，亦非癌症生物學家，而是對腺體分泌有興趣的生理學者。哈更斯於一九〇一年生於加拿大新斯科夕亞省，在一九二〇年代初期上了哈佛醫學院（與法柏是學長學弟關係），在密西根接受一般外科的訓練。一九二七年，年方二十六的他受命為芝加哥大學的泌尿外科醫師，也就是膀胱、腎臟、生殖器官和攝護腺疾病的專科醫師。

哈更斯的任命說明了外科的信心（和狂妄）：他根本沒有泌尿系統的正規訓練，也未學過癌症外科。當時外科專科的觀念還不成熟，醫界的想法是，如果醫師會切除闌尾或淋巴結，那麼就該學會切除腎臟。因此哈更斯匆匆忙忙花了六週時間啃了一本教科書就走馬上任。他滿懷希望地來到芝加哥，以為會看到病人絡繹於途的忙碌景象。沒想到他位於新哥德式高樓的石磚診療室整個冬天竟空蕩蕩（恐怕病人對外科這種還不成熟的專科作法不太放心）。哈更斯厭倦了在空無一人而冷風直灌的候診室翻書看雜誌，於是成立了實驗室，可以一邊等病人上門，一邊兼作泌尿系統疾病的研究。

要選擇某一種醫學專科，就等於是要選擇其主要的體液。血液學家有血液、肝病專家有膽汁、哈更斯則有攝護腺液：這是一種色如稻草的稀薄乳狀鹽糖混合液體，作為潤滑和提供精子養分之用。攝護腺液的來源——攝護腺，是埋藏在會陰深處的小腺體，位於男性泌尿道出口處。（維薩流斯是頭一個辨識出這個器官的人，並把它畫進人體解剖圖中。）它呈胡桃形，大小亦如胡桃，卻是癌症極易侵犯之處。攝護腺癌占了男性所有癌症的三分之一，是白血病和淋巴癌的六倍。在六十歲以上男性的屍體解剖中，每三具就約有一具屍體有攝護腺的惡性腫瘤。

雖然攝護腺癌是極其常見的癌症，其臨床過程卻有極大的變異。大部分的病例都是進展緩慢的——老年男性死時常有攝護腺癌，但並非因攝護腺癌而死；然而在有些病人身上，這種疾病侵襲性極其猛烈，在後期轉移時會造成骨骼和淋巴結的疼痛和損害。

不過哈更斯對癌症的興趣不如對攝護腺液那麼高。醫界已知如雌激素等雌性荷爾蒙能控制乳房組織的生長，那麼同樣地，雄性荷爾蒙是否也會控制正常攝護腺的生長——因此節制其主要產品攝護腺的分泌？到一九二〇年代後期，哈更斯設計出一種儀器，可從狗身上收集寶貴的攝護腺液（他在膀胱內插進一根導管，把收集管縫在攝護腺出口處）。這是他一生在外科上唯一的創新。

哈更斯有工具可測量攝護腺功能，就能計量這腺體所分泌的液體量。他發現如果他切除狗的睪丸，便減少了狗的睪丸酮，攝護腺就會萎縮，所分泌的液體就會突然乾涸。如果他在已經去勢的狗身上注射純化的睪丸酮，那麼這種外來的荷爾蒙就會防止攝護腺萎縮。因此攝護腺細胞的生長和作用非常依賴睪丸酮。雌性荷爾蒙讓乳房細胞存活，而雄性荷爾蒙則對攝護腺細胞有類似的效果。

哈更斯想要進一步探究睪丸酮和攝護腺細胞的新陳代謝，但他的實驗碰上了一種特別的阻礙。狗、人類和獅子是少數幾種已知會罹患攝護腺癌的動物，而在他的研究中，卻不時地碰上攝護腺生了相當大腫瘤的狗。他寫道，「在作新陳代謝研究時碰到有攝護腺腫瘤的狗，實在很煩人。」他最初的反應是剔除這些罹癌的狗，好專心收集攝護腺液，但接著他想到一個問題，如果喪失睪丸酮能使正常的攝護腺細胞縮小，那麼去除睪丸酮對癌細胞又會有什麼影響？

任何自重的癌症生物學家都會告訴哈更斯，答案幾乎可以確定：沒有什麼影響。癌細胞是已經受到擾亂、不受限制並改變了的細胞——只對最毒的藥物組合起反應。調節正常細胞的信號和荷爾蒙早就被丟到一邊去了，剩下的只是病態而自動迅速繁殖分裂的細胞，根本不知道正常為何物。

但哈更斯知道某些癌症不按牌理出牌。比如甲狀腺癌細胞依舊製造甲狀腺荷爾蒙，那是正常甲狀腺分泌的刺激成長分子；因此這些細胞雖然癌化，依舊記得先前的特性。哈更斯發現攝護腺癌細胞也會保留其起源的生理「記憶」。他為這些罹患攝護腺癌的狗去勢時，也立刻去除了依賴睪丸酮的癌細胞，腫瘤也在幾天之內就消失。其實如果正常攝護腺細胞依賴睪丸酮生存，那麼惡性攝護腺細胞就幾乎可說對這種荷爾蒙上癮，因此突然去除這種荷爾蒙，就等同是最有療效的藥物。「癌症未必是自動自發、自行繼續，」哈更斯寫道：「其成長可由荷爾蒙在宿主身上作用而維持和繁衍。」正常細胞和癌細胞成長和生存的連結，遠比以往所想像的更密切：癌症可能由我們自己的身體餵養滋長而壯大。

◆

幸好去勢手術並非餓死攝護腺癌細胞的唯一辦法。哈更斯想到，如果男性荷爾蒙會促進這些癌細胞的生長，那麼與其消除男性荷爾蒙，何不欺騙癌細胞，抑制睪丸酮的作用，讓它們以為身體是「女性」？一九二九年，生化學家愛德華．杜西（Edward Doisy）嘗試要辨識雌性動情週期的荷爾蒙因子。他收集了數百加侖懷孕婦女的尿液，貯存在巨大的銅缸裡，提煉出若干毫克的荷爾蒙，稱作雌激素。杜西的作法促使醫界競相製造大量的雌激素或類似的產品。到一九四〇年代中期，幾家實驗室和製藥公司為了爭搶「女性精華」的市場，紛紛合成雌激素類似藥品，或者找出新方法有效地提煉它。這種藥物最常用的兩種變體就是二乙基乙烯雌酚（diethylstilbestrol，亦即DES）和普力馬林（Premarin）。*

普力馬林和DES剛開始都被當作治療更年期的萬靈丹，但對哈更斯來說，合成雌激素還有另一妙用：他可以把它們注射到男性身體上，使之「女性化」，因而使攝護腺癌病人停止生產睪丸酮。他稱此法為「化學去勢」（chemical castration），而且他再度發現其效果驚人。就像手術閹割一樣，有侵略性攝護腺癌的病人用女性荷爾蒙化學去勢之後，對此治療迅速起反應，而且通常僅有絕小的副作用：接受這種治療的病人最常抱怨的是，會感覺到像婦女停經時的熱潮紅。這些類固醇並不能治癒攝護腺癌；到頭來癌細胞對荷爾蒙治療產生抗藥性，癌症依舊復發，但緩解時間往往可以延續到數個月，證明控制荷爾蒙的確能阻止依賴荷爾蒙的癌細胞生長。要緩解癌症並不需要不辨黑白、一視同仁的細胞毒藥（如順鉑或氮芥子氣之類）。

◆

如果攝護腺癌能用控制睪丸酮的手段抑制到使癌細胞瀕臨死亡的情況，那麼抑制荷爾蒙的方法是否同樣能用在另一種依賴荷爾蒙的癌症上？至少有一個候選疾病——乳癌。一八九〇年代，一名大膽的蘇格蘭外科醫師喬治．畢特森（George Beatson）想要設計新方法來治療乳癌，他由蘇格蘭高地的牧羊人那裡得知，去除母牛的卵巢，會影響牠們的泌乳量以及乳腺的特質。畢特森不明白這種現象的原因（杜西尚未發現卵巢分泌的雌激素荷爾蒙），但他對卵巢和乳房之間難以解釋的關係很感興趣，因此切除了三名乳癌婦女的卵巢。

在那個年代，卵巢與乳房之間的荷爾蒙迴路尚無脈絡可循，所以這種作法簡直是匪夷所思，就像割除肺臟以治腦傷一樣莫名其妙。但教畢特森大吃一驚的是，三個病例對割除卵巢都有極明顯的反應，就是乳房腫瘤大幅縮小。倫敦的醫師在更多的女病患身上重作這項實驗，但卻有不同的結果：只有三分之二的乳癌病人有反應。

這種時好時壞的結果教十九世紀末的生理學家大惑不解。一名外科醫師在一九〇二年寫道，「不可能

---

* 二乙基乙烯雌酚，由倫敦生化學者合成的人造女性荷爾蒙，下面會再多談到合成的雌激素DES；普力馬林，是在蒙特婁由馬尿中提煉出來的天然雌激素，其英文名來自於「懷孕母馬的尿」（pregnant mare urine）。

預先知道手術究竟有沒有好處，其結果很不確定。」切除遠處的器官怎麼會影響癌細胞的生長？而且更教人著急的是，為什麼只有一些病例有反應？這個現象幾乎教人想起在體內循環的神祕體液元素——蓋倫所談的黑色膽汁。但為什麼這種體液元素只在某些乳癌婦女身上有反應？

◆

約三十年後，杜西發現了雌激素，解答了第一個問題的部分答案。雌激素是卵巢分泌的主要荷爾蒙，就和睪丸酮對正常攝護腺的影響一樣，雌激素也很快就被證明與維持正常乳房組織及其生長息息相關。乳癌是否會因卵巢的雌激素而加重？如果是，那麼畢特森的疑惑又怎麼解釋：為什麼割除卵巢會使有些乳房腫瘤小，而有些卻毫無反應？

一九六〇年代中期，和哈更斯合作密切的年輕芝加哥化學家艾爾伍・簡森（Elwood Jensen）差點解開了畢特森的謎底。簡森一開始並不是研究癌細胞，而是研究正常的雌激素生理學，他知道荷爾蒙通常是藉著結合目標細胞的受體而作用，但這個類固醇荷爾蒙受體卻一直捉摸不定。一九六八年，簡森用放射性標記的荷爾蒙為餌，發現了雌激素受體——結合雌激素並且把其信號傳遞給細胞的分子。

接下來簡森要問的是，乳癌細胞是否也都一律擁有這個受體。出乎意料的是，有些有，有些沒有。原來乳癌病例可以分為兩種，一種是有大量雌激素受體稱作ER陽性（ER-positive）的乳癌細胞，另一種是僅有少量雌激素受體存在的ER陰性（ER-negative）乳癌細胞。

簡森的觀察對畢特森的問題提出了可能的解答。或許乳癌細胞對摘除卵巢的不同反應，是依據癌細胞是否有雌激素受體而來。ER陽性的腫瘤有受體，因此保留了它們對雌激素的渴望，而ER陰性的腫瘤則既無受體，亦不依賴雌激素這種荷爾蒙。因此簡森提出的假設是，ER陽性的腫瘤對畢特森的手術會起反應，而ＥＲ陰性的則無反應。

驗證這理論最簡單的方法就是作實驗——在ＥＲ陽性和ＥＲ陰性腫瘤的婦女身上作畢特森的手術，觀察癌細胞受體的狀態是否能預測其反應。只是這種手術已經不流行了（切除卵巢會造成許多嚴重的副作用，比如骨質疏鬆）。另一種方法是用藥物抑制雌激素功能，就像婦女版的哈更斯化學去勢法。

但簡森沒有這樣的藥。睪丸酮沒有用，而且當時也沒有開發出任何合成的「抗雌激素」。各大藥廠忙著（用合成雌激素）開發治療停經的藥物和其他新避孕藥，早就放棄抗雌激素，也沒興趣開發治療癌症的抗雌激素。如簡森所指出的，在那個人們像是被催眠地以為細胞毒性化療藥物將被發明出來的大環境下，「沒有人對開發治療癌症的內分泌（荷爾蒙）藥物有興趣。大家認為複方化療不只可望治療乳癌，也可能治療其他實體癌症。」開發抗雌激素——傳說中女性青春靈藥的對手，難免被視為是浪費力氣、金錢和時間。

◆

因此一九六二年九月十三日，帝國化學工業公司（Imperial Chemical Industrie，簡稱ＩＣＩ）一群才華洋溢的化學家為一種化學物ＩＣＩ 46474，或名泰莫西芬（tamoxifen，學名三苯氧胺）申請專利時，根本沒有人注意。原本開發泰莫西芬是用作控制生育藥物，它是由ＩＣＩ「生育控制計畫」兩位成員：荷爾蒙生物學家亞瑟·瓦波爾（Arthur Walpole）和合成化學家朵拉·理查森（Dora Richardson）領導的團隊所合成的。雖然泰莫西芬如鳥般張翼的結構應該能完全契合在雌激素受體張開的懷抱之中，其結構設計是要作雌激素的強力刺激物，但其效果卻完全相反：它非但未能做到避孕藥的基本條件——啟動雌激素信號，反倒出人意表地在許多組織中關閉了信號。它是雌激素阻斷劑——因此被視為毫無效用。

然而避孕藥和癌細胞的關聯卻一直在瓦波爾心中徘徊不去。他知道哈更斯以去勢手術治療攝護腺癌的實驗，也知道畢特森的謎，幾乎已經由簡森解開。他新藥的抗雌激素特性提出了一個教人好奇的可能性，ICI 46474或許作避孕藥派不上用場，但他想，或許它可以用來對抗對雌激素很敏感的乳癌。

為了驗證這樣的想法，瓦波爾和理查森必須要找臨床的合作對象，他們理所當然地選擇了曼徹斯特的克莉絲蒂醫院，這是舉世聞名的癌症中心，如果穿過起伏的山區，離ICI在艾德利園的研究區，只有短短的距離。而且也有一位現成的合作者，瑪麗．柯爾（Mary Cole），專長是乳癌的曼徹斯特腫瘤科醫師和放射治療師。柯爾的病人和同事都暱稱她為莫亞（Moya），她一向以堅決而細心聞名，對病人非常盡心。她的病房全都是後期轉移性乳癌的病人，其中許多是急速奔向死亡，莫亞願意嘗試任何藥物，即使是棄之不用的避孕藥，只要它能拯救這些婦女的性命，她都願意一試。

柯爾的實驗於一九六九年夏末開始在克莉絲蒂醫院進行。四十六名乳癌婦女接受ICI 46474錠的治療。柯爾原本不抱什麼指望——頂多只會有部分反應。但在十名病人身上，這藥卻立即有明顯效果。乳房腫瘤非常明顯地消下去，肺部的轉移也縮小，骨頭不再疼痛，淋巴結也軟化了。

就像哈更斯的攝護腺癌病人一樣，許多對此藥有反應的婦女後來還是復發，但這個實驗的成功是毋庸置疑的，這原理的證明也名留青史。針對癌細胞特定通路所設計的藥物——而非憑嘗試錯誤實驗發現的細胞毒性藥物，已經讓轉移性的腫瘤緩解。

泰莫西芬的旅程在麻州舒茲伯利的一間名不見經傳的藥物實驗室完整地走了一圈。一九七三年，渥徹斯特基金會（Worcester Foundation，開發新避孕藥的研究單位）的生化學者克雷格．喬登（V. Craig Jordan）研究對泰莫西芬治療有或沒有反應的乳癌，其背後的模式。喬登用簡單的分子技術在乳癌細胞上為簡森在芝加哥所發現的雌激素受體染色，終於躍出畢特森疑問的解答。有雌激素受體的癌細胞對泰莫西芬有強烈反應，而缺乏這種受體的細胞則無反應。近一世紀以前在英國觀察到乳癌婦女的反應不一致如今真相大白。有雌激素受體的細胞可以結合泰莫西芬，而這種藥物是雌激素阻斷劑，阻斷了雌激素的作用，抑制細胞的生長。但ＥＲ陰性的細胞缺乏此藥的受體，因此對它無反應。這個理論的綱要再簡單不過。這是癌症史上首次以核心分子邏輯將藥物、目標和癌細胞結合起來。

霍斯泰德的骨灰

寧化飛灰，不作浮塵。

——傑克・倫敦（Jack London）

要是我好不了，你會不會把我趕出去？

——一九六〇年代，一名癌症病患對醫師說的話

柯爾的泰莫西芬實驗起先是治療後期轉移性的乳癌婦女，但隨著實驗進行，柯爾不禁想到另一種作法。通常癌症新藥的臨床實驗是對病情越重的病人越無情地施以重藥（發明新藥的消息一傳出去，就會有越來越多絕望的病人願意孤注一擲以挽救性命）。但柯爾卻想要反其道而行。如果罹患早期癌症的婦女病患以泰莫西芬來治療，會有什麼結果？如果一種藥物能夠抑制已經轉移且富侵略性的第四期癌症病人，那麼將它用在還在局部發展、只擴及部分淋巴結的第二期乳癌病人身上，豈不是該有更好的效果嗎？

柯爾其實在不知不覺之中，已經回到了霍斯泰德的邏輯上。霍斯泰德提出根除性乳房切除術的前提是，早期乳癌必須要全力徹底對抗——以手術「清除」這疾病可以想到的每一個角落，即使在沒有癌細胞可見之處亦然。其結果是乳房切除使婦女外觀遭到嚴重破壞，即使是局部性的小腫瘤亦一視同仁，以避免復發和轉移到遠處的器官。不過柯爾現在卻疑惑霍斯泰德是不是用意雖良善，卻用錯了工具。外科

不可能消除癌症看不見的角落，或許醫界需要的是一種強力的化學物——全身性的治療，也就是威利．梅爾自一九三二年以來夢想的「術後處理」（after treatment）。

其實在泰莫西芬還沒有出現之前，癌症研究所的一群異端研究人員就已經有類似的想法。一九六三年，在柯爾於曼徹斯特完成她的實驗的十年前，一名三十三歲的癌症研究所腫瘤學者保羅．卡邦（Paul Carbone）就已經展開實驗，以瞭解化療對已經以手術切除早期腫瘤（也就是體內無可見腫瘤）的婦女是否有效。卡邦的靈感是來自美國癌症研究所的異端守護聖徒李敏求，這位學者因為以甲胺喋呤治療腫瘤已經消失良久的絨毛膜癌婦女，而被趕出研究所。

雖然李敏求灰頭土臉地捲鋪蓋走人，但讓他蒙受屈辱的這種策略——用化療來「洗滌」體內殘餘的腫瘤，卻在研究所內獲得越來越多的重視。卡邦在他小型的實驗中發現，在術後增作化療，可減少乳癌的復發率。卡邦及其團隊用「輔助」（adjuvant，來自拉丁文「協助」之意）一詞來描述這種療法。卡邦認為，輔助性化學治療可以作為外科醫師的小幫手，它可以根除早期乳癌殘留在體內的惡性細胞，而這等於是完成霍斯泰德為自己所訂的艱鉅任務。

但是外科醫師對其他人的幫助根本不屑一顧——尤其不屑化療醫師的協助。到一九六〇年代中期，擁護根除性乳房切除術者的防備心不斷增強，於是大部分的乳房外科醫師都認為化療醫師是絕不能信任的勁敵，更別指望靠他們改善手術的成果。由於外科醫師是乳癌這領域的主力（而且由他們負責診斷所有的病人），卡邦根本無從招募病人，因此也無法增加試驗的機會。卡邦回憶說，「除了偶爾有婦女在癌症研究所作乳房切除之外……根本沒辦法開始這個研究。」

但卡邦另闢蹊徑。外科醫師對他避之唯恐不及，於是他轉頭去找避開其他同僚的外科醫師費雪——就是那位質疑根除性乳房切除術的爭議人物。費雪立刻對卡邦的想法產生興趣，其實他自己就曾想嘗試類似的作法：結合化療和乳房切除手術。但即便是費雪，一次也只能找一個對象。他自己的試驗，NSABP-04（根除性切除術和非根除性切除術的試驗）幾乎沒有進展，他根本說服不了外科醫師參加結合化療和手術一起來醫治乳癌的試驗。

此時，一個義大利團隊適時出現。一九七二年，癌症研究所正在全美尋覓可以測試手術後「輔助性化療」的機構，義大利的腫瘤醫師吉安尼．波納多納醫師（Gianni Bonadonna）來到貝塞斯達參觀。這位精明、優雅、世故、穿著訂製米蘭西裝，打扮無懈可擊的醫師立刻讓癌症研究所的學者產生了好印象。他由戴維塔、卡內洛斯和卡邦那裡得知他們已經用複方藥物化療治療後期的乳癌，發現一種組合可能有用：環磷醯胺（氮芥子氣的表兄弟）、甲胺喋呤（法柏的胺喋呤變體）和氟尿嘧啶（DNA合成劑）。這個療法稱為CMF，在病人身上的副作用較小，較能承受，但又足夠活躍，可以抑制小腫瘤——是理想的乳癌輔助療法。

波納多納在米蘭的大型癌細胞中心「癌症研究所」（Istituto Tumori）工作，和乳房外科主任恩貝托．維洛奈西（Umberto Veronesi）是好友，說不定是當時唯一一對彼此還肯交談的外科醫師和化療醫師。波納多納和維洛奈西經卡邦說服（依舊努力要在美國作類似的試驗），提出在初期乳癌經手術切除之後，作隨機試驗，研究化療對手術成果的影響。他們立即接獲癌症研究所請他們作試驗的合約。

癌症研究所的學者都體會到這個合約的諷刺性。在美國，癌症醫學的景觀已被內部的衝突分裂所傷，連癌症研究所贊助、自宣告癌症戰爭以來最重要的環磷醯胺化療研究，都不得不搬到國外進行。

◆

波納多納在一九七三年夏天開始試驗，當年初冬，他已經隨機請近四百名婦女參與試驗——其中一半不作治療，另一半則作CMF輔助化療。維洛奈西的支持非常關鍵，但除此之外很少有其他乳房外科醫師對此有興趣。波納多納說：「他們不只是抱著質疑的態度，而且充滿敵意。他們根本不想知道我們的試驗及結果。當時沒有幾位化療醫師，大家也不怎麼看重他們，外科醫師的態度則是『化療醫師在癌症後期才為病人施藥，而外科醫師則可讓病人完全緩解……外科醫師很少會再見到他們的病人，我想他們並不願聽到有多少病人因為作手術而失敗，這攸關面子問題』。」

一九七五年冬天一個陰沉的上午，波納多納飛往布魯塞爾，在歐洲腫瘤學者會議上報告他試驗的結果。這個試驗才剛做完第二年，不過波納多納報告說，兩群受測者的反應明顯有差異。近半數未作輔助化療的婦女復發了，而作了輔助化療的婦女只有三分之一復發。每六個作過治療的病人中，就有一個拜輔助化療之賜，而防止了乳癌復發。

這個結果太出人意表，演講廳裡靜寂無聲。波納多納的報告已經震動了癌症化療的世界，在飛回米蘭的飛機上，在離地面一萬呎的高空中，其他與他同機的學者終於紛紛提出種種問題來請教他。

◆

波納多納驚人的米蘭試驗留下了一個非答不可的問題。要是CMF的輔助療能減少早期乳癌婦女的復發，那麼泰莫西芬的輔助化療——這種柯爾團隊所證實有效的乳癌藥物，是否也能減少局部ER陽性乳癌患者手術後的復發率？柯爾憑直覺以抗雌激素藥物治療早期乳癌的作法是否正確？

即使費雪忙著進行其他的試驗，這依舊是他忍不住非得要回答不可的問題。一九七七年一月，在柯爾發表泰莫西芬對轉移性癌症結果報告的五年後，費雪招募了一千八百九十一名癌細胞只及於腋下淋巴結的ER陽性乳癌婦女病患，一半施以泰莫西芬輔助治療，另一半則未施以泰莫西芬。到一九八一年，兩組婦女癌症復發的結果顯著不同。手術後施以泰莫西芬者復發率減少了近百分之五十，而其中年過五十歲的婦女，對傳統化療最具抗藥性、也最常有侵略、轉移性乳癌復發的群體，效果尤為明顯。

三年後，一九八五年，費雪重新分析復發和存活病人漸行漸遠的曲線，泰莫西芬治療的效果更為明顯。在五百多位分為兩組的五十歲以上婦女中，泰莫西芬防止了五十五個病例的復發和死亡。費雪已經用沒有太大副作用的荷爾蒙藥物，改變了手術後乳癌的生物學。

◆

到一九八〇年代初，全新的治療典範已經由舊典範的餘燼中脫殼而出。霍斯泰德攻擊早期癌症的夢想重生為輔助治療。艾利許的癌症「魔彈」則轉世化身為乳癌和攝護腺癌的抗荷爾蒙治療。

兩種療法都稱不上是完全治療。輔助治療和荷爾蒙治療通常不能清除癌細胞，荷爾蒙治療可以延長緩解的時間達數年或數十年，輔助治療主要是作為清除方法，消滅體內殘留的癌細胞，增長了壽命，但許多病人到頭來還是復發。最後，通常是在數十年的緩解之後，抗化療藥物和抗荷爾蒙的癌細胞還是會不顧先前的干預生長，推翻了治療中所建立的平衡。

但即使這些替代治療並未提供消滅癌症的方法，這些強力的試驗依舊奠定了癌症生物和癌症治療的幾個重要原則。首先，如卡普蘭對霍奇金氏症的發現，這些試驗再度清楚地傳達了癌症有極大異質性的訊息。乳房或攝護腺癌以不同的形式出現，各自有獨特的生物行為。這些異質性源自基因，比如有些乳癌對荷爾蒙治療有反應，有些則否。這些異質性也出自結構：有些癌症在診斷出來時只限於局部，有些則會散布到遠處的器官。

第二，瞭解這種異質性十分重要。諺語說：「要瞭解你的敵人。」費雪和波納多納的試驗也說明你必須在匆匆忙忙趕著治療癌症之前，先盡量「瞭解」癌症的點點滴滴。比如不厭其煩地先把乳癌分為特定的分期，這是波納多納研究成功的先決條件：早期乳癌的治療和晚期乳癌不一樣，ER陽性和ER陰性的區分則攸關費雪研究的成敗：如果泰莫西芬一視同仁地在ER陰性的乳癌上作測試，這個藥物就會被當作根本沒用而遭丟棄。

這些試驗所證明對癌症細膩的瞭解，就癌症藥物而言有醍醐灌頂之效。如癌症研究所長羅雪在一九八五年所說的：「我們在十年前都更天真無知。我們原本以為只要藥到就能病除，現在我們才明白事實比這複雜得多。我們樂觀，但並不指望全壘打。到目前為止，大家只要有一連串一壘安打或二壘安打就夠高興的了。」

然而一舉消滅、一網打盡癌細胞的比喻（「同一種原因，同一種治療」），依舊主宰腫瘤界。輔助化療和荷爾蒙治療就像戰爭中的暫停，意味著還需要更強烈的攻擊。部署所有的細胞毒性藥物——把身體置之死地而後生，挖除其內部的惡性細胞，這樣的想法依舊教人難以抗拒。因此癌症藥物繼續向前衝，不惜放棄了崇高、明智和安全，腫瘤醫師滿懷自信、灌滿了自負且因藥物的力量而陶醉不已，把病人——和他們的原則都推到災難邊緣。「我們會把第一幕的氣氛毒害到極限的地步，」詹姆斯·華生在一九七七年警告癌症的未來說：「任何正派的人都不會想把這齣戲看完。」

然而對身陷於在第一幕的諸多癌症病患而言，他們別無選擇，只能把這齣毒劇看到最後。

◆

「多才是多。」一名病人的女兒簡潔地對我說。（我正在委婉地向她說明，對有些癌症病人而言，「少可能才是多。」）這名病人是位義大利老婦，她的肝癌已經散布到整個腹部。她由麻州綜合醫院轉來想要作化療、手術或者放療，如果可以，能三種全包最好。她的英文斷斷續續、腔調很重，常常得停下來喘氣。她的皮膚呈黃灰色——我擔心如果腫瘤完全擋住膽管，讓她的血液混入膽汁色素，那麼她的皮膚就會變成鮮艷的黃疸色。她已經筋疲力竭，就連我在檢視她的時候，她都時睡時醒。我要她把雙掌向上伸，彷彿作阻擋車流的指揮交通手勢，觀察她是否有微微的擺動，如果有，那通常代表肝衰竭。幸好她的手不抖。不過她的腹部卻有沉悶而滿溢的聲音，彷彿積滿了液體，很可能充斥惡性細胞。

她的女兒是內科醫師，她以銳利如鷹的眼睛盯著我作檢查。她非常關懷母親，正在發揮中年時期母女角色互換的那種母性本能，而且兩倍強烈。作女兒的希望為母親爭取到最好的治療：最好的醫師、最好的病房，要能有波士頓比肯丘最好的視野，還要特權和金錢所能買到最好、最強、最猛的藥物。

但在此同時，這名老嫗恐怕根本連最輕微的藥物都承受不了。她的肝臟雖然尚未完全失去功能，但也相去不遠了，還有許多細微的跡象顯示她的腎臟恐怕也不能發揮作用了。我建議用緩和醫療的藥物，或許只用一種化療藥劑，可能只減輕她的症狀，而不要以更強的療法來治療無法治癒的疾病。

這名女兒看著我，彷彿我瘋了一樣。她怒氣沖沖地說，「我來這裡就是要治療，不是來作安寧照護（palliative care）。」

我答應她再請更多經驗豐富的醫師來會診。或許我太倉促就下了緩和醫療的決定。但不到幾週，我就發現這位病人和她女兒去找了另一位醫師，應該是比較願意配合她們要求的醫師。我不知道後來這位老婦人是死於癌症，還是死於療方。

◆

腫瘤學在一九八〇年代還有第三種異議聲音，雖然這種聲音早已經在癌細胞邊緣盤桓數世紀了。在一而再、再而三的化療和手術都無法使晚期癌症的死亡率下降，因此這一代的外科醫師和化療醫師在無法治癒病人的情況下，開始學習（或重新學習）照顧關懷病人的技巧。

這是一門欠缺規則而且教人不安的課。安寧照護這種著重在症狀緩解和安慰的醫學分支一直被認為是癌症治療的反物質，是其正面的反面，承認其滔滔不絕的成功為失敗。palliative 這個字來自拉丁文 palliare，遮蓋之意——光是止痛，就好像是遮蓋了疾病的本質，掩住其症狀，卻沒有攻擊疾病。一九五〇年代一位波士頓醫師這樣寫道：「如果持續的疼痛無法藉由直接攻擊病理損害本身來解除……，那麼只能由手術干擾感官通路來達到緩和。」取代手術的唯一方法就是更多手術——以毒攻毒。如嗎啡和吩坦尼（fentanyl）等強效止痛麻醉劑則被刻意否決。這位醫師繼續寫道：「如果不作手術，病人勢必會對麻醉劑上癮，身體越來越虛弱，甚至會自殺。」這樣的考慮極為諷刺，因為霍斯泰德本人一邊設計根除性乳房切除術的理論，一邊也對古柯鹼和嗎啡上癮。

可想而知，推動維護臨終癌症病患理智和尊嚴的運動當然不會來自只在乎治療的美國，而是來自歐洲，其創始人是西西莉．桑德絲（Cecily Saunders），她原本在英國是護士，再經訓練而成為醫師。一九四〇年代末期，桑德絲在倫敦照顧了一名來自華沙的猶太難民，因癌症而瀕死的他將畢生積蓄五百英鎊留給她，遺願是要作「她家的一扇窗戶」。等到桑德絲在一九五〇年代到倫敦東區探查乏人問津的癌症病房，她才親身體會到他如謎一般遺願的意思：她看到癌症末期的病患既無尊嚴、也沒有人為他們止痛，甚至連基本的醫療照護都沒有，他們的生命有時是真確地被局限在沒有窗戶的房間裡。桑德絲發現這些「沒有救」的病人成了腫瘤科的賤民，在其戰爭和勝利的修辭中沒有任何地位，也因此被棄若敝屣，沒有人理會，更沒有人放在心上。

於是桑德絲重新設計了一名相反的學科：安寧緩和醫療（palliative medicine），她避用安寧照護一詞，

「因為照護一詞『太過柔弱』，在醫界得不到尊重。」她寫道。「或者該說使之重新復生。」如果腫瘤醫師本身無法為臨終的病人提供照護，那麼她就請其他的專科醫師，如精神科、麻醉科、老年醫學科的醫師、物理治療師和神經科醫師，協助病人無痛而優雅地死亡。她也要把這些垂死的病人移出腫瘤科病房：一九六七年，她在倫敦成立了一家收容所，專門照顧病入膏肓的臨終病人，命名為聖克里斯多福（St. Christopher's）：不是死亡，而是旅人的守護聖徒。

桑德絲的運動足足花了十年的時間才傳到美國，滲透了滿懷樂觀的腫瘤病房。病房裡的一名護士寫道，「反對為病人提供安寧療護的抗力極深，當我們向醫師建議不要再挽救病人的性命，留給他們一點尊嚴時，醫師連正眼都不看我們……醫師對死亡的氣味敏感，死亡就意味著失敗、征服——是他們的死亡，醫學的死亡，腫瘤學的死亡。」

提供臨終療護需要無比的再想像和再造精神。醫藥界以不亞於測試新藥和外科療程的活力和細心，作疼痛和止痛的試驗，結果卻因此推翻了一些有關疼痛的教條，建立了新基礎原則。在癌症病患身上同情且大量施用的麻醉劑，並沒有讓病人上癮，也沒有使他們惡化或自殺，反而減輕了病人會感到焦慮、痛苦和絕望的這種沉重週期。新的止吐劑則改善了化療病人的生活。美國第一個安寧療護中心於一九七四年在耶魯—紐海芬醫院成立，到一九八〇年代初，按照桑德絲模式所建的癌症安寧病房在世界各地興起：在英國最多，到八〇年代末，當地已經有近兩百家安寧療護中心。

桑德絲不願承認這樣的志業是和癌症「對立」。她寫道：「提供臨終關懷不該被當成獨立於癌症攻擊之外的負面作法。這不僅僅是無從想像且毫無報償的戰敗階段。在許多方面，其原則基本上都與其他階段的照顧和治療是相同的，雖然其報償截然不同。」

這同樣也算是認清敵人。

計數癌症

我們必須學會：以計數死者同樣專注的心，去計數生者。

——奥黛・羅德（Audre Lorde），美國黑人女同志詩人、作家

計算是這一代的宗教，是它的希望，也是它的救贖。

——葛楚德・史坦（Gertrude Stein），美國詩人、作家

一九八五年十一月，腫瘤學正處於當下的清醒現實以及過往誇張承諾之間的交會點，一名哈佛生物學者約翰・卡恩斯（John Cairns）讓測量對癌症戰爭進展的任務復生。所謂復生，意味著要先有死亡，自一九三七年《財星雜誌》的文章之後，可說已經埋葬對癌症之戰成果的評估，而且奇特的是，此時在其他方面反倒有無數資訊可供擷取。每一場小規模的足球賽和人類的每一小步都被媒體不厭其煩地詳盡報導，因此簡直不可能會察覺不到整個領域的狀況。卡恩斯其實是對前十年過於精細的觀點有所回應，他想要去除細節，觀察整體，提供宏觀的圖像。整體上，癌症病人的存活率有比以前長嗎？自一九七一年以來在癌症戰爭上的龐大投資，是否已經轉為切實的臨床成就？

要把「進步」量化，原本是個模糊的概念，卡恩斯首先整理自二次大戰以來就已存在的過時舊紀錄——癌症登記，這是各州對癌症相關死亡病的統計資料，按照癌症的種類再細分。卡恩斯在《科學人

雜誌》（*Scientific American*）上撰文寫道：「這些登記資料為癌症的自然史提出了非常詳盡的圖像，而這是討論任何治療的起點。」審視這些紀錄之後，他想要畫出長久以來癌症的肖像，不只是幾天或幾週而已，而是以幾十年為計量。

卡恩斯首先用癌症登記資料來估計自一九五〇年代起因腫瘤科治療的進步而拯救的病人數。*他把這些治療的進步分為幾個領域，再把這些進步對癌症死亡率的相關效果提出估計。

頭一個範疇是「治療」（curative）化療，也就是癌症研究所的佛萊和佛萊萊赫，以及印地安那大學的艾恩洪及其同僚所擁護的那種方法。卡恩斯從寬假設這樣的化療可治癒的癌症比率達百分之八十至九十，那麼每年總共約有兩千至三千人獲救——七百名急性淋巴性白血病兒童，一千名罹患霍奇金氏症的病人、三百名晚期睪丸癌的男性，以及二十至三十名絨毛膜癌病人。**

「輔助」化療，即手術後做的化療，如波納多納和費雪在乳癌病人身上所作的試驗。這種化療每年可再拯救一至兩萬人。最後，卡恩斯再計入如子宮頸抹片和乳房攝影等篩檢早期癌症的作法，他寬鬆地估計這些作法每年可再多拯救一萬至一萬五千名和癌症相關的死亡病例。大體而言，總數每年可達三萬五至四萬人。

這個數目要和一九八五年癌症的年度總數相比：每十萬名美國人就有四百四十八個新癌症病例，也就是每年約一百萬個新病例；也要和一九八五年癌症死亡率相比：每十萬人有兩百一十一個病例死亡，也就是每年五十萬人死亡。簡言之，就是以寬鬆的標準來估計被拯救的病例人數，在美國每二十個癌症病人中，以及每十個會因癌症而死的病人中，不到一個可因治療與篩檢方法的進步獲益。

卡恩斯並沒有因這數字太低而吃驚，他還說，任何自重的流行病學者都不該因此吃驚。在醫學史上，沒有任何重大疾病會光是因相關的治療術而消滅。比如畫出結核病死亡率降低的圖表，就可看出這個數據早在新抗生素發明之前的數十年就已經逐漸下降，比任何靈丹都更有效的，是較不明顯的各種城市中的進步——飲食營養、居住環境的衛生、廢水系統和空氣品質的逐漸改善，都有助於降低了歐美各國肺結核的死亡率。小兒麻痺和天花也因預防接種而減少。卡恩斯寫道：「在美國瘧疾、霍亂、斑疹傷寒、肺結核、壞血病、糙皮病和其他過去的疾病逐漸減少，因為人類已經學會如何預防這些疾病……把大半的努力都放在治療上，就等否定了先前的成就。」

◆

卡恩斯的這篇文章在政壇起了很大的影響，但它還缺少畫龍點睛的關鍵。它需要的是這些年來癌症死亡率的比較趨勢——究竟一九八五比一九七五年，有更多或更少的人因癌症而死。一九八六年五月，在卡恩斯文章發表之後不到一年，他的兩名哈佛同事約翰・貝拉（John Bailar）和伊蓮・史密斯（Elaine Smith）就在《新英格蘭醫學期刊》發表了這樣的一篇分析。

要瞭解這篇分析的內容，得先瞭解它不是什麼。打從一開始，貝拉就否定了病人最熟悉的計算法：在一段時期之間存活率的變化。五年存活率就是衡量癌症病人在確診之後五年的存活率，但存活率分析有一個陷阱，很容易有偏差。

* 由於手術和放療的治療法早在一九五〇年代之前就有，因此排除在外；卡恩斯有興趣的是自五〇年代起，因生化方面蓬勃發展而拯救的人數。

** 到一九八六年，非霍奇金氏症淋巴癌也可用綜合化療治癒，每年可再加兩千名得救的病人，總數可達五千人，但卡恩斯在最初的統計中，並沒有計入這個數字。

要瞭解這些偏差是怎麼來的，不妨想像兩個人口數相同，癌症死亡率亦相同的兩個相鄰村落。平均而言，在這兩個村子裡癌症都是在病人七十歲時診斷出來，病人在確診之後，平均存活十年，於八十歲死亡。

現在想像其中一個村子引進了新的癌症檢驗方法——比如以血液中一種叫 Preventin 的蛋白質的量為癌症標記，假設 Preventin 是完美的檢驗，被測出 Preventin「陽性」的人立刻就被歸為癌症患者。

讓我們再假設 Preventin 是非常精良的檢查，連很早期的癌症都可以查得出來。在它引進不久之後，一號村確診癌症的平均年齡由七十降到六十歲，因為這神奇的新方法可以查出更早期的癌症。不過由於在引進新測試法之後，卻沒有新的治療法配合，因此兩村平均的死亡年齡依舊一樣。

對不疑有他的旁觀者而言，這情況會產生一個奇怪的結果。在使用 Preventin 檢查的一號村，六十歲就可查出癌症，而病人八十歲才死亡，也就是說有二十年的存活期；而在不用 Preventin 篩檢癌症的二號村，癌症七十歲才檢查出來，八十歲死亡，也就是只有十年的存活期。不過這「增加」的十年存活卻不可能是真的。怎麼可能光憑作為檢驗的 Preventin，而不加任何治療方法，就延長了存活壽命？

答案非常明顯：存活期的增加完全是人工造成。存活率表面上增加了，但真正發生的是：因新的檢查方法而增加了由確診到死亡的時間。

要避免這樣的偏差，一個簡單的作法是，不去憑估存活率，而是評估整體的死亡率。（上例中，即使引進了更早的篩檢方法，死亡率依舊保持不變。）

然而這裡同樣也有方法上的瑕疵。「與癌症相關的死亡」是個原始的數據，是依據醫師宣告病人死亡時所寫診斷而得的統計數字。在一段長的時間中，比較這個原始數據的問題在於，美國人口（和其他國家的人口一樣）逐漸老化，而和癌症相關的死亡率當然也隨之而增加。癌症無可避免地會隨年齡成長，就像潮汐上的浮木一樣。比起人口較年輕的國家來，老年人口比例較高的國家當然會有較多人罹癌——即使真正的癌症死亡率不變。

要比較長期的樣本，必須要用其他的方法來使兩種人口標準化，採用同樣的標準——也就是在統計上把一個「縮」入另一個。這就讓我們達到了貝拉分析法的創新關鍵：為了達到這樣的尺度，他用一種特別有效的標準化形式，稱為「年齡調整」。

要瞭解什麼叫「年齡調整」，不妨想像兩群非常不同的人口組成，其中一群很明顯較年輕，另一群則較年長。如果我們測量癌症死亡的「原始數據」，較年長的人口顯然會有更多因癌症死亡的病例。現在再想像把第二群人口標準化，以消除這種年齡差異；方式是把第一群人口作為參考值，來調整第二群人口：當年齡差異消除了，死亡率也按照比率縮減。現在兩群人口含有同樣經過年齡調整的年輕和年長的成員，死亡率也跟著調整，也就產生同樣的癌症死亡率。貝拉在數十年間一再地重覆這樣的作法：他把每一年的人口分成年齡群——二十至二十九、三十至三十九、四十至四十九，以此類推，然後用一九八〇年（隨機抽出作為標準）的人口分布為參考值，把其他年分所有的人口分布加以轉換，癌症罹患率也依樣調整。一旦所有的分布都切合到同樣的標準化人口統計中，就可以研究這期間所有的人口分布，並作比較。

◆

貝拉和史密斯於一九八六年五月發表了他們的文章，從根本上震撼了腫瘤界。就連略微悲觀的卡恩斯都預期這些年來癌症相關的死亡率至少該有小幅下降，但貝拉和史密斯發現，在一九六二至一九八五年間，就連卡恩斯的數據都過度大方，癌症死亡率其實已經增加了百分之八．七，這樣的增加反映出許多因素——影響最大的是一九五〇年代吸菸率上升，造成肺癌病例的增加。

事實擺在眼前：癌症死亡率在美國並沒有下降。＊貝拉和史密斯沉痛地說：「沒有證據證明三十五年來努力不懈改善癌症治療的作法，對衡量臨床成績最基本的結果——死亡，有多少整體的效果。」他們還說：「雖然我們對某些不尋常的癌症種類（如兒童白血病和霍奇金氏症）有所進展，在緩和醫療和延長壽命上有所進步，但在這場抗癌戰爭中，我們卻逐漸步向失敗……三十五年來在改進治療方面的熱切努力必須被判定為實質失敗（qualified failure）。」

「實質失敗」一詞有點咬文嚼字，是刻意選擇的字眼。貝拉用了這個詞，也等於是向癌症機構、癌症研究所和價值數十億美元的癌症治療產業宣戰。一名記者描述他是「癌症研究所的眼中釘」。醫師怒斥貝拉的分析結果，說他光是會唱反調、作威作福，是個虛無主義者、失敗者和怪人。

可以想見醫學期刊上馬上刊出排山倒海的回應，一派評論者主張，貝拉─史密斯的分析結果不佳，並不是因為癌症治療無效，而是因為治療得不夠積極。他們認為，化療是遠非貝拉和史密斯所能揣想的複雜程序——複雜到就連大部分的腫瘤醫師想到要作完全劑量的治療，都難免臉色發白。為了佐證，他們舉出一九八五年的調查，估計僅有三分之一的癌症醫師用最有效的組合療程來治療乳癌。一位知名的評論者寫道：「我估計早期積極的複方化療可以拯救一萬名乳癌病患，而比較起來，現在實際上獲救的只有微不足道的病人，說不定只有幾千人而已。」

就原則而言，或許可以矯正這個情況。如一九八五年的一份調查所顯示，許多醫師在作化療時，藥劑的劑量都不足，至少以大部分腫瘤學家、或癌症研究所所訂的標準來看是如此。但其相反的想法——增強化療可以增加存活率，同樣也未經測試。對某些癌症（比如某些種類的乳癌），增加化療劑量強度的確可能增加效力，但對其他許多癌症，更強的標準化療藥物療程未必就意味著更高的存活率。「及早下重手」這種癌症研究所治療兒童白血病經驗而來的教條，並不能作為所有癌症都通用的解決辦法。

洛杉磯加大的流行病學家李斯特．布瑞斯洛（Lester Breslow）則對貝拉和史密斯的報告提出更精闢的批評。布瑞斯洛認為，年齡調整的死亡率是評估癌症之戰的方法之一，但卻不是評估成敗唯一的方法，其實只強調一種方法的貝拉和史密斯，本身就創造了自己的謬誤：他們過度簡化了衡量進展的方法。布瑞斯洛寫道，「只依賴一種進展的問題在於，當衡量方法一改變，它所傳達的印象就會起巨幅的變化。」

布瑞斯洛為了說明他的觀點，提出了另一種衡量方法。他指出，如果化療能治癒五歲的急性淋巴性白血病病童，那麼就等於挽救了這孩子整整六十五年的壽命（假定一般人平均壽命為七十歲）；而對六十五歲的老人作化療，則只挽救了七十歲平均壽命的五年。然而貝拉和史密斯所用的評量法——年齡調整後的死亡率，卻看不出這兩者的差別。治癒淋巴癌的年輕婦女可能還有五十五年的壽命，治癒乳癌的老婦卻可能次年就因其他原因而死，然而兩者卻以同樣的方法衡量。如果用「拯救壽命」為標準來衡量癌症的進展，那麼其數據就會好看得多，非但不像在癌症之戰中失敗，反而像即將獲勝。

布瑞斯洛強調他並不是建議哪一種計算方式比較高明，而是證明評估的方法本身就是主觀的。他寫道：「我們作這些計算的目的，是說明結論對評估的方法有多麼敏感。一九八〇年，對美國平均六十五歲的壽命，癌症該為損失的一百八十二萬四千年壽命負責。但如果還是維持一九五〇年的癌症死亡率，則應該會損失兩百零九萬三千年的壽命。」

布瑞斯洛主張的是，對疾病的評估天生就是主觀的：它不免會成為對我們自己的評估。客觀的結果

＊不單美國如此，歐洲的數據統計也同樣不樂觀。一九八五年，針對二十八個已開發國家的另一份年齡調整癌症死亡率分析顯示，癌症死亡率提高約百分之十五。

只能放在標準的事實上，卡恩斯或貝拉可以告訴我們癌症治療究竟挽救了多少條性命。但要決定癌症研究上的投資是否「值得」，必須先質疑「值得」這個觀念本身：延長五歲小孩的壽命是否比延長六十歲長者的壽命更「值得」？就連貝拉和史密斯「臨床結果最基本的評量標準」——死亡，也都不夠基本。死亡（或至少社會意義的死亡）可以用其他的尺度計算再計算，常會得出截然不同的結果。布瑞斯洛認為，對疾病的評估計量往往會依賴我們對自己的評估計量。社會和疾病常常會在平行的鏡子裡對望，各自拿著羅夏克墨跡測驗（Rorschach Test）＊給對方看。

◆

貝拉或許願意對這些哲學觀點讓步，但他有更實用的計畫。他用這些數字來證明一個原則。如卡恩斯已經指出的，在人口階層上，要減少疾病（任何疾病）的總死亡率，唯一的辦法就是預防。貝拉指出，即使我們用其他方法來評估治療癌症的進展，癌症研究所在瘋狂追尋癌症解藥的努力中，都忽視了預防這種策略的用處，這是毋庸置疑的。

癌症研究所大部分的經費，有百分之八十左右，都用在癌症的治療方法上，預防方面的研究只占百分之二十。＊＊癌症研究所所長法蘭克．羅雪一九七四年對瑪麗．拉斯克描述癌症研究所內形形色色的活動，他慷慨激昂地寫到癌症研究所對癌症三管齊下的作法：「治療、修復和繼續照護。」既沒有提到預防，也沒談到早期的發現，然而這是可以想見的，也就是說：癌症研究所根本就沒有打算把預防癌症當成核心項目。

私立的研究機構也有類似不平衡的偏差，比如在一九七〇年代的紐約史隆凱特林紀念癌症中心，近一百個實驗室中，只有一個表示有預防研究計畫正在進行。一九六〇年代初，一名學者調查了大批醫師，結果他吃驚地發現「沒有一個」能夠提出「預防癌症的想法、線索，或者理論」。他不帶感情地說，預防只是「兼差性質」的工作。***

貝拉指出，會傾向這樣的選擇，可說是在一九五〇年代科學界的精打細算下，如戈柏《癌症治療》這種好高騖遠的書、拉斯克幫近乎催眠地認定癌症可在二十年內治癒的信念、以及法柏這種如鋼似鐵滿懷熱忱學者等種種條件下，所產生的副產品。這種憧憬可以追溯到艾利許最喜愛的詞「魔彈」的符號巫術上。進步、樂觀、理性，這種魔彈和奇蹟能治療的憧憬早已掃除了癌症周遭的悲觀態度，徹底改變了腫瘤學的歷史。但以一種「療方」治百種癌症的觀念如今已經成了僵化的教條。貝拉和史密斯指出：「如果要在癌症方面有實質的進展，那麼就必須改變研究的重點——由治療的研究到預防的研究。……過去的失望必須以客觀、直接和綜合的方式面對，才能再繼續追求那似乎永遠難以企及的療方。」

---

* 編註：羅夏克墨跡測驗是一種投射測驗，測試方法是讓受試者通過某種媒介，建立起自己想像的世界。而受試者可能會透過這無拘束的情境中，顯露其個性。

** 到一九九二年，這個數字已經增加為百分之三十，也就是說在癌症研究所二十億美元的研究預算中，有六億美元用在預防方面的研究。

*** 不過這種質疑或許本質上也有瑕疵，因為它並沒有看出預防和治療研究兩者的相關性。

不過，首先該注意的是，一九六〇和七〇年代，針對環境和生活型態為癌症成因的預防措施並沒有難產，難的反而是以新的眼光來看這些可能成因的舊傳統。

——**大衛．康特**（David Cantor）

預防醫學的想法有點不美國。首先，它意味著承認敵人就是我們自己。

——**《芝加哥論壇報》，一九七五年**

你也可以由攝取牛乳，得出同樣的關聯……不可能由詢問病人得出滿意的結果……由於還沒有證明任何事物，因此也沒有任何理由該繼續沿著這樣的推理來作實驗。

——**美國衛生署長雷歐納德．席利**（Leonard Scheele）**談吸菸與癌症的關聯**

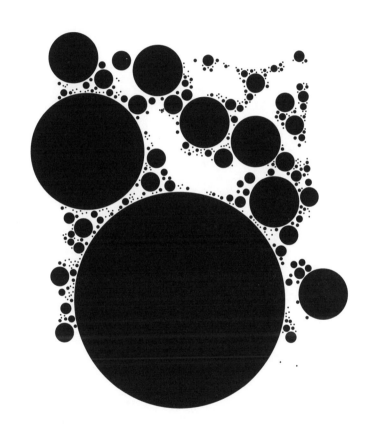

第四部

預防就是治療

「黑色的棺材」

我媽死時我尚年幼，
爸爸把我賣掉時，我的舌頭，
還連喊哭哭哭哭都不會，
就這樣我幫人清掃煙囪，睡在煤灰裡……

於是他安靜下來，就在那天晚上。
正當湯姆睡著時夢到這樣的景象
成千上萬掃煙囪的小孩，狄克、喬、奈德和傑克
全都被鎖在黑色的棺材裡。

——威廉·布雷克（William Blake）

一七七五年，在艾利許開始夢想化療療效，或者維蕭提出癌症細胞理論一世紀之前，倫敦聖巴塞洛繆醫院的外科醫師派西瓦·波特發現他診所中陰囊癌的病例激增。波特做事有條不紊、擇善固執、性好孤寂，他發現這種現象之後，可想而知，第一個衝動就是要以精細的手術切除腫瘤。但隨著病例越來越多，他看出了一個趨勢：他的病人幾乎千篇一律都是掃煙囪的孩子——被賣掉的貧窮孤兒，擔任掃煙囪

的學徒，送進煙囪裡清理煙道，常常全身光溜溜的，一身油膩膩。這些病人和職業之間的關聯讓波特感到吃驚，他寫道：「這種疾病只發生在某些人身上……；我指的是掃煙囪孩子的癌症，它首先必然是攻擊……陰囊的下部，造成皮膚表層破爛難看的痛楚，邊緣硬而增大……我從沒有見過它在青春期之前發病，我想或許這是它往往被病人和醫師都當成是性病的原因；而用汞劑來治療，反而使它迅速惡化」。

波特原本也可以接受這種常見的說法，在喬治王時期，*掃煙囪的孩子常常被當成集各種疾病之大成：他們骯髒、感染肺結核、梅毒、水痘，以及經常有一種看起來「破破爛爛、非常難看的疼痛」，這種疼痛很容易就被當成性病，而當時的性病常是以富有毒性含汞的化學物來治療，要不然就是不予理會。當時的諺語是，「梅毒是和維納斯（Venus，即金星）共度一夜，接著是和汞（mercury，即水星）共處千夜。」不過波特卻想要作更深的瞭解，找出更合理的解釋。他問道，如果這是一種性病，那麼為什麼只有一種行業的人會感染？如果病人皮膚上是性病的「膿瘡」，又為什麼按標準以汞劑軟化的程序反而會使它惡化？

波特百思不得其解，不得不勉為其難，自己來作流行病學者。他沒有去設計開刀割除陰囊腫瘤的新方法，反倒開始尋覓這種不尋常疾病的原因。他發現這些掃煙囪孩子的身體必須長時間和塵垢與灰接觸，並記錄了那微小而肉眼難以看見的煤煙分子，可能一連好幾天都藏在這些人的皮膚下，而陰囊癌往往就是由這一行的工人稱為「煤煙疣」的表皮傷口爆發出來。波特篩檢了這些觀察之後，終於確定了他的疑惑：長年藏在皮膚下的煙囪煤灰最可能是陰囊癌的成因。

波特的觀察是延續義大利巴度亞的醫師伯納迪諾·拉馬齊尼（Bernardino Ramazzini, 1633-1714）的研究。

* 譯註：喬治王時期，即指英王喬治一至四世在位期間，約從一七一四年至一八三六年間。

一七一三年，拉馬齊尼發表了一本劃時代的著作：《工作者的疾病》（*De Morbis Artifcum Diatriba*），記錄了數十種和特定職業相關的疾病。拉馬齊尼稱這些疾病為「人為疾病」（morbis artifcum）。波特主張，煤灰癌就是一種「人為疾病」，只是在此例中造成這種人為疾病的原因可以辨識得出來。雖然波特缺乏描述它的詞彙，不過他已經發現了一個「致癌物」（carcinogen）。*

波特的研究結果有深遠的意義。如果造成陰囊癌的是煤灰，而非什麼神祕超自然的體液（如蓋倫的解釋），那麼就應該有兩個事實是正確的。第一，致癌物是來自於外在的介質，而非體內體液的不平衡。這種說法在當時實在太先進，就連波特自己都不太敢相信。他寫道，「這些原因使得它（在一開始就）和老年人所得的癌症不同，後者的體液因為壽命長時間久，所以變得辛辣。」（一邊技巧地拍蓋倫馬屁，一邊卻又否定蓋倫的理論）。

第二，如果致癌物真是外來的物質，那麼癌症或許可以預防，不需要清洗身體的體液。由於疾病是人造成的，就可以人造其解藥。只要除去致癌物，癌症就不會出現。

但要除去致癌物，卻往往知易行難。十八世紀的英國是工廠、煤和煙囪的天地，也免不了需要童工和掃煙囪的人，為工廠和煙囪服務。掃煙囪雖然相較之下是比較少見的兒童職業，如在一八五一年，英國十五歲以下的掃煙囪工人約為一千一百人，但這卻足以代表極其依賴童工的經濟。孤兒往往才四、五歲大，就被以低價送來當掃煙囪師傅的「學徒」。**

然而風水輪流轉，到十八世紀後期，倫敦掃煙囪小孩的境遇被公諸於世，英國的社會改革者設法立法規範這個行業。一七八八年，掃煙囪工人法案在議會中通過，明文規定掃煙囪師傅不得雇用八歲以下的兒童（八歲以上的兒童則可擔任掃煙囪學徒）。一八三四年，受保障的年齡提高到十四歲，一八四〇年提高到十六歲。到一八七五年，則完全禁止雇用兒童，而且嚴格執行以避免違法。在一七八八年染上肺炎去世的波特，雖然沒有活著看到這樣的變革，但在掃煙囪工人身上常發生的人為流行病陰囊癌，卻在數十年之內消失。

◆

如果煤灰能造成癌症，那麼像這樣可以預防的致癌物及它們的「人造」癌症，豈不應該是處處可見？一七六一年，在波特發表他對煤灰癌研究的十多年前，倫敦一名業餘科學家，本身也是藥劑師的約翰．希爾（John Hill）就宣稱他已經找到隱身在另一種看似無害物質中的致癌物。希爾在一本標題為《濫用鼻煙的提醒》（*Cautions against the Immoderate Use of Snuff*）小冊中指出，鼻煙是一種口嚼菸草，可能也會使唇、嘴和喉嚨罹癌。

希爾的證據強度和波特不相上下。他也推想習慣（用鼻煙）和接觸（菸草）可能和特定的癌症有關。他指出的罪魁禍首可抽可嚼，甚至也很像煤灰。但自稱「植物學家、藥劑師、詩人、舞台演員、或是不論你喜歡怎麼稱呼」的希爾被當成英國醫學界的宮廷小丑，是自吹自擂的半吊子，半學者半丑角。波特關於煤灰癌的莊嚴專論傳遍英國醫界，獲得讚美和敬慕之際，比他還早發表的希爾小冊子，以活色生香的村言俗語寫成，沒有任何醫學權威贊助，而被當成鬧劇。

同時在英國，開始流行香菸，全國上癮。不論是在酒館、沙龍，還是咖啡廳——在「煙霧繚繞、暖

* 煤灰是一種化學混合物，後來發現它含有數種致癌物。

** 「我要個學徒，要帶他走。」在狄更斯的《孤雛淚》（*Oliver Twist*）中，壞心腸的掃煙囪工人甘菲德（Mr. Gamfield）這麼說，他已經讓兩個學徒在煙囪裡窒息而死。託天之幸，孤兒奧利佛沒有被賣給他。

烘烘、教人昏昏欲睡的房裡」，戴著假髮、穿著長襪和套著蕾絲領子的男人日夜都聚在裡面，用菸管或雪茄吸菸，或者由漂亮的盒子裡取出鼻菸來聞。大英帝國及其殖民地看到這種習慣的商業價值，在大西洋岸對面原先發現菸草的地方，也是這種作物生長條件最佳之處，產量呈指數般迅速成長。到一七〇〇年代中葉，維吉尼亞州每年都生產成千上萬噸的菸草。在英國，菸草進口量在一七〇〇至一七七〇年間大幅竄升，每年由三千八百萬磅幾乎增為三倍，達到一億多磅。

接下來一個不算大的創新又促進了菸草的消耗——在一管菸草外纏上一片透明易燃的紙片。傳說一八五五年，一名參加克里米亞戰爭的土耳其士兵因為沒有土煙管，所以隨手把菸草捲進一張報紙來吸，這故事不足為信，而且把菸草捲在紙裡，也並不是新點子（紙捲菸由土耳其傳至義大利、西班牙和巴西），但其背景卻很重要：戰爭把三大洲的士兵統統擠到戰火掀天的狹窄半島上，大家的習慣就像病毒一樣在戰壕之間迅速散布。到一八五五年，英國、俄國和法國的士兵全都用紙捲菸草吞雲吐霧，等戰士解甲歸田，他們再度把這些習慣像病毒一樣帶回家鄉。

用傳染來作吸菸的比喻再適當不過，因為吸菸很快就像傳染病一樣傳布到所有這些國家，甚至一躍而到大西洋岸對面的美國。一八七〇年，美國每年每人平均消費不到一支香菸，但僅僅三十年之後，美國人每年消耗三十五億支香菸和六十億支雪茄。到一九五三年，香菸的年消耗量達每人三千五百支，平均每個成年美國人每天吸十支香菸，英國人平均吸十二支，蘇格蘭人則吸近二十支。

香菸就像病毒一樣也產生變化，適應不同的環境。在蘇聯的集中營，它成了地下貨幣；在英國爭取參政權的婦女，它成了反抗的象徵；在美國郊區，是表現粗獷男子氣概的道具；在不滿的青年之中，則代表世代的分歧。在一八五〇至一九五〇這劇烈動盪的世紀中，整個世界滿是衝突、追求原子化，和失去方向的迷惘。香菸則提供了平等和對立的油膏：同志之情、歸屬感以及習慣的熟悉感。如果說癌症是現代的典型產物，那麼可視為預防癌症主因的菸草也是主要產品。

◆

正因香菸這種迅速如病毒一般散布的影響，使得它成了隱形的醫學殺手。我們對統計相關的直覺敏銳度，就像人眼的敏銳度一樣，對邊界處最敏感。當有某種罕見事件和另一種罕見事件一起發生時，其間就可能有重大關聯。比如波特就發現陰囊癌和掃煙囪工人之間的關係，因為掃煙囪這種職業和陰囊癌這種疾病原本都不常見，因此把兩者並列在一起，就會像月蝕一樣凸出：兩種不尋常的事件切切實實地重疊在一起。

但當全國民眾都如火如荼地對香菸上癮之時，就越來越難覺察它與癌症的關係。到二十世紀初，五個男人中有四個——在某些地方，甚至十個中幾乎有九個男人吸菸（女性很快也會趕上）。當一個疾病的風險因素在人口中如此流行，就反而會融入背景之中而消失，成為聽不見的噪音。正如牛津流行病學者理查．派托（Richard Peto）所說的：「到一九四〇年代初，如果質疑香菸和癌症之間的關聯，就好像質疑坐下與癌症之間的關係一樣莫名其妙。」要是幾乎所有的男人都抽菸，卻只有其中一些罹癌，那麼又該怎麼整理這兩者之間的統計關聯？

就連最常看到肺癌病例的外科醫師們也看不出其間的關係。一九二〇年代，全肺葉切除術（Pneumonectomy，切除肺葉以去除腫瘤）的先驅，聖路易的知名外科醫師伊凡斯．葛蘭姆被問及吸菸是否使肺癌病例增加，他嗤之以鼻地說：「穿尼龍絲襪也有同樣的效果。」

香菸就像癌症流行病的尼龍絲襪一般，從預防醫學的觀點中消失，而由於其危害隱而不顯，因此香菸的消耗量更是驚人地成長，在西方世界以教人暈眩的速度增加。等到大家看出香菸是舉世危害最大的致癌物時，已經太遲了，肺癌已經成為襲捲全球的時疫，而整個世界也已經深陷成為歷史學家亞倫・布蘭特（Alan Brandt）所謂的「香菸世紀」。

皇帝的尼龍絲襪

以純邏輯而言，光是流行病學能否證明因果關係，即使依現代的觀點，都還有待商榷；但同樣的說法，對使用動物的實驗也適用。

——理查．杜爾（Richard Doll）

一九四七年初冬，英國政府統計學者警告衛生部，一個沒有預料到的「時疫」正緩緩襲捲了英國：肺癌的死亡率在過去二十年間增加了近十五倍。這個問題「該作一番研究」。副局長如此寫道。這個句子雖然保持著英國人一貫低調的口氣，其意涵卻強烈到非採取行動不可。一九四七年二月，在凜烈的寒冬中，衛生部要求醫學研究委員會召請專家，來倫敦市郊開會，研究肺癌罹患率高升這費解的現象，同時設法找出其原因。

這次的會議是瘋狂喜劇。一名專家在發表了大都市（香菸消耗量最高）的肺癌率遠比村莊（香菸消耗量最低）高得多的高見之後，結論說：「唯一合適的解釋」就是「空氣中的菸塵或汙染」。其他人則認為是流行性感冒、霧、缺乏陽光、X光、道路的柏油、一般感冒、用煤燒火、工業汙染、煤氣工廠、汽車廢氣——總之，任何可以呼吸的毒素都提了，就是沒提到香菸。

這些歧異的意見讓委員會大惑不解，因此指派曾在一九四〇年代設計出隨機試驗的知名生物統計學家奧斯丁．布雷福．希爾（Austin Bradford Hill, 1897-1991），來設計更系統化的研究，找出肺癌的風險因素，只是這項研究的委託經費少得教人失笑。一九四八年元旦，委員會批准六百英鎊的兼職薪水給一名學生，兩名社會工作人員各領三百五十英鎊的津貼，再加上三百英鎊的花銷和用品。於是希爾找來三十六歲的醫學研究員理查．杜爾，此人從未做過類似規模或同等重要性的研究。

◆

在大西洋對岸，似乎也只有還未接受手術和醫藥洗禮的醫界新人，不知天高地厚的年輕實習醫師和住院醫師，才看得出吸菸和癌症的關聯，他們似乎是憑直覺把這兩者聯想在一起。一九四八年夏天，醫學院學生恩斯特．溫德（Ernst Wynder）在紐約輪調外科實習時，碰上了一個難以忘懷的病例：一名四十二歲男子因支氣管性癌症（bronchogenic carcinoma）而死亡。這人吸菸，而且如大部分吸菸者的屍體解剖一樣，可以看到他的身體已經因長期吸菸而有損傷：被焦油染汙的支氣管和被煙燻黑的肺。主持手術的外科醫師對此視而不見（就如大部分的外科醫師一樣，兩者的關聯在他看來根本好像隱形一樣），但對從未碰過這種病例的溫德而言，癌細胞由被菸染黑的肺長出來的影像實在難以磨滅：兩者的關聯簡直就像是直接盯著他瞧一樣。

溫德回到他就學的聖路易，申請經費研究吸菸和肺癌之間的關係，結果對方只是很粗率地告訴他，這種研究只是「徒勞無功」。他寫信給美國衛生署長，引述先前假設兩者有關聯的研究，但回答卻是他這樣做不能證明什麼。「你也可以由攝取牛乳，得出同樣的關聯……不可能由詢問病人得出滿意的結果……由於還沒有證明任何事物，因此也沒有任何理由該繼續沿著這樣的推理來作實驗。」

溫德沒辦法說服衛生署長辦公室，因此在聖路易找來意想不到但卻很有力量的導師：葛蘭姆——就是那位以「尼龍絲襪」之說出名的醫師。葛蘭姆也不相信吸菸和癌症之間有關係，這位每週都要做數十例肺癌手術的偉大胸腔外科醫師，本人就是菸不離手的老菸槍，但他答應協助溫德作這個研究，一方面也是想要一勞永逸證明此說之誤。葛蘭姆還認為這個試驗能讓溫德瞭解研究設計的複雜和高深，讓他未來能設計出瞭解肺癌真正因素的試驗。

溫德和葛蘭姆的試驗採用的是非常簡單的方法，他們先問肺癌病人和未得癌症的控制組病人吸菸史，然後以兩組病人吸菸和不吸菸者的比例來估量吸菸者在肺癌組病人是否過高。這種設計（稱作病例對照研究法，case-control study）雖然方法是新的，但整個試驗本身卻被視為無足輕重。溫德在曼菲斯肺生理學會議上提出他的初步想法時，所有的聽眾沒有任何一人提出問題或評語，大多數人顯然從頭到尾都在睡覺，或者根本對這個題目漠不關心。相較之下，排在溫德之後的報告，談綿羊肺腺瘤病這種教人費解的疾病，反倒招來半小時熱烈的討論。

◆

就像溫德和葛蘭姆一樣，杜爾和希爾的研究在倫敦也無法引起別人的興趣。希爾的單位稱為「統計組」，位於倫敦布魯斯貝利區一間狹長的磚房裡，有一台沉重的、被稱為現代電腦的布朗斯牌計算機在室內滴答作響，每作完一次長除法就像鐘一般響起來。來自歐、美和澳洲的流行病學者，齊聚一堂參加統計研討會，而就在幾步之外，在倫敦熱帶醫學院（London School of Tropical Medicine）鍍金的欄杆上，則掛上牌子標示，紀念十九世紀的流行病重大發現，好比蚊子是瘧疾的傳播媒介，或者沙蠅會傳播黑熱病。

然而許多流行病學者認為，唯有傳染病才會有這種因果關係，其中有已知的病原體和傳播媒介（又稱病媒），比如蚊子傳播瘧疾，或者采采蠅傳播昏睡症。如癌症和糖尿病這種非傳染的慢性疾病，太過複雜也太多變，不大可能和單一種病媒或病原有關，更別提什麼「可預防的」病原。提出像肺癌這種慢性疾病可能有專屬的「攜帶病媒」說法，甚至可以像懸掛在走廊上流行病的戰利品一樣掛牌鍍金，則被斥為無稽。

希爾和杜爾就在這樣低迷的氣氛下投入研究。他們倆是一對奇怪的組合，杜爾一本正經、冷靜而沉著，而年紀較長的希爾則活潑古怪而幽默，就像典型的英國人和他淘氣的夥伴。戰後的經濟還很脆弱，國庫屢現危機。有時菸價調高一先令，以多收一點稅金，就會發「香菸代幣」給自稱「慣用」者。在長久忙碌工作中休息的時候，本身就是「慣用者」的杜爾就會走出大樓過一下菸癮。

杜爾和希爾的研究剛開始的設計主要是方法學的習題。他們挑出倫敦附近二十家醫院中有肺癌的病人即「病例組」）和因其他疾病而住院者（即「控制組」），由社工來進行訪問，而因為杜爾本人也認為香菸不可能是肺癌真正的罪魁禍首，因此病因的連結網非常廣泛。社工調查的內容包括煤氣工廠離病人家有多遠、他們多常吃炸魚、晚餐是否愛吃煎培根、香腸或火腿。在一大堆問題之中，杜爾埋了一道有關吸菸習慣的問題。

一九四八年五月一日，一百五十六個訪問結果送了進來。杜爾和希爾過濾這些初步的答案，結果只發現一個和肺癌確實而無可爭議的關聯：吸菸。一週週過去，他們過濾了越來越多的訪談結果，結果也越來越明顯。就連原本以為築路用焦油才是肺癌成因的杜爾，都不能不承認自己資料的真實性。在調查進行中他也開始有所警覺，戒了香菸。

同時在聖路易，溫德和葛蘭姆團隊也得到類似的結果（兩個研究在兩大洲的兩批人群中進行，卻得出幾乎一模一樣的風險，證明了該關聯的強度）。杜爾和希爾火速把報告送往期刊發表。當年九月，他們的研究〈吸菸與肺的致癌物〉發表在《英國醫學期刊》（*British Medical Journal*），而溫德與葛蘭姆的則在幾個月之前，已經出現在《美國醫學協會期刊》（*Journal of the American Medical Association*）上。

我們很可能以為杜爾、希爾、溫德和葛蘭姆非常順利地就證明了肺癌和吸菸之間的關係，然而他們證明的卻是完全不同的事實。要瞭解其間的差別——而且這攸關緊要——我們得先回到病例對照研究法的方法學。

在病例對照法的研究中，風險是事後才評估：如杜爾和溫德的例子，就是在病患已經罹患肺癌之後才問他們是否吸菸。在經常被引用的統計類比上，這就相當於問車禍受害者他們是否喝酒開車，只是在他們發生車禍之後才問。由這樣的實驗所得出的數字當然能讓我們瞭解意外和酒精之間可能的關聯，但卻並沒有說明喝酒者發生意外真正的機會為何。這就像是由後照鏡來看風險，是朝後評估的風險。如果駕駛人高（或低）估了他們在意外發生時的酒醉程度，或者如果（以杜爾和希爾的例子來看）訪問者下意識地更仔細詰問肺癌患者吸菸習慣，而忽略了控制組類似的習慣，又會如何？

希爾知道消除這種偏差最簡單的方法：他發明了這種方法。如果能隨機把一群人分為兩組，迫使一組吸菸，另一組則不准吸菸，然後長期追蹤這兩組的情況，就能知道肺癌是否會在吸菸組加速發生。這樣的人類實驗固然能證明其因果關係，但未免太過殘酷，教人連想都不敢想，遑論在活人身上實行而不違背基本的醫學道德原則。

但如果明知這實驗不可能做到，就退而求其次，選擇第二好的選項——半完美的實驗呢？若先不說隨機選擇這種作法，到目前為止，杜爾和希爾研究的問題是在事後才評估風險，如果他們能讓時光倒流，在病患尚未罹癌之前就展開研究呢？流行病學者是否能觀察如肺癌這樣的疾病由發生開始，一路發展下去，就像胚胎學者觀察蛋孵化一樣？

一九四〇年代初期，標新立異的牛津遺傳學者艾德蒙．福特（Edmond Ford）也產生了類似的想法。福特是達爾文演化論的死忠信徒，但他也明白達爾文的理論有一個很嚴重的限制：到目前為止，演化的進展都是由化石紀錄間接推斷而來，而非直接由生物展現證實。化石的問題在於，它們已經是化石，是靜止而不動的實體，比如化石A、B和C代表三個獨特而相繼演進的演化階段，或許意味著由化石A產生化石B，而化石B又產生化石C，但這樣的證據是事後之明，是間接的，三個演化階段雖然存在，但卻不能證明一個化石會造成另一個化石的產生。

要證明生物族群在一段時間裡經歷明確的遺傳變化，唯一的方法就是要在真實的世界中即時掌握到這樣的變化，也就是實驗需具有前瞻性。福特一心一意要設計出這種前瞻性的實驗，以便觀察達爾文理論的齒輪運轉。為了這樣的目的，他說服幾個學生到牛津附近的沼澤收集飛蛾，只要抓到一隻飛蛾，就用纖維素作的筆為牠作標記，然後再把牠野放。一年又一年，福特的學生穿著套鞋拿著網子去捕蛾，重新抓到以前作過標記的蛾，以及牠們未作標記的後代——簡直就是作野蛾的人口普查。每一年他們都以無比的細心，觀察記錄那群飛蛾微小的變化，比如翼上的花紋，或者大小形狀色澤上的變異，如此進行了近十年之後，福特看出了演化的作用。他已經記錄了飛蛾外表色彩逐漸的變化（等於基因的變化）、蛾數的大變動，以及由飛蛾天敵產生天擇的證據：沼澤裡的大宇宙。*

杜爾和希爾對這個研究都極有興趣，也密切關注。一九五一年冬天，希爾想到他也可以用人來作類似的實驗；據說就像其他偉大的科學觀念一樣，他也是在洗澡時想到這個點子。假設一大群人可以像福特的作法那樣，用神奇的纖維素筆作出標記，然後十年、十年，又十年地持續觀察。這群人中很自然地有吸菸者，也有不吸菸的人。要是吸菸真的是可能肺癌的元凶（就像翅膀色澤鮮艷的蛾很可能被天敵吃掉），那麼吸菸者就會以更快的速度罹癌。只要長期觀察這些人，盯住人類病理的天然沼澤，那麼流行病學家就能計算出吸菸與不吸菸者罹患肺癌的確切相關風險。

但怎麼找到夠多的人群？這回又是機緣湊巧。英國政府想要把醫療中心國有化，因此要所有的醫師都註冊，總共有六萬人以上。每一次註過冊的醫師死亡，就會通知登記員，通常也都會附帶詳細的死因說明。這個結果正如和杜爾合作的學生派托所言，等於是為這個實驗創造了「機會實驗室」。一九五一年十月三十一日，杜爾和希爾向約五萬九千六百名醫師寄出了附上調查問卷的信。題目刻意地簡短：他們只問受訪者的吸菸習慣，請他們估計吸菸數量，別無其他。大部分的醫師不用花五分鐘就可以寫完。

回覆的人數出人意表——共有四萬一千〇二十四人回了信。杜爾和希爾在倫敦把這些醫師列出名單，分為吸菸和不吸菸者。每當這群醫師中有人死亡，他們就和登記單位聯繫，瞭解其死因。肺癌死因者則按吸菸和不吸菸製成表。杜爾和希爾就可以觀察癌症即時的發展。

在一九五一年十月至一九五四年三月這二十九個月之間，杜爾和希爾的名單上共有七百八十九人死亡，其中三十六人死因是肺癌。當他們再把肺癌分為吸菸和非吸菸者時，關聯不證自明：這三十六名死者全都吸菸。兩個組別的差異實在太過明顯，杜爾和希爾不需要再用任何複雜的統計方法來分辨它。這個探究肺癌原因最嚴格的統計分析根本不需要基礎數學，就已經證明了它的觀點。

---

* 福特的學生亨利．凱特威（Henry B. D. Kettlewell, 1907-1979）用這種飛蛾標識法顯示了黑色的蛾在因汙染而汙黑的樹上有更好的偽裝效果，因此能逃過鳥類的捕捉，證明「天擇」的進行。

「暗夜裡的小偷」

另外，我得的癌症是一種鱗狀細胞癌，顯然就像其他老菸槍的肺癌一樣。我想任何人都不能反駁這和吸菸有些許關係的說法，因為畢竟我抽菸已經抽了五十年才戒。

——葛蘭姆致溫德，一九五七年

我們相信我們所製造的產品對健康無害。我們過去一直，未來也會一直和保護公眾健康的人密切合作。

——〈對吸菸者的坦白聲明〉（A Frank Statement to Cigarette Smokers），菸草業者於一九五四年刊登的全版廣告

杜爾和希爾於一九五六年發表了他們對肺癌的前瞻性研究，而這一年正是美國成人吸菸人口達到歷來最高峰百分之四十五的時候，這段時期對癌症流行病學是意義重大的十年，對香菸業者也同樣是劃時代的十年。戰爭通常會刺激兩種產業：武器和菸草，而兩次世界大戰的確也都刺激原本就已經欣欣向榮的菸草業。香菸的銷售在一九四〇年代中期拚命竄升，一九五〇年代還繼續增長，重演了一八六四年的情境，上了菸癮的士兵解甲歸田之後，將使他們的菸癮流傳更廣。

香菸業者為了在戰後再刺激業績成長，因此花了數萬然後數十、數百萬美元打廣告。如果說廣告

過去已經改變了香菸業，那麼現在香菸業掉頭改變了廣告。這個時代最驚人的創意是把香菸廣告按不同消費者分門別類，彷彿要有確切的針對性。過去香菸廣告針對的是所有的消費者，但到一九五〇年代初期，香菸廣告和香菸品牌全都是為分眾所「設計」：都市裡的上班族、家庭主婦、女性移民、非裔美人，甚至還先發制人，打主意在醫界的貓身上掛鈴鐺，直接針對醫師作廣告。一則廣告告訴消費者說：「醫師抽駱駝牌（Camel）的比較多。」藉此向病人保證吸菸的安全無虞。醫學期刊長期刊登香菸廣告。在一九五〇年代初，美國醫學協會年會召開時都免費發送香菸，醫師一一在香菸攤前排隊領菸。一九五五年，菲利浦．莫里斯（Philip Morris）公司推出迄今最成功的香菸偶像「萬寶路男子漢」（Marlboro Man），該品牌業績在八個月內飆升了百分之五千。萬寶路在充滿誘惑的一小包菸裡，融入了幾近情色的謳歌和男子漢的氣概：「男兒本色的真正香菸氣味，吸起來平順的濾嘴在你口中，感覺恰到好處。夠味，卻不嗆味。」到一九六〇年代初期，美國菸草業年度營收淨額高達近五十億美元，在菸草業是史無前例。平均起來，美國每人每年消耗近四千支香菸，等於每天約十一支——幾乎每小時就一支。

◆

對於杜爾和希爾報告中所述香菸和癌症的關聯，一九五〇年代中期美國的公共衛生組織多半老神在在。起先就算有，也僅有少數幾個組織把這個研究列入抗癌活動的重點（不過這很快就會改變）。不過香菸業者戒慎恐懼，他們擔心焦油、菸草和癌症之間的關聯到頭來一定會嚇走消費者，因此先發制人，吹噓加在香菸前端的濾嘴，說它有「安全」的好處。（「萬寶路男子漢」這個拿著牛仔套索，身上還刺青的香菸偶像，正是精心設計的誘餌，要證明抽菸時用濾嘴一點也不會有女人氣或娘娘腔。）

一九五三年十二月二十八日，就在杜爾前瞻性研究公諸於世的三年前，幾家香菸公司的高層未雨綢繆，在紐約的廣場飯店會面。負面報導顯然已經呼之欲出，要迎接科學的攻擊，顯然必須要有分量相當的反擊才行。

反擊的重點就是一九五四年見諸各新聞媒體的〈對吸菸者的坦白聲明〉廣告，在幾週的時間內共刊登在逾四百家報紙上，是香菸製造業者寫給社會大眾的公開信，目的是為肺癌和香菸之間可能有關聯的消息消毒，解除恐懼和謠言。約六百字的廣告文案幾乎重寫了針對香菸和癌症的研究結果。

這份〈對吸菸者的坦白聲明〉其實一點也不坦白，從開頭的第一句話開始，就是似是而非的說法：「近來以老鼠所做的實驗報告，讓吸菸會造成人類肺癌的理論大行其道。」這話大謬不然。最近的實驗中，傷害力最大（也因此最大行其道）的實驗，就是杜爾／希爾和溫德／葛蘭姆的報告，這兩組報告都是在人而非老鼠身上所作的實驗。這些廣告詞句故意讓科學顯得隱晦而神祕，使其結果也同樣晦澀難解。物種的距離會造成情感上的距離：畢竟誰會在乎老鼠的肺癌？*

不過，混淆事實只不過是防衛的第一線。更機靈的操縱手法是利用科學本身的自我懷疑：「標榜吸菸和這疾症有關的統計數字，同樣適用於現代生活的任何其他層面。老實說這些統計數字本身的正確與否，還被許多科學家質疑。」這篇廣告半揭露半隱藏科學家本身內鬨的事實，等於是玩了一手複雜的紗巾舞。究竟「許多科學家質疑的」是什麼（或者肺癌和「現代生活」的其他特性究竟有什麼關聯），完全留待讀者的想像。

混淆事實和科學界自我懷疑的反省——也就是歪曲真相，在一般的公關宣傳中就已經足夠，但香菸業者還更上一層樓，其手法可說無與倫比。香菸公司非但沒有阻撓大家對香菸和癌症關係的研究，甚至提議科學家再作更多的研究：「在當今各個公司所貢獻的資源之外，我們保證協助這樣的研究，不論是哪一個階段菸草和健康的關聯。」其言下之意就是，如果這個問題還需要更多的研究，就表示它是否真確還有疑問，因此還沒有解決。讓社會大眾去過他們的癮，也讓研究人員去過他們的癮。

要讓這三叉策略有所結果，菸草業遊說團體已經組成了「研究委員會」，稱為「菸草業研究委員會」（簡稱TIRC）。表面上，TIRC彷彿是敵意越來越強的學界、越來越四面楚歌的菸草業、和越來越困惑的消費大眾之間的中介人。一九五四年一月，在長久的尋尋覓覓之後，TIRC宣布他們終於找到了會長，而且再三提醒社會大眾，他可是由科學界挖來的長才。彷彿是刻意諷刺似的，他們選的是克蘭倫斯．庫克．李多這位野心勃勃的逆勢操作者，而他正是當年拉斯克幫逼他下台的美國癌症防治協會會長。

◆

要是香菸遊說團體沒有在一九五四年發現李多，他們也會想辦法發明一個李多出來：他正合他們所要的規格：固執、堅強、健談。李多受的是遺傳學的訓練，他在緬因州的巴港設立了一個龐大的動物研究實驗室，作為醫學實驗純種老鼠的倉庫。純種和遺傳學是他最關心的事物，他強烈支持包括癌症在內，所有的疾病基本上都是遺傳而來的說法，而且這些疾病會執行醫學的「種族淨化」（ethnic-cleansing），消除有這些傾向的人口，留下基因能夠抵抗疾病的人口。這種稱之為「輕優生學」（eugenics lite）的觀念，也同樣適用於肺癌，他認為肺癌的主因是遺傳異常。李多認為，吸菸只是開啟了天生的異常，使壞細菌開始出頭，在人體內發展。因此把肺癌的成因怪罪於香菸，就等於責怪雨傘會帶來下雨一

* 十年之後，業者卻提出完全相反的說法。面對越來越多精良的人類研究結果，香菸業者反駁說，從沒有實際的研究顯示吸菸會在動物（尤其是老鼠身上）造成肺癌。

樣。TIRC和菸草遊說團體欣然接受這樣的觀點。杜爾和希爾、溫德和葛蘭姆固然建立了吸菸和肺癌的關係，但李多堅持說，關係並不等於原因。一九五六年他在《癌症研究》（*Cancer Research*）期刊上以客座主筆寫道，如果菸草業因為在科學上不誠實而挨罵，那麼反菸團體也該因在科學上無誠意而受到指責。科學家怎麼能那麼輕率就把吸菸和肺癌這兩件原本就有關聯的事，合併為因果關係？

當李多在美國癌症防治協會時就認識他的葛蘭姆看到此文，勃然大怒。他寫了一封措詞嚴厲的反駁信致編者，指出：「大量吸菸和肺癌的因果關係，遠比接種以防天花的效力還強，後者只是統計而已。」

的確，葛蘭姆就像其他許多流行病學同僚一樣，對像李多這樣對「原因」一詞的誇張解讀感到厭煩，他認為這個字已經超過了它原本的用處，成了負債。一八八四年，微生物學者羅勃．柯霍（Robert Koch，發現結核菌是結核病的病原菌）提出，要說某種細菌是導致疾病的「原因」，至少必須滿足三個條件：病原體必須出現在生病的動物體內，可由生病動物身上分離，並且可在引入第二個宿主時傳染疾病。但最關鍵的是，柯霍的假定來自於他對傳染病及傳染病原的研究，不可能把它重新用在非傳染性的疾病上。比如肺癌的病例就很難想像在最初的接觸之後數月或數年，還能由癌化的肺分離出致癌物。在老鼠身上作相關研究同樣也徒勞無功，希爾說：「我們可以讓老鼠或其他實驗室動物處在滿是香菸的空氣裡，讓牠們就像童話故事中的老頭一樣，也不打盹也不睡覺，但牠們可能生出肺癌，也可能沒有。那接下來要怎麼辦？」

的確，還能怎麼辦？葛蘭姆在溫德及其他同事的協助下，讓老鼠接觸有毒的「香菸煙霧空氣」——或至少盡其可能類似的空氣。要老鼠連續不斷地抽菸根本不可能，因此葛蘭姆在聖路易的實驗室裡想出奇招，他發明了「吸菸機」，這種奇怪的裝置整天冒出相當於數百支香菸的煙霧（選的是開運香菸），然後再把焦油的黑色殘留物透過迷宮般的吸入室，送進丙酮的蒸餾瓶。葛蘭姆和溫德一而再、再而三的把焦油塗在老鼠的皮膚上，發現他們這樣做使老鼠背部產生腫瘤。然而這樣的研究只是招來更多的爭議。《富比士雜誌》（*Forbes*）就取笑過這個實驗，他們問葛蘭姆：「有多少人是由香菸中蒸餾焦油，然後塗在背上？」而像李多這樣的評論者則批評這個實驗就像把橘子蒸餾到百萬又百萬分之一，然後像瘋了一樣推斷原來的水果太毒，不能吃。

於是，流行病學就像童話故事中的老頭一樣，和柯霍簡潔的假設對峙，經典的三個條件：關聯、分離，和重新傳染已經不足。預防醫學需要的是它自己對「病因」的瞭解。

流行病學的幕後主宰者希爾再一次地提出了對這種僵局的解決辦法。他提議，對如癌症這樣慢性和複雜的人類疾病，必須擴大並修改傳統對傷亡的解釋。如果肺癌無法擠進柯霍解釋的緊身衣，那麼就該鬆開這件衣服。希爾承認流行病學在病因方法學上的痛苦考驗——它並不完全符合以實驗為基礎的原則，但他超越了這原則。他提出，至少在肺癌和吸菸這方面，其關聯還有其他幾個特性：

其關聯很強烈：吸菸者罹患肺癌的風險是一般人的五至十倍高。

其關聯連貫而持續：杜爾和希爾以及溫德和葛蘭姆的研究雖是在極其不同環境下對不同人口所作，但獲致相同的關聯。

其關聯很特定：香菸和肺癌相關——正是在香菸的煙霧進入人體之處。

其關聯有時間性：杜爾和希爾發現菸齡越長，肺癌的風險越大。

其關聯有「生物性的變化率」：吸菸的量越高，肺癌的風險越大。

其關聯有其道理：吸入致癌物和肺部惡性變化的機械關聯並非不合情理。

其關聯有一致性，有實驗的證據為後盾：流行病學的發現與如葛蘭姆在老鼠背上塗油的實驗室結果是一致的。

在相似的情況下有相似的結果：吸菸和肺癌相關，同樣也與唇、喉、舌和食道癌相關。

希爾以這些標準提出了一個激進的提案。他指出，流行病學者可以用表中的九個標準來推斷因果關係。其中沒有哪一項證明了因果關係，反之，希爾的表是以非套餐式的菜單運作：科學家可以自行選擇取用其中任何一個標準，來加強（或減弱）因果關係。對純科學派而言，這種作法帶著洛可可式的花俏，同時也一如所有洛可可式的東西，容易遭到模仿取笑：試想數學家或物理學者從九道準則組成的「菜單」中，任選一道來推斷因果關係。但希爾的表單給流行病學研究帶來實用的明確度。與其爭論因果關係的形而上想法以最純粹的觀點而言，究竟是什麼構成了「原因」？希爾把重點改為功能或作業式的想法。希爾宣稱，原因就是原因所造成的事物。就像偵察案件一樣，往往解開謎團的關鍵在於小小的證據，而非單一決定性的實驗。

◆

就在流行病學進行虎虎生風、劃時代的重組之際，一九五六年冬天，葛蘭姆突然病倒了，他以為自己得了流感。當時他的生涯正如日中天，是威風八面的外科醫師，影響力無遠弗屆：他已經融合了十九世紀肺結核病房學來的外科程序，改革了肺癌手術；他以香菸為致癌物，研究了癌細胞生成的機制；而且他又與溫德確立了香菸和肺癌之間的關聯。

然而到頭來，葛蘭姆卻栽在自己當年嗤之以鼻、後來卻又證實為真的關聯之下。一九五七年一月，葛蘭姆以為他感染的「流感」毫無改善跡象，他於是在巴恩斯醫院作了一連串檢查，結果X光查出了他的病因：一層粗糙而巨大的腫瘤阻塞了他的上支氣管，而他的兩片肺葉滿滿都是轉移的癌細胞。葛蘭姆隱瞞了病人就是自己的身分，把他的X光片拿給一位外科同事看，同事看了說，這樣的腫瘤已經無法開刀，沒有希望了。葛蘭姆這才平靜地告訴他：「這是我的（腫瘤）。」

葛蘭姆的情況一週比一週惡化，二月十四日，他寫信給一起研究的朋友艾頓．奧斯納（Alton Ochsner）說：「或許你聽說我最近因雙側支氣管原生癌，成了巴恩斯醫院的病人，它就像暗夜裡的小偷一樣偷襲我……你知道我在五年多前就戒了菸，但問題是我已經吸了五十年。」

兩週後，葛蘭姆在刮鬍子時感覺頭暈想吐而神智不清，再度送到巴恩斯醫院，就在他一向喜歡動手術的房間樓上幾層，他被插上點滴作氮芥子化療，但藥石罔效。這「小偷」已經發動大規模攻擊，癌細胞遍布在他的肺、淋巴結、腎上腺、肝和腦中。二月二十六日，他已經神智不清、昏昏沉沉，陷入昏迷，在病房中與世長辭，得年七十四，遺體遵循遺囑捐給解剖部門，作大體解剖之用。

◆

一九五四年冬天，在葛蘭姆辭世前三年，他曾在一本名為《吸菸與癌症》（*Smoking and Cancer*）的書中發表先知先覺的文章。他在文末表達出未來該如何阻止香菸在人類社會散播的憂慮，結論是醫學的力量不足以限制香菸的流行。學術研究者雖能提供抽菸風險的資料，也苦口婆心地再三強調證據，但解決之道還是得由政治下手。「制訂政策諸公的固執使人不得不下結論說，正是他們上了癮，才使他們看不清真相。」他寫道：「他們有眼睛，卻因為自己不能或不願戒菸而看不到事實。這一切都導致一個問題……是否該容許廣播和電視繼續播放香菸業的廣告？身為人民健康守護者的美國衛生署，難道不該至少發個警語？」

「警語」

我們的確相信致命的肺癌病例可能發生。……
而庫柏也是在相信了被告所製作的種種不同廣告之後，才去吸駱駝牌香菸。

——一九五六年庫柏太太為肺癌而死的丈夫控告RJR菸草公司時，陪審團的裁決

當然，二十世紀下半生活在美國的人，得要聾、啞、盲才可能不知道吸菸聲稱的危險，不管是真實還是想像出來的危險。然而個人吸菸的抉擇卻是……如灌下啤酒而開車撞上電線桿一樣。

——菸草業者於一九八八年發表的公開信

一九六三年夏，葛蘭姆去世後七年，三名專家來到新澤西州東桔市，拜訪奧斯卡．歐爾巴赫（Oscar Auerbach）。歐爾巴赫為人謹言慎行，是倍受尊重的肺部病理學家，當時他剛完成重量級的研究，比較了一千五百二十二個吸菸與不吸菸者的肺部解剖樣本。

歐爾巴赫描述他所見肺部損害的報告，其實是瞭解癌變的地標。他的研究並非針對癌細胞發展到最嚴重的情況，而是試圖瞭解癌變的起源。他並非以癌為開始，而是以其之前的化身，在癌變之前的傷害為主，他研究的是癌前病變。歐爾巴赫發現，早在癌細胞由老菸槍的肺中明顯生長，出現症狀之前，肺部就有一層一層不同演化狀態的癌前傷害，就像癌變的史前頁岩一樣。這些變化始於支氣管，隨著菸

進入肺部，曝露在最高濃度、最大量焦油之下的最外層細胞就變厚而腫大。歐爾巴赫在這些變厚的層層細胞中，發現了下一階段的惡性變化：帶有褶邊或暗色細胞核的不規則塊狀異常細胞，出現在更少數病人身上，這些非典型細胞已經顯現出細胞癌變的特性，膨脹、異常的細胞核往往瘋狂的分裂。在最後的階段，這些細胞群突破了基底膜的薄層，轉變為侵略性的癌。歐爾巴赫主張，癌是隨時間逐漸展開的病變，並非突如其來地出現，而是慢慢地誕生。

當天早上拜訪歐爾巴赫的那三名訪客是來實地考察，希望能盡可能詳細地瞭解癌變。其中威廉·柯克倫（William Cochran）是作風嚴謹的哈佛統計學者，彼德·哈米爾（Peter Hamill）是公共衛生署的肺臟醫師，而艾曼諾·法柏（Emmanuel Farber，與悉德尼·法柏並無血緣關係）則是病理學家。他們前來歐爾巴赫的實驗室，展開了長途的科學漫遊。柯克倫、哈米爾和法柏三人都是美國公共衛生署長任命的十人諮詢委員會成員（哈米爾是委員會的醫學協調員），而委員會的任務就是要檢視吸菸與肺癌相關的證據，讓衛生署長能針對吸菸與肺癌的關係，發表正式的報告——這正是葛蘭姆老早就敦促美國政府該發布的「警語」。

◆

一九六一年，美國癌症協會、美國心臟協會和全美肺結核協會聯合發函給甘迺迪總統，請他指派全國委員會調查吸菸與健康之間的關係。信中建議，委員會應尋求「這個健康問題的解決辦法，而盡量少干預產業的自由或個人的快樂」。然而難以想像的是，這個「解決辦法」必須既激進又平穩，要能清楚明白地宣揚癌症、肺病、心臟病和吸菸之間的關聯，又要對菸草業的自由沒有明顯的威脅。甘迺迪（他在以菸草業為主的美國南部原本群眾基礎就薄弱）很快地把這不可能的任務交給了他的衛生署長路德·

泰瑞（Luther Terry）。

總是輕聲細語，且很少與人衝突的泰瑞是阿拉巴馬人，小時候曾靠採菸草賺過錢。他自幼就嚮往學醫，一九三五年由杜蘭大學畢業，接著在聖路易實習，邂逅了生涯如日中天的葛蘭姆。泰瑞畢業後進入公共衛生署，又在一九五三年進了國家衛生院，他位於臨床中心的實驗室緊鄰著作為蘇布洛、佛萊和佛萊萊赫對抗白血病戰場的臨床建築。因此泰瑞童年時期是隱身在菸草的半影，而學術生涯則在癌症的半影下。

甘迺迪交付的任務，讓泰瑞只有三條路可走：他可以悄悄地避重就輕，不過這樣做會招來全美三大醫學團體的憤怒。他也可以用衛生署的名義發布單方面的聲明，指出吸菸的風險——雖然明知龐大的政治力量很快就會匯聚起來，化解這份報告的影響力。一九六〇年代初期，知道衛生署的人不多，它也是沒什麼力量的單位，相較之下，種植菸草的各州和販售菸草的公司反倒有龐大的力量、金錢和影響力。他還可以運用科學的影響力，向社會大眾重申香菸和癌症之間的關聯。

起先泰瑞拿不定主意該怎麼辦，但後來他越來越有信心，他如同癌症研究所長安迪柯特所描述的那般「睡獅乍醒」，選擇了第三條路。他擬了乍看簡直是反動的策略，宣布他將任命諮詢委員會來說明吸菸和肺癌關係的證據。他知道委員會的報告在科學方面其實是多餘的：自杜爾和溫德的研究以來，已經過去了近十五年，數十個研究早已經證實、確認、再確認他們的結果。在醫學界，香菸和癌症的關係早就是人盡皆知的老生常談，因此大部分學者早已經更進一步，開始研究二手菸是否會致癌。只是泰瑞的委員會藉著「重審」這些證據，能再度喚起世人認知。藉由真實的審判來做一場審判秀，好把香菸造成的悲劇再度帶回公眾的眼中。

泰瑞指派了十名委員，德州大學的查爾斯．李梅斯特（Charles LeMaistre）被選為肺生理學的權威；委員會中最年長的史坦霍普・貝尼—瓊斯（Stanhope Bayne-Jones）則是蓄鬚白髮的細菌學者，先前曾主持國家衛生院幾個委員會；哈佛的有機化學家路易・菲瑟（Louis Fieser）是化學癌變的專家；哥倫比亞的病理學家賈可柏・傅斯（Jacob Furth）則是分子遺傳學的權威；約翰・希肯（John Hickam）是專精心肺生理的臨床專科醫師；華特・柏迪特（Walter Burdette）則是猶他的外科醫師；李歐納德・舒曼（Leonard Schuman）是倍受尊崇的流行病學者；莫瑞斯・席佛斯（Maurice Seevers）則是藥理學家；威廉・柯克倫是哈佛統計學者；艾曼諾・法柏是專精細胞增殖的病理學家。

委員會在一年又一個月的時間裡總共開了九次會，地點是在沒有什麼家具、點著日光燈的國家醫學圖書館，這棟現代混凝土建築就在國家衛生院內。桌上的菸灰缸滿是菸蒂。委員會正好是五名不吸菸者對五名老菸槍——這幾個人的菸癮很深，即使明知吸菸會致癌，依舊不為所動。委員會拜訪了數十個實驗室，由近六千篇文章、一千兩百份期刊，和一百五十五名生物學家、化學家、醫師、數學家，及流行病學者取得了資料、訪問、意見和證詞。總體算來，這份報告所採用的測試資料共涵蓋了一百一十二萬三千名男女，在流行病學報告的規模上算是數一數二。

委員會每一個成員都為這拼圖帶來獨特的層面。為求精準，柯克倫設計了新的數學見解，以判斷測試的結果，他並沒有偏愛任何研究，而是把所有測試的資料融合成綜合數字，以估計相關的風險。* 有機化學家菲瑟也同樣有所啟發：他對於香菸中化學物的討論，迄今仍是這個主題中最具權威的文章。他們的證據來自動物實驗、系列屍體解剖、三十六個臨床研究，最重要的則是來自七個獨立的前瞻研究。

不容否認且連貫的狀況一件接著一件浮現。委員會發現吸菸和肺癌之間的關係是癌症流行病學中最

* 這個方法稱為統合分析（meta-analysis），未來對流行病學有深遠的影響。

強烈的，不但在不同的族群中都明顯確實，而且也經得起時間考驗，在一個接一個的研究中都能複製。顯示吸菸與肺癌之間的關聯的動物實驗結果，頂多只能說不確定，但他們根本不需要實驗——至少不需要傳統定義中的實驗室實驗。委員會的報告非常偏向希爾先前的說法，文中寫道：「『原因』一詞，能傳達媒介和宿主相關失調或疾病的強烈關係……如果承認其複雜性，那麼就該明白地說，在吸菸和健康的某些結論上，委員會認為應該用『原因』或『主因』。」

報告以這個單一明確的句子，解決了三個世紀以來的疑惑和爭論。

◆

泰瑞厚達三百八十七頁的精裝「炸彈」（如他所稱）報告，於一九六四年一月十一日在華府發表。那是個寒冷的週六，刻意選在週末，是為了股市休市（因此對金融市場的打擊較小）。為了緩和炸彈的威力，因此一等記者魚貫入場，國務院演講廳的門就立刻上鎖。泰瑞走上講台，諮詢委員會成員穿著深色西裝，配戴姓名牌，一字排開坐在他身後。泰瑞字斟句酌，他說話時房內只聽到記者匆忙筆記的沙沙聲響。泰瑞記得，第二天「這份報告成了美國和許多海外國家每一個廣播電視台的頭題新聞」。

在為癌症而擔心不已的國家，把一種重大癌症的原因歸結於單一一個可以預防的原因，當然可能引起強烈而立即的反應，但這新聞雖上了頭版，華府的反應卻特別的遲緩。公關人員喬治·魏斯曼（George Weissman）沾沾自喜地寫信給菲利浦·莫里斯公司總裁約瑟夫·柯曼（Joseph Cullman）說：「……我有種感覺，社會大眾的反應並不會那麼嚴重，也並沒有我所擔心的情感深度。當然，這絕沒有禁酒主義的民眾帶著斧頭上街搗毀酒吧那麼的激烈。」

即使這份報告暫時激起了科學的論辯，禁酒主義立法者的「大斧」也早已經鈍了。自美國頒布禁酒令（一九二〇年）想規範飲酒但無效以來，國會明顯廢除了任何聯邦機構規範任何產業的能力。罕有機構能直接掌控任何產業，* 因此，即使衛生署的報告有足夠的理由掌控菸草業，華府卻不願，或者更重要的是，不能達成這個目標。

結果反倒是華府另一個意想不到的單位挺身向香菸提出挑戰：聯邦貿易委員會（The Federal Trade Commission，簡稱FTC）。原本FTC成立的宗旨是規範各種產品的廣告和宣傳，比如查理的肝丸是否真的含有肝，或者某種廣告可治禿頭的產品是否真的能讓人長出頭髮。FTC原本被當作暮氣沉沉的機構，權威漸減，馬齒日增。比如在杜爾／希爾和溫德／葛蘭姆的報告讓醫學界波濤洶湧的一九五〇年FTC的權威力作只是規範描述健康補品的適當文字，或者（說不定更緊要的）在描述地板蠟時該如何恰當地使用「防滑」和「止滑」，抑或是用「減滑」等詞彙。

FTC的命運卻在一九五七年起了改變。到一九五〇年代中期，吸菸和癌症之間的關聯已經使香菸製造業者起了警覺，許多業者開始廣告香菸所用的新型濾嘴——據說能過濾致癌物，讓香菸「安全」。一九五七年，出身於明尼蘇達州、擔任過化學老師的國會議員約翰．布拉尼克（John Blatnik）逼著FTC調查此說是否為真。布拉尼克承認，聯邦機構不能直接規範菸草，但既然FTC的任務是規範香菸廣告，當然能調查「過濾後」的香菸是否如廣告所宣稱的那般安全。這是一種如同為貓掛鈴鐺一般頗有創意的勇敢作法，但一如其他許多菸草方面的法規一樣，接下來的聽證根本就是鬧劇一場。李多應邀作證，他也以一貫的大膽作風，聲稱測試濾嘴是否有效是不切實際的事，因為根本就沒有什麼該過濾掉的

* FDA（食品藥物管理局）是特別重要的例外。不過藥物雖由FDA嚴格管制，但香菸卻勉強未被納入「藥物」。

有害物質。

布拉尼克聽證因此在一九五〇年代後期並沒有創造多少直接結果，但醞釀六年之後，卻有了奇效。一九六四年衛生署長發表的報告再度讓人想到布拉尼克的論點，FTC已經改造為更年輕、效率更高的機構。在署長的報告發表之後數天，一群年輕的國會議員就在華府集會，重新規範香菸廣告。一週後，一九六四年一月，FTC宣布將循線追蹤。既然香菸和癌症之間，就像衛生署長最近報告的有因果關係，那麼香菸製造商必須在廣告中直接提示這種風險。委員會認為，警告消費者這種風險最有效的方法，就是在產品本身印上這個訊息，因此香菸包裝上就必須標識：「注意！吸菸有礙健康，可能造成因癌症和其他疾病的死亡。」同樣的警語也必須標在所有平面媒體的香菸廣告上。

FTC將採取這種行動的消息傳遍華府，讓菸草業者大驚失色，慌忙派人去遊說，以爭取不要列出這樣的警語。他們急著阻止FTC的驚人力量，而仰仗詹森總統的友人和法律顧問（不久成為美國最高法院法官）艾比．佛塔斯（Abe Fortas）以及一九五九年繼李多擔任菸草業研究委員會職務的前肯塔基州長艾利．克雷門茲（Earle Clements）。在佛塔斯和克雷門茲的帶領之下，香菸製造商擬定了一個乍看不合直覺的策略，與其受FTC管制，他們寧可自願受國會管轄。

這一招其實是深思熟慮的結果。眾所周知，美國國會原本就比較同情菸草業者的利益。菸草是美國南方各州的經濟命脈，而這個產業多年來早已大規模地賄賂了政界人物，贊助他們的競選經費，因此根本不可能有任何負面的政治行動。相反地，FTC對菸草的打擊使政界大感尷尬，因此他們期望國會至少象徵性地讓委員會高抬貴手，放菸草業者一馬，因此這種作法可說是一魚兩吃。菸草業自動接受國會節制，使出了政治高招，由委員會敵意的砲火跳到國會較和緩的炒鍋。

果然如此。在國會，FTC的建議經過一手又一手的聽證，由委員會交付給次委員會，也就一再地稀釋，切除了法案的神經，減弱了它的效力。到一九六五年，國會制訂了「聯邦香菸標識和廣告法案」（FCLAA），把FTC的警語改為：「注意！吸菸可能有礙健康。」原本標籤上強烈直接的語言，最教人注意的是諸如癌症、致病因和死亡等字眼全都刪除。為確保一致，因此各州法律也涵蓋在FCLAA裡，其結果就如記者伊麗莎白・德魯（Elizabeth Drew）在《大西洋月刊》（*Atlantic Monthly*）中所言，「政府毫不害臊地保障私有企業並不予控管」。政壇人物保護香菸業者狹隘的利益，比照顧社會大眾的廣大福利更不遺餘力。德魯諷刺地寫道：香菸業者不必費心發明保護吸菸者的濾嘴，因為國會已經成了「最佳濾嘴」。

◆

FCLAA法案成效不彰，教人失望，但卻刺激了反菸力量。把原本沒沒無聞的交易法變成菸業的法規套索既富象徵性，又有實際的策略意義：一個本來沒有規範的產業如今被迫就範——雖然只是部分如此。一九六六年，一名剛出法學院校門的律師約翰・班薩夫（John Banzhaf）更進一步地推動這個策略。充滿自信而盛氣凌人的班薩夫一心要破除偶像，一九六六年感恩節假期，他正懶洋洋地在家（觀賞無所不在的香菸廣告），卻突然注意到一條含義模糊不清的法律條款。一九四九年，國會曾發布「公平原則」，對於有爭議的議題，所有公共廣播媒體都得提供正反兩面「公平」的播放時間。國會的推理是，由於廣電媒體用的是公共資源，即電波頻道，因此他們也該以公眾功能回報，對爭議課題提供平衡的資訊。這個原則很少有人知道，也很少有人運用，但班薩夫卻疑惑它可否應用在香菸廣告上。FTC已經攻擊過菸草業者廣告不實，同樣的策略是否可以用來攻擊它在媒體上不成比例的表現？

一九六七年初夏，班薩夫發函給聯邦通信委員會（FCC，負責執行公平原則的機構），申訴一家紐約電視台播了不成比例的大量香菸廣告，卻沒有相制衡的反菸廣告。這個申訴太不尋常，因此當時登上郵輪巡遊四海的班薩夫根本不冀望會有任何實質的反應。沒想到他的信出乎意料地竟引起有心人的注意。其中有位充滿雄心壯志，且長久以來一直以公共利益廣播為職志的ＦＣＣ審議長亨利．蓋勒（Henry Geller），他私下一直在研究攻擊香菸廣告的可能性，因此當班薩夫由巴哈馬群島巡遊回家時，接到了蓋勒的信：

「這些有問題的廣告顯然在宣傳吸某種香菸既舒服又有趣。的確，它們別無其他目的。我們相信提供這種廣告的電台有義務讓觀眾明白這對社會大眾極其重要議題的另一面——也就是不論吸菸有多大的樂趣，都可能對健康有害。」

在蓋勒的同意之下，班薩夫向法院提告，控訴這家電視台。可想而知，菸草業者對此舉高聲抗議，認為這樣的法律行動會打擊言論自由，也誓言將為此案抗戰到底，班薩夫眼看將面臨長期法庭抗戰，因此和美國癌症協會、美國肺臟協會，與其他幾家公共衛生組織接觸，尋求支持，但都遭到嚴詞拒絕。

不過班薩夫還是選擇上法庭。一九六八年他走上法庭，單打獨鬥對抗「全美最高薪的一群律師，他們一排一排全都身穿條紋西裝，戴著袖釦」。而最讓菸草業者震驚的，是班薩夫獲得了勝訴。法院判定吸菸和反菸的廣告必須有「合乎比例」的播放時間。ＦＣＣ和班薩夫重新回到這個競技場。一九六九年二月，委員會發出公告，宣布將嚴格監督「適當播放比例」的條款，並且考量香菸對公眾健康的影響，爭取完全禁止在電視上播放香菸廣告。菸草業者對班薩夫一案上訴再上訴，但遭最高法院駁回，此案定讞。

菸草業者試圖推出積極地反宣傳。一九六九年一份起草，針對ＦＣＣ禁菸廣告，從未公開的內部報告結論中提到說：「我們賣的產品是懷疑，因為這是對抗『事實證據』的最佳途徑。」但反菸團隊也學到了其中奧妙。如果菸草業者能在社會大眾的心裡播灑「懷疑」的種籽，那麼反菸者同樣有應付之道——恐懼，尤其是罹病的恐懼。反菸廣告接二連三地出現在電視上。一九六八年，骨瘦如柴、一臉病容的老牌演員威廉·塔爾曼（William Talman）在黃金檔的廣告上現身，宣布自己因肺癌而瀕臨死亡。身為老菸槍的他服用了止痛藥物，言詞含混不清，但卻向大眾傳播了清楚的訊息：「如果你吸菸——趕快戒。不要作失敗者。」

一九七〇年末，菸草業者面對日常負面宣傳的壓力，自動由大眾傳播媒體撤除了香菸廣告（因此抵銷了必須有相當比例反菸廣告的需求）。最後一支香菸電視廣告於一九七一年一月一日播出。新年元旦當晚十一時五十九分，維吉尼亞苗條菸（Virgina Slim）的廣告詞：「寶貝，你已經走了很長的路。」在電視螢光幕上一閃而過，接著永遠地消失了。

塔爾曼沒有活到最後這支廣告播放的時間，他在一九六八年因肺癌轉移到肺、骨骼和腦部而去世。

◆

一九七〇年代中期因此成了菸草業全盛時期的尾聲。衛生署的報告，FCLAA的警語，和對香菸廣告的譴責，都是對這盛極一時、原本堅不可摧之產業的攻擊。很難把這些個別行動所造成的確切反應量化，但這些攻擊卻符合了香菸消耗弧線的顯著變化：美國香菸年消耗率在平穩成長近六十年之後，停滯在平均每人約四千支香菸左右的高峰。

反菸活動如今需要最後一個整合這些勝利，讓大眾瞭解的戰略。記者保羅·布羅德（Paul Brodeur）曾寫道：「統計數字其實是痛定思痛，擦去了眼淚的人。」到目前為止，反菸運動已經提供許多數據，只是抹除了香菸的人類受害者：訴訟和法規未免太過抽象，FCLAA的警語行動和公平原則案雖是為香菸的「犧牲者」而做，但這些犧牲者卻是沒有面孔的無名氏。反菸法律訴訟的最後迴旋曲終於要向美國大眾介紹香菸的真正受害者：就是那些在國會評估考量是否要在香菸包裝盒上添加數字警語之時，已經默默死於肺癌的男女。

◆

婚前原名露絲．狄法蘭西斯柯（Rose DeFrancesco）的露絲．西伯隆尼（Rose Cipollone）生於紐約，一九四二年，正處於少女時期的她抽了第一支菸，此時正代表著處在陡升曲線的中點：一九四〇至一九四四年間，美國女性吸菸者的比例成倍數成長，由百分之十五增為三十六。這驚人的飆升號稱是美國廣告史上最成功鎖定目標的廣告，即說服女性吸菸。在此，香菸利用著社會變遷的更深沉力量：在對女性越來越不穩定的世界——女性三頭六臂忙著應付個人認同、照顧子女、持家、工作——香菸被當成使她們正常、穩定，甚至解放的力量。駱駝牌香菸的廣告描繪一名海軍軍官正在公海發射魚雷，而他的妻子則在家靠吸菸穩定高低起伏的緊張神經。「（這是）有穩定的神經才能參與的遊戲，」廣告文案寫道：「但當前哪一種遊戲不是如此？我們所有的人多年來都在戰鬥、工作和生活。」二次大戰時所鼓吹的在工廠工作的美國女性典範「鉚釘女工蘿西」（Rosie the Riveter），如今在契斯特菲爾德牌香菸（Chesterfield）的廣告中，成了手裡拿菸的「吸菸的蘿西」（Rosie the Smoker）。吸菸成了全國運動，說不定連蘿西面對強大壓力時能一貫地平靜以對（如廣告歌所唱的，從不會興奮或緊張不安），都是拜她吸香菸的鎮定功效之賜。

就像頭頂上二十呎大看板吸菸蘿西的圖案一樣，西伯隆尼也用契斯特菲爾德牌香菸鎮定自己的情緒。她在學校讀書時就開始吸菸，原本她只是反叛地偷帶幾支菸，在課後偷吸，但隨著一九三〇年代經濟景氣走低，她輟了學，在一家圍巾工廠擔任包裝員，後來轉為票據文員，菸也越抽越凶。幾年之間，她的菸癮就達到一天好幾十支。

如果說西伯隆尼會覺得緊張不安，也只有她看到香菸健康警語之時。她結婚後，丈夫安東尼．西伯隆尼（Anthony Cipollone）總是剪下有關香菸各種害處的剪報，作為反菸的沉默反制。露絲想戒，但戒不掉，每一次都變得癮頭更大。菸抽完時，她就去翻垃圾，找出已經燒過的菸頭來吸。

教西伯隆尼煩惱的不是她的癮頭，反倒是她對濾嘴的選擇。一九五五年，李吉特（Liggett）香菸公司推出新濾嘴頭的藍星（L&M）香菸，她滿心期待地換了這個品牌，希望廣告中「較溫和、低焦油、低尼古丁」的特色能使她更安全。追求「安全香菸」成了西伯隆尼的小小執著，她就像一婚再婚的夫妻一樣，蜻蜓點水般地不斷變換香菸的品牌，希望找出可以保護她的一種。在一九六〇年代中期，她換成維吉尼亞苗條菸，心想或許專門針對女性的香菸所含的焦油較少。一九七二年，她再換成百樂門（Parliament），希望這種菸的長隱龕式濾嘴能「隔離」吸菸者的嘴唇和菸嘴。兩年後，她又換成真實牌（True），因為正如她後來在法庭上震驚陪審團的陳述：「醫師推薦這種菸，他說『既然你抽菸，不如抽這種』，然後由醫師袍的口袋裡掏出一包菸。」

一九八一年冬，西伯隆尼開始咳嗽，例行的胸部X光檢查發現她右肺上葉有一塊陰影，病理取樣證實是肺癌。一九八三年八月，肺癌已經轉移至西伯隆尼的全身——在她的肺、骨骼和肝臟。她開始化療，但沒有多少效果，癌細胞侵襲她的骨髓，進入她的腦部和脊椎，她只能躺臥在床，靠嗎啡止痛。西伯隆尼於一九八四年十月二十一日早晨去世，得年五十八。

◆

新澤西的律師馬克．艾德爾（Marc Edell）在西伯隆尼去世前的十一個月聽說了她的病。雄心勃勃的艾德爾既精明又積極進取，對侵權訴訟非常專精，他曾在一九七〇年代曾對石棉業者提出產品侵權訴訟，如今他正在尋覓典型的吸菸「受害者」，以便向香菸業者發動法律攻勢。一九八三年夏，艾德爾赴新澤西州平靜到教人昏昏欲睡的小擺渡市（Little Ferry），探視西伯隆尼及其家人。他知道她瀕臨死亡，敦促她向她最常吸食的香菸產品的三大菸商提告：分別是李吉特、羅瑞拉德（Lorillard）和菲利浦·莫里斯。

艾德爾在一九八三年提出的案子經過精心設計。先前控訴菸草公司的案子都是循刻板的途徑：原告宣稱他們不知道吸菸的風險，而菸商則反駁，說除非他們是「聾了、啞了、瞎了」，才會不知道其風險，而陪審團也會一面倒地支持菸商，認定香菸包裝上的標籤已經提供消費者足夠的警示。因此原告的訴訟紀錄實在很糟，在一九五四至一九八四年間，針對菸草公司提出的產品責任訴訟案共有三百多件，但只有十六件真正受審，而沒有一個判決對菸草公司不利，也沒有一個案子庭外和解。菸草業者大獲全勝：「原告律師可以看看牆上的判決，」一個報告寫道：「他們沒有一案勝訴。」

不過艾德爾不肯看任何牆上的任何判決，他公開承認露絲·西伯隆尼知道吸菸的風險。是的，她讀了香菸盒上的警語標識以及安東尼·西伯隆尼花費心思為她剪的諸多雜誌文章，但她無法改掉這個習慣，她上了癮。艾德爾承認，西伯隆尼受香菸之害，不能說無辜，但重要的不是她對香菸之害瞭解多少，而是菸商瞭解多少，以及他們對像西伯隆尼這樣的消費者，又透露了多少。

這種論點讓菸草業者大吃一驚。艾德爾堅持他該知道菸商對吸菸風險究竟瞭解多少，而這也讓他得以史無前例地要求法庭檢視三大菸商的內部檔案。艾德爾取得法院的強制令，調閱這些私有檔案，結果發現了驚人的結果。菸商不只知道吸菸致癌的風險以及尼古丁上癮的力量，而且刻意阻止證明這些事實的內部研究。一個又一個的文件顯示業者努力掩蓋致癌風險的事實，甚至連他們自己的員工都覺得於心不安。

比如在一封信中，菸草研究所（Tobacco Research Institute）的公關經理佛萊德·潘瑟（Fred Panzer）就對該所總裁賀瑞斯·柯尼蓋（Horace Kornegay）說明該所三管齊下的行銷策略——「引起消費者對吸菸有礙健康說法的疑心，但卻不確實否認；擁護社會大眾吸菸的權利，卻不積極鼓勵他們吸菸；以及鼓勵客觀科學的研究，視之為解決吸菸是否健康疑問的唯一方法。」在另一個標識為「密件」的內部備忘錄，談的則是執迷不悟到可笑地步的主張：「菸草業就某種程度而言，可以被當作是藥物產業專業化、高度儀式化和風格化的一環。菸草產品獨特地含有並傳送尼古丁，這是具有各種生理效果的強烈藥物。」

為什麼如露絲·西伯隆尼這樣的婦女會很難戒菸，對尼古丁的藥物研究有所說明：並不是因為她們意志不堅，而是因為尼古丁會破壞意志本身。「把香菸的包裝想成提供一天尼古丁供應量的貯存盒，」菲利浦·莫里斯公司的一名研究員寫道：「把香菸想成自動分發一劑尼古丁的分配器……再把一口煙霧想成是尼古丁的承載物。」

在特別值得一記的法庭攻防上，艾德爾質問李吉特公司的總裁戴伊（K. V. Dey）為什麼該公司花了近五百萬美元證明香菸可以造成老鼠背上的腫瘤，然後卻刻意忽視香菸在人類身上會造成癌變的事實：

艾德爾：這個（實驗）的用意是什麼？

戴伊：要縮小老鼠背上的腫瘤。

艾德爾：和人類的健康和福利毫無關聯？是嗎？

戴伊：是的。

艾德爾：所以這是要拯救田鼠，或者老鼠，對嗎？你們花了這麼多錢要拯救老鼠生腫瘤的問題？

像這樣的對話象徵了香菸業者的問題。業者只能胡亂應付搪塞艾德爾的交叉質詢，而所顯出的欺騙程度，就連菸業自己的律師群都不寒而慄。用毫無意義的統計數據掩蓋事實，謊言則以其他謊言矇騙。艾德爾獲准檢視菸商內部文件，創下歷史先例，讓其他人也可能突襲這恐怖的文件櫃，抽出塵封的檔案，作為日後侵權案的參考。

經過四年漫長的纏訟，西伯隆尼致癌案終於在一九八七年宣判。雖然許多有識之士滿懷希望，也作了預測，但判決結果卻讓艾德爾和西伯隆尼家人十分失望。陪審團認為露絲．西伯隆尼要為自己罹癌負百分之八十的責任，她在一九六六年（也就是強制標識警語之前）所吸香菸品牌的業者李吉特要負其他的責任（百分之二十）。菲利浦．莫里斯和羅瑞拉德則無罪。陪審團判給安東尼．西伯隆尼四十萬美元損失賠償，但這筆錢拿來支付四年纏訟的文書費用都不夠。如果這算勝訴，那麼真如菸草業者喜出望外所指的，真是得不償失，損失慘重。

不過西伯隆尼真正留下的與她勝訴或敗訴並無關聯。露絲．西伯隆尼雖然在法庭上受到譏諷，說她意志薄弱、知識不高、腦袋不靈光，才會吸菸成癮，不知道香菸「明顯的」危險，不過最後她還是被當成為自己的癌症努力奮鬥甚至在九泉之下也不放棄的英雄偶像。

在西伯隆尼的案子之後，又是一連串類似的案子。菸草業者積極為自己辯護，一再地揮舞著香菸包裝上的警語，表示他們只有微不足道的責任，但這樣的案子卻引發更多類似的侵權訴訟。被妖魔化的菸商士氣低落，垂頭喪氣，發現他們四面楚歌，成為眾矢之的。

一九九四年，美國每人香菸消耗量連續二十年下跌（由一九七四年的四千一百四十一支，到一九九四年的兩千五百支），顯示了有史以來吸菸率下滑幅度最劇的趨勢。這是持久而緩慢的消耗戰，沒有任何力量單槍匹馬打擊菸業，而是科學證據、政治壓力和法律的進步，使菸草業在十年之間一蹶不振。

然而舊惡難消，致癌的舊惡尤其難消。曝露在香菸致癌物到發展出肺癌的時間約為三十年，而在美國吸菸率大減之後，肺癌還會有很長的一段壽命。男性肺腺癌的年齡標準化死亡率已經由一九八四年的每十萬人有一百零二人，降到二〇〇二年的七十七人。不過在女性方面，肺癌依舊沒有減少的趨勢。露絲．西伯隆尼這一代女性吸菸率的高升，依舊在肺癌的殺戮戰場上顯現出其影響。

◆

自艾德爾在新澤西法院中提出他那非比尋常的訴訟案以來，已經二十七年過去了，對菸草公司提出侵權訴訟案如今成為洪流。一九九四年，另一個菸草業劃時代的訴訟案是密西西比州控告數家菸商，要求償還該州因州民吸菸致病而支出的十億美元醫療費用，包括最明顯的疾病——肺癌。州檢察長麥可．摩爾（Michael Moore）對菸商總結了論點：「健康的危機是你們造成的，因此你們得付出代價。」其他幾州紛紛跟進，包括佛羅里達、德州和明尼蘇達。

一九九七年六月，面對一連串類似的訴訟，菸商提出了整體協議的提案。一九九八年，美國四十六州和菲利浦莫里斯、雷諾（R. J. Reynolds）、布朗．威廉森公司（Brown & Williamson），和羅瑞拉德等四大菸草公司簽署了《大和解協議》（Master Settlement Agreement，簡稱ＭＳＡ）。*協議內容包括嚴格限制菸草廣告、解散商會和菸業遊說團體，容許取閱內部研究文件，以及提議成立全國論壇，教育社會大眾菸草對健康的危害。ＭＳＡ是有史以來最大的責任賠償給付案之一，而更有意義的是，它是菸業史上最公開地承認共謀和罪責。

* 自一九九八年之後，又有四十七家菸草公司加入協議。

ＭＳＡ能被算做露絲．西伯隆尼長久等待的勝利嗎？在某些方面，恰巧相反。在協議中，不通情理地重擬一九七〇年代ＦＣＬＡＡ「警語法」，反倒讓菸草業者得到另一個安全的庇護所。協議容許未來法律行動獲得相關的保護、限制香菸廣告、允許簽署協議的公司固定價格，結果等於讓簽署ＭＳＡ的公司獲得壟斷權。小規模的獨立業者不敢進入這個產業，與之競爭，讓大菸草公司變得更大。每年由菸商所得的和解金，創造了一些靠著這筆錢增加醫藥費用的「附庸國」。的確，這項協議真正的成本是分攤在已經上癮的吸菸者身上，他們付更多的錢來買香菸，然後再付出自己的生命作代價。

ＭＳＡ也並沒有使菸業在全球消失：萬寶路的男子漢系列廣告雖然在美國四面楚歌，但卻在其他國家找到樂土。菸商在美國的市場和利潤都越來越低，法律訴訟費用卻越來越高，因此他們轉而以開發中國家為目標新市場，許多這類國家的吸菸人口也因此上升。如今在印度和中國大陸，吸菸都是可以預防的主要死因。牛津大學流行病學者，也是杜爾（直到杜爾二〇〇五年去世為止）的密切夥伴理查．派托，最近就估計，二〇一〇年代在印度，因吸菸而死亡的人數將增為每年一百萬人，而且在下個十年還會繼續上揚。在中國，由於男性吸菸人口大增，肺癌已經成為死亡的主因。

菸商對開發中國家這種平穩的攻勢背後有大膽的政治運作。二〇〇四年，各大菸草公司和墨西哥政府衛生部簽下罕為人知的協議，菸商將為健保提供慷慨的「獻金」，而以減少香菸包裝上警語和廣告的法規作為交換，一如某篇社論所評的「拆了東牆補西牆」。研究顯示，一九九〇年代初，英美菸草公司（British American Tobacco）也和烏茲別克簽了類似的協議，建立產品壟斷權，接著強力遊說推翻禁止香菸廣告的法令。在英美菸草公司投資之後，烏茲別克人民的吸菸率增加了約百分之八，一九九〇至一九九六年春香菸的銷售量增加了百分之五十。

在《英國醫學期刊》最近的一篇社論中，加州大學舊金山分校的流行病學家史坦頓．葛蘭茲（Stanton

Glantz）把這種情況描寫為另一個正在醞釀的大災難。「跨國菸草公司就像帶菌者一樣，把疾病和死亡傳布到整個世界。這主要是因為菸草業用其財富來影響政治人物，創造對他們有利的環境，推廣吸菸。這個產業藉著減少廣告和宣傳的限制，及防止管制香菸的諸多有效公共政策——諸如高額稅負、包裝盒上的強烈圖標警語、工作環境和公共場所禁菸、積極的反菸行銷和廣告禁令等，達到他們的目的。菸草公司成了和蚊子不同的另一種世界疾病媒介，迅速地把他們由世界一隅所學得的資訊和策略，傳播到其他的角落。」

◆

我很難從自己在癌症病房的經驗中，來說明因吸菸直接造成病害的範圍和深度。曾有一名熱情洋溢、打扮得完美無瑕的年輕廣告從業人員剛開始為了鎮定神經而吸菸，到頭來卻因侵襲性舌癌，而切除了顎骨；也有一名要孫兒吸菸以同享其樂的祖母最後被診斷出食道癌；還有一位肺癌末期的牧師發誓吸菸是他唯一無法克服的惡行。這些病人為他們的習慣而付出最後的代價，但有些病人的執迷不悟，讓人震驚。我的許多病人在治療癌症期間照舊吸菸，且通常都是鬼鬼祟祟，甚至在他們簽化療同意書時，我還可以聞到他們衣服上辛辣的菸味。一九七〇年代，當時肺癌病例正飆高到可說是恐怖的程度，有一位在英國執業的外科醫師回想自己在病房的頭幾個晚上，曾有病人在切除癌細胞的手術之後醒來，像僵屍一樣到走廊上去求護士給他們香菸。

雖然吸菸成癮有如此嚴重的後果，香菸消耗率依舊居高不下。吸菸率這幾十年來一直保持在高峰狀態，如今卻又在某些人口組成中再度升高。死氣沉沉的反菸活動則讓大眾喪失了興趣。香菸的威脅和其反應之間的分裂逐漸擴大。美國——幾乎所有新藥物都必須經過反覆審查，確定其致癌可能，即使只是和癌症有一丁點相關會造成社會歇斯底里、媒體焦慮不堪的國家，竟能公開在街角只花幾塊錢就自由地買賣人類所知最強力、最常見的致癌物，實在是不可思議。

「越來越不可思議」

「親愛的，你壓力太太。其實你沒什麼大問題。我們開點抗憂鬱劑給你。」

——貝利．馬歇爾（Barry Marshall）談婦女胃炎，一種癌前病變的治療

香菸煙霧被歸為致癌物，以及一九八〇年代之間慢慢產生規範香菸的力量，可以算是預防癌症影響深遠的勝利。但這也同樣凸顯了癌症流行病學的重要缺漏。用統計的方式來辨識癌症風險，本身就是敘述性而非機械性：它們描述兩者之間的關聯，並非因果，而且依賴預先就有某種程度的知識。矛盾的是，如果流行病學者要以傳統「病例對照法」（case-control）來辨識未知的風險因素，就必須要知道該問什麼問題。就連杜爾和希爾在設計他們經典的病例對照和前景研究時，都是仰仗先前數十年來——如果連約翰．希爾那本《濫用鼻煙的提醒》小冊也算進去，甚至該說數百年來——對於菸草和癌症的知識。

而這並不減少病例對照法的神奇力量。比如一九七〇年代初期，就有一連串研究確立了一種罕見而致命肺癌：間皮癌（mesothelioma）的風險因素。如果把間皮癌的病例和控制組相比，就可看出這種癌症集中在某些行業上：處理絕緣材料的工人、消防員、船塢工人、熱水設備工人和橄欖石礦工。就如波特發現陰囊癌一樣，這些稀有行業和罕見腫瘤在統計學上的關聯，使人很快就發現間皮癌的原因：接觸到石棉。隨後侵權訴訟和聯邦政府的監督相繼而來，促使這些行業減少工作環境中的石棉，也因此減少了罹患間皮癌的風險。

一九七一年又有另一個研究找出更不尋常的致癌物，一種稱作乙烯雌酚（DES）的合成荷爾蒙藥物。一九五〇年代醫師常常開此藥給孕婦，以防早產（雖然這方面的功效還有待證實）。然而一個世代之後，有些婦女患陰道癌或子宮癌，醫師查問她們是否接觸了雌激素，才發現了一個特別的模式：她們並沒有直接接觸這種化學物，但她們的母親有。這種致癌物跳過了一個世代，並沒有在服用DES的婦女身上致癌，卻在曾於她們子宮內接觸到DES的女兒身上致癌。

但若造成癌症的行為或物質完全不明的情況下又該如何？如果我們對間皮癌的自然史，或者對雌激素和陰道癌的關聯一無所知，又怎能詢問受害者的職業史，或者他們接觸石棉或雌激素的可能？致癌物是否能以先驗的方式發現——不是藉著統計分析癌症人口，而是靠致癌物內在的特性？

◆

一九六〇年代末期，柏克萊的細菌學者布魯斯·艾姆斯（Bruce Ames）在研究另一個毫不相關的問題時，正好作到化學致癌物的試驗。他當時研究的是沙門氏菌的突變。沙門氏菌就和其他細菌一樣，擁有在某種條件下可生長的基因——比如在培養皿中糖的唯一來源是半乳糖時，擁有「消化」半乳糖基因的細菌才能生長。

艾姆斯觀察這些基本基因的突變可不可以讓培養皿中的細菌成長。假設一種通常無法靠半乳糖生長的沙門氏菌能夠取得基因突變，就能促成這樣的成長。一旦開始成長之後，單一的細菌就能在培養皿上構成小群體菌落，艾姆斯只要計算這些菌落的數量，就能以數字說明實驗中突變的速率。接觸某個物質的細菌或許可以形成六個這樣的菌落，而接觸另一個物質的細菌說不定就能形成六十個菌落。也就是說，這第二個物質有十倍的能力啟動基因的變化；或者說，十倍突變的能力。

艾姆斯如今可以測試上千種化學物，列出會提高突變率的物質——致變物，而在他列表之際，有了重大的發現：在他的測試中被列為致變物的化學物質，結果也是致癌物，比如染料衍生物這種對人類強力致癌的物質在他的表上分數甚高，會造成數百個菌落；而X光、苯化合物和亞硝基胍（nitrosoguanidine）衍生物亦然，全都在田鼠和老鼠身上造成癌症。艾姆斯的測試遵循所有好測驗的傳統，把原本觀察不到、測量不到的事物，變成可以觀察可以測量的結果。在一九二〇年代害死「鐳女郎」的隱形X光，如今「現身」在培養皿的逆轉株（revertant clone）菌落中。

艾姆斯的測試稱不上完美，並不是所有的致癌物在檢驗中都有結果。灑在有缺陷沙門氏菌的DES和石棉都沒有產生大量的突變細菌（相較之下，香菸煙霧的化學物質則造成大量細菌突變，幾家作了此測試的菸商都有此紀錄，發現這個陽性的結果之後驚慌失措，火速隱瞞）。雖然艾姆斯測驗法有其缺點，但卻能在防癌純描述和機械式的方法中，建立了重要的連結。艾姆斯認為，致癌物有個共同而獨特的功能特性：它們會改變基因。艾姆斯無法瞭解他所觀察這個現象背後更深的原因：為什麼造成突變和引發癌症的能力相關？但他已經證明致癌物可以靠實驗來發現——不是在事後再來追溯（調查人類病例和受測的控制組），而是預先就以簡單明確的生物試驗，辨識出可能造成突變的化學物。

◆

原來化學物質並不是唯一的致癌物，艾姆斯的測驗也並非唯一能找出這種媒介的方法。一九六〇年代後期，在費城工作的生物學家柏魯克．布隆伯格（Baruch Blumberg）發現人類肝炎病毒所造成的慢性發炎同樣也能致癌。

布隆伯格在一九五〇年代是牛津的生化學生，他對遺傳人類學產生興趣，這是關於人口中基因變異的研究。一九五〇年代傳統的生物人類學所作的主要是收集、測量和人類解剖樣本，布隆伯格想要收集、測量和分類人類的基因——他想要找出人類的基因變異和疾病致病性之間的關聯。

布隆伯格很快就發現問題在於缺乏可供測量或分類的基因。細菌遺傳學在一九五〇年代仍在萌芽階段——就連ＤＮＡ的結構和基因的本質大半都還尚未發現——根本沒人見過或分析過人類基因。唯一可以查知的人類遺傳學變異線索是來自偶然的觀察。存在血液中，稱為血液抗原的蛋白質，是家族相傳，人人不同，因此表示這種變異來自遺傳，而這些血液蛋白質可以在大量人口中，用較簡單的測驗方法衡量比較。

布隆伯格開始在世界各個偏遠地區搜尋血液檢體，一個月在西非抽取一個叫福萊尼（Fulani）的游牧民族的血清，另一個月又到位在庇里牛斯山西、法交界處的巴斯克（Basque）抽取牧羊人的檢體。一九六四年在他短暫任職國家衛生院之後，又轉往費城的癌症研究所，*以便有系統的整理他所收集來的各種血液抗原，希望找出它們和人類疾病的關聯。這有點反其道而行，就像查字典找出某個字，然後再去找能把此字填進去的字謎遊戲。其中一個他頗感興趣的血液抗原出現在數個澳洲原住民身上，而且經常可以在亞洲和非洲人上看到，但在歐美卻極其罕見。布隆伯格懷疑這個抗原是否代代相傳的古遺傳因子，因此稱之為澳洲抗原，簡稱Au。

一九六六年，布隆伯格的實驗室準備詳加說明這種原住民抗原。他很快發現一個奇特的關聯：帶有Au抗原的人往往都患有慢性肝炎，而這些發炎的肝臟若經病理研究，可以看出長期傷害和修復的痕跡——某些部位的細胞死亡，其他部位想要修補和恢復肝臟細胞的努力，造成出現疤痕、皺縮，以及衰竭的肝臟，也就是稱為肝硬化的情況。

古老的抗原和肝硬化之間的連結，意味著遺傳上易得肝病的可能——布隆伯格如果要證明這樣的論點，可能會作半天的白工，但此時發生了一件巧事，推翻了這個理論，大幅扭轉了布隆伯格研究的方向。他的實驗室一直在追蹤新澤西州一個心理障礙診所中的一名年輕病人，起先這人的Au抗原是陰性的，但他在一九六六年夏天的一連串抽血卻發現他的血漿突然由Au陰性轉為Au陽性。一檢驗他的肝功能，結果發現他得了猛爆性肝炎。

不過自身所有的基因怎麼可能會造成突然的血清轉換（seroconversion）和肝炎？畢竟基因並不可能隨心所欲時隱時現。布隆伯格關於基因變異的精心理論如今被醜陋的事實毀了。他明白Au不可能是人類基因中的遺傳變異，很快地，他就發現Au既非人類蛋白質，也非血液抗原，而是漂浮在血液中的病毒蛋白，是感染的象徵。這名新澤西病人被這種微生物感染，因此由Au陰性轉為Au陽性。

於是布隆伯格忙著分離造成感染的生物。到一九七〇年代初，他和一群研究人員一起萃取出一種新病毒，稱之為B肝病毒或HBV。這種病毒結構簡單——「大體是圓形……直徑約四十二奈米，是感染人類最小的DNA病毒」。但這簡單的結構卻掩蓋了極其複雜的行為。在人類身上，HBV感染會造成多種疾病，包括由無症狀感染、急性肝炎到慢性肝硬化。

找出了新的人類病毒，也促使流行病學者如火如荼的行動。到一九六九年，日本研究人員（隨後則是布隆伯格的團隊）已經發現病毒是由輸血傳播，在輸血之前先作血液篩檢：以現在大家已經熟悉的Au抗原作為血漿裡早期的生物標記之一，就能阻止血液感染，因而降低B肝的風險。

但醫界很快又發現另一個和HBV有關的疾病：在亞洲和非洲部分地區常見的致命肝病，這種疾病是經由數十年病毒感染，而在布滿疤痕而蒼白的肝臟上產生。如果用傳統統計方法來觀察HBV的長期

＊　這個癌症研究所後來改名為「福克斯蔡斯癌症中心」（Fox Chase Cancer Center）。

感染，即拿肝癌的病例和控制組相比較，就會看出肝細胞傷害和修補的循環是很明顯的風險因素，約是未受感染控制組五至十倍的風險。因此可以推出HBV是一種致癌物——但它是一種活生生的致癌物，能夠由一個宿主傳播到另一個宿主。

◆

HBV的發現讓癌症研究所頗為難堪。這個研究單位原本設有目標明確，經費充裕的特別病毒癌症計畫，結果把人類癌細胞提取物注射在數千隻猴子身上，卻連一個和癌症相關的病毒都沒找到，反倒是一個研究原住民抗原的遺傳人類學者發現了流傳甚廣且和常見人類癌症相關的病毒。布隆伯格心知癌症研究所的尷尬處境，也明白自己研究的偶然成果。他在一九六四年離開國家衛生院正是出於這樣的矛盾，雖然離開時好聚好散。他跨學科的好奇和「各研究所各學科間的畫地自限、固步自封」格格不入，其中最嚴重的就是以追尋癌症病毒為己任的癌症研究所。對最強烈支持癌症病毒理論的熱心人士而言，更糟的是布隆伯格的病毒本身並非癌症的主因，而是因這種病毒在肝細胞造成的發炎，以及相關的細胞死亡和修復循環，才是造成癌症的罪魁禍首——這對以為病毒直接造成癌症的觀念是重大打擊。*

不過布隆伯格沒有時間思索這些矛盾，他對病毒與癌症的理論也沒有其他的用心，身為實用主義者的他立刻指導團隊研究HBV的疫苗，到一九七九年也果真有了成果。就像血液篩檢一樣，疫苗當然無法在癌症生成之後扭轉其途徑，但它卻能大幅減少未感染者受HBV感染的可能。布隆伯格因此在原因和預防之中建立了重要的連結，他找出病毒致癌物，發現在它傳染之前覺察它的方法，並且找出阻止它傳染的方式。

◆

不過新發現「可以預防」致癌物中，最奇特的不是病毒或化學物質，而是一個細胞生物，一種細菌。一九七九年，布隆伯格的B肝疫苗在北美展開試驗之時，澳洲皇家柏斯醫院的住院醫師貝利・馬歇爾（Barry Marshall）和腸胃醫師羅賓・華倫（Robin Warren）著手研究胃炎的原因，這種毛病往往會導致消化性潰瘍和胃癌。

幾世紀以來，醫界一直認為胃炎是來自壓力和神經官能症。（一般依舊以消化不良來形容易怒和脆弱的心理狀態。）因此延伸起來，胃癌就是因神經壓力而造成的癌症，是蓋倫憂鬱症說法的現代版。

但華倫卻認為胃炎真正的原因是一種未知的細菌，然而按照醫界信條，在胃部的酸性環境下，生物根本不能生存。「自醫學細菌學早期以來，逾一百年前，」華倫寫道：「就已經教導學生：細菌不能在胃裡生存。在我作學生時，這個說法人盡皆知，不值一提。它就像『大家都知道地球是平的』一樣，是『已知的事實』。」

但華倫卻覺得胃炎的「地平」理論不通。他檢視了胃炎或胃潰瘍病人的取樣，發現在潰瘍像隕石一樣的凹處有一層模糊的藍色物體，他再仔細觀察這層藍色，看見滿是螺旋生物。

這是否是他的想像？華倫相信這些生物是造成胃炎和消化道潰瘍的新種細菌，但他無法在盤、碟或皿中把細菌隔離出來。其他人都看不見這些生物，而華倫又無法培養它們，整個藍色異形生物在胃部凹處生長的理論，聽來就像科幻小說一樣。

＊　ＨＢＶ可能造成非硬化肝的癌症，這種病毒如今也被認為是直接致癌的病毒之一。

相較之下，馬歇爾對此並沒有一貫的主張。他是卡爾古利（Kalgoorlie）鍋爐製造商和護士之子，在柏斯醫院接受醫學訓練，是尚未琢磨的資淺研究員，正在尋找研究計畫。他雖然對華倫這些資料與如幽靈般未知細菌的關聯感到懷疑，但他有興趣繼續研究，因此開始收集潰瘍病人胃部的採樣，並把這些東西放在培養皿上，希望會長出細菌。不過就和華倫的結果一樣，並沒有什麼結果。一週週過去了，馬歇爾的培養皿堆在細菌培養箱中，經過幾天的檢驗後，就被大批丟棄。

不過這時巧合發生了：一九八二年的復活節週末醫院特別忙碌，許多病人入院，因此馬歇爾忘了檢查他的培養皿，而把它們留在細菌培養箱裡，等他想起來去檢查時，發現在細菌培養基內含的洋菜膠（agar）上長了許多半透明的小珍珠狀菌落。這段長時間的培養攸關緊要。在顯微鏡下，培養皿上的細菌是極其微小、生長緩慢而脆弱、有螺旋尾部的生物，是微生物學者從未描述過的菌種，華倫和馬歇爾稱之為幽門螺旋桿菌（*Helicobacter pylori*）——螺旋是形容其外觀，而幽門 pylori 則是來自拉丁文，是「守門人」之意，因為其位置正好在胃的出口閘。

但光是證明這細菌存在，或者就算它和潰瘍有關，也不足以證明它就會造成胃炎。柯霍說某細菌導致疾病的「原因」的第三個條件，是必須在引入第二個宿主時也會造成同樣的疾病才行。馬歇爾和華倫用這種細菌注射在豬隻身上，然後作了一連串內視鏡檢查，但豬隻（三十多公斤的體重，每週作內視鏡很吃力）卻並沒有發生任何潰瘍。在人類身上測驗這樣的理論在道德上說不過去：誰能說讓人感染特性還不明的新細菌，以證明它會造成胃炎並導致癌症，是正當之舉？

一九八四年七月，馬歇爾的實驗停頓下來，研究補助經費申請眼看著危在旦夕，因此他孤注一擲，拿自己來作實驗：「實驗那天早上，我沒吃早餐……兩小時後，尼爾．諾克斯（Neil Noakes）刮下已經培養了四天的大群螺旋桿菌，溶在鹼性蛋白腖水（alkaline peptone water），一種像肉湯一樣，能讓細菌存活的液體）中。我什麼都沒吃，等到早上十點，尼爾給我兩百毫升的杯子，約有四分之一都是這種霧狀的棕色液體。我一口喝盡，然後整天都不吃東西。我感到胃咕咕叫了幾聲，是細菌，還是只因為我餓了？」

◆

馬歇爾不只是「餓了」，喝下細菌培養液後幾天，他病得很嚴重，噁心、嘔吐、夜裡盜汗、發寒。他說服同事幫他作了一連串取樣，記錄病理的變化，最後診斷為活性胃炎（active gastritis），在他的胃部和其下的潰瘍凹處都有密密一層細菌——正是華倫在他病人身上發現的細菌。七月末，馬歇爾以華倫為共同作者，向《澳洲醫學期刊》（*Medical Journal of Australia*）提出了自己病例的報告發表（他寫道：「一名志願者吞下此微生物的純培養液。」）使眾人都緘口。毋庸置疑，幽門螺旋桿菌的確是胃炎的原因。

螺旋桿菌和胃炎的關聯使人想到細菌感染和慢性炎症會造成胃癌的可能。*其實，到一九八〇年代後期，幾項流行病研究已經證實幽門螺旋桿菌引發的胃炎和胃癌相關。而另一方面，馬歇爾和華倫則測試了抗生素療法（包括曾用來鍊金後來被棄而不用的鉍），為這種細菌感染創造強力多重藥物的治療。**在幽門螺旋桿菌感染甚為普遍的日本西岸所作的隨機測試，也證明抗生素治療減少了胃潰瘍和胃炎。

不過以抗生素治癌的效果卻比較複雜。在年輕男女身上根除幽門螺旋桿菌，能減少胃癌的發生，但在年紀較大的病人身上，慢性胃炎已經持續了數十年，發炎的情況恐怕已經推進到即使根除螺旋桿菌也沒有什麼差別的地步。要預防癌症，必須採取歐爾巴赫的方法——抑制癌症的前兆。

* 幽門螺旋菌的感染和數種癌症都有關係，包括胃腺癌和粘膜相關淋巴組織淋巴瘤。

** 馬歇爾後來就以這種療法治療自己，消除感染。

馬歇爾的「實驗」：吞下致癌物，在自己的胃裡創造癌前的狀態，雖然是反正統的極端，但也說明了癌症流行病學者越來越高漲的不耐與挫折感。防癌的有力策略顯然要來自對於癌症成因的深入瞭解，辨識出致癌物只不過是邁向這種瞭解的第一步而已，而要達到對抗癌症的成功策略，不只要知道致癌物是什麼，也必須瞭解致癌物做什麼。

然而由布隆伯格到艾姆斯到華倫和馬歇爾這一系列迥異的觀察，卻無法融合成癌變的和諧理論。DES、石棉、輻射、肝炎病毒和胃部的細菌怎麼可能會匯聚在一起，創造出在不同人口身上和不同器官相同的病理狀態？另一位吞下未知液體的實驗者一定會說：致癌物的表單似乎「越來越不可思議」。

其他疾病很少有像這樣起因不同到驚人地步的前例。糖尿病這種表現複雜的疾病基本上依舊只是胰島素表現異常的病；冠心病之所以發生，是因為斷裂、發炎的動脈粥樣硬化造成的血塊阻塞心臟血管所致。但要為癌症尋覓統一的發生機制卻似乎遙不可及。究竟在異常、失調的細胞分化之外，癌症還有什麼共同的病理生理機制？

要回答這個問題，癌症生物學家必須回到癌的起源，到細胞旅途中朝向惡性變性——也就是癌變的第一步。

「蜘蛛之網」

我們必須要尋覓的癌症治療進步是在於早期的診斷。

——約翰・洛克哈特穆莫瑞（John Lockhart-Mummery），一九二六年

對於人類癌症問題，當務之急除了要找出共同的療法之外，還需要一個夠在任何臨床症狀顯現出來之前，就覺察到癌症的方法。

——法柏寫給艾塔・羅森松（Etta Rosensohn）的信，一九六二年

小姐，你「抹片」了沒？

——《紐約阿姆斯特丹新聞》（*The New York Amsterdam News*）一九五七年對子宮頸抹片的報導

癌變長久而緩慢的進展——循序漸進、按部就班地由初期的癌症傷害到完全惡性的細胞，啟發了另一種防癌策略的想法。如果如歐爾巴赫所懷疑的，癌症在一開始是緩緩的發生，那麼或許在它進展的最初期，還是可以阻止、干預，去攻擊癌前病變而非癌症。人能否在癌症發生的行進中期，加以阻撓？

很少有科學家像喬治・巴伯尼可婁（George Papanicolaou）那樣專注地研究癌細胞早期的轉化。這位紐約康乃爾大學的希臘細胞學者是個身材強壯、個子矮小、性格一本正經且作風老派的人。他在雅典和慕

尼黑學習醫學和動物學，一九一三年抵達紐約，剛下船時一文不名，雖想在醫學實驗室找工作，卻不得不紆尊降貴，在三十三街的金寶商店賣地毯維生。幾個月超現實的勞動之後（不論由哪一方面來說，他都是很糟的地毯售貨員），他終於在康乃爾找到一份研究工作，而這份工作也和賣地毯一樣超現實：他被指派去研究天竺鼠的月經週期，這種動物月經期間既沒有明顯可見的流血，也不會有組織剝落的情況。結果他學會用擴鼻器（nasal speculum）和棉花棒刮取天竺鼠子宮頸細胞，然後把它們以薄薄的水狀抹片，塗在載玻片上。

他發現這些細胞就像小小的時鐘指針。隨著天竺鼠荷爾蒙週期性的起伏，牠們子宮頸落下的細胞也週期性地改變形狀和大小。他以這樣的形態變化作為指引，可以預估牠們的月經週期，準確到一天不差。

到一九二〇年代後期，巴伯尼可妻已經把這種技巧運用到病人身上（他太太瑪麗亞恐怕可算是展現最大勇氣的醫師配偶，容許自己每天都作抹片測試）。他發現人類子宮頸剝落的細胞就和天竺鼠的一樣，可以預言女性的月經週期階段。

但是批評者們則認為，這一切頂多只不過是精心製作，但卻沒什麼大用的發明。一名婦科醫師就調皮地指出：「靈長類動物，包括女人在內」，大概都不需要靠抹片來計算她們的月經週期。多少世紀以來，女人一直都在計算自己的月經週期，根本不需要巴伯尼可妻的細胞學協助。

巴伯尼可妻聽到這些批評，當然覺得沮喪。他回到載玻片再度觀察，心想或許他的測驗真正的價值不在正常的抹片，而在病理方面。要是他能用他的抹片診斷出病理狀態又如何？要是多年來觀察細胞正常狀態的心血只不過是他辨識細胞異常的前奏又如何？

巴伯尼可妻因此進入了病理世界，收集各種婦科疾病婦女的載玻片：子宮肌瘤、囊腫、結節、子宮和子宮頸發炎、鏈球菌、淋菌、葡萄球菌感染、輸卵管妊娠、異常懷孕、良性及惡性腫瘤，膿腫和癰癇，希望在片狀剝落一等細胞上找出一些病理的記號。

結果他發現，癌症病例特別容易出現異常細胞。幾乎每一個子宮頸癌病例，在他採出子宮頸細胞時，都會發現「異常而奇特的形狀」，有膨脹而不正常的細胞核、皺褶的細胞膜和縮小的細胞質，與正常細胞相去甚遠。他寫道：「情況十分明顯」，他已經發現檢驗惡性細胞的新方法。

巴伯尼可婁喜出望外，於一九二八年在題為〈新癌症診斷〉的文章裡公開發表了他的方法，但這份報告起先是在古怪的「改善種族」優生會議上提出，只引起了病理學家更高的優越感，認為他所謂的「子宮頸抹片」（Pap smear）技術既不正確，又不特別靈敏。如果要檢查是否有子宮頸癌，為什麼不作子宮頸取樣？這個侵入性的程序雖然複雜又麻煩，但卻比汙穢的抹片準確精密得多。專家在學術會議上取笑這種粗糙的作法，就連巴伯尼可婁也難以就這點提出反駁。他只能在他一九二八年末的報告中不以為然地寫下他的想法：「我認為這個方法應該會有更多進展。」而他花了近二十年的時間，只做出兩個完全無用的發明，因此幾乎讓他完全由科學的舞台上消失。

◆

一九二八至一九五〇年間，巴伯尼可婁以近乎苦修的精神，回到他的抹片之中。他的世界只有一連串的慣常程序：每天早上和瑪麗亞一起開半小時的車來到辦公室，週末在長島的家，書房和陽台各有一具顯微鏡，晚上則打採樣的報告，留聲機播放舒伯特，桌上則放一杯橘子汁。婦科病理學家修伯特·特勞特（Herbert Traut）加入和他一起解讀他的抹片，同時聘請他早年在康乃爾的同僚日本魚鳥畫家村山（Hashime Murayama）使用投影描繪器，以水彩畫出他的抹片。

對巴伯尼可婁來說，這段沉潛的歲月也正像個人的投影描繪器一般，把舊的實驗主題經放大反射，成為新的主題。醞釀長達十年的想法回頭來糾纏他：如果子宮頸的正常細胞能逐步在形態上有所變化，難道癌細胞不能緩緩地按部就班由正常發展為惡性？就像歐爾巴赫（他的作品尚未發表）一樣，他能辨識出癌症中間階段——緩步朝向完全變性進展的傷害嗎？

一九五〇年冬天的聖誕節聚會，巴伯尼可婁受到實驗室中一名喝醉的年輕婦科醫師挑釁，要他說出抹片究竟有什麼用。巴伯尼可婁脫口說出自己在心裡醞釀了近十年的想法：抹片真正的用處不是要發現癌症，而是要找出癌前病變，即癌症的前兆。

巴伯尼可婁的一名學生後來說：「這是上天的啟發。抹片讓婦女能接受預防治療，因而大幅降低罹癌的可能。」子宮頸癌往往是由子宮頸外層開始發生，然後以鱗狀、表層的迴旋向內發展到鄰近組織。巴伯尼可婁想，他的抹片測試法雖不完美，但可以在為無症狀的婦女作採樣時，掌握疾病最初期的階段，因此他等於是把診斷的時鐘往回撥——由無藥可治的侵襲性癌症，往前撥到可以治療、可以預防的惡性腫瘤。

◆

一九五二年，巴伯尼可婁說服了癌症研究所，使用他的抹片技巧推動癌症史上最大規模的二級預防臨床試驗。幾乎每一個住在田納西州雪爾貝郡的成年婦女——面積八百平方哩共十五萬名婦女，都作了抹片並且繼續追蹤。抹片從穿插在日耳曼城馬場的單房醫師診所，到曼菲斯市內的各大社區診所等數百處湧來。工廠和辦公大樓也設立了臨時的「抹片診所」，樣本經採集之後，送到田納西大學龐大的顯微設備，在牆上掛了正常與異常抹片圖示的研究室中解析。技師日以繼夜地檢視抹片，比較顯微鏡下的細胞和牆上圖片的異同。在尖峰時期，每天要解讀近千份抹片。

不出所料，雪爾貝的研究團隊發現了此間人口許多後期的癌症傷害。在十五萬名婦女群中，五百五十五人發現有侵襲性的子宮頸癌。但巴伯尼可婁想法真正的價值在另一個發現：教人震驚的是，有五百五十七名婦女已經發生前侵襲性癌症或甚至癌前病變——早期區域性的癌變，可以由較簡單的外科手術割除治癒。所有這些婦女幾乎都無明顯症狀，要是她們未作測試，恐怕永遠也不會想到自己有子宮頸癌前期病變。而值得注意的是，這種前期病變的婦女平均年齡大約比侵襲性癌變婦女的平均年齡少二十歲——一次證實癌變的長期進行過程。抹片可以說把查覺癌變的時間提前了近二十年，因此改變了子宮頸癌的程度由大半無法治療到大半可以治療。

◆

在紐約巴伯尼可婁實驗室附近幾哩，子宮頸抹片的核心原則又被延伸到另一種截然不同的癌症。流行病學者認為預防有兩種形式：初級預防（primary prevention）指的是攻擊疾病的原因來預防此病，比如戒菸可以預防肺癌，或B肝疫苗可以預防肝癌。而二級預防（secondary prevention，又稱篩檢）指的則是在疾病早期，症狀出現之前就預先檢驗。子宮頸抹片就是子宮頸癌的二級預防，而若顯微鏡能由刮下來的子宮頸組織上，察覺細胞在癌前的狀態，那麼在受癌症侵襲的其他器官上，能不能用另一種「看到」癌症的方法，察覺初期的破壞？

一九一三年，柏林的外科醫師亞伯特．所羅門（Albert Solomon）就做過這樣的嘗試。所羅門非常支持乳房切除術，他切除了近三千只乳房，並在術後把切除下來的乳房搬到X光室攝影，以檢查其癌細胞的陰影輪廓。他在X光中發現了癌症的傷痕——細胞組織內微小的鈣質。*

最自然的步驟應該是在手術前拍攝乳房影像，作為篩檢的手段，但所羅門的研究卻橫生枝節，一九三〇年代納粹解除了他在大學的職務，他逃過集中營的命運，前往阿姆斯特丹，從此消失——因此他的乳房X光攝影術也就無疾而終。所羅門稱他的技術為乳房攝影（mammography），在根除性手術流行的時代乏人問津，因為乳房腫塊不論大小都會一視同仁大規模切除，因此篩檢小的腫瘤就沒有什麼意義。

接下來約二十年，乳房攝影就一直隱藏在醫學界的邊陲地帶，即在法國、英國和烏拉圭這些根除性切除術沒有影響力的地方。但到一九六〇年代中期，霍斯泰德的理論搖搖欲墜，乳房攝影也就在休士頓的先驅放射線技師羅伯特．伊根（Robert Egan）等人支持下，重新進駐美國的X光診所。伊根就和巴伯尼可婁一樣，把自己當成無懈可擊的工匠而非科學家——他是攝影師，用最有滲透力的光——X光，幫癌症攝影。他擺弄各種各樣的膠卷、角度、位置和曝光來調整他的相片，直到觀者說，可以看到乳房裡「如蛛絲般細的連接小管」。

但能不能在那陰影的「蛛網」中，及早掌握癌症，避免它蔓延？伊根的乳房攝影如今可以察覺小到幾毫米的腫瘤，大約大麥顆粒的大小。但篩檢婦女，並檢出這麼早期的腫瘤，進行手術切除，是否真的能拯救性命？

◆

在所有的臨床檢驗當中，癌症篩檢是最棘手的一種——不但出名地難做，而且也出名地容易出錯。要瞭解為什麼會這麼困難，不妨想想癌症篩檢由實驗到診所的漫長過程。假設實驗室發明了新的測驗，要診測某種尚無症狀的初期癌症，比如要檢測癌細胞分泌某種蛋白質至血漿中的濃度。這項測試第一個挑戰就是：它在真實世界中的表現。流行病學者認為篩檢測驗往往不免會有兩大執行誤差，第一個是診斷過度——也就是個人在測試中得出陽性結果，但卻並沒有罹患癌症，這種人稱為「偽陽性」。得到「偽陽性」結果的人往往陷入癌症的汙名，經歷焦慮和恐怖（以及想要有所作為的欲望）的熟悉循環，加速更進一步的測試和侵入性的治療。

和診斷過度相對的是診斷不足——病人真的罹患癌症，卻沒有被測驗出來（流行病學的術語是「偽陰性」）。診斷不足讓病人誤以為自己沒有病，一旦這些人未被篩檢但到最後症狀顯現出來，他們就會經歷另一種懲罰的循環：絕望、震驚和背叛。

問題是診斷過度和診斷不足往往是一體的兩面，永遠居於蹺蹺板的兩端。努力避免診斷過度的篩檢方法，即縮小病人被列為陽性的尺度，往往就會付出診斷不足的代價，因為他們會錯失位於陰陽兩界之間灰色地帶的病人。我們可以借用伊根生動的比喻來說明這樣的取捨權衡：假設蜘蛛要織出完美的網來捕捉空中的蒼蠅，但牠發現如果增加網的密度，當然可以增加捉到蒼蠅的機會（真陽性），但也會增加捉到空氣中懸浮的垃圾和碎屑的機會（偽陽性）。如果把網織得比較不密，就會降低捕捉真獵物的機會，但只要能捉到任何東西，就有極大的可能會是蒼蠅。對癌症而言，診斷過度和不足都會付出昂貴的代價，而要找到精準的平衡又往往不可能。我們希望每一個癌症測驗都能有完美的準確度，但篩檢的技術並不完美。因此篩檢測驗往往因為無法跨過初步的障礙而失敗——診斷過度與不足的機率高到難以接受的地步。

---

* 後來的放射線學者稱之為「鹽粒」，或者如甲殼動物般既薄又小的惡性細胞，教人不禁想到 cancer 一字的字源「螃蟹」。

不過，假設我們的新測驗撐過了這個關鍵瓶頸，可以接受診斷過度與不足，而我們也在一群熱心的志願者身上推出測試。又假設這測試才開始，醫師馬上就發現早期、看來良性的前惡性病變，和之前所見迅速成長的侵襲性腫瘤大不相同，那麼這測驗是否算作成功？

答案：否。光是察覺小腫瘤還不夠。癌症展現各種行為，有些腫瘤天生是良性的，不可能達到全惡性的狀態；而有些腫瘤卻天生惡性，在症狀出現之前早期治療也可能對病人預後沒有任何差別。考量到這些癌症的異質性，如果篩檢要算作有效，必須要再深入一點，要能夠增加存活率。

現在假設我們設計了一個篩檢測驗，以瞭解我們的篩檢是否真能增加存活率。我們請一對比鄰而居的同卵雙胞胎，姑且稱為「希望」和「謹慎」，來做這個測驗。「希望」同意接受測驗，而「謹慎」疑心會有診斷過度與不足的問題，拒絕接受篩檢。

其實「希望」和「謹慎」都不知道，她們倆在同一時間（一九九〇年）已經生了相同的癌症。「希望」的腫瘤在一九九五年經篩檢查出，經過手術和化療，多活了五年，接著腫瘤復發，在罹癌之後十年的二〇〇〇年去世。相較之下，「謹慎」則在一九九九年發現乳房有腫塊才查出癌症，她也作了治療，有一點效果，接著腫瘤復發，在二〇〇〇年和希望同時死亡。

在兩人的聯合喪禮上，悼唁的親友依序來到兩個相同的棺木前，這時「希望」和「謹慎」的醫師起了爭執，「希望」的醫師說，她有五年的存活期：她的癌症是一九九五年發現，而她在二〇〇〇年去世。「謹慎」的醫師則認為她只有一年的存活期：「謹慎」的腫瘤是一九九九年發現，而她在二〇〇〇年去世。然而雙方的說法都不對：這對雙胞胎在同一時間因同一種腫瘤而死亡。對這個名為「前導期偏差」（lead-time bias）的矛盾問題，解決答案其實很簡單：用存活率作為篩檢測驗的決定點有其瑕疵，因為早期的偵察把診斷的時間向前推。「希望」和「謹慎」的腫瘤其實有同樣的生理行為，只是因為醫師較早察知

「希望」的腫瘤，因此以為她活得較久，篩檢方法有效，但這其實是錯誤的。

於是我們的測驗必須越過另一個障礙：它必須要降低死亡率，而不是存活率。評斷「希望」的測試是否真的有利，唯一合適的方法就是問，不論「希望」診斷出的時間，她是否活得比較久。假設她活到二〇一〇年（比「謹慎」多活十年），我們就能光明正大地認定她的篩檢測試有用。由於兩人在同一時刻死亡，因此我們發現篩檢並沒有任何好處。

因此篩檢測驗的成功之路異常地漫長而狹窄，必須避免篩檢過度或不足的陷阱，必須超越以早期察覺作為目的本身的誘惑，同時還必須駛過偏見和選擇的狹隘水道。「存活率」這個說法既簡單又具誘惑力，卻不能作為自己的終點。而每一步都必須要有充分的隨機選擇更是關鍵。只有能滿足這一切標準的測驗——在真正隨機的背景中有可接受的過度和不足診斷率，證明降低死亡率的好處，才能算做成功。而這樣太過於著重成功率，罕有測驗能強到足以承受這樣的審查，真正證明它對癌症的好處。

◆

一九六三年冬，有三個人開始測試用乳房攝影檢查毫無症狀的婦女是否能降低乳癌死亡率。這三人都是他們所屬領域的化外之民，全都在找研究乳癌的新方法。接受傳統訓練的外科醫師路易·維涅（Louis Venet）想要偵測出早期的癌細胞，以避免已經是乳癌切除標準作業的大規模根除性乳房切除術。統計學者山姆·夏皮洛（Sam Shapiro）則想要以新方法進行統計測試。菲利浦·史崔克斯（Philip Strax）則是紐約的實習醫師，他的理由可能最強烈：他在一九五〇年代中期照顧自己的妻子度過乳癌末期的折磨，他希望能夠用X光掌握侵襲前的癌變，這是他的個人聖戰，他要回轉掠奪妻子生命的生物時鐘。

維涅、史崔克斯和夏皮洛都是經驗豐富的臨床實驗者，打從一開始，他們就明白他們需要隨機、前瞻性的測驗，以死亡率為測試乳房攝影檢查是否有效的終點。就方法論而言，他們的試驗要掌握杜爾和希爾在一九五〇年代知名的吸菸試驗才行，但這樣的試驗該怎麼才能進行？杜爾和希爾的研究是英國健保國家化的偶然產物，大半來自衛生部全英註冊醫師的「通訊錄」，和乳房攝影檢查相較之下，則是戰後美國私有化巨浪的產物。一九四四年，紐約市的立法者推出了一個新計畫，對紐約的勞工團體提供以承保者為基礎的健康保險，稱為「健康保險計畫」（ＨＩＰ），也是現在「健康維護組織」（ＨＭＯ）的前身。

ＨＩＰ填補了保險的一個空洞。到一九五〇年代中期，移民、二次大戰和經濟大恐慌這三大力量讓婦女走出家庭，占了紐約近三分之一的勞工數。這些上班婦女需要健康保險，而ＨＩＰ容許保戶共擔風險，因而降低成本，是當然的選擇。到一九六〇年代初，這個保險計畫已經在紐約三十一家醫藥團體吸收三十萬保戶——其中約有八萬人是女性。

維涅、夏皮洛和史崔克斯很快就發現了這個資源的重要性：這是一群目標明確的「限定」婦女，她們遍布在紐約市及其郊區，可以在長時間下進行篩檢與追蹤。這項試驗刻意保持簡單：參與ＨＩＰ、年紀在四十至六十五歲之間的女性被保人給分為兩組，一組以乳房攝影檢查篩檢，另一組則不作篩檢。一九六〇年代的篩檢道德標準，讓受檢群體的分組容易得多。未篩檢者，也就是未作乳房攝影檢查者，連同意都不需要，只是被動地被納入試驗並且長期追蹤。

測試於一九六三年十二月展開，起初是一場夢魘。乳房攝影檢查既笨重又複雜：機器大到像成年公牛；底片則像小型窗框那麼大；暗房裡濺滿了有毒化學品。這種技術最好是在專業的X光檢驗室做，但因為無法說服婦女走遠路（大部分都在上城）去作檢查，因此史崔克斯和維涅只好用流動貨車裝載X光機，停在曼哈頓中城，擠在冰淇淋車和三明治小販之間，爭取午餐時間出來休息的婦女受測。*

史崔克斯展開鍥而不捨的招募工作，如果對象拒絕受測，他就會去電、寫信、再去電，積極地說服對方參加。診所的動線設計精準到像機器一樣，好讓一天之內能容納數千婦女進行篩檢：

「訪談的時間……五個站×每小時十二名婦女＝六十名婦女……更衣間……十六個更衣間×每小時六名婦女＝每小時九十六名婦女。每個更衣間提供一平方呎的更衣空間，有四個衣物櫃，總共六十四個衣物櫃。『循環』結束時，婦女進入同一更衣間取衣物穿衣……要加快速度，因此省略了椅子和鏡子等裝備。」

幕起幕落，更衣室開了又關，讓婦女在沒有椅子也沒有鏡子的更衣間進進出出，這樣的旋轉木馬一直進行到深夜，經過六年的時間，三人共完成了原本可能要二十年才能完成的篩檢。

如果乳房攝影檢查發現了腫瘤，那麼這名婦女就會依照當時所有的方法治療——以手術割除腫瘤，通常是根除性乳房切除術（或者手術加上放療）。一旦完成篩檢和治療的循環，史崔克斯、維涅和夏皮洛就可以在篩檢與未篩檢兩群人之間，觀察長期的乳癌死亡率表現。

◆

一九七一年，研究進行八年後，史崔克斯、維涅和夏皮洛公布了ＨＩＰ試驗的初步結果。乍看之下，似乎篩檢有效果。共有六萬兩千名婦女參與試驗，約一半作了乳房攝影檢查。用乳房攝影檢查篩檢的婦女中有三十一人死亡，控制組則有五十二人死亡。拯救的生命固然不多，但這樣藉篩檢而減少死亡率的比例幾乎達到百分之四十，不容小覷。史崔克斯喜出望外，他寫道：「放射科醫師已經成為婦女和她們乳房可能的救星。」

＊ 除了乳房攝影檢查之外，婦女也接受乳房檢查，通常是由外科醫師來進行。

HIP試驗的正面結果對乳房攝影檢查有爆炸性的效果。一名放射科醫師寫道，「五年內，乳房攝影檢查已經由乏人問津到十分普及。」在國家癌症研究所，對篩檢的熱忱也越來越強。美國癌症協會的醫療總監亞瑟．霍洛伯（Arthur I. Holleb）很快就認定這種篩檢和子宮頸抹片檢查的重要性不相上下。他在一九七一年宣布：「在社會上如推動抹片一樣推行大規模乳房攝影檢查的時機已經到來……我們不能要求這個國家的人容忍每年因乳癌而喪失相當於過去十年在越南所死亡的人口。全國更大規模努力的時機已經到來。我確切相信該時機就是現在。」

美國癌症協會的大規模活動稱為「乳癌篩檢示範計畫」（Breast Cancer Detection and Demonstartion Project，簡稱BCDDP），值得注意的是，這不是試驗，而是如其名所示的「示範」，其中沒有分治療或控制組。這個計畫希望在一年內篩檢二十五萬名婦女，幾乎是史崔克斯三年內篩檢婦女的八倍，主要是為了證明乳房攝影檢查可以提升到全國性的規模。瑪麗．拉斯克的熱烈擁護，美國幾乎每一個癌症組織亦然。乳房攝影檢查這項「乏人問津」的程序如今又被奉為主流。

◆

但即使BCDDP如火如荼地展開，大家對HIP研究的疑惑依舊揮之不去。夏皮洛把「作篩檢」和「控制組」的婦女分為兩組來比較死亡率，但一如六〇年代通常的作法那樣，控制組的成員根本就不知道她們已經參加了試驗，這完全是虛擬的團體——是由HIP紀錄抽出的人選。如果控制組有婦女因乳癌而死亡，史崔克斯和夏皮洛就會克盡厥職地更新他們的記錄，但這就像統計林中的樹木一樣，這一群人被當成抽象的群體，根本不知道自己被納入試驗中。

原則上，比較虛擬和真實團體並沒有什麼問題，但一九六〇年代中期試驗開始進行時，史崔克斯和夏皮洛開始擔心會不會有些已經診斷出乳癌的婦女也參加了這項試驗。對於這樣的婦女，因為她們已經患病，篩檢自然就沒用。為改正這一點，夏皮洛刻意把這樣的婦女由兩組中都剔除。

剔除這樣的受測對象並不難：放射科醫師只要在為婦女作乳房攝影檢查之前詢問病史就可以辦到，但由於控制組是虛擬的群體，不能真的詢問，因此必須以虛擬的方式揀出。夏皮洛盡量公平嚴謹地由試驗中的兩組剔出同樣數目的女性，但實際上他或許還是作了選擇，很可能矯正過度：有更多先前罹患乳癌的病人由篩檢組剔出。其差別雖然很小——在三萬人的篩檢中只有四百三十四人，但在統計上卻事關重大。批評者指控未經篩檢那組的超額死亡率是人工選擇的結果。未篩檢的那組可能被錯置更多有乳癌病史的病人，因此未經治療那一組的超額死亡只不過是統計上的操弄。

乳房攝影檢查的支持者大感震驚，他們承認需要公正的重新評估，重新試驗，但該到哪裡作這樣的試驗？美國當然不可能——已經有二十萬婦女參與了BCDDP（因此不符再一次試驗的資格），再加上學界對解釋這疑惑意見分歧的陰影。整個乳房攝影檢查界面對爭議結果矯枉過正，非但沒有以其他實驗為基礎，按部就班地規畫新實驗，反而推出許多相類似的實驗。在一九七六至一九九二年間，在歐洲同時推出了許多乳房攝影檢查的試驗：在蘇格蘭的愛丁堡和瑞典的好幾個地方，如馬爾莫、科帕柏、約特蘭、斯德哥爾摩和哥特堡。在加拿大，研究人員也自行推出了他們的乳房攝影檢查測試，稱作「全國乳癌篩檢研究」（CNBSS）。由於有如此豐富的乳癌史，因此乳房攝影檢查的試驗就成了軍備競賽，各方都想要擊敗其他對手。

◆

愛丁堡的試驗結果慘不忍睹。這個地區的醫療作業分成數百個隔離而互不相干的醫療單位，因此原本就是很糟的試驗地點。醫師把一群群的婦女任意分配到篩檢或控制組，更糟的是，這些婦女也自己挑選想去哪一組，因此破壞了隨機的作法。這些婦女常在試驗過程中，隨便轉至這組或那組，根本就混淆了整個研究的意義。

不過加拿大的試驗則相當精準，也著重細節。一九八〇年夏天，加拿大以信件、廣告和私人電話，鼓吹全國乳癌篩檢，召募了三萬九千名婦女到十五個合格的中心作乳房攝影檢查。這些婦女來到中心，會由接待員先問幾個初步的問題，然後把她的姓名登記到記錄上。大部分的診所都是以藍線筆記本作為記錄本，自由登記，因此可以達到隨機指派兩組的結果。第一行的婦女被指派到篩檢組，下面一行的就是控制組，第三行又是篩檢組，第四行是控制組，以此類推。

請注意其間的程序：婦女在問過病史和檢驗之後，才被隨機指派。不過在原本的作業流程中，並沒有期望或要求這樣的作法（詳細的指導手冊已經送至各中心）。這小小的改變完全破壞了試驗的目的。在護士問過病史之後再作指派，已經不再是隨機。乳房或淋巴結檢查異常的婦女大半都被分派到乳房攝影檢查組（在一個中心裡，有十七人分至乳房攝影檢查組，五人分到控制組），先前有乳癌病史的婦女亦然，而過去病史或先前醫療保險理賠紀錄顯示「高風險」的婦女，也被歸為篩檢組（八人納入篩檢組，一人控制組）。

這種扭曲的原因迄今不詳。是不是護士把高風險女性歸在乳房攝影檢查組，以便證實可疑的臨床檢查——用X光尋求第二意見？這種破壞試驗的因素是否刻意？是否出於同情的無心之失？想要迫使這些高風險婦女作乳房攝影檢查，以便協助她們？高風險的婦女是否跳過候診室的順序，刻意被分到篩檢行列？她們是否被檢查的醫師、X光技師，或者接待員等等的試驗協調員給刻意安排在這組？

一組又一組的流行病學者、統計學家、放射科醫師，甚至至少還有一組法醫專家，都仔細翻閱這些潦草的筆記本，想要回答這些問題，解釋這個試驗究竟在哪裡出了差錯。「懷疑，就像美一樣，出在觀者眼中。」一名主調查員說。但惹人疑惑的問題太多，筆記本上滿是辦事員的錯誤：名字改了、身分換了、線上的文字被劃掉、塗上新的名字。現場工作人員的證詞也證實了這樣的觀察。在一個中心裡，一名試驗協調員刻意把她的朋友列入篩檢組（可能是希望對她們有好處，能拯救她們的性命）。另一個中心的技師則擅自改動婦女被分配的組別。學術刊物上滿是指控和反駁。「教訓之一很清楚，」癌症學者諾曼・波伊德（Norman Boyd）在總結的評論上輕蔑地寫道：「臨床試驗的隨機分組，應該以無法顛覆的方式為之。」

但除了這樣的教訓之外，其他依舊不明朗。在這些細節之霧中出現的是比HIP更失衡的研究，史崔克斯和夏皮洛的作法因為刻意消滅篩檢中的高風險病人而動搖，如今懷疑論者則指CNBSS因相反的錯誤，即刻意把高風險的婦女納入篩檢組，使得檢測而失衡。可想而知地，CNBSS的結果當然是負面的，頂多只是比起未經篩檢組來，乳房攝影檢查組有較多婦女因乳癌而死。

◆

到最後，這樣的爭議終於在瑞典平息。二〇〇七年我造訪馬爾莫這個自一九七〇年代後期就開始乳房攝影檢查試驗的地點，它位於瑞典半島南部尖端，是個灰藍色的平靜工業城，座落在毫無特色的一片灰藍風景之間。斯科納省光禿而遼闊的平原向北伸展，歐雷松德海峽的波濤則在南岸奔湧。這個城市在一九七〇年代中期受嚴重的經濟衰退打擊，近二十年來經濟和人口都近乎凍結，居民遷入遷出的比率縮減到驚人的百分之二低點。馬爾莫的居民就像處在天堂地獄之間被遺忘的境界，這是作困難人體試驗的理想地點。

一九七六年，共有四萬兩千名婦女登記參加馬爾莫乳房攝影檢查，其中一半（約兩萬一千名婦女）每年在馬爾莫綜合醫院外的一家小診所作篩檢，另一半則否，此後兩組人選都被密切追蹤。這個實驗簡直就像發條一樣精確運作。主其事的英格瓦·安德森（Ingvar Anderson）寫道：「整個馬爾莫只有一家乳癌診所，這對這樣大小的城市是件不尋常的事。所有的婦女年復一年都在同一診所作篩檢，因此得出極其連貫而掌控良好的研究，也是最嚴謹的研究。」

一九八八年，馬爾莫研究到了第十二年底，公開發表了它的報告。整體而言，篩檢組共有五百八十八名婦女診斷出乳癌，控制組則有四百四十七人，再一次地強調乳房攝影檢查診測出早期癌症的能力，但乍看之下，值得注意的是，早期發現並沒有拯救大量的生命。共有一百二十九名婦女死於乳癌，篩檢組六十三人，未篩檢組則為六十六人，兩者並無太大的差異。

但在這些死亡病例之後，卻浮現了一個模式。如果以年齡來分析這些群體，就會發現五十五歲以上的婦女因這樣的篩檢而受益，乳癌死亡率減少了百分之二十。而相較之下，在較年輕的婦女身上，乳房攝影檢查就沒有特別的益處。

這樣的模式，對年紀較長的婦女有明顯的益處，對年輕婦女也有幾乎看不出的好處，在馬爾莫研究之後，也有數十個研究證實此說。二〇〇二年，在馬爾莫實驗開始二十六年後，結合所有瑞典研究的大規模分析在《刺胳針》（*Lancet*）期刊上發表，總計共有二十四萬七千名婦女參與這些試驗，證實了馬爾莫研究的真確性。由整體的研究結果來看，在十五年的時光中，乳房攝影檢查已經讓五十五至七十歲婦女的乳癌死亡率減少了百分之二十至三十，但對五十五歲以下的婦女，則看不出什麼好處。

簡言之，乳房攝影檢查並非明明白白就是所有乳癌婦女的「救主」。如統計學者唐納·貝瑞（Donald Berry）所言，它的效力「對某些區隔的婦女是毋庸置疑的——但同樣也是毋庸置疑的微小」。貝瑞說：

「篩檢就如同彩券，中彩的只有少數婦女……大部分的婦女沒有獲得任何好處，卻得花上自己的時間，經歷篩檢的風險……到五十歲不作乳房攝影檢查的風險就像騎單車十五小時而不戴安全帽一樣。」如果全國所有的婦女都連續不戴安全帽騎車十五小時，當然會比全都戴安全帽騎車多一些死亡案例，但對一週一次不戴安全帽騎車到街角雜貨店的女性而言，這風險小得根本不值一提。

不過至少在馬爾莫，這樣微妙的訊息還有待傳播。原先參加乳房攝影檢查的婦女有許多已經（因各種不同的因素）死亡，但如一名馬爾莫居民所言，乳房攝影檢查「已經成了此地的宗教一般」。在那起風的上午，我站在診所外，數十名婦女（有些逾五十五歲，有些則年輕得多）虔誠地來作一年一度的乳房X光攝影。我相信這間診所依舊以和當年相同的效率和勤快管理，讓它能在其他城市慘敗之後，完成防癌史上最有潛力也最困難的試驗。病人魚貫進出，彷彿是午後辦了一樁例行公事一樣。許多婦女都是騎單車而來——而且不顧貝瑞的警告，她們都沒戴安全帽。

◆

為什麼一個簡單、可以重作、價格不高、技術又好學，且可以察覺乳房小腫瘤陰影的X光圖像，要奮鬥五十年，經過九次試驗，才可以歸功一點好處？

答案有一部分在於早期檢查試驗的複雜性，因為早期的檢查往往是難以捉摸、爭論很大，又容易出錯。愛丁堡的試驗因為隨機性的瑕疵而毫無結果，BCDDP的則因不隨機而失效。夏皮洛的試驗因為追求不為感情所動的錯誤想望而失敗，而加拿大的則因同情而功虧一簣。

部分的原因也在於診斷過度和不足的老問題——雖然有重要的轉折。原來乳房攝影檢查並非診察早期乳癌特別好的工具，其偽陽性率和偽陰性率太高，因此不是理想的篩檢測驗。但乳房攝影檢查最致命的瑕疵在於，這些比率並不是絕對的：它們和年齡相關。對五十五歲以上的婦女，乳癌罹患率已經很高，即使用比較差的篩檢工具一樣能檢出早期乳房腫瘤，有助提高存活率。不過，對四十至五十歲之間的婦女，乳癌發生率則降到一個程度，乳房攝影檢查發現的「腫塊」往往是偽陽性。如果用視覺上的比喻：當我們透過用來放大小字的放大鏡來閱讀十號、甚或六號字體時，效果都不錯，但接著它會碰上了極限。到某種字體大小時，閱讀正確與否的機率各半。在五十五歲以上的婦女，其乳癌發生率的「字型大小」夠大，乳房攝影檢查能發揮適當的效果，但在四十至五十歲之間的婦女，乳房攝影檢查卻跨入了不好解讀的門檻，不能展現它作區分的能力。不論我們如何頻繁地在這群婦女身上作乳房攝影檢查，它依舊是差勁的篩檢工具。

當然，答案的最後一部分在於，我們怎麼看癌症和篩檢。我們人類是視覺的物種，眼見為信，而我們也認為，能夠看到癌症早期、開始的形式，就是預防它的最佳途徑。如麥爾坎·葛拉威爾（Malcolm Gladwell）＊說的，「這是對抗癌症之戰該如何打的教科書例證。用功能強大的相機，照一張詳細的照片，盡早看到腫瘤，立刻積極地處理……腫瘤所造成的危險可以由視覺上看出，大就是壞，小就是好。」

然而就算相機功能強大，癌症卻證明這簡單的規則有誤。由於乳癌病人之所以死亡是因為轉移所造成，因此能偵查並去除轉移前的腫瘤，往往能挽救婦女的性命。但同樣真切的是，光以為腫瘤小，並不代表它尚未轉移。也就是乳房攝影檢查未能察覺的較小腫瘤可能很早就會轉移。相反地，大腫瘤也可能屬於良性——不太可能會侵襲或轉移。也就是說，大小雖有關係，但只到某個程度為止。腫瘤表現的差異不只是量的成長，而且在質的成長。

靜態的圖無法掌握質的成長。看到「小」腫瘤而把它由身體中移除，並不保證我們就不會罹癌——這是我們還在努力相信的事實。畢竟，乳房攝影檢查或抹片只是癌症嬰兒期的畫像，就像任何畫像一樣，畫它的原因是希望它能捕捉到這個主題的本質：其精神、內在、未來和行為。「所有的照片都是精準的，」攝影大師理察・艾佛登（Richard Avedon, 1923-2004）總說，「但沒有一張是真相。」

◆

若每一種癌症的「真相」刻印在它的行為上，那麼我們又該如何掌握這神祕的特質？科學家如何在兩者之間作出關鍵的轉變——看見早期的癌症，和了解它惡性的潛能、它的脆弱、它的散播模式以及它的未來？

到一九八〇年代末期，防癌的作法就卡在這緊要關頭，在這個拼圖中所缺乏的是對癌變更深的瞭解——解釋正常細胞變成癌細胞的機制。染上B肝病毒和幽門螺旋桿菌所造成的慢性發炎啟動了癌變的過程，但是採取的是什麼路徑？艾姆斯測驗證明基因突變性和癌變相關，但是哪些基因的突變？又是藉由什麼機制？

而如果我們瞭解這樣的突變，是否能應用它們，推動更聰明的作法來預防癌症？比如與其作大規模的乳房攝影檢查，能不能作更有效的攝影篩檢——把婦女按罹患乳癌的風險分級（辨識出有乳癌細胞突變傾向者），讓高風險的婦女接受較嚴格的監測？這樣的策略搭配更好的技術，會不會比光是簡單而靜態的癌細胞肖像更能精確地掌握癌症？

癌症的治療似乎也碰到了同樣的瓶頸。哈更斯和瓦爾波已經證明，瞭解癌細胞內在的作用方式能夠

＊編註：麥爾坎・葛拉威爾，曾任《華盛頓郵報》記者、現任《紐約客》雜誌撰述委員，著有《決斷2秒間》（*Blink*）、《異數：超凡與平凡的界線在哪裡？》（*Outliers: The Story of Success*）。

找出它們獨特的罩門，但這樣的發現得由根本開始，向上發展——由癌細胞到治療。「在這十年結束之際，」前國家癌症研究所治療部門主任布魯斯．查伯納（Bruce Chabner）說：「腫瘤學的整個學科，不論預防或是治療，似乎都碰上了知識限度的根本問題。我們在不瞭解癌細胞的情況下試圖對抗癌症，就像不瞭解內燃機就想要發射火箭一樣。」

但也有人不同意此說。在篩檢測驗還舉步維艱，致癌物還逍遙法外，對癌細胞轉移的瞭解還在萌芽階段的時期，急著想要對癌症發動大規模治療攻擊的熱切心情已經達到引爆點。化療藥物是毒藥，而我們不需要瞭解癌細胞就可以毒殺它，就像當年的根除性乳房切除術醫師關起門來，把乳癌切除淋漓盡致地發揮到恐怖的極限，當年的化療醫師亦然。如果要毀掉人體每一個分化的細胞才能去除癌症，那麼就得這樣做。這樣的信念使腫瘤學陷入了最黑暗的時刻。

STAMP

我搗碎他們，如同地上的灰塵，踐踏他們，四散在地，如同街上的泥土。

——〈撒母耳記〉二十二章四十三節（Samuel 22:43）

癌症治療就像以杖打狗以去除牠的跳蚤一樣。

——安娜．迪佛瑞．史密斯（Anna Deavere Smith），《讓我安靜地悲傷》（*Let Me Down Easy*）

二月對我來說，是最殘酷的月份。二〇〇四年的第二個月帶著一連串的死亡和復發來臨，每一個病例都標記著如冬日槍響那般驚人的精準清晰。史蒂夫．哈蒙（Steve Harmon），三十六歲，在胃的入口處長了食道癌。六個月來他奮勇度過化療，彷彿陷入希臘人的神話懲罰之中，因為他正陷入我在病人身上所見過最嚴重的嘔吐，他因治療而顯得虛弱不堪，但卻得繼續進食，以免體重減輕。腫瘤週復一週摧殘折磨，他變得對體重斤斤計較，彷彿深怕會降到零而完全消失。

另一方面，也有越來越多的家庭成員來病房探視他：一天早上，三個帶著遊戲和書的孩子來到病房，心痛地看著他們的父親發寒打顫；他滿臉狐疑的兄弟在病房打轉，責難地看著我們在病房忙著給史蒂夫防止嘔吐的藥物；以及他勇敢的太太帶領所有的家人經歷整個事件，彷彿這是一場出了大錯的家庭郊遊。一天上午，我看到史蒂夫在化療室的躺椅上作化療，於是上前問他需不需要在單獨一間病房內作化療，或許這一切對他的孩子來說太難承受？

他有點不快地轉移了視線，「我知道統計數字，」他的聲音繃得緊緊的，彷彿扣緊了安全帶似的，「如果是我自己，我連試都懶得試。我這樣做，全是為了孩子。」

◆

「如果人死了，」威廉．卡洛斯．威廉斯（William Carlos Willams）曾寫道：「那是因為死亡已經先擷走了他的想像力。」就在那個月，死亡擷走了我許多病人的想像力，而我的任務就是重新由死亡那裡奪回想像力。這個任務困難得幾乎難以言語形容，是比施藥或手術更微妙而複雜的過程。要由假的承諾中得回想像力很容易，但要由微妙的真相中再爭取想像力就難得多，它需要精準地測量再測量，用氧氣充填再充填心理的呼吸器。太多的「收回」和想像可能會膨脹到妄想的地步，太少則會徹底讓希望窒息。

蘇珊．桑塔格的兒子大衛．瑞夫（David Rieff）在記錄母親罹病的沉痛備忘錄中，描寫桑塔格和紐約一位名醫的會面。已經歷子宮癌和乳癌而倖存的桑塔格被診斷出骨髓異常增生綜合症，這是一種癌前病變，往往會惡化為白血病（桑塔格的骨髓異常增生是由於治療其他癌症所接受的高量化療所致）。這位被瑞夫稱為A醫師的名醫，非常悲觀，他直截了當告訴她沒有希望。不僅如此，他們只能束手等著癌症由骨髓爆發，不可能有任何對策，沒有任何選擇。他的言詞像是最終的、不變的、靜止的。瑞夫說：「就像許多醫師一樣，他說話的口氣彷彿我們是小孩，但他卻沒有表現出一位成熟的大人對孩童說話時該有的關懷。」

這種毫不妥協的口氣和傲慢的宣判方式，對桑塔格是致命的打擊。絕望成了窒息，尤其是對一個想要以兩倍活力生活，以比一般人快兩倍呼吸的女人——對她而言，靜止就是死亡。桑塔格在好幾個月之後，才找到另一位態度平緩得多，也願意考量她心理狀態的醫師。當然以正規、統計的看法，A醫師是對的，桑塔格的骨髓果然發展出多變而難纏的白血病，而且的確也沒有其他醫藥上的選擇，但桑塔格的新醫師雖然也告訴她同樣的資訊，卻沒有斷然否定神奇緩解的可能。他讓她接受由標準到實驗到緩解的藥物，做得十分出色，是面對與死亡妥協的漸進行動，但這依舊是行動：雖然符合統計數字，卻並不是靜止的。

在我擔任研究員時認識的所有臨床醫師中，肺癌醫師湯瑪斯·林區（Thomas Lynch）堪稱是這方面的大師，我經常隨他上診所。來上一上這位看來年輕卻有一頭驚人白髮的醫師所主持的臨床課，而這正是教導我們醫學手法細緻與否的練習。比如一天早上，一名六十六歲的婦女凱特·費茲（Kate Fitz）剛作完切除大塊肺腫瘤手術而回診，腫瘤檢查的結果發現是惡性。她獨自坐在診間，等著聆聽接下來該怎麼做的消息，看來既緊張又害怕。

我正要走進診間，卻被林區一把拉住，帶我到鄰室。他已經看過她的掃描和報告結果，一切都顯示切除的腫瘤有很大的復發風險，但更重要的是，他看到費茲恐懼地坐在候診室裡。他說，她現在需要的是別的東西，「復活。」他邊意有所指地說，邊走進她坐的診間。

我看著他使她復活。他強調過程而非結果，而且談笑間就傳遞了驚人的大量資料，讓人根本毫無所覺。他告訴費茲這個腫瘤的資料，談到手術的好消息，問候她的家人，接著又談到自己的家人。他談起自己的孩子老是抱怨學校生活，費茲有沒有孫兒？他問道。有沒有兒女住在附近？接著又在我眼前巧妙地說明了癌症數據，手法教人嘆為觀止。

「你可能會在哪裡讀到你這種癌症有很高的復發或轉移機率，」他說，「可能甚至高到百分之五十至六十。」

她點點頭，緊張起來。

「不過這種情況發生時，我們也有方法處理。」

我注意到他用的是「如果發生這種情況」，而不是「如果發生這種情況」。他說的數字說明了統計的真相，但他用的句子卻有巧妙的差別。是「我們有方法處理」，而不是「我們會毀滅它」。關懷，而非治癒。這段對話歷時近一小時，在他手中，資訊成了活生生而融化了的事物，彷彿隨時可以凍結為硬梆梆的形狀，既透明而可以協商，他輕輕地推動它，塑造它，就像玻璃師傅捏弄手中的玻璃一樣。

乳癌第三期的焦心婦女需要重新取回想像力，才能接受可能延長她生命的化療。罹患致命耐藥白血病的七十六歲老先生在嘗試另一回合積極實驗性化療之時，需要想像力，才能接受他的病無法治癒的現實。「技巧久長，人生苦短。」（Ars longa, vita brevis）希波克拉底告訴我們，醫學的技巧久長，「而人生苦短，機會稍縱即逝，實驗常常會有險阻，而判斷往往會有瑕疵。」

◆

對癌症治療，一九八〇年代中期和後期是特別殘酷的年份，承諾混雜著失望，復原力則摻上絕望。醫師作家亞伯拉罕．佛吉斯（Abraham Verghese）寫道：「如果說這是西方醫學世界裡充滿史無前例而不真切的信心，介於不切實的邊緣，還是太客氣了……治療結果不佳的時候，是因為病人上了年紀、細胞質脆弱、或者病人求醫太晚——從不是因為科學無能為力。」

「醫學似乎沒有什麼不能做的……外科醫師如托馬斯．史塔哲（Thomas Starzl）正在進行十二至十四小時的『群集手術』（cluster operation），由捐贈器官者身上把肝臟、胰臟、十二指腸和空腸集體摘除，移植到腹中原本滿是癌細胞，如今卻被清空以準備接受這束器官花束的病人身上。」

「史塔哲是這段醫學時期的偶像，這段愛滋病前的歲月，每隔一夜值班的前線時代。」但即使病人的內臟清除了，重新移植了「器官花束」，依舊沒有活下去：他們撐過了手術，但不敵病魔。

和這些清空五臟重新移植手術攻擊力相當的化療，則是所謂的自體骨髓移植（ＡＢＭＴ），在一九九八年代中期引起了全美和國際的矚目。ＡＢＭＴ的本質是基於一個大膽的揣測：自一九六〇年代高劑量多種藥物的化學療法治癒了急性白血病和霍奇金氏症以來，化療醫師就一直在疑惑，像乳癌或肺癌這類的實體腫瘤一直不能用化療消除，可能只是因為藥物用得不夠強之故。有人揣測，如果以更高劑量的細胞毒性藥物，讓人體再朝死亡邊緣推進，會有什麼結果？能不能置之死地而後生，拋開癌症？如果能把化療藥物的劑量變成兩倍或四倍，會有什麼結果？

藥物劑量的極限是憑它對正常細胞的毒性而定。對大部分的化療藥物，其劑量限制主要是在單一的器官：即骨髓上。如法柏所發現的，它呼呼作響的細胞工廠對大部分的藥物都極其敏感，因此病人接受殺死癌細胞的藥物，往往就會喪失所有正常的造血細胞。因此有一陣子，骨髓對細胞毒性藥物的敏感度就是化療劑量的標準。骨髓代表了毒性的前線，是無法破壞的障礙，限制了毀滅性化療的能力，有些腫瘤學家稱之為「紅頂篷」。

但是到了一九六〇年代，就連這樣的頂篷也已經揭開。在西雅圖，法柏早期的門徒唐納．湯瑪斯（E. Donnall Thomas）已經證實骨髓就像腎或肝臟，可能由病人身上割取下來再移植回同一人身上（稱作自體移植），或者移植到另一名病人（稱為異體移植）身上。

異體移植（亦即把體外的骨髓移植到病人身上）是難以捉摸的，它變化莫測，詭譎多端，往往會致命。但有些癌症，尤其是白血病，卻可以藉此治癒。比如醫師可以用高劑量的化療徹底摧毀滿是白血病的骨髓，以他人新鮮健康的骨髓取代。一旦移植了新骨髓，受贈者就要冒異體骨髓攻擊其身體，以及骨髓中還殖留有白血病的危險，這就是移植體對抗宿主的疾病（graft-versus-host disease，簡稱GVHD）。不過在有些病人身上，這種一箭三鵰式的攻擊——毀滅性的化療、骨髓移植和體外細胞對腫瘤的攻擊，可以塑造成對抗癌症強有力的治療武器，只是這個過程有極高的風險。在湯瑪斯最初在西雅圖的試驗，一百名病人中只有十二名存活。但到一九八〇年代初，醫師已經可以運用這種技術來治療耐固的白血病、多發性骨髓瘤，以及骨髓發育不良症候群——天生抗拒化療的疾病。成功雖有限，但至少治癒了一些病人。

自體骨髓移植可說是異體骨髓移植的雙胞胎，在這裡，病人自己的骨髓經採取、冷凍，再重新移植回自己的身上，不需要捐贈者。這樣做主要的目的不是要（用外來骨髓）取代生病的骨髓、而是要加強化療劑量。病人自己的骨髓含有造血細胞，先經採取冷凍，接著以超高量的化學藥物注入體內殺死癌細胞。再把冷凍的骨髓解凍，重新植入病人體內。由於冷凍的骨髓細胞未經化療的摧殘，因此這樣的骨髓移植能讓醫師至少在理論上把化療劑量發揮到極限。

對擁護高量化療的人而言，ABMT移除了最後的關鍵路障，現在醫界可以用一度視為病人根本不可能存活的毒性雞尾酒式混合法，施打五倍甚至十倍的化療藥物。最先且最熱心支持這種作法的是佛萊。謹慎而冷靜的佛萊已經由休士頓遷往波士頓，擔任法柏癌症中心的所長。到一九八〇年代初，佛萊已經說服自己大量混合式的化療，再輔以骨髓移植，是治療癌症的唯一辦法。

為了測試這個理論，佛萊想要推動化療史上最具野心的試驗。他把這個療法稱為「固體腫瘤自體骨髓計畫」（Solid Tumor Autologous Marrow Program），並發揮自己對縮寫的才能，簡稱為STAMP。在這名字之下的是癌症藥物的狂風暴雨：如果需要野蠻的力量，它就會召喚野蠻的力量。STAMP將會挾著足以焦土的細胞毒性藥物，一路踐踏癌症。「我們有了乳癌的新療法。」佛萊在一九八二年夏告訴同僚，他非常難得地表達了樂觀的態度，雖然參與試驗的第一名病人還沒有出現。

◆

佛萊私心認為，VAMP成功了，其原因不只是因為獨特的化療造成了藥物之間的協同效果，也因為癌症研究所的人和在一九五五至一九六〇年間匯聚於貝塞斯達那群聰穎年輕的心靈和願意冒險的身體。二十年後在波士頓，佛萊也努力創造同樣有利的環境，世代交替，更新血輪。「那是競爭非常激烈的地方，」腫瘤學者羅伯特．梅爾說：「不管對資淺和資深的員工而言，那裡都是個壓力鍋。」在學術上發展的主要貨幣就是試驗，而這個研究所也以堅定如運動家般的決心，不斷地推出一個又一個的試驗。在法柏中心，常常可以聽到以戰爭來做比喻：如癌症是終極的敵人，而這是它終極的考驗，是它如史詩般的壯烈戰場。在所有的樓層中，實驗室和診所的空間混在一起，創造出一個為了共同目的、且擁有許多相互關聯的精密儀器的整體空間印象。實驗室牆上的黑板畫有複雜的圖，上面的箭頭和線條描繪了癌細胞的生命線。走過研究所曲折的走廊就好像置身在龐大的地下戰情室，展現了全面的技術造詣，空氣的每一個分子似乎都已經準備好一戰。

一九八二年，佛萊聘用了紐約的年輕醫師威廉．彼德斯（William Peters）擔任研究員。彼德斯是學術界的明星，以三個生化、生物物理和哲學主修由賓州州立大學畢業。接著他進入哥倫比亞大學醫學院，拿了醫學和哲學博士。他隨和親切、擇善固執、滿懷熱忱又胸懷大志，被視為法柏癌症中心年輕生力軍中最有能力的下士。佛萊和彼德斯的關係很快就親密起來，說不定可以算是情同父子。彼德斯很自然地受到佛萊的名聲、創意和不拘泥傳統的作法吸引，而佛萊則喜愛彼德斯的活力和熱忱。雙方各自在對方身上看到自己過去或未來的化身。

每逢週四下午，法柏癌症中心的研究員和教職員都會聚在十六樓的會議室，會議室被象徵性地設在這棟建築最高的一層樓，大窗戶俯看著波士頓的常綠沼澤，貼飾著木頭的牆壁呈淺淡的色澤，其反光映在空中，創造出含光的小方塊。會議供應餐點，關上了門，這是奉獻給學術思想的時間，排除了底下樓層實驗室和診所日常的汲汲營營。

在這些午後的會議中，佛萊向研究員和資淺的員工引介高量複方化療搭配自體骨髓移植的想法。一九八三年秋天，他請了對他早期研究影響深遠、輕聲細語的「老鼠醫生」史基普演講。史基普正在老鼠身上注射劑量越來越高的細胞毒性藥物，他非常熱切地談起以這種高劑量療法治療癌症的可能。在他之後，法蘭克．薛爾貝（Frank Schabel）也很快地請來演講，這位科學家已經證明劑量達到對骨髓有毒害的複方藥物，能在老鼠的腫瘤上發揮協同效果。薛爾貝的演講特別讓聽眾熱血沸騰，彼德斯形容為「意義深遠」。佛萊說，演講之後，滿室聽眾都興奮不已，薛爾貝被著迷於他想法的年輕學者層層包圍，其中最年輕而又最熱切的，就是彼德斯。

不過佛萊對高劑量化療越有把握，他周遭有些人就越感不安。其中一個就是卡內洛斯，打從一開始，他就抱著謹慎的態度。他又高又瘦，有點駝背，聲音低沉而威嚴，是中心裡最接近佛萊的平輩，自一九六〇年代中期癌症研究所草創時，就是元老。不過他和佛萊不同，已經由高劑量化療的擁護者變成了反對者，部分原因是他最先注意到化療長期的破壞性副作用：隨著劑量加強，有些化療藥物破壞骨髓到極其嚴重的地步，因此造成骨髓異常增生綜合症這種可能會發展為白血病的癌前病變。而在化療後骨髓產生的白血病帶有極其古怪異常的突變，對任何藥物都有抗藥性，彷彿它們經過化療之火的考驗，已經使它們永恆不朽。

卡內洛斯和佛萊相持不下，中心分成互相抗衡的兩大陣營，但彼德斯和佛萊的熱忱難擋。到一九八二年末，在佛萊的指導下，彼德斯寫了詳細的STAMP療法醫療方案。幾週後，法柏中心的人體試驗委員會（Institutional Review Board）通過了STAMP，讓彼德斯和佛萊能夠開始他們的試驗。「我們萬事皆備，蓄勢待發，」彼德斯說，「這驅動著我們，你得相信你將會做出改變歷史轟轟烈烈的大事。」

◆

第一個要以STAMP「改變歷史」的病人是來自麻州的三十歲卡車司機，罹患乳癌。這名嚴肅、果決，而頗有分量的女性因為卡車休息站和公路的砂石文化而被鍛鍊很堅強，她已經做過多次複方標準和加強化療，她的腫瘤是一個脆弱易碎而發炎紅腫的組織，近六公分寬，懸在她的胸壁。但因為所有的傳統治療都無效，因此癌症中心簡直無視於她的存在，她的病例被當作無藥可治，因此其他所有的實驗療法都刪除了她的名字。因此當她登記參加彼德斯的醫療方案時，沒有人反對。

於是骨髓移植展開了，先抽取了骨髓。在抽取的第一天，彼德斯來到白血病診療室，收集了抓滿兩手的骨髓針。他把他的第一名病人推進鄰近的貝絲．以色列（Beth Israel）醫院手術室（法柏研究所沒有手術室），開始抽骨髓，一再地把鋼質套針戳進她的臀部，抽出骨髓細胞，使得她臀部布滿紅色瘀青。他每抽一次，就有幾滴紅色的沉澱物收集到針管之中。

接著災難發生了。正當彼德斯抽取樣本時，骨髓針斷了，一段鋼針留在病人臀部深處。有幾分鐘，整個手術室起了騷動，護士慌張地打電話到病房要求外科醫師趕緊來幫忙。一小時後，他們用一對骨科鉗深入臀部，彼德斯取出了斷針。

那天晚上，那緊張一刻的衝擊力再湧現在彼德斯心頭。這真是千鈞一髮。彼德斯說：「加強化療的終極試驗差點就因一根舊針而功虧一簣。」對彼德斯和佛萊，這簡直是對陳舊過時的現況再明白不過的比喻。對抗癌症的戰爭一直是由不願把化療劑量加到最大的膽怯醫師用過時的陳舊武器來進行的。

在那最初的騷動過後，一連幾週，彼德斯的生活都處於穩定的慣例。每天早上，他避開卡內洛斯和其他批評者，到十二樓偏遠的角落查房，那裡為這個試驗已經設了幾個房間。晚上他回家，一邊播放著「好戲上場」（Masterpiece Theatre）頻道，一邊磨利針頭，一邊也為這試驗磨利他的頭腦。隨著試驗的速度加快，也增加了曝光率。彼德斯的頭幾名病人都是死馬當活馬醫，原本就不抱希望的病例，其身上的腫瘤對所有藥物都沒有反應的婦女，因此她們參與試驗，權當最後一搏，哪怕只是一點點緩解也好。但隨著病人和朋友的網路口耳相傳，癌症病人開始主動聯絡彼德斯和佛萊，希望一開始就以高劑量療法治療——不是在傳統醫療方案失效才訴諸這種方法，而是在他們嘗試任何療法之前，就用這種方法治療。一九八三年暮夏，彼德斯記得，一名從未作過治療的乳癌轉移婦女加入了STAMP，引起了研究所的注意：「突然之間一切都脫了韁，開始分裂瓦解。」

這名女性年三十六——迷人熱情、人情練達，因為與病魔對抗，而變得像緊繃的彈簧一樣壓縮緊張。她看到自己的母親因侵襲性乳癌而死，傳統治療完全無效，因此她直覺認為自己的乳癌毒性也一樣高，也一樣會產生抗藥性。她求生意志堅強，希望一開始就採取最強力的治療，而不用經歷她相信必然會失敗的試驗。彼德斯提出STAMP的治療方案，她毫不猶豫就抓緊這個機會。

她的臨床治療過程是研究中心有史以來最密切觀察的病例。幸好化療和移植都很順利。在高劑量化療的第七天，佛萊和彼德斯匆匆趕到地下室檢視她治療後的第一張X光片，卻發現已經有人捷足先登，大批好奇的醫師就像陪審團一樣群聚在室內，圍在X光片周圍。她的胸部X光片映著刺眼的日光燈，看得出明顯的反應。她肺部四處散播轉移的沉澱物很明顯地縮小了，甚至周遭腫起的淋巴結都看得出消退了。正如彼德斯說的，這是「你能想像最美的緩解」。

那年年末，彼德斯已經治療並移植了更多的病例，許多病例都得到精彩的緩解。到一九八四年夏天，移植的病例已經大到可以看出模式。STAMP的併發症可以想見當然很可怕——近乎致命的感染、嚴重貧血、肺炎和心臟出血。但在X光、驗血和電腦斷層掃描的烏雲下，彼德斯和佛萊看到了一線曙光。他們認為STAMP的緩解比傳統化療更長久，不過這只是印象——頂多只是揣測。要證明這一點，彼德斯必須要作隨機試驗。一九八五年，在佛萊的鼓勵之下，他離開波士頓，到北卡羅萊納杜克大學去成立STAMP計畫，他想擺脫法柏中心的「壓力鍋」，到安靜平穩的學術殿堂，平靜地作試驗。

◆

正當彼德斯追求安靜平穩的環境來測試高劑量化療的可行性時，醫學界卻因出人意表且似乎毫不相關的事件而翻天覆地。一九八一年三月，《刺胳針》登出了一群醫師的報告，指紐約市一批男子之中出現了八個極其不尋常的癌症病例：卡波西氏肉瘤。這種根據十九世紀匈牙利皮膚科醫師命名的病並不是新疾病，醫界早就知道這是一種進展緩慢、紫色的惰性腫瘤，在年老的義大利男人身上常見，雖然偶爾會有嚴重的病例，但通常都被當作色素痣或癰。然而《刺胳針》上報導的病例卻幾乎看不出這樣的形式，是猛烈而侵襲性的變種，在這些年輕男子身上造成流血、轉移，遍布藍紫色的斑疹。這八人全是同性戀，第八個病例引起了特別的警覺和興趣：這人不但在頭上和背部有病變，而且也檢查出罕見的PCP（肺囊蟲）肺炎，是由微生物卡氏肺囊蟲（Pneumocystis carinii）所致。難解的疾病在一群年輕男子身上爆發，已經夠奇特的，而兩病齊發意味著更深入、更嚴重的異常——不只是一種疾病，而是一種症候群。

遠離紐約，在亞特蘭大的疾病管制中心（Centers for Disease Control，簡稱ＣＤＣ），卡氏肺囊蟲的突然出現也引起了疑惑。疾病管制中心是全美的醫界雷達幕，這個機構追蹤新出現的疾病，分析其模式，抑制其散播。肺囊蟲肺炎只發生在免疫系統遭受嚴重破壞的人身上，大部分的受害者是白血球遭化療破壞的癌症病人（戴維塔曾在以四種藥物混合化療的霍奇金氏症病人身上看到過）。新的ＰＣＰ病例發生得沒有道理：這些都是原本健康的年輕男子，突然因ＰＣＰ病倒，免疫系統跡近崩潰。

那年夏末，正當美東受到熱浪侵襲之時，ＣＤＣ開始覺得苗頭不對，流行病的大災難即將臨頭。一九八一年六至八月間，怪病的風向球瘋狂地繞著其軸心旋轉：全美各地又冒出更多年輕男性罹患ＰＣＰ、卡波西氏肉瘤、隱球菌腦膜炎和罕見的淋巴瘤病例。在這些疾病背後普遍的模式，除了他們一面倒全都是同性戀之外，還有免疫系統幾近徹底崩潰的大規模破壞。《刺胳針》上登了一封信，稱此病為「男同性戀連累症候群」（gay compromise syndrome），也有人稱之為「同志免疫缺陷症」（ＧＲＩＤ），或者更殘酷地稱為「同性戀癌症」。一九八二年七月，在病因未明的情況下，此病終於湊巧找到了它的現代名稱：ＡＩＤＳ（愛滋病，後天免疫缺乏症候群）。

愛滋病和癌症的發展自一開始就可看出在許多方面是交叉而橫貫。桑塔格再一次地由她在紐約的公寓（她可以由露台上的窗戶觀察樓下受到愛滋旋風橫掃過的切爾西區街道），一針見血地看出這兩病象徵性的平行之處。她在呼應前作《疾病的隱喻》的文章中，尖刻地指出愛滋病就像癌症一樣，不只是生理的疾病，而是更大範圍——社會和政治範疇的疾病，充滿了自己懲罰的隱喻。愛滋病患就像癌症病人一樣，被這些比喻麻痺癱瘓——就像索忍尼辛在《癌症病房》中描寫的那樣，先被剝得精光，然後強迫穿上這種疾病可怕的制服。隨癌症而來的恥辱，罪惡、隱密、羞愧，全都再生後重新套在愛滋病頭上，而且還得到十倍的力量和強度：性的罪惡、性的隱密、性的羞愧。如果像桑塔格所說的，癌症被當作是寵壞細菌的產品，是生物的突變失控；那麼愛滋病就是汙染的細菌，是社會的突變失控：男人由社會的傳統拔錨解纜，搭機由東岸轉移至西岸，隨身帶著體內的疾病和破壞。受愛滋病折磨的病人個人的存在因此蒸發，而立即變形成為想像的原型——年輕的同性戀男子，剛走出公共浴室，因放蕩而遭玷汙傷害；如今，他們成了無名的病人，躺在紐約或舊金山的醫院病房裡。

桑塔格關心的是比喻的並行，但在這些病房內，醫病的戰鬥也像癌症的戰鬥一般。早期最先治療愛滋病的醫師就是腫瘤科醫師。免疫缺乏的「哨兵」疾病就是卡波西氏肉瘤，是原本懶散癌症的爆炸性變體，毫無預警就出現在年輕男人的身體上。在這種流行病的中心舊金山，第一個設計來治療愛滋病人的診所就是始於一九八一年九月，由皮膚科醫師馬可斯·康南特（Marcus Conant）和腫瘤科醫師保羅·伏伯丁（Paul Volberding）所領導每週開會的肉瘤診所。伏伯丁把兩種疾病的命運擬人化，在加州大學舊金山分校受腫瘤專科醫師訓練的他花了許多時間在實驗室研究老鼠的反轉錄病毒，但後來沒有什麼進展，因此由實驗轉到舊金山綜合醫院的臨床腫瘤科。

對伏伯丁和許多他最早的病人而言，愛滋病就是癌症。為了治療他的肉瘤病患，他由癌症研究所的作法借來許多的醫療方案。*但比化療方案更重要的是，他借來了更難以文字形容的——道德觀。在舊金山綜合醫院，在鋪著油地氈的長廊盡頭，伏伯丁和他的團隊創造了舉世第一個愛滋病房，稱作5B病房，這是刻意模仿他作研究員時的癌症病房。「我們在這裡所做的，」他說道：「正像腫瘤病房一樣，只是對象不同，是愛滋病。但它的確是以腫瘤病房為師，在這裡，複雜的疾病摻雜著許多的心理社會因素，大量運用複雜的藥物，需要經驗豐富的護理人員和心理社會輔導人員。」

---

* 用「雞尾酒」式的混合藥物來對抗HIV病毒，是借自腫瘤學——不過要幾年之後，才會出現抗HIV的藥物。

許多本身就是男同性戀的護士來到5B病房照顧他們的朋友（或者，在這流行病越演越烈之後，以病人的身分回到病房來）。醫師在此重新發明新藥，殫精竭慮地對抗他們難以捉摸、滿懷惡意的神祕疾病，在他們無從理解的社群中肆虐。在病人產生如幽靈一般奇特的發燒時，他們擺脫了舊規則，重新制定新規則，創造出類似住在這些病房中的病人所過的非正統生活。原本規定的探病時間限制被撤銷了，朋友、夥伴、情人和家人獲准，甚至被鼓勵在行軍床上陪病人過夜，協助他們度過那如幻覺般燃燒的暗夜。週日下午，一名舊金山舞者準備了豐富的早午餐，提供踢踏舞表演、羽毛圍巾，以及摻了大麻的巧克力甜點。法柏恐怕料想不到這樣的創意，但在沉浸著悲傷的社群中，這的確也是屬於它們自己的「全方位療護」。

在政治方面，愛滋病運動人士也借了癌症遊說團體的語言和戰術，並且在這語言中灌注他們自己的急迫感和潛力。一九八二年一月，隨著愛滋病例激增，共有六個人在紐約創辦了「男同性戀健康危機」組織（Gay Men's Health Crisis，簡稱GMHC），這個志願組織藉著擁護、遊說、運動和抗議，以對抗愛滋病為職志，早期的義工在迪斯可舞廳、酒吧和公共澡堂外打游擊，募款並分發海報。GMHC由位於切爾西區赤褐色砂石建築的辦公室協調指揮，讓社會大眾對愛滋病有所瞭解，其表現算是非常傑出。這些人是愛滋病的拉斯克幫，只是沒穿灰色套裝或戴珍珠首飾。

同時，愛滋流行病的重要科學突破則在巴黎的巴斯德研究院展開。一九八三年一月，呂克·蒙塔涅（Luc Montagnier）所率領的團隊由一名有卡波西氏肉瘤的年輕男同性戀淋巴結取樣，和一名因免疫缺乏而死的薩伊婦女身上發現了病毒跡象，蒙塔涅快就推論這是個可以把基因轉錄為DNA，而進入宿主基因組的RNA病毒——反轉錄病毒，並把它命名為「免疫缺陷相關病毒」（Immune Deficiency-Associated Virus，簡稱IDAV），認為這很可能是愛滋病的原因。

在癌症研究所，羅伯．蓋洛（Robert Gallo）所領導的團隊也在研究同樣的病毒，雖然取的是不同的名稱。一九八四年春，雙方的努力終於戲劇性的融匯在一起。蓋洛也在愛滋病人身上發現反轉錄病毒——蒙塔涅的ＩＤＡＶ。幾個月後，這個病毒又被舊金山的另一個團隊證實。一九八四年四月二十三日，美國衛生暨人類服務部（Department of Health and Human Services）部長瑪格麗特．海克勒（Margaret Heckler）對媒體發表有關這流行病未來的大膽聲明，既然已經掌握了罪魁禍首，治療方法似乎就已經近在咫尺了。「經費、醫事人員、研究的箭頭……已經正中靶心，」她說。「我們希望在兩年之內就能有疫苗出現……今天的發現代表了科學對這恐怖疾病的勝利。」

但愛滋病運動分子面對這肆虐他們社群的時疫，卻不能再等待。一九八七年春，一群義工由ＧＭＨＣ分裂出來，成立新組織，名為愛滋病釋放力量聯盟（AIDS Coalition to Unleash Power，或稱ＡＣＴ ＵＰ）。這個組織在文筆辛辣、淺白易懂的作家賴利．克雷莫（Larry Kramer）領導之下，承諾要以醫學史上從無前例的激進行動，改變愛滋病治療的前景。克雷莫把協助和煽動這個時疫的原因——他稱為「因忽視而造成種族滅絕」，歸咎於諸多因素。不過最主要的忽視者就是ＦＤＡ（聯邦食品藥物管理局）。「我們許多人現在活在愛滋病流行的日常恐懼之中，」克雷莫在《紐約時報》上寫道，「無法瞭解為什麼食品藥物管理局在這可怕的死亡波濤中，依舊不肯讓步。」

這種不妥協的癥候，是ＦＤＡ評估和同意救命愛滋病藥物的過程，克雷莫把這個過程形容於疏懶到極限、緩慢到極限，而且糊塗到極限。克雷莫抱怨說，藥物檢測這種緩慢、左思右想、「學術」的機制，成了害命而非救命。隨機、以安慰劑作控制組的試驗，在醫界涼爽的象牙塔裡雖然沒關係，但受致命疾病折磨的病人現在就需要藥物。「我們要吃藥！我們要吃藥！」ＡＣＴ ＵＰ喊道。ＦＤＡ必須要有加速臨床試驗的新模式。「ＦＤＡ爛，國家衛生院爛！……主演這場秀的男女無法掌握他們工作所需要的系統。」克雷莫在紐約告訴他的聽眾。他在一篇社論上寫道：「雙盲研究（Double-Blind Study）＊的設計，不是以致命疾病為對象。」他的結論是：「愛滋病患背水一戰，不在乎任何損失，他們更願意作天竺鼠。」

就連克雷莫都知道這句話很精彩，畢竟霍斯泰德的靈魂尚未安息。但ＡＣＴ ＵＰ成員在紐約和華盛頓街上遊行，滿懷憤怒焚燒紙作的ＦＤＡ官員芻像時，他們的論點卻在媒體和社會大眾的思想中強力反彈。而且這樣的論調對其他同樣政治化的疾病也有自然的影響。如果愛滋病患要求直接服藥和接受治療，那麼其他致命疾病的患者難道不該提出相同的要求？愛滋病患希望能直接服藥，那麼為什麼癌症病患不該服藥？

在北卡羅萊納州德罕市，這個一九八七年幾乎還未陷入愛滋病魔掌的城市，這些抗議的聲浪看來彷彿是遙遠的霹靂一般。彼德斯在杜克大學埋頭作他的高劑量化療試驗，完全沒料到這個風暴竟會向南直撲他而來。

◆

ＳＴＡＭＰ療法——乳癌的高劑量化療，日復一日成長壯大。到一九八四年冬天，三十二名婦女已經作完第一階段的「安全」研究，用來記錄ＳＴＡＭＰ是否能安全管理的試驗。資料看來潛力無窮：雖然毒性很高，但還是有些病人能撐過這個療程（第一階段研究的設計並非用來評斷效力）。當年十二月，在德州聖安東尼奧的第五屆年度乳癌大會上，大家也對這個療法的效力相當樂觀。統計學家貝瑞說，「癌症社群非常興奮，有些人已經信服了。」在會議上，彼德斯發揮他一貫的魅力，如男孩一般活力充沛、謹慎小心，但卻根深柢固地肯定。他稱這場會議為「小勝利」。

在開過會之時，初期的試驗開始加速進行，彼德斯受到正面反應的鼓舞，開始推動ＳＴＡＭＰ療法的評估，不只是作為轉移性乳癌的治療，而且要作為局部晚期癌症（病人有十個以上受癌症感染的淋巴結）高風險病人的輔助療法。在彼德斯登高一呼之後，全美幾個團體也大聲疾呼，熱烈爭取搭配骨髓移植的高劑量化療。兩年後，初期試驗成功，必須要作隨機、雙盲的第三階段試驗。彼德斯和「癌症與白血病Ｂ組」（Cancer and Leukemia Group B，簡稱ＣＡＬＧＢ）這個作為臨床試驗交換所的中央單位接觸，要求他們贊助在多中心進行的決定性隨機臨床試驗。

一個冬日下午，彼德斯由杜克飛往波士頓，向ＣＡＬＧＢ說明ＳＴＡＭＰ，以爭取他們的同意。不出所料，有人大肆批評，有些臨床醫師依舊認為ＳＴＡＭＰ其實就是把細胞毒性化療發揮到極致——舊酒裝新瓶；有的人則認為以化療對抗癌症之戰必須發揮到極致。會議延長了一個小時又一個小時，雙方人馬展開激辯，敘述自己的論點。最後ＣＡＬＧＢ同意贊助這項試驗。彼德斯離開位於麻州綜合醫院六樓的會議室，滿心困惑，但也鬆了一口氣。會議室的門在他身後關上時，他只覺得彷彿剛由鬧哄哄的酒吧紛爭中脫身。

* 譯註：雙盲實驗，即不論實驗者或受測對象，彼此都不知道誰接受了真正的藥物，誰接受了安慰劑。

地圖和降落傘

伊底帕斯：洗滌罪惡的儀式是什麼？怎麼做？

克里昂：放逐，或者以血還血。

——索發克利斯（Sophocles），《伊底帕斯王》（*Oedipus the King*）

彼德斯想要以嚴謹的隨機試驗讓自己信服高劑量化療的效用，但其他人卻早在他之前就已經信服了。許多癌症醫師都認為這種療法的效力十分明顯，根本不需要試驗。畢竟，如果連骨髓最深處的水庫都能被高劑量的藥物燒光，癌症怎麼可能對抗？

到一九八〇年代後期，醫院以及越來越多的私人診所都為美、英、法各地冒出的乳癌患者提供骨髓移植，等候移植的名單長達數百人。其中最有名且最成功的移植者是南非約翰尼斯堡金山大學的華納爾・貝茲沃達（Werner Bezwoda），他每個月都召募數十名婦女來參加他的試驗。移植是大事：需要大規模的醫療、高昂的費用、大規模的基礎結構和很高的風險。在如波士頓的貝絲・以色列醫院等大型學術中心，好幾個樓層都必須改裝成移植病房，病例的數量每週達數十位。如何用充滿創意的言語措詞把移植過程的風險說成極小，就要各自發揮本事了。私人診所也準備在婦女身上作骨髓移植，他們稱之為「迷你移植」或甚至「得來速移植」。一名腫瘤醫師就說，作移植的醫師「成了醫院中的神」。

這混亂的情況又因病人開始向保險業者要求每人由五萬至四十萬美元不等的理賠金，而更加不可收拾。一九九一年夏，加州特曼庫拉的小學老師尼琳．福克斯（Nelene Fox）被診斷出罹患晚期乳癌。當時她三十八歲，育有三名子女。在試盡所有傳統療法卻又復發成轉移性乳癌之後，醫師建議用自體骨髓移植這個最後的辦法。福克斯毫不猶豫地接受，但當她向她的醫療保險業者健康網（Health Net）申請給付時，健康網卻拒絕了，表示這種療法「還在研究」，因此並未涵蓋在健康維護組織（HMO）的臨床標準治療方案之中。

要是在其他年代，或者是其他疾病，福克斯的病例恐怕不會引起任何注意。但在愛滋病狂潮之後，醫病關係已經有了基本的改變。一直到一九八〇年代末，實驗藥物或程序一直都被視為是實驗，因此社會大眾無法使用。但愛滋病激進主義已經改變了這個想法。愛滋病運動分子堅稱，新的試驗不再是只能讓少數學術界溫室培養的溫室花朵，而該是在科學的前廳等待醫師完成臨床試驗的公共資源，而這些試驗到頭來也只會證實此種新藥或新療法的效用。

簡而言之，病人喪失了耐心。他們等不及試驗，他們要的是藥物和治療。在紐約和華府街頭遊行的ACT UP已經看出FDA是顢頇官僚的老阿公——嚴格，但卻慢得教人發瘋，他們唯一的目標就是延遲病人取得攸關生死的藥物。健康網拒付福克斯的移植經費使社會大眾義憤填膺，福克斯在盛怒和絕望之下，寫了數百封信，自行籌款。一九九二年四月中，為福克斯移植的募款活動全面展開。特曼庫拉這個只有高球場和古玩店的平靜小村如今有了新使命。壘球賽、賣派的收入、賣檸檬水的攤子和洗車全都貢獻了款項，當地的時時樂餐廳也捐了錢，一家優格店亦捐出部分利潤。到六月十九日，福克斯的支持者高喊「移植、移植」和福克斯的名字，在健康網的總公司外示威。幾天後，福克斯的弟弟，名為馬克．希普勒（Mark Hiepler）的律師具狀控告健康網，迫使HMO給付他姊姊的移植費。他寫道：「她健康時你們推銷這個保險，現在她病了，請提供保障。」

一九九二年暮夏，健康網再次引述缺乏臨床證據的理由拒絕給付，福克斯決定自費進行手術。那時她已經向接近兩千五百名朋友、鄰居、親戚、同事和陌生人那裡募得二十二萬美元——足以自行負擔移植費用。

一九九二年八月，福克斯因轉移性乳癌作了高劑量化療和骨髓移植，希望能為她的生命爭取到全新的約期。

◆

在洛杉磯諾利斯中心（Norris Cancer Center）閃閃發亮的新病房裡，福克斯作移植之處，貝茲沃達作高劑量化療所獲的空前成功故事早已經是大新聞。在他手裡，這個療法的一切簡直就像是完美的魔法。貝茲沃達身材矮胖、愛恨分明、獨來獨往，就像綠野仙蹤裡的巫師一樣，可以引起受他吸引或懷疑的兩極反應。貝茲沃達自封為自體移植的巫師，在約翰尼斯堡的金山大學主持日益成長的臨床帝國，病人遠自歐、亞和非洲飛來。隨著貝茲沃達的人氣越來越高，他的名聲也越來越響亮。一九九〇年代中期，他經常由南非搭機到世界各地參加會議，討論他採用高劑量化療的經驗。一九九二年，貝茲沃達發出豪語：已經「克服」對「劑量極限的障礙」。此言一出，立即使他自己和他的診所聲名大噪。

腫瘤醫師、科學家和病人全都擠到他那已經水泄不通的研討會，對他的結果佩服得五體投地。貝茲沃達以緩慢而不帶感情的方式演講，毫無表情的低沉語調，偶爾以他招牌的側視看看顯示屏幕，以報蘇聯晚間新聞的方式，發表這臨床腫瘤學最教人興奮鼓舞的消息。這凝重的風格似乎是刻意裝出來的一樣，因為就連他也知道自己的研究結果震驚世界。一九九二年五月，隨著燈光閃爍在聖地牙哥腫瘤年會的海報上，臨床醫師都圍在他身邊，提出各種問題，並且恭喜他。在約翰尼斯堡，以高劑量療法治療的婦女，逾九成都有完全的反應——這樣高的數字，就連美國最傑出的學術中心都達不到。貝茲沃達似乎將會領導腫瘤學走出長達數十年治療癌症的困境。

然而福克斯卻沒有這麼幸運。她堅持撐完高劑量化療的折磨及其多種併發症，但在她移植後不到一年，乳癌又在她全身猛烈地復發，肺、肝、淋巴結，更重要的是她的腦部，都無一倖免。四月二十二日，在聖地牙哥腫瘤年會十一個月後，福克斯在位於聖地牙哥附近特曼庫拉綠蔭死巷的家與世長辭，年方四十。她身後留下丈夫和三個女兒，分別是四、九和十一歲，以及和健康網的訴訟，這場訴訟已經進入加州法律程序。

◆

和貝茲沃達驚人的治療結果一比，福克斯痛苦的掙扎和溘然早逝，似乎更教人痛徹心扉。希普勒認定加速他姊姊死亡的原因是移植太晚——而非癌症，因此又增加對健康網的控訴要求，並且積極催促法院審理。希普勒訟案的關鍵在於「研究」的定義。他主張，如果全美每一個大型診所都提供高劑量化療給病人作試驗或非試驗的治療，那麼它就不能被當作是還在「研究」的程序。一九九三年，醫學期刊上已經有一千一百七十七篇文章討論這個題目。在某些醫院中，整個病房全都是作移植之用。希普勒主張，「實驗」這個標籤是ＨＭＯ強制加上的，為的是要拒絕給付以節省經費。「如果你只是染上感冒或流感，那麼他們當然會好好照顧你，但若你患了乳癌，又會有什麼後果？這時『研究』一詞就使出來搪塞你了，這時『實驗』一詞就出現了。」

一九九三年十二月二十八日，希普勒在法庭上慷慨陳詞了兩小時，描述他姊姊生不如死的最後一年生活。法庭的陽台和長凳上全是福克斯的朋友和支持者以及其他病人，許多人都因憤怒和感同身受而落淚。陪審團商議了不到兩小時，當晚他們裁定福克斯的家人應為他們的損失獲得八千九百萬美元的賠償——這是加州訴訟有史以來第二高的賠償金，也是美國醫療糾紛中賠償最高的幾個例子之一。

八千九百萬美元主要的意義在於象徵（最後這個案子以數字不詳的較低金額庭外和解），但也是任何HMO之類的組織很容易就能瞭解的象徵。一九九三年，病人支持團體鼓勵全美婦女都該為相似的病例站起來。可以想見的，大部分的保險機構態度都開始和緩。在麻州，罹患轉移性乳癌的四十七歲護士夏洛蒂·特納（Charlotte Turner）積極地為自己的移植展開遊說，她兩手抱著一捆捆的醫學文章，乘著輪椅由一個州議員的辦公室趕到另一個辦公室。一九九三年末，拜特納之賜，麻州議會終於通過所謂的「夏洛蒂法案」，強制保險機構必須支付州內有資格移植的病人保險給付。一九九〇年代中期，共有七個州都要求HMO之類的機構必須給付骨髓移植的費用，另外七個州也在觀望類似的立法。一九九八至二〇〇二年間，全美共有八十六個病人指控HMO等機構拒絕移植理賠的案子，其中四十七個案子是病人勝訴。

有識之士看出這種變化真正的驚人之處——經由法律命令而作高劑量化療和骨髓移植。表面上，這對許多病人和其支持者，都是一種解放。但醫學期刊上卻盡是對這種治療方案的嚴詞批評。一篇文章一針見血地指出，這是一種「複雜、昂貴、潛伏危險的技術」。併發症教人不寒而慄：感染、出血、動脈和肝臟形成血栓、心臟衰竭、肺部、皮膚、腎臟和肌腱損傷。病人一連數週被關在醫院裡，而最糟的可能是，有百分之五到十的婦女會因治療本身，而產生第二種癌症或癌前病變——無法可治的癌症。

癌症病人自體移植成為主流，但對這種治療方案是否有效的科學評估卻遲遲落後。試驗陷入不通情理的老派困境。所有的人，包括病人、醫師、HMO等機構、支持團體等，原則上全都希望能有試驗，但沒有人希望自己在實務上親身試驗。健康保險計畫對骨髓移植越是敞開大門，就有越多的婦女逃避臨床試驗，生怕她們只因擲銅板的正反結果，就被分到不治療的那一組。

一九九一至一九九九年，全球約有四萬名婦女因乳癌作了骨髓移植，估計費用達二十億至四十億美元之間（若以較高的四十億美元來估計，這個金額是癌症研究所年度預算的兩倍）。而同時，臨床試驗的病人，包括彼德斯在杜克的試驗，人數也減少到幾乎停頓。這樣的分歧教人感到沉痛。就在診所滿是高劑量化療婦女，病床上躺滿移植病人之際，測試這種療法效力的重要程序卻被晾在一邊，彷彿留待日後再說。難怪梅爾說：「移植，移植，處處都是移植，但卻沒有一個病人作試驗。」

◆

一九九九年五月，貝茲沃達回到亞特蘭大的癌症年會時，很明顯看起來洋洋得意。他信心滿滿地登上講台，為主持人介紹他時把他的名字發音發錯而佯作困擾，打上了他頭幾張幻燈片。貝茲沃達提出了報告資料，他單調的聲音浸潤了他眼前龐大的人海，聽眾們連一口氣也不敢出。這名來自金山的巫師再度展現了魔法。在金山醫院，高風險的年輕乳癌婦女經骨髓移植之後，展現了驚人的成果。在八年半的歲月裡，作了高劑量/骨髓移植的病人中有近六成依舊存活，而控制組只有百分之二十存活。用貝茲沃達療法治療的病人，存活率高達約七年，尚無人死亡，意味著其中許多不只存活，而且很可能治癒。移植病人到這裡紛紛報以掌聲。

但貝茲沃達的成果似乎有點奇怪，因為雖然金山醫院的成果毫無疑問十分驚人，但那天下午的另外三個試驗結果，包括彼德斯的在內，要不是模稜兩可，就是根本負面。令人尷尬的是，在杜克的試驗根本沒有完成，因為參與率太低。而且雖然評估移植的存活好處還太早，但其壞處卻已十分明顯：三百多名隨機分配到移植組的婦女病人中，已經有三十一人因感染、血栓、器官衰竭和白血病等併發症死亡。來自費城的消息更教人心寒，高劑量化療並沒有任何益處，試驗的學者凝重地告訴聽眾：「就連分毫進步都沒有。」而那個把病人分為大組再分為小組、既複雜又混亂的瑞典試驗結果，也顯示出其對病人並沒有增加存活率，這種治療方案可能失敗。

那麼該怎麼解釋兩種極端不同的結果？美國臨床腫瘤學會（American Society of Clinical Oncology，簡稱ASCO）的主席召集討論小組，想把這些矛盾的資料理出頭緒，但就連專家亦束手無策。一名小組成員困惑地說：「我的目標是評論剛發表的資料，維持這個領域的公信力，並且繼續和報告者與討論者保持朋友關係。」

但連這樣的目標也是奢望。不論在講台上下，報告與討論者都為了小事吵嘴，互相批評對方的試驗。不但沒有解決爭端，連友誼也不保。「想移植的人還是會繼續移植，不想移植的人繼續不想。」頗具人望的乳癌醫師兼國家乳癌組織聯盟（National Alliance of Breast Cancer Organization）主席賴瑞．諾頓（Larry Norton）告訴《紐約時報》的記者說。會議根本是一場災難。筋疲力竭的聽眾緩緩離開龐大的演講廳時，亞特蘭大已經天黑，悶熱潮濕的空氣教人無法擺脫煩躁。

◆

貝茲沃達急匆匆離開亞特蘭大，留下整個醫界的困惑和騷動。他低估了自己資料的衝擊力，因此現在這成了整個癌症治療理論唯一的支點，更不用說身負四十億美元產業的基礎重任。腫瘤學家來到亞特蘭大就是為了澄清這點，但他們卻只感到惱怒和迷惑。

一九九九年十二月，這個療法的益處還待證實，卻有成千上萬的婦女吵著要作治療，因此一組美國學者展開調查，他們寫信給金山的貝茲沃達，問他能否親自到約翰尼斯堡來檢視他的資料，貝茲沃達的移植是唯一成功的病例，也許他們可以學習，以資美國作借鏡。

貝茲沃達欣然同意。美國學者到訪的頭一天就要求他研究中一百五十四名病人的記錄和日誌，貝茲沃達卻只提出五十八個檔案，且奇怪的是全都來自試驗治療組。而當調查小組要求他提供控制組的記錄，貝茲沃達卻回說：「不見了。」

小組大惑不解，於是更深入探究，這才發現惱人的真相。貝茲沃達所提供的記錄粗製濫造：畫得亂七八糟的單頁筆記上面潦草地寫下事後的意見，綜合了六或八個月的醫療經過。試驗對象的資格在紀錄中根本付之闕如。貝茲沃達宣稱他移植同等數量的黑白人婦女，但幾乎所有的記錄都是來自一個大字也不識的貧窮黑人婦女，在約翰尼斯堡的修布羅醫院所作。當調查小組向貝茲沃達要某個可能致命程序的病人同意書時，才發現沒有這樣的表格。醫院裡應該收存這些同意書的人體試驗委員會當然是沒有留底。似乎沒有人同意這樣的程序，甚或沒有人對這樣的試驗擁有最基本的知識。許多算作「存活」的病人因為更末期如蕈狀般出現的乳癌病變，早就被送到臨終關懷中心去了，應該是等死，檔案中並沒有後續追蹤。一名被算在治療組的婦女根本沒有服用過任何藥物，而另一個病例在追蹤到最初的源頭，卻屬於一名男性——並非乳癌病患。

整件事就是一場騙局，是虛構、是假象。二〇〇〇年二月下旬，貝茲沃達不堪日益緊縮的調查壓力，發了一篇簡短的信函給金山大學的同事，承認捏造了部分研究（後來他表示自己竄改病例，好讓美國學者「更能看懂」他的試驗）。他寫道，「我嚴重地違反了科學的誠實與正直。」接著他辭去了大學教職，不再接受訪問，把所有的問題都交給他的律師，他在約翰尼斯堡的電話號碼也不公開。二〇〇八年，我想訪問貝茲沃達，但沒有人知道他的下落。

貝茲沃達這重重的一跤把高劑量化療的雄心摔得鼻青臉腫。一九九九年夏，醫學界終於設計出最後一個試驗，要確定STAMP是否真能提高已經轉移到多個淋巴結的乳癌婦女存活率。四年後，答案已經很明白：沒有可見的好處。五百名被分配至高劑量化療組的病人中，九名死於與移植相關的併發症，另外九名則因為治療，而發展出高度侵襲性、抗化療的急性骨髓性白血病——遠比他們原先所得癌症嚴重得多的癌症。

◆

「一九九〇年代末期，蜜月期已經結束。」梅爾說：「最後的試驗只是為棺材打上釘子的試驗而已。近十年來，我們一直懷疑到頭來會是這樣的結果。」

瑪姬·柯斯薇克·楊克斯（Maggie Keswick Jencks）一九九五年見證了移植世代的結束。楊克斯是蘇格蘭的一名園藝造景藝術家，她的工作是創造壯觀而孤寂的花園——用木桿、湖、石和土所排出未來派的渦旋映照著大自然漫無秩序的力量。她在一九八八年診斷出乳癌，先作了腫瘤切除，後來又作了乳房切除。有幾個月，她以為自己已經痊癒，但五年後，就在她五十二歲生日前，她的腫瘤已經移到肝臟、骨骼和脊椎。在愛丁堡的西方綜合醫院，她接受了高劑量化療和自體移植。她不知道STAMP試驗到頭來還是免不了失敗，一心以為自己會治癒。她寫道：「彼德斯醫師……已經以移植法治療了數百名病人，平均緩解期是十八個月，這簡直是一輩子。」但楊克斯的緩解並沒有持續一輩子。一九九四年，就在她作完移植後不到十八個月時，癌症再度復發。她於一九九五年七月去世。

楊克斯在一篇題為〈前線觀點〉（A View from the Front Line）的文章裡，描寫了她罹癌的經驗：彷彿午夜在超大型客機上被叫醒，然後掛著降落傘被丟進沒有地圖的陌生土地。

「你在這裡，未來的病人，靜靜地和其他乘客一起朝遙遠的目的地前進。這時驚人的事突然發生，（為什麼是我？）你附近的地板破了一個大洞。穿著白色長袍的人出現了，幫你穿上降落傘，而——沒有時間細想，你已經飛了出來。」

「你向下墜落，落到地上……但敵人在哪？敵人是什麼？他們想要做什麼？……沒有路，沒有羅盤，沒有地圖，沒有訓練。有沒有什麼是你該知道卻不知道的事？」

「白袍在遙遠之處，幫其他人穿上降落傘，偶爾他們會揮揮手，但即使你問他們，他們也不知道答案。他們高高在上，在超大客機裡，忙著幫人穿降落傘，沒空管地圖的事。」

這樣的印象充分展現了這個世代的淒涼與絕望。腫瘤專家一心一意只顧著根除性和攻擊性的療法，他們忙著設計更新又更新的降落傘，但卻缺乏有系統的地圖來引導病人和醫師。癌症之戰已經「失敗」，也已經「迷失」。

◆

夏天是承繼發展的季節，但老實說，沒有人期待約翰・貝拉繼續探究的結果。自他一九八六年五月發表第一篇文章〈對抗癌症的進展？〉（Progress Against Cancer?），教癌症研究所大傷腦筋之後，他就一直待在芝加哥大學靜靜地繼續鑽研。自那篇文章發表後，已經過了十一年，但美國的癌症研究總會提醒他該隨時提出他的更新報告。因此在一九九七年五月，就在貝拉頭一篇文章正好發表十一年之後，他又回到《新英格蘭醫學期刊》，提出關於癌症進展的另一篇評鑑。

這篇和流行病學者奚瑟・戈尼克（Heather Gornik）共同撰寫的文章裡，最醍醐灌頂的一句，很顯然是其標題：〈癌症並未被擊敗〉（Cancer Undefeated）。他開宗明義就說：「一九八六年，本報告作者之一報導了美國癌症病例在一九五〇至一九八二年間的趨勢，很明顯的是四十年來以治療為主的癌症研究，並未扭轉死亡率長久緩慢的增加。現在我們要再更新這項分析到一九九四年。我們的評量始自一九七〇年，一方面是要提供和上一篇文章略有重複的資料，另一方面也是因為一九七一年制訂的國家癌症法案對美國癌症研究的規模和力量，都有意義重大的提升。」

貝拉所採取的方法和上一次的分析並沒有太大變化。就像上回一樣，貝拉和戈尼克先以「年齡調整」美國人口，好讓一九七〇至一九九四年，每一年的人口都有同樣的年齡分布（此方法先前已經詳細說明）。每一年齡層的癌症死亡率也按比例調整，創造出靜態的人口，使得癌症死亡率可以一年一年直接相比。

由這個分析所顯示出來的模式教人驚心。在一九七〇至一九九四年間，癌症死亡率微幅增加，由每十萬人中一八九人死亡，增為二〇一人死亡，增幅百分之六。無可否認地，最後十年的死亡率在走高後一直持平，但就算如此，也不能稱為勝利。貝拉結論說，癌症依舊「並未挫敗」地掌控大局。如果畫成圖表，那麼美國在癌症上的進展是一條平坦的直線，對抗癌症的戰爭到目前為止，還陷於困境。

但癌症死亡率的平坦直線是否真的是毫無動靜？物理告訴我們要會區分平衡究竟是靜態或動態；兩個平等而相對的反應可能表面上完全靜止，直到把它們解開為止。說不定癌症死亡率的平坦直線代表的就是兩個方向推和拉力量互相抗衡的動態平衡也未可知？

貝拉和戈尼克再深入探究他們所收集的資料，發現果然有這樣的力量近乎精準互相抗衡。只要把一九七〇至一九九四年之間的癌症死亡率分為兩個年齡層，就可立即看出這互相抗衡的力量：在五十五歲以上的男女，癌症死亡率增加了，而在五十五歲以下的男女，癌症死亡率則以完全相同的比例減少（原因將在下面說明）。

而在癌症死亡率重新依癌症的種類評估時，類似的動態平衡也就很明顯。有些癌症的死亡率降低，有的則維持不變，有些則增加，正負得失幾乎相等。比如大腸癌的死亡率幾乎降低了百分之三十，子宮頸癌和子宮癌則減少了百分之二十。這些癌症都可以藉篩檢察知（大腸癌可用大腸鏡檢查，子宮頸癌則可作抹片），死亡率的降低至少有部分是因為早期篩檢的結果。

自一九七〇年代以來，大部分癌症的死亡率也下降，整個的趨勢是持續下降，霍奇金氏症和睪丸癌的死亡率亦然。雖然這兩種癌症的數量只占癌症總死亡率的一小部分，但治療已經徹底改變了這些疾病的外觀。

但抵銷這一些正面進步的負面力量中，最明顯的是肺癌。肺癌依舊是所有癌症中唯一最大的殺手，占所有癌症死亡的近四分之一。在一九七〇至一九九四年間，肺癌的總死亡率增加了，但死亡年齡的分布情況則有了顯著的轉變。男性死亡率達到高峰之後，在一九八〇年代中期開始下滑，相較之下，肺癌的死亡率在女性身上卻大幅上升，尤其在較年長的女性，而且還在繼續上升。一九七〇至一九九四年，五十五歲以上女性的肺癌死亡率增加了百分之四百，比乳癌和大腸癌所增加數量的和還高。死亡率像這樣如指數般的暴增，不只抹消了肺癌存活率增加的數字，也幾乎抹消了所有其他癌症存活率增加的數字。

肺癌死亡率模式的改變也說明了一些癌症死亡率總體年齡變化的原因。肺癌死亡率在五十五歲以上者最高，在五十五歲以下者則較低，這是因為自一九五〇年代社會大眾吸菸行為改變的結果。較年輕者癌症死亡率的降低全被較年長者癌症死亡率的增加而抵銷。

平心而論，〈癌症並未被擊敗〉一文的題文並不相符，癌症的僵局其實並非狂亂死亡遊戲進行的產品。貝拉原本想要證明癌症之戰已經陷入最後的停滯狀態，但其實他記錄的卻是針對動態、行進中的目標所進行的一場動態、行進中的戰役。

所以就連貝拉——尤其是貝拉，這位對這場戰爭最嚴厲、最有創意的批評家，都不能否認這場戰爭凶猛殘酷的創造力。在電視訪問中，他不情願地承認了這點：

訪問者：你們覺得癌症死亡率為什麼減少了一點，或保持不變？

貝拉：我們認為它可能降低了百分之一，我們想要再等一段時間，確定這反轉的情況，但即使反轉尚未到來，也即將到來……

訪問者：貝拉博士？

貝拉：我想我們可以說，杯子是半滿的。

◆

沒有任何一種預防措施或治療方法是輕鬆的大勝，但不可否認的，這「半滿的杯子」是靈巧地重新布署各種抗癌力量的驚人結果。一九六〇和七〇年代誇張的承諾和一九八〇年代的奮鬥掙扎，已經為一九九〇年代打造了更腳踏實地的現實主義，但這種新現實也帶來了它自己的希望。

癌症研究所長理查．克勞斯納（Richard Klausner）嚴厲地批評貝拉和戈尼克評估報告的失敗主義，他指出：「癌症其實是各種疾病。把它視為只有一種療法的單一疾病已經不再符合邏輯，就像把神經精神疾病當成單一疾病，只回應一種治療法一樣謬誤。我們不太可能馬上就看到癌症治療的『魔彈』，同樣地也不太可能看到預防或早期偵測到可以消滅所有癌症的魔彈……我們是有進展。雖然我們同樣還有很長的路要走，但光是批評死亡率降低的步調太慢是因為政策不佳或搞錯優先順序，未免說得太輕鬆。」

癌症的某一個時代於焉來到結尾，這個領域已經離開它對單一療法和激進治療的憧憬迷戀的狂飆青春期，而掌握到癌症的根本問題。掌控某種特定癌症的基本原則是什麼？對所有癌症都一體適用的是什麼？而讓乳癌和肺癌或攝護腺癌不同的又是什麼？這些共同的走向，或者其相異之處，能不能建立出治療和預防癌症的新道路圖？

征服癌症的探索因此轉而向內，朝基本的生物、基本的機制發展。要回答這些問題，我們也必須向內追尋，我們終於要回到癌細胞本身。

談治療，或者解藥，都是緣木求魚，除非我們思索其原因……如果不先找出原因，那麼所謂的治療只是不完全、有瑕疵，而且毫無效果的行為。

——**羅伯特．伯頓**（Robert Burton），**《憂鬱症的解剖》**（*The Anatomy of Melancholy*），**一八九三年**

你不能靠作實驗來看造成癌症的成因。這不是可以理解的問題，也不是科學家有辦法做的事。

——**赫曼**（I. Hermann），**癌症研究員，一九七八年**

這些情況裡的「為什麼」究竟是什麼？

——**裴頓．勞斯，一九六六年，談癌症起源之奧祕**

第五部

「我們正常自我的扭曲版本」

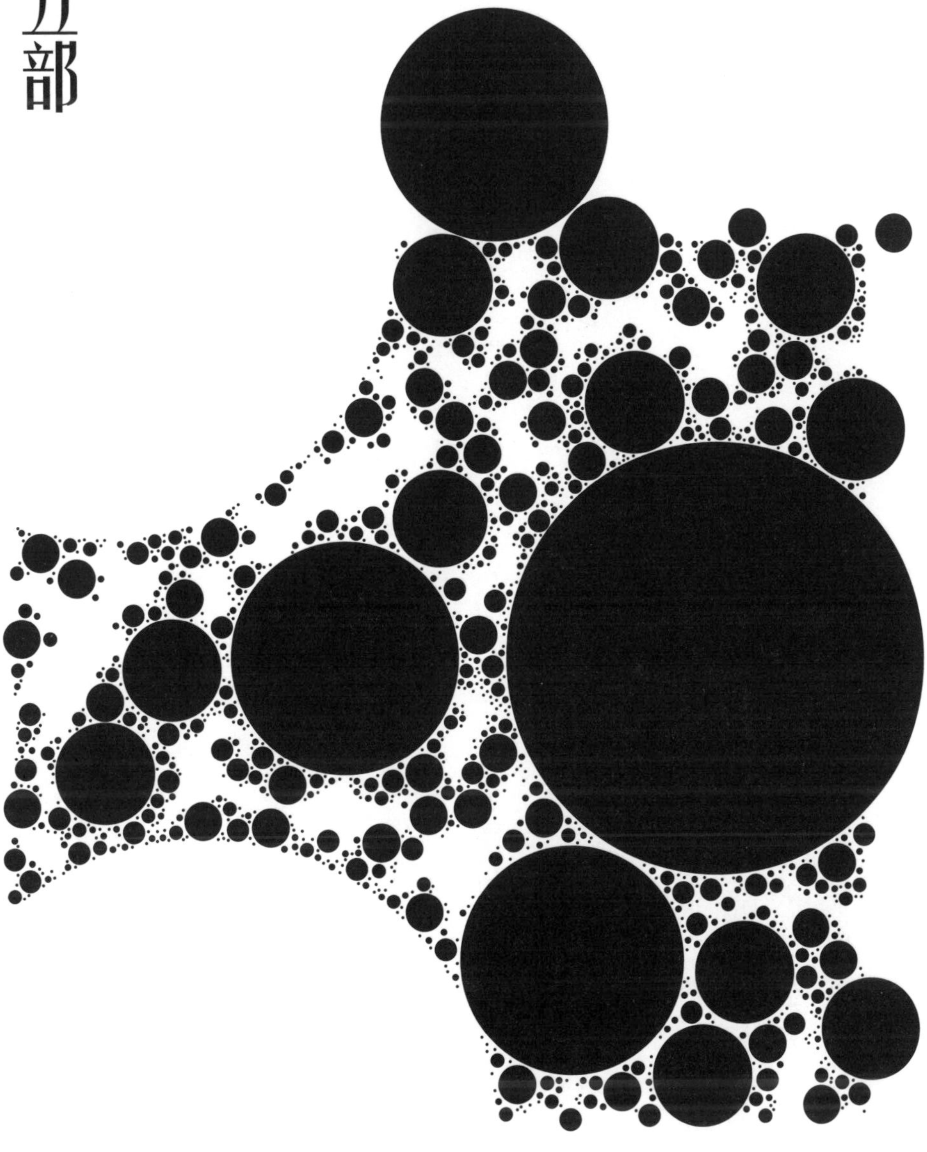

「單一的原因」

二〇〇五年的春天，是我們這群腫瘤研究成員們的關鍵時刻。我們即將分道揚鑣，其中三人繼續留在臨床，把重點放在臨床研究和日常照料病人，另外四人將在實驗室中探究癌症，保持最少的臨床時間，每週只看一些病人。

選擇兩條路中的哪一條，全憑直覺。有些人天生就覺得自己適合作臨床醫師，有些則覺得自己是科學家。我的性向則自我實習的第一天起一直未變，臨床醫學雖然教我感動，但我卻是實驗室中的老鼠，是深受癌症基礎生物吸引的夜行生物。我思索在實驗室要研究的癌症種類，察覺自己已受到白血病吸引。我雖選擇在實驗室作研究，但我的研究對象卻受一個病人支配——卡拉的病在我的生活中已經留下了記號。

即使如此，在我把所有時間都花在醫院的最後這一段時光，依然有教我悸動的時刻，提醒我臨床藥物如何使我驚喜，使我著迷。那是一天晚上在研究室裡，我們周遭的整個醫院已經寂靜下來，只聽到晚餐時分送餐具的金屬碰撞聲。室外空氣凝重，即將下雨。現在已經結為好友的我們七名研究醫師正在編寫病人名單，要移交給下一班的研究醫師。這時羅蘭大聲唸出她的名單，點出在我們兩年研究期間，她所照顧病人中辭世的名字。她靈光一現，停了一下，再在每個名字後面接一個句子，作為追憶的銘句。

這是即興的追思儀式，而她也在室內激起了迴響。我加入其中，唸出我去世的病人，並加上一、兩個句子悼念他們。

肯尼斯・艾莫（Kenneth Armor），六十二歲，罹患胃癌的內科醫師。他臨終前希望的只是和太太去渡假，有點時間和他的貓玩耍。

奧斯卡・費雪（Oscar Fisher），三十八歲，罹患小細胞肺癌。他出生就有智能障礙，是母親最心愛的孩子。他走時，母親把念珠穿繞在他指間。

當晚我對著我的病人名單獨坐，回憶這些名字和他們的臉孔，直到夜深。我們怎麼記得病人？這些人已經成了我的朋友，我的談話對象，我的老師——這是我的另一個家庭。我在書桌前，彷彿在參加喪禮，我的雙耳因情感澎湃而發熱，兩眼淚水盈眶。我環視周遭空蕩蕩的書桌，注意到這兩年來如何迅速地重新塑造了我們七人。艾瑞克，自以為是、雄心勃勃、聰穎過人，如今謙遜多了，也更內斂；艾德溫來的頭一個月原本開朗樂觀，如今常常公開嚷著要辭職，並表現得哀傷；有機化學家瑞克如今深受臨床藥物吸引，懷疑自己是否該回到實驗室；謹言慎行而成熟的羅蘭則以對腫瘤的玩笑，讓她精準的癌症評量更顯活潑。我們與癌症的遭遇磨去了我們的稜角；就像河裡的岩石一樣磨平我們，打亮我們。

◆

幾天後，我在化療治療室碰到卡拉，她正和護士閒談，彷彿碰到老友似的。由遠處幾乎認不出她來。她頭一次到醫院來時那如紙一般白的臉色，如今已經有了幾許紅暈，她手臂上因一再化療所現的瘀青已經消失。她的孩子恢復了日常作息，她的先生回到工作崗位，她的母親也回到佛羅里達的家。卡拉的生活已經差不多恢復正常。她告訴我她女兒偶爾會因夢魘而哭醒，我問她這是否是因為她一年來和病魔搏鬥而造成女兒的內心創傷，她非常肯定地搖頭說：「不，她只是害怕躲在黑暗中的怪物。」

自她確診以來，已經一年多一點，她依舊服用6－MP和甲胺喋呤——布契納的藥和法柏的藥，用來阻礙殘留癌細胞成長的藥物組合。她回想起自己病程中的低谷，不由得厭惡地顫抖。但她體內的某個東西已經恢復了正常，逐漸痊癒，她自己的怪物已經逐漸消失，就像她原來的瘀青一樣。

她的血液報告由實驗室送回來時，已經是完完全全地正常，她繼續在緩解。我既驚訝又欣喜，但在告訴她時還是保持謹慎的態度，盡量用中性的語調。就像對所有的病人一樣，卡拉對過度的熱情深抱懷疑：為小小的勝利就歡欣鼓舞得意忘形的醫師，可能正在為病人作心理準備，要告訴病人最後失敗的壞消息。但這回她沒有疑心的理由。我告訴她，她的血球數十分完美，今天不用再做測試。她知道，對於白血病來說，沒有消息就是最好的消息。

◆

那天夜裡，我寫完記錄，回到實驗室，那裡已經忙得像蜂窩一樣。博士後的研究生和研究所學生在顯微鏡和離心機邊打轉，偶爾聽到一些醫學辭彙，但實驗室所用的方言和醫學方言不同，就像在兩個相鄰的國家旅行一樣——兩者雖風格相似，但用的卻是不同的語言：「但在白血病細胞上使用PCR（聚合酶連鎖反應）應該可以發現這條帶狀。」「你是在什麼條件下跑這個膠體？」「洋菜膠，百分之四。」「在這個離心步驟中，RNA有沒有分解？」我由保溫箱裡取出一盤細胞，這個盤中共有三百八十四個小孔，每一個的大小都無法容納兩粒米。我已經在每一個孔裡放進了兩百個人類白血病細胞，然後由一堆未經測試的化學物中，加入一種。同樣的，我也準備了它的「雙生」盤——有兩個正常的人類造血幹細胞，在每一個孔內加入同樣的化學物。

每天會有幾次，自動顯微鏡相機會為兩個盤中的每一個孔照相，電腦程式會計算白血病細胞和正常幹細胞的數量。這項實驗是要找出會殺死白血病細胞，但卻會繞過正常幹細胞的化學物質——針對白血病特別設計的治療。

我用移液管由每個孔洞裡吸出幾微升含有白血病細胞的液體，放在顯微鏡下。這些細胞看起來腫脹而古怪，細胞核膨脹，有一層薄薄的細胞質，意味著這個細胞已經完全被用來分裂再分裂，達到病態的狂熱。這些白血病細胞由癌症研究所來到我的實驗室。它們在癌症研究所已經成長且被研究了三十年。這些細胞還在以教人厭惡的繁殖力繼續成長，證明了這疾病可怕的力量。

由技術上來看，這些細胞可以說是永恆不朽，而那些細胞來源的女性肉體，則已經死亡三十年了。

◆

早在一八五八年，維蕭就發現了這種繁殖的力量。他在顯微鏡下看著癌細胞的樣本，明白癌症就是細胞增生，是細胞的成長混亂、病態的結果。維蕭雖然看出、也描述了這種異常的重點，他卻無法瞭解其原因。他主張發炎——身體對傷害的反應，造成發紅、腫大，啟動免疫系統——是造成細胞繁殖增生的原因，導致惡性細胞增長。他差不多說對了：慢性發炎，醞釀數十年之後，的確會造成癌症，但他卻沒有掌握到原因的核心。發炎使細胞為了因應傷害而分裂，但這樣的細胞分裂是針對外在媒介如細菌或傷害的反應。而在癌症的情況下，細胞自主增殖；它是因體內的信號驅動而分裂。維蕭把癌症歸因於細胞周遭受到干擾的生理環境，卻未能瞭解癌細胞本身的真正干擾力量。

在維蕭位於柏林實驗室以南兩百哩處，在布拉格工作的生物學家瓦瑟．佛萊明（Walther Flemming）試圖要找出異常細胞分裂的原因，不過他是用蠑螈卵，而非人類的細胞作為研究對象。要瞭解細胞分裂，佛萊明必須想像細胞內部的解剖結構。因此他在一八七九年用苯胺把分裂的蠑螈細胞染了色，這種用途廣泛的染料正是當年保羅．艾利許所用的。這個染色劑強調了如線縷般的藍色物質，位於細胞核深處，在細胞分裂前濃縮發亮，呈天藍色。佛萊明稱這種藍色物質為染色體，他明白每個物種的細胞都有獨特數量的染色體（人類有四十六個，蠑螈是十四個），染色體在細胞分裂時，經複製再平分到兩個子細胞中，讓染色體的數量經代代分裂還能保持相同。但佛萊明仍無法找出細胞中這些神祕藍色「染色體」的其他功能。

要是佛萊明能把他的顯微鏡片由蠑螈卵移到維蕭的人類細胞，說不定就能促成一個重要的觀念大躍進，瞭解癌細胞異常的根本。後來是維蕭的前助理大衛．保羅．馮．韓斯曼（David Paul von Hansemann），遵循佛萊明和維蕭的腳步，在這兩者之間作了邏輯的大躍進。他用顯微鏡檢查了用苯胺染色的癌細胞，注意到佛萊明的染色體在癌細胞上特別異常。這些細胞的染色體已經分叉、磨損、支離破碎，有的斷裂又重接，有的則是三個或四個連在一起。

馮．韓斯曼的觀察帶來了深入的推論。大部分的科學家依舊在尋找癌細胞上的寄生物（有些病理學家對班尼特自然化膿的理論依舊念念不忘），但馮．韓斯曼主張，癌細胞真正的異常在於其內部這些物質——染色體結構的異常，因此是癌細胞本身的異常。

但這究竟是因是果？癌症是否改變了染色體的結構，還是染色體的改變加速了癌症的發展？馮．韓斯曼已經觀察到染色體改變和癌症的關聯，他需要的只是一個聯結這兩者因果關係的實驗。

這其間所欠缺的實驗聯結，出現在席奧朵．波威利（Theodor Boveri）的實驗室裡，他也是維蕭的前助理。就像佛萊明以蠑螈卵作實驗一樣，波威利也選擇研究簡單生物的簡單細胞，他收集了那不勒斯附近迎風海岸上的海膽卵來作研究。海膽的卵就像動物王國大部分的卵一樣，是一雌一雄單配的，一旦有一個精子進入了卵子，卵子就立刻升起障礙，以避免其他精子進入。受精之後，卵子分裂，生出二個、接著是四個細胞——每一次都複製染色體，在兩個子細胞之間平分。波威利為了要瞭解這種自然的染色體分離，因此設計出極不自然的實驗，他不讓海膽的卵只被一個精子受精，而用化學物質剝除了卵子的外膜，強迫以兩個精子讓卵子受精。

波威利發現，這種多重的受精加快了染色體的混亂。兩個精子為一個卵子受精，造成每個染色體都有三個——這個數目不可能平分。海膽的卵無法在子細胞上作出染色體的適當分裂，因此造成內部極度混亂。少數獲得所有三十六個海膽染色體的細胞就能正常發展，而所得染色體組合不對的細胞，就無法發育，或者放棄發育，因此出現混亂而死亡。波威利的結論是，染色體必然帶著細胞適當發展與成長的重要資訊。

這個結論讓波威利對癌細胞異常的主要原因作出就算不牽強，也可算大膽的揣測：癌細胞的染色體有嚴重的異常，因此波威利認為染色體的異常很可能就是癌症病態生長的原因。

波威利發現自己又繞回蓋倫的說法——回到所有癌症都有共同的異常之處這長久以來的觀念，波威利稱之為「癌症的單一原因」。癌症並不是「不同疾病的非自然集團」，波威利寫道，所有的癌症背後都有共同的特色，共同來自異常染色體的異常，因此是位於癌細胞的內在。波威利無法明確指出這更深內部異常的本質為何，但癌症「單一的原因」就在於這個混亂之中，不是黑膽汁的混亂，而是藍色染色體的失序。

一九一四年，波威利在一本題為《談惡性腫瘤源起》（*Concerning the Origin of Malignant Tumors*）的精美科學小冊上，發表了他認為癌症起源於染色體的理論，這是結合事實、想像和有所本的揣測，把海膽和惡性腫瘤結合的精彩之作，只不過波威利的理論卻碰上了一個意料之外的問題，一個無法解釋的矛盾事實。一九一〇年，就在波威利發表他的理論前四年，洛克菲勒研究所的勞斯已經證明了雞可能因病毒而產生癌症，這種病毒很快就被取名為「勞氏肉瘤病毒」（或稱RSV）。

核心的問題在於：勞氏肉瘤病毒和波威利的染色體這兩種病因完全不同。病毒是病原體，是外來的媒介，是細胞之外的入侵者，而染色體則屬於細胞內部，是細胞深處的內部結構。雙方是對立的，不可能是同一種疾病的「單一原因」。細胞內的結構（染色體）怎麼可能和細胞外部的感染媒介（病毒），都能造成癌症？

在兩種理論都欠缺具體證據的情況下，病毒造成癌症似乎比較確實可信。病毒最先是在一八九八年隔離出來，原本發現它是可以造成植物疾病的極微小感染微生物，後來越來越明白它是動物和人類種種疾病的原因。一九〇九年，在勞斯分離出致癌病毒前一年，美國免疫學家卡爾・蘭德斯坦納（Karl Landsteiner）認為小兒麻痺可能是病毒所致。到一九二〇年代初，實驗室隔離出且能培養造成牛痘和人類皰疹感染的病毒，更鞏固了病毒和人類與動物疾病關聯的說法。

不可否認的，找出病因，就想要得到治療法。如果病因來自外在的感染，那麼治療癌症應該是可以做到的。金納（Edwrad Jenner）已經證明接種牛痘可以預防天花，而勞斯發現造成癌症（雖然是在雞身上）的病毒，也馬上讓大家想到癌症疫苗。波威利認為癌症是由如線縷般的染色體發生神祕問題的理論既沒有多少實驗的證據，亦沒有什麼治療的指望。

二十世紀初，雖然對癌細胞致病機制的瞭解還懸在病毒和染色體之間，但生物學界對正常細胞的瞭解卻有了驚天動地的轉變。這場革命的種子是由住在奧地利布魯諾一所與世隔絕的修院，離群索居的近視修士葛利格・孟德爾（Gregor Mendel）所播下的，他以栽植豌豆為休閒嗜好。一八六〇年代初期，他獨自種豆時，注意到他的純種豆子有一些特性會代代相傳，比如豌豆花的色澤、豆子種子的質地和豆莖的高度。孟德爾於是用小鑷子把高矮種的豆子、或者藍花和綠花的豆子交配，卻發現驚人的結果。長莖和短莖豆子交配的結果並不會生成中等高度的豆子，而是生出長莖豆子。皺皮種子和平滑種子的豆子交配的結果，也只會產生皺皮種子的豆子。

孟德爾這個實驗的意義十分深遠：他認為遺傳性狀是以分別而不可分割的訊息包裹相傳，生物藉著這些訊息包裹，由一個細胞傳遞「指令」給後代細胞。

孟德爾只能由描述的方式來想像這些特色或性質——代代相傳的色彩、質地，或者高度，但他看不出、也不瞭解究竟是什麼把這樣的訊息由一代傳給下一代。他所用原始的光學顯微鏡沒辦法看到細胞內部，不能顯露遺傳的機制。孟德爾甚至也沒有為這些遺傳單位取名，一直到數十年之後，一九〇九年，植物學家才稱之為「基因」。不過這依舊只是個名字，並沒有進一步說明基因的結構或功能。孟德爾的研究所提出的這個問題，在生物學上足足懸了半世紀：基因這種遺傳分子究竟是以哪一種實體的形式在細胞之中傳遞？

◆

一九一〇年，紐約哥倫比亞大學的胚胎學者湯瑪斯．杭特．摩根（Thomas Hunt Morgan）找出了答案。他和孟德爾一樣，也熱愛培養生物，不過他養的是果蠅，在哥大校園偏遠角落的「果蠅室」，用腐爛的香蕉養了成千上萬隻。而和孟德爾一樣的是，摩根發現他的果蠅有一些遺傳特性也不能分割、代代相傳——眼睛的顏色和翅膀的圖案都是由父母傳給子女，而不會混合改變。

摩根還觀察到另一個現象：他注意到偶爾有罕見的特性，如白色的眼睛，和果蠅的性別有密切關聯：白眼睛只會出現在雄果蠅身上。但摩根知道，「雄性」，即性別的傳承，和染色體有關。因此基因必定由染色體——這種三十年前由佛萊明發現、如線縷的結構所攜帶。的確，許多佛萊明對染色體性質的初步觀察，在摩根看來有了意義。染色體在細胞分裂時複製，基因也同時複製，由一個細胞傳至下一個細胞，由一個生物傳至下一個生物。染色體異常造成海膽成長和發展的異常，異常的基因必然該為這種功能異常負責。一九一五年，摩根提出攸關緊要的一點，讓孟德爾遺傳理論推進了一步：基因存在染色體上。細胞分裂時染色體傳遞，使得基因由細胞移到子細胞上。

◆

基因的第三個觀察來自於紐約洛克斐勒大學的細菌學者歐茲華・艾弗瑞（Oswald Avery）。孟德爾已經發現基因可以代代相傳；摩根證明這是由於它們帶有染色體而達成。一九二六年，艾弗瑞則發現在某些種細菌中，基因可以在兩個生物體之間互相傳遞，即由一個細菌傳給它的鄰居。就連死亡、無生命的細菌，雖然已變成了一堆化學物質，都能把基因資訊傳給活的細菌。這意味著無生命的化學物質負責攜帶基因。艾弗瑞把加熱致死的細菌分離出其化學組成，然後測試每一種化學成分，以瞭解它傳遞基因的能力。艾弗瑞及其同僚在一九四四年報告說，基因是由一種稱為去氧核糖核酸（DNA）的化學物質所攜帶。科學家從前以為它是沒有實際功能的細胞填充物而忽視它，如生物學者馬克斯・戴爾布魯克（Max Delbruck）就曾不屑地稱之為「愚蠢的分子」，如今卻發現它是細胞之間遺傳資訊的主要傳遞者，是化學天地所有分子中最不愚蠢的一種。

到一九四〇年，生物學家創造「基因」一詞之後三十年，其分子特性終於成為研究焦點。在功能上，基因是遺傳的單位，將生物特性由一個細胞傳到另一個細胞，或者由上一代傳給下一代；在物理上，基因是以染色體的形式存在細胞裡；而在化學上，基因則是由去氧核糖核酸所構成。

但基因只帶有資訊，對於基因在功能、物理和化學方面的瞭解，還需要機制的理解：遺傳的資訊怎麼在細胞內顯現？基因究竟「做」了什麼——又是怎麼做的？

摩根的學生喬治．畢多（George Beadle）由摩根的果蠅轉而研究更原始的生物：黏菌，以解答這些問題。畢多與加州史丹福大學的艾德華．泰頓（Edward Tatum）合作，發現基因攜帶了建造蛋白質的指示——複雜、多面的大分子，是細胞的主力。

學者在一九四〇年代發現，蛋白質執行了大半的細胞功能，它們會構成酵素，這是加速生化反應的觸媒，攸關細胞生死。蛋白質是其他蛋白質或分子的受體，負責由一個細胞傳遞信號到另一個細胞。它們可以創造細胞的結構成分，比如讓細胞存在特定空間規格之下的分子鷹架，它們可以調節其他蛋白質，因此在負責協調細胞生命週期的細胞內，形成微型的線路。

畢多和泰頓發現基因的工作就是提供建造蛋白質的藍圖。蛋白質是基因的實現——由基因的指示而建的機器。但蛋白質並不是直接由基因所創造。一九五〇年代後期，巴黎的傑克．莫諾德（Jack Monod）和法杭索瓦．賈可布（François Jacob），加州理工學院的悉尼．布里納（Sydney Brenner）和馬修．梅瑟生（Matthew Meselson），以及劍橋的法蘭西斯．克里克（Francis Crick），發現由基因生成蛋白質需要有個中間的步驟，那就是稱作核糖核酸（RNA）的分子。

RNA是遺傳藍圖的工作副本，透過RNA，基因才轉譯為蛋白質。RNA這種基因的中間複本，就稱為基因的「訊息」。遺傳訊息是由細胞透過一連串分工而又合作的步驟，傳遞給它的後代。首先位於染色體上的基因在細胞分裂時複製，傳遞至子細胞，接下來，基因以DNA的形式轉為RNA複本，最後這個ＲＮＡ訊息轉譯為蛋白質。而這遺傳訊息的終極產品——蛋白質，就執行基因所編碼的功能。

讓我們借用孟德爾和摩根的例子，來說明細胞資訊轉移的過程。紅眼果蠅有發亮如紅寶石般的眼睛，這是因為牠們的基因擁有創造紅色素蛋白質的訊息。每一次細胞分裂，就會創造這個基因的複本，因此它會由果蠅移至其卵細胞，再移植其子代的細胞。在子蠅的眼睛細胞中，這個基因密碼被「破解」，也就是轉為中介的ＲＮＡ訊息，而這個ＲＮＡ訊息則再指示眼睛細胞生成紅色素，因此讓下一代成為紅眼果蠅。對這個訊息流的任何干擾，都可能會破壞紅眼特性的傳遞，造成眼睛沒有顏色的果蠅。遺傳資訊這種單方向的流動：ＤＮＡ→ＲＮＡ→蛋白質，由細菌到黏菌到果蠅到人類，在所有生物身上都一樣。一九五〇年代中期，生物學家把這個法則稱為分子生物學的中心法則（central dogma）。

◆

生物發現的白熱世紀——由孟德爾在一八六〇年發現基因，到莫諾德在一九五〇年代後期辨識出基因的ＲＮＡ複本——照亮了正常細胞的內在運作，但卻並未闡明癌細胞的運作或癌症的起因，除了兩個教人心癢難搔的例外。

第一個例外是來自人類研究。十九世紀醫師已經注意到有些癌症，比如乳癌和卵巢癌，常有家族病史。光是這樣並不能代表它就是遺傳的疾病：家族共有的不只是基因，也包括習慣、病毒、食物、接觸的化學物質和神經質的行為。這些因素都曾被當作癌症的原因，但有些家族史未免太過離奇，教人不得不懷疑有遺傳（因此與基因有關）的可能。一八七二年，在里約執業的巴西眼科醫師希拉瑞歐．德．古維亞（Hilário de Gouvêa）治療了一個一眼患有罕見癌症——視網膜母細胞瘤的男孩，以手術切除了這隻眼睛。這男孩後來長大，娶了一個沒有癌症家族史的女性，兩人生了幾個孩子，其中兩個女兒兩眼都罹患了父親的視網膜母細胞瘤，雙雙死亡。德．古維亞報告了這個病例，認為這是讓人困惑的謎。他不會用遺傳的語彙，但在後人看來，這病例很可能是「活」在基因裡的遺傳因素造成癌症。但這樣的病例畢竟相當稀少，很難用實驗來測試這種假說，因此德．古維亞的報告遭到了忽視。

科學家第二次繞著癌症成因打轉，是在這個巴西病例發生幾十年後，差一點就點中癌症的穴道。一九一〇年，果蠅遺傳學家摩根注意到他的果蠅之中偶爾會有突變的果蠅出現。生物學中，突變的定義是和正常不同的生物。摩根注意到大群翼翅正常的果蠅偶爾會生出翼翅粗糙或呈扇形的「怪物」。摩根發現，這些突變都是基因改變的結果，而突變也會代代相傳。

但究竟是什麼造成了突變？一九二八年，摩根的學生赫曼．喬瑟夫．穆勒（Hermann Joseph Muller）發現X光可以大幅加快果蠅突變的速率。摩根在哥大是以自然方式培育出突變果蠅（在細胞分裂複製DNA時，複製的錯誤偶爾會造成基因意外的改變，因而造成突變），而穆勒則發現他可以加快意外突變的速度。他用X光照射果蠅，能在幾個月內產生數百隻突變果蠅，比摩根等人花了近二十年大規模培育出來的還多。

X光和突變之間的關聯讓摩根和穆勒來到了對癌症關鍵瞭解的邊緣，世人已知輻射會致癌（居禮夫人的白血病，和鐳錶工人的舌癌就是例證）。由於X光也會造成果蠅基因的突變，因此癌症會不會就是突變致病？而由於突變來自於基因的改變，因此基因改變會不會就是癌症的「單一原因」？

要是穆勒和摩根這對師生把他們了不起的科學技巧合在一起，可能就能解答這個問題，並且發現突變和惡性腫瘤之間的關聯，然而兩人雖曾是親密的同事，後來卻將對方視為對自己不滿的競爭對手。因為年紀大、脾氣壞又頑固的摩根不肯承認穆勒突變說的功勞，認為只是缺乏獨創性的觀察。而穆勒則敏感多疑，認為摩根剽竊了他的想法，搶了他的功勞。一九三二年，已經把實驗室遷到德州的穆勒走進附近的樹林裡，吞了一堆安眠藥自殺，雖然救活了，但卻一直擺脫不了焦慮和憂鬱，影響了他後來的科學研究。

摩根則對藉果蠅來瞭解人類疾病的想法一直相當悲觀。一九三三年，摩根以其對於果蠅遺傳的研究獲得了諾貝爾生理醫學獎（穆勒則在一九四六年單獨獲得諾貝爾獎），但摩根卻看輕自己研究的醫學成就，他寫道：「我認為遺傳學對醫學最重要的貢獻是知性的。」他認為，在遙遠的未來，醫學和遺傳學或許可以融合為一，他揣測說：「可能到那時醫生要去拜訪他的遺傳學家朋友來作諮詢！」

但對一九四〇年代的癌症醫師而言，這樣的「諮詢」未免太過遙遠。追尋癌症內在、遺傳的原因，自波威利之後就已經停頓。癌細胞上可以看到病態的細胞有絲分裂，但遺傳學家和胚胎學者都不能解答關鍵的問題——什麼造成了有絲分裂從如此精確執行的過程，突然變成了一團混沌？

更深一層的失敗原因，其實是生物學的想像力。波威利的心靈由海膽一躍而至惡性腫瘤，摩根則由豌豆跳到果蠅，部分是因為生物學本身就是由一種生物躍至另一種生物的學問，尋找在所有生物世界深處運作的系統性細胞藍圖。但把同樣這張藍圖延伸到人類疾病，則是困難得多的任務。在哥大，摩根已經收集了許多果蠅怪物，但沒有一個和真正的人類疾病有絲毫相似之處。癌症醫師要去找「遺傳學者朋友」，以便瞭解癌症的病理生理學，未免可笑。

癌症學者要到一九七〇年代才再一次回到基因和突變的語言辭彙，但回到這個語言，及癌症真正「單一」原因的路程，要先穿過新生物學的領域，且需再耗費五十年，得再繞一大圈才回到此處。

在病毒的燈下

不明飛行物、喜馬拉雅山雪人、尼斯湖水怪和人類癌症病毒。

——《醫學世界新聞》（*Medical World News*），一九七四年，談媒體言之鑿鑿，卻沒有人真正見過的四種「奧祕」

生化學者亞瑟．科恩伯格（Arthur Kornberg）曾開玩笑說，現代生物學早期的發展就像某個寓言故事中，那個在街燈下瘋狂尋找鑰匙的人一樣，當有路人經過，問他鑰匙是不是掉在這個地方，他會說，其實是掉在家裡——但他到街燈下來找鑰匙，因為「這裡的燈光最明亮」。

在現代生物學黎明前的時光，由於很難在生物身上作實驗，而操作實驗的結果又很難預測，因此科學家的實驗選擇極其有限。實驗必須在最簡單的目標生物身上進行：果蠅、海膽、細菌、黏菌，因為那裡的「燈光」最明亮。

在癌症生物學中，勞斯的肉瘤病毒是唯一被燈光照亮的地方。無可否認地，這是個罕見的病毒在一種雞身上產生了罕見的癌症，*但卻是在活生生的生物身上創造真正癌症唯一的可靠方法。癌症學者知道X光、煤灰、香菸的煙霧和石棉是人類癌症更普遍得多的風險因素，他們已經聽說過巴西那個似乎有視

* 其他致癌的病毒，如SV40和人類乳突病毒（HPV），最後分別在一九六〇和一九八三年被發現。

網膜母細胞瘤基因的家族，但卻唯有勞氏肉瘤病毒具有在實驗環境下操縱癌症的能力，因此它成了舞台焦點，占據了所有的目光。

研究勞氏肉瘤病毒的吸引力，也進一步受到勞斯令人畏懼的個性影響。勞斯像鬥牛犬一樣，充滿說服力，而且不屈不撓，對他的病毒有一種近乎父性的情感，而且他不願接納任何其他的癌症成因理論。他承認，流行病學者的確已經證明外在的致癌物與癌症有關聯（杜爾和希爾一九五〇年所發表的研究，已經清楚證明吸菸與肺癌病例增加相關性），但這並沒有對癌症起因的機制有任何解釋。勞斯覺得，病毒是唯一的答案。

因此到一九五〇年代初期，癌症學者已經分為相持不下的三派：由勞斯領銜的病毒學者認為病毒會造成癌症，雖然人類研究還沒有發現任何這樣的病毒；流行病學者如杜爾和希爾則指出，外在的化學物質會造成癌症，不過他們無法為他們的理論或結果作任何機制方面的解釋；第三個陣營則是波威利的傳人，位於更遠的邊緣。他們握有看似有理卻未獲證實的薄弱證據，認為細胞內的基因可能會造成癌症，但既沒有流行病學家那樣有力的人體資料，也沒有雞病毒學者那般精確的實驗見解。偉大的科學來自於偉大的矛盾，而這裡就有嚴重的分歧，直搗癌症生物學的中心。人類的癌症是否由傳染性病媒造成？還是由外來的化學物？或者是內在的基因？這三組科學家怎麼可能在摸過同樣一隻大象之後，卻對牠基本的結構得出這樣完全不同的意見？

一九五一年，年輕的病毒學家霍華德．譚明（Howard Temin）來到位於加州巴沙迪納的加州理工學院研究果蠅的遺傳，當時他是博士後研究生。緊張不安而想像力豐富的他很快就對果蠅感到厭倦；於是他換了研究題目，到瑞那托．杜貝可（Renato Dulbecco）的實驗室研究勞氏肉瘤病毒。杜貝可是個精明而講究言行合度的義大利貴族，以略帶貴族氣息的淡泊態度來管理他的實驗室，非常適合譚明：如果說杜貝可想要保持距離，那麼譚明正好想要獨立自主。譚明在巴沙迪納找了房子，和其他幾名年輕科學家合住（包括未來在《科學人雜誌》上談癌症之戰的作者約翰．卡恩斯在內），花許多時間在沉重的公共大鍋烹煮他那非比尋常的餐點，口若懸河地談生物謎題，直至夜闌人靜。

在實驗室裡，譚明也在調製幾乎註定要失敗的異常實驗。一直到五〇年代後期，勞氏病毒都只有在活的雞隻身上造成腫瘤。譚明和哈瑞．魯賓（Harry Rubin）密切合作，想要研究這種病毒怎麼把正常細胞轉化為癌細胞。而要作這個研究，他們需要極度簡化的系統——沒有雞和腫瘤，而要類似培養皿上的細菌。因此譚明想像要在培養皿上創造癌症。一九五八年，譚明在杜貝可研究室的第七年，他成功了。他在培養皿上的一層正常細胞上加上勞氏肉瘤病毒，細胞受到感染之後，生長失控，迫使它們形成小小的扭曲堆積物，其中含有數以百計的細胞，譚明稱為foci（focus的複數，集中點之意）。譚明推論說，這些集中點代表癌精煉到最基本、原始的形式：細胞失控地成長，無法阻止，病態地有絲分裂。譚明藉著豐富的想像力，看著一小堆細胞，而把它們想像成殺死人類，擴散到他全身的疾病，但他相信細胞和它與病毒的互動，擁有驅動這惡性過程需要的所有生物元素，這幽靈是來自生物本身。

現在，譚明用他培養皿中的癌症來作幾乎不可能在整個動物身上所作的實驗。他在這方面的第一批實驗中，有一個是在一九五九年所作，得到了意想不到的結果。通常病毒會感染細胞，產生更多病毒，感染更多細胞，但它們並不會直接影響基因的結構，不會直接影響細胞的DNA。比如流行性感冒病毒會感染肺部細胞，產生更多的流行性感冒病毒，但它不會在我們的基因上留下永遠的印記；只要病毒消失，我們的DNA依舊保持常態。但羅氏肉瘤病毒卻有不同的反應，這個病毒感染了細胞之後，會實質地嵌入細胞的DNA上，因此改變了細胞的基因構造——其基因組有了變化。譚明寫道：「這種病毒，

在某些結構和功能方面，成了細胞基因組的一部分。」＊

「病毒基因的DNA複本在結構上嵌入一個細胞的基因」的這種說法，引起了譚明和杜貝可的好奇心，但它又引起另一個更有趣的觀念問題。在病毒中，基因有時會以中間的RNA形式攜帶。有些病毒已經揚棄了原先基因的DNA複本，以RNA的形式保存它們的基因組，而當病毒感染了細胞之後，這種RNA就直接轉譯為病毒蛋白質。

譚明由其他學者的研究成果得知，勞氏肉瘤病毒就是這種RNA病毒，但若病毒基因一開始就是RNA，那麼又怎能使它的基因複本轉為DNA？分子生物的中心法則是不容許這種轉換的。這個法則認定，生物資訊只能有單行道，那就是由DNA到RNA到蛋白質。譚明不由得疑惑，RNA怎能像要特技一般，自行製作自己的DNA複本，在生物資訊的單行道上逆向行駛？

雖然沒有充足的理由，但譚明堅信，如果數據不符合法則，那麼法則——而非數據，就該修改。他認為勞氏肉瘤病毒有某個特性，是其他任何生物都沒有的性質：可以把RNA轉回為DNA。在正常細胞中，DNA轉為RNA，就稱為轉錄，因此病毒（或受感染的細胞）就得擁有相反的能力：反轉錄。「譚明對此略有所知，但他的證據雖然看來有理，卻未經證實、非常薄弱，因此難以讓人信服。」病毒學家麥可．畢夏普（Michael Bishop）二十五年後回憶說，「他的假說只是惹來訕笑，教他難過，別無其他好處。」

◆

起先，譚明連自己都無法說服。他作了大膽的假設，但他需要證據。一九六〇年，譚明下定決心，非要找出證據不可，因此把實驗搬到威斯康辛麥迪遜的麥克阿德癌症研究實驗室（McArdle Laboratory）。

麥迪遜和加州理工學院不同，是個冰天雪地的偏遠地方，在身心兩方面都與世隔絕，但這卻很合譚明的胃口。在不知不覺間就站在分子革命邊緣的他需要安靜。他每天沿著湖濱小徑步行，常常置身厚厚的積雪之中，心裡構思著該做什麼樣的實驗，找出這種反向資訊的證據。

RNA變為DNA，光是這樣的想法就讓他禁不住顫抖——可以逆轉歷史的分子，倒轉生物資訊永不停歇的流動。要證明這樣的過程存在，譚明就必須要在試管中分離可以反轉錄的病毒酵素，證明它可以由RNA製造DNA複本。一九六〇年代初期，他聘請了一名日本博士後研究生水谷悟（Satoshi Mizutani），水谷悟的工作就是要由病毒感染的細胞中，提煉出反轉錄酶。

水谷悟是一場大災難。一名同事日後說，他根本就不是細胞生物學家的料子，總是汙染細胞、感染了培養基，讓培養皿長出一球球的黴菌。譚明灰心之餘，讓他去做和細胞完全沒關聯的計畫。如果水谷悟沒辦法操控細胞，至少可以試試由病毒感染的細胞所製的化學萃取物中提煉酵素。這個工作很符合水谷悟的天性：他是天賦異稟的化學家。一夕之間，他就在能由RNA轉為DNA的勞氏病毒萃取物中，找到了忽隱忽現的微弱酵素活動。當他把RNA加入這個細胞萃取物時，可以「看到」它創造了DNA複本——反轉錄。譚明有了證據。勞氏肉瘤病毒不是一般的病毒，而是可以逆寫基因資訊：它是「反轉錄病毒」。**

---

* 譚明的這段文字是揣測的，但它卻顯示了他在生物方面準確的直覺。RSV基因嵌入細胞基因組的正式證據，要到幾年後才出現。

** 「反轉錄病毒」這個術語是後來由病毒學家所創。

在麻省理工學院，另一名年輕的病毒學者大衛．巴爾提摩（David Baltimore）也同樣獲得RNA→DNA的反轉啟發。聰穎過人而專心一致的巴爾提摩在一九四〇年代就在緬因州的一個科學夏令營中認識了譚明，當時譚明是助教，而巴爾提摩是學員，兩人成為朋友。隨後兩人雖然近十年未曾聯絡，但在知性的道路上卻不斷地交會。譚明在麥迪遜研究勞氏肉瘤病毒的反轉錄時，巴爾提摩則在收集證據，他的反轉錄病毒也擁有可以化RNA為DNA的酵素，他同樣也只差幾步就能把它分離出來。

就在譚明由實驗室中找到這種RNA→DNA反轉錄酵素初步證據之後數週，一九七〇年五月二十七日，他搭機飛往休士頓，要在第十屆國際癌症大會中報告他的成果。第二天一早，他走進休士頓市民中心空蕩蕩的大演講廳。譚明的報告名為「RNA病毒複製的DNA角色」，刻意表現得平淡乏味。這個報告只有短短十五分鐘，室內多半都是腫瘤病毒專家，許多人都已經開始打瞌睡。

但當譚明開始報告他的發現時，聽眾領悟到其重要性。如一名學者所言，表面上「是非常枯燥的生化學……譚明用他一貫單調的高亢鼻音報告，絲毫未流露任何激動之情」。但這個報告的重要性卻跳脫了枯燥的生化單調內容。譚明談的不只是病毒，而是一步步地廢除了生物學的一條基本法則。聽眾開始鼓噪不安，等譚明講到一半，大家已經鴉雀無聲。聽眾中的科學家激動地記筆記，潦草的筆跡畫滿了一頁又一頁。譚明回想自己走出會議廳之後，「你可以看到大家都去打電話……打給他們實驗室裡的人」。譚明宣布他已經在病毒感染的細胞中，找出長久以來一直在追尋的酵素活動，讓這個理論已無疑義。RNA可以產生DNA，造成癌症的病毒基因組可以成為細胞基因實實在在的一部分。

次日，譚明回到麥迪遜，發現他的實驗室已經被電話留言淹沒，其中最緊急的莫過於巴爾提摩的訊息，他在會中聽到一點譚明的消息。譚明因此回電。

「你知道病毒分子顆粒裡面有（酵素）。」巴爾提摩說。

「我知道。」譚明說。

對自己的研究內容非常非常低調的巴爾提摩大吃一驚。

「你怎麼知道？」

「我們找到了。」

巴爾提摩也找到了，他也由病毒分子中找到了RNA→DNA的酵素活動。因此兩個實驗室雖然分頭進行，卻殊途同歸，得到同樣的結果。譚明和巴爾提摩都趕快發表他們的觀察，兩個報告在一九七〇年夏發表在同一期《自然》（*Nature*）上。

譚明和巴爾提摩各自在報告中提出了關於反轉錄病毒生命週期的激進新主張。他們認為反轉錄病毒的基因是存在細胞之外的RNA上，當這些RNA病毒感染了細胞，它們就會製作自己基因的DNA複本，嵌入細胞的基因中。這個DNA複本稱為「前病毒」，再製造RNA複本，而這個病毒就會像鳳凰浴火再生一般，重新生成新病毒。病毒因此不斷地改變狀態，在細胞的基因組內起伏——RNA到DNA到RNA；RNA到DNA到RNA——永無止境。

◆

譚明的研究馬上被腫瘤學家奉為癌症的可能機制，卻被臨床腫瘤科醫師所漠視，這必然是當時社會精神分裂的徵兆。譚明在休士頓的報告只占大規模癌症大會的一小部分。法柏和佛萊都由波士頓前來參加大會，但這場大會卻象徵了癌症治療和癌症科學兩者之間難以跨越的鴻溝。一個會議室內談的是化療和手術，另一個會議室內談的則是病毒造成癌變。彷彿癌症世界中央有座分隔島把它攔腰切成兩半，一邊是原因，另一邊則是治療，幾乎沒有科學家或臨床腫瘤醫師會跨越這兩個分隔的世界。佛萊和法柏回到波士頓，他們對於治療癌症的想法並無重大的變化。

但是對於參與會議的一些科學家而言，譚明的成果如果延伸到極端，就是癌症機制的有力解釋，因此也將有明確的治療之道。以熱忱和活力知名的哥倫比亞大學病毒學家索爾．史畢格曼（Sol Spiegelman）聽了譚明的報告之後，立即以它建立了重要的理論，而這個理論十分合乎邏輯，讓史畢格曼簡直已經把它當作事實。譚明已經提出RNA病毒可以進入細胞，製作自己基因的DNA複本，嵌入細胞的基因組，而史畢格曼則相信這樣的過程透過迄今不明的機制，可以啟動病毒基因，而啟動的病毒基因必定會引發受感染的細胞繁殖——造成病態的有絲分裂，也就是癌症。

這個解釋的確誘人，讓勞斯的癌症起源病毒理論和波威利的內部基因理論合而為一。譚明已經說明，這個病毒可以變成嵌在細胞基因上的內生元素，因此內在的異常和外來的感染都是癌症的原因。麻省理工學院的癌症生物學家羅伯特．溫柏格（Robert Weinberg）說：「史畢格曼只花了幾分鐘時間就皈依（癌症病毒的）新宗教；（在譚明會議報告的）第二天，史畢格曼回到紐約的哥大實驗室，就準備重作這個實驗。」

史畢格曼加快腳步，要證明反轉錄病毒會造成人類癌症。溫柏格曾提及，「這成了他一心一意要達成的目標。」這樣的專注很快就有了成果。史畢格曼必須證明人類癌症藏有反轉錄病毒，才能證明他的說法為真。他非常迅速而辛勤地工作，果然在人類白血病、乳癌、淋巴癌、肉瘤、腦部腫瘤、黑色素瘤等，他所檢視的幾乎每一種人類癌症中，都發現反轉錄病毒的蹤跡。一九五〇年代為尋找人類癌症病毒，原本已經奄奄一息的「特別病毒癌症計畫」（SVCP），立即起死回生：該計畫一直渴望能發現的癌症病毒，終於有數以千計之多現身。SVCP提供的經費源源不絕，挹注史畢格曼的實驗室，這是感應性精神疾病的典型例子——無限的經費點燃了無窮的熱忱，反之亦然。史畢格曼越是在癌細胞中尋覓反轉錄病毒，也就找到越多的病毒，因此又有更多的經費。

然而最後，史畢格曼的努力卻有結構上的瑕疵。在他瘋狂追尋人類癌症反轉錄病毒的過程中，把偵測病毒的測驗作得太積極，結果在並沒有病毒之處也看到病毒的蛛絲馬跡。全美國其他的實驗室在一九七〇年代中期想要重作這些實驗時，卻看不到史畢格曼的病毒。最後，只有一種人類癌症是由人類的反轉錄病毒所造成——在加勒比海某些區域發現一種罕見的地方性白血病。「眾望所歸的人類病毒悄悄地溜進了黑夜。」溫柏格寫道：「SVCP所花的數百萬、數千萬美元……並不能讓它出現。火箭從來都沒有離開發射台。」

史畢格曼對人類反轉錄病毒的揣想是半對半錯，他要找的病毒是對的，但他找錯了細胞。反轉錄病毒到頭來是另一種疾病（而非癌症）的病因。史畢格曼於一九八三年死於胰臟癌，那時他已經聽說紐約和舊金山的男同志和輸血者爆發了一種怪病。在史畢格曼於紐約去世後一年，怪病的原因終於找了出來，那是一種稱為HIV的人類反轉錄病毒。

「追獵sarc」

因為那蛇鯊（Snark）就是怖倸（Boojum），你看。

——路易斯・卡羅（Lewis Carroll），英國作家、數學家

史畢格曼在追獵造成癌症的人類反轉錄病毒路上迷失了，他的困境有其癥候：在一九七〇年代初期，癌症生物學、癌症研究所和「特別病毒癌症計畫」全都如此熱切地指望人類癌症反轉錄病毒的存在，因此當這病毒未能如願出現，就彷彿這一切的身分或想像力慘遭截肢一般。如果人類癌症反轉錄病毒並不存在，那麼人類癌症必然是由其他神祕的機制所造成。因此猛力擺向癌症病毒感染的鐘擺，再度猛力地擺回另一頭。

到一九七〇年代中期，譚明也同樣不再認為反轉錄病毒是人類癌症的原因。發現反轉錄現象固然推翻了細胞生物學的中心法則，但並沒有讓我們對人類癌變的瞭解更進一步。病毒基因可以把自己嵌在細胞基因上，譚明雖然知道這一點，但卻不能解釋病毒怎麼造成癌症。

面對理論與資料再一次出現歧異，譚明又提出另一個大膽的推測，而且再一次地，只有最薄弱的證據基礎。譚明主張，史畢格曼和追獵反轉錄病毒的人，把類比和事實混為一談，混淆了傳達訊息的使者和訊息。勞氏肉瘤病毒可以藉病毒基因嵌入細胞而致癌，這證明了基因的改變可能會造成癌症，但譚明指出，這種基因的改變未必源自病毒。病毒只是把訊息送入細胞，而要瞭解癌症的成因，該找出的罪

魁禍首是訊息，而非使者。追獵癌症病毒的人必須回到他們燈光下的病毒，但這回他們要提出的是新問題：造成細胞病態有絲分裂的病毒基因究竟是什麼？以及這個基因和細胞內部的突變有什麼樣的關聯？

在一九七〇年代，幾個實驗室開始研究這個基因。幸而勞氏肉瘤病毒的基因組只有四個基因，在當時已經成為癌症病毒研究溫床的加州，病毒學者史提夫・馬丁（Steve Martin）、彼德・沃特（Peter Vogt）和彼德・杜斯柏格（Peter Duesberg）製造出勞氏病毒的突變體，可以正常複製，但卻不能顯示造成腫瘤的基因已經被破壞中斷。這些人分析了突變病毒中已經改變的基因，最後終於找出勞氏病毒之所以能致癌，全靠病毒中的一個單一基因所致，這個基因就稱為 *src*（發音如 sarc〔沙克〕，sarcoma〔肉瘤〕的簡稱）。

因此，*src* 就是譚明謎題的答案，這個由勞氏病毒所傳遞、造成癌症的「信息」。沃特和杜斯柏格由病毒中去除了或使之失活（inactive），發現缺乏 *src* 的病毒既不能造成細胞增殖，也不會造成轉錄。因此他們揣測，*src* 是勞氏病毒在演化時所得到且引入正常細胞的某種畸形基因，它被取名為致癌基因（oncogene），* 一種可以造成癌症的基因。

科羅拉多大學雷・艾瑞克森（Ray Erikson）的實驗室也有偶然的發現，更進一步闡明了 *src* 的功能。艾瑞克森在一九六〇年代初在譚明發現反轉錄病毒時，是威斯康辛大學麥迪遜校區的學生。他在加州也繼續追蹤 *src* 基因的發現，並且一直對 *src* 的功能著迷不已。一九七七年，他和馬克・柯勒特（Mark Collett）以及瓊・布瑞格（Joan Brugge）合作，轉譯 *src* 的功能。艾瑞克森發現 *src* 是個不尋常的基因，它所編碼生成的蛋白質最主要的功能，是把一個小化合物（磷酸根）接在另一個蛋白質上，以修飾這個蛋白質；基

* oncogene 一詞是稍早在一九六九年，由兩名癌症研究所的科學家羅伯特・希柏納（Robert Huebner）和喬治・托得羅（George Todaro）所提出，雖然當時還沒有足夠的證據。

本上就是玩分子的打標籤遊戲。*的確，科學家已經在正常細胞內發現了許多類似把磷酸根依附在其他蛋白質上的酵素蛋白，這種酵素就叫作「激酶」（kinases），而且很快就發現它們就像細胞內的分子開關一樣。磷酸根依附到蛋白質上，就像「開啟」開關——啟動蛋白質功能，而激酶往往會「開啟」另一個激酶，後者又再「開啟」另一個激酶，以此類推。這個訊號在連鎖反應的每一個步驟中都放大增強，直到許多分子開關都被撥到「開啟」的位置。這許多被啟動的開關匯聚在一起會產生強烈的內部訊號，讓細胞改變它的「狀態」——比如由非分裂轉為分裂狀態。

src 是激酶的原型，卻是個位於高檔的激酶。由病毒 *src* 基因生成的蛋白質極其有力且活躍，因此把周遭的一切全都磷酸化，包括細胞內許多攸關緊要的蛋白質在內。*src* 的運作方式，是不分青紅皂白地進行磷酸化——把數十個分子開關全都「開啟」。在 *src* 的例子中，啟動的蛋白質序列最後侵犯了控制細胞分裂的蛋白質，*src* 就以這樣的方式強迫細胞改變狀態，由非分裂轉為分裂，最後引發加速的有絲分裂，這就是癌的特徵。

一九七〇年代後期，在生化學家和腫瘤病毒學者共同的努力下，終於對 *src* 改變細胞的能力有了較為簡單的看法。勞氏肉瘤病毒造成雞的癌症，是因為它把 *src* 基因引入細胞，編譯出過度活躍、活力充沛的激酶，而這種激酶又「開啟」一連串細胞訊號，不斷地分裂。這一切都代表著精心設計巧奪天工的作業，但這研究中並未涉及人類癌症的反轉錄病毒，似乎和人類癌症沒有立即的關係。

◆

然而不屈不撓的譚明依然覺得，*src* 病毒有可能解決人類癌症的奧祕。他心裡還有一個謎題待解：*src* 基因的演化起源。病毒怎麼能「獲得」如此強大有力而造成混亂的性質？*src* 是否是個發狂的病毒激酶？

還是病毒由其他基因的片段製成的激酶，好比胡亂拼湊出來的炸彈一般？譚明知道，演化可能由舊的基因中造出新的基因，但勞氏肉瘤病毒是在哪裡找到必要的基因成分，使雞的細胞癌化？

在加大舊金山分校位於市區山坡上的建築中，病毒學者畢夏普對 *src* 病毒的演化起源產生濃厚的興趣。畢夏普生於賓州鄉下，其父是路德教派的牧師。畢夏普先在蓋茨堡學院修習歷史，但後來卻改行去唸哈佛醫學院，在麻州綜合醫院實習之後，他受訓成為病毒學者，並於一九六〇年轉往舊金山加大成立實驗室，研究病毒。

舊金山加大當時還是沒沒無聞而落後的醫學院，畢夏普和人共用的研究室位於建築一隅，房間非常狹窄，同事得站起來才能讓他走到自己的辦公桌。一九六九年夏天，又瘦又高、自信滿滿的國家衛生院研究員哈洛德．法姆斯（Harold Varmus）來加州參加徒步旅遊，順便拜訪畢夏普，問他是否能加入畢夏普的實驗室研究反轉錄病毒，當時研究室簡直連站的地方都沒有。

法姆斯是來加州探險的，他原本唸的是文學，但卻受醫學吸引，在紐約的哥倫比亞大學拿到醫學博士，並在國家衛生院研究病毒學。他和畢夏普一樣，也在學術界之間擺盪，由中世紀文學到醫學到病毒學。路易斯．卡羅的《獵鯊記》（*Hunting of the Snark*）講述了一堆烏合之眾組成的獵人出發追獵隱形而詭異的生物蛇鯊，那場追獵完全是走上歧途，而當法姆斯和畢夏普在一九七〇年代初想要瞭解 *src* 基因的起源時，其他學者認定根本沒有希望，因此把這個計畫取了綽號叫作「追獵 sarc」。

* 加州大學舊金山分校畢夏普實驗室的亞特．李文森（Art Levinson）也發現了這種磷酸化的活動，稍後會再作說明。

法姆斯和畢夏普用簡單的技術展開他們的追獵，他們用的是一部分由史畢格曼在一九六〇年代發明的方法，他們的目標是找出有點類似病毒基因 *src* 的細胞基因，藉此找出 *src* 的演化前身。DNA分子通常是如陰和陽般，以成對互補的雙股，藉著堅強的分子力量「卡」在一起，如果把它們分開，那麼每一股就可以依附到與它結構互補的另一股上。如果把DNA的一個分子加上放射線標籤，當它尋覓到另一個互補分子並與之結合在一起時，就會把第二個分子也帶有放射線，藉著測量放射線的量就可得知兩者結合的能力。

一九七〇年代中期，畢夏普和法姆斯就以這種「結合」反應，用病毒 *src* 基因來尋找它的同源基因。*src* 是個病毒基因，他們原本只希望在正常細胞中找到 *src* 的片段或殘留——致癌 *src* 基因的祖先和遠親；但這追獵行動卻突然轉了個神祕的彎，法姆斯和畢夏普在正常細胞中並未找到 *src* 的基因遠親，卻發現幾乎一模一樣的病毒 *src*，穩居在正常細胞的基因組中。

法姆斯和畢夏普與黛博拉．史派克特（Deborah Spector）及多明尼克．史特赫林（Dominique Stehelin）合作，探索更多的細胞，而再一次地，*src* 基因也出現在其中：在鴨子細胞、鵪鶉細胞和鵝的細胞裡。關係密切的同源基因散布在鳥類王國之中。每一次法姆斯的團隊上下搜尋一個演化的分支，就會發現某種 *src* 的變體。很快地，舊金山加大的研究人員就在多種物種中尋覓 *src* 的同源基因，結果在雉雞、火雞、老鼠、兔子和魚的細胞中都有 *src*。沙加緬度動物園新生鴯鶓的細胞有 *src*，綿羊和牛亦然。最重要的是，人類的細胞也一樣。法姆斯在一九七六年的一封信中寫道：「*src* 無所不在。」

但正常細胞中的 *src* 基因和病毒 *src* 基因不同。紐約洛克菲勒大學日本病毒學者花房秀三郎（Hidesaburo

Hanafusa）拿病毒 *src* 基因和正常細胞的 *src* 基因相比較，發現兩種 *src* 形式的基因碼有相當重要的不同。病毒 *src* 基因帶有嚴重影響其功能的突變，其蛋白質一如艾瑞克森在科羅拉多發現的一樣，是一種混亂而過度活躍的激酶，不斷地把磷酸根附在蛋白質上，因此讓細胞分裂的訊號永遠停在「開啟」上。正常細胞的 *src* 基因蛋白質擁有同樣的激酶活動，但並沒有如此活躍；和病毒 *src* 基因比較起來，有極嚴謹的節制——在細胞分裂時先「開」再「關」。相較之下，病毒 *src* 蛋白質則是永遠開啟，如艾瑞克森所描述的，「就像自動機器一樣」，把細胞變成了分裂機器。病毒 *src* 基因，即致癌基因，就是位於高檔的正常細胞 *src* 基因。

這些結果開始導出一個堅強有力的理論，可以只用一句話就說明數十年來的歧異觀察：或許致癌基因的前驅 *src* 基因是細胞內生的；或許病毒 *src* 基因就是由細胞 *src* 基因演化生成。反轉錄病毒學者長久以來一直認為，這個病毒把開啟的 *src* 基因引入正常細胞，使其轉化為惡性細胞，但 *src* 基因卻並非源自病毒，而是源自細胞自身，即所有細胞中都存在的前驅基因。就比喻來說，癌細胞生物學數十年來的追獵始自雞，而終於卵——所有人類細胞都存在的祖源基因上。

因此，勞氏肉瘤病毒是不可思議的演化意外產物。譚明已經證明，反轉錄病毒不斷地在細胞基因組中穿梭，從RNA到DNA到RNA，在這個循環中，它們可以拾起細胞基因的片段，攜帶它們由一個細胞到另一個細胞。勞氏肉瘤病毒很可能由癌細胞拾起一個啟動的 *src* 基因，把它攜帶在病毒基因組中，因而創造更多的癌細胞。這個病毒其實只不過是個意外的信差，被癌細胞給寄生的寄生蟲，傳遞了源於癌細胞的基因。勞斯錯了，但錯得漂亮。病毒的確會造成癌症，只是它們典型的作法是藉著竄改源自細胞的基因而做到。

大家常說科學是反覆而累積的過程，是由一片片湊出的拼圖，每一片都能解開一點模糊的像素，對大得多的整體圖像有一些貢獻。但真正有力的科學新理論卻往往不像這樣反覆的過程，它不只是以單一像素化的步驟說明一個觀察或現象，而是讓整個視野豁然開朗，就好似拼圖自己拼湊成形那般。

法姆斯和畢夏普的實驗對癌症的遺傳學就有這樣畫龍點睛的效果，他們實驗最重要的意義在於，致癌基因，也就是法姆斯和畢夏普所稱的「原致癌基因」，是正常的細胞基因。化學物質或X光所引發的突變之所以會造成癌症，並不是因為把外來的基因「嵌入」細胞，而是藉著啟動內生的原致癌基因之故。

勞斯一九六六年寫道，「大自然有時似乎有諷刺的幽默。」而勞氏肉瘤病毒的最後一課也是最諷刺的一課。約有六十年，勞氏病毒一直引誘生物學者，最可悲的一位是史畢格曼，走上歧途，然而這樣的歧途到頭來又回到正確的目的地：由病毒 *src* 基因朝向細胞 *src* 基因，回到內生的原致癌基因在正常細胞基因組中無所不在的觀念。

在路易斯．卡羅的詩中，獵人最後終於逮到教人捉摸不定的蛇鯊，但牠卻自言自己並非外來的野獸，而是派去捕捉牠的獵人之一。癌症也是同樣的情況，癌細胞基因來自於人類基因組之內，希臘人使用 oncos 這個詞來形容腫瘤，其實可說是先知先覺。癌症早就「裝載」在我們的基因組裡，等著啟動，而我們註定要在基因中攜帶這致命的負擔——我們自己的基因「重擔」。

法姆斯和畢夏普因為發現反轉錄病毒致癌基因的細胞起源，而獲得一九八九年諾貝爾獎。在斯德哥爾摩的宴會上，法姆斯回想起自己當年還在修習文學的時代，朗讀了英雄史詩《貝武夫》（*Beowulf*）中的詩行，故事中扼要地敘述了屠龍的片段：「我們還沒有殺死我們的勁敵——癌細胞，也沒有由它的身體截斷其四肢，」法姆斯說，「在我們的冒險中，我們只是更清楚地見到自己的怪物，以新的方式描述它的鱗片和毒牙——這些方式透露了癌細胞就像格蘭德爾（Grendel）一樣，*是我們正常自我的扭曲版本。」

* 譯註：格蘭德爾為《貝武夫》故事中半人半龍的怪物。

樹中之風

那吹過混沌世界細細的風
像細緻精巧的鑿子，嵌入楔形的刃……

——D・H・勞倫斯（D. H. Lawrence）

一九七六年夏天的發展徹底地重組了癌症生物學的天地，把基因又回歸於其中心。法姆斯和畢夏普的原致癌基因理論提供最初步、信實有力且廣泛綜合的致癌理論，這理論說明了輻射、煙塵和香菸的煙霧雖然是各不相同，而且看來毫不相干的傷害，是如何造成突變，因而啟動細胞內前導致癌基因。這個理論說明了艾姆斯的致變物與致癌物相關的說法——造成DNA突變的化學物質會產生癌症，是因為它們改變了細胞的原致癌基因。這個理論澄清了為什麼吸菸與不吸菸者都會罹患同一種癌症，只是比例不同：不論吸菸與不吸菸的人，細胞內都有同樣的原致癌基因，但吸菸者因香菸中的致癌物增加這些基因的突變率，因此造成更高比例的癌症。

然而人類癌症基因究竟長得什麼模樣？腫瘤病毒學者已經先在病毒，也在細胞中發現了*src*基因，當然還有其他內生的原致癌基因散布在人類細胞基因組內。

遺傳學者有兩種特別的方法可以「看」到基因，第一個是結構性的方法：基因可以被當成實體結構來想像——DNA片段沿著染色體排列，一如摩根和佛萊明當初想像的一樣。第二種則是功能性的方法：基因可以如孟德爾那般想像擁有由上一代到下一代的遺傳特性。在一九七〇和八〇年間，癌症遺傳學就以這兩種方式來「看」致癌的基因。兩種想法都能加強對致癌機制的瞭解，使學界更進一步瞭解人類癌細胞核心的分子變異。

首先是結構分析。一九七三年，法姆斯和畢夏普剛開始他們對*src*基因的初步研究時，芝加哥的血液學家珍娜．羅利（Janet Rowley）卻看到了人類癌症基因的實體形式。羅利的專長是研究細胞中染色體的染色模式，以便找出癌細胞的染色體異常之處。她把染色體染色的技術發揮得淋漓盡致，這門技術其實既是科學，也是藝術。它同時也是一種過時的技巧，好比在數位印刷的時代畫蛋彩畫一樣。在癌症遺傳學已經急匆匆來到探索RNA、腫瘤病毒和致癌基因的世界之時，羅利卻專心把這門學科拖回到它的根源回到波威利和佛萊明染成藍色的染色體上。她選擇的研究對象是慢性骨髓性白血病（CML），也就是班奈特聲名狼藉的「血液化膿」。

羅利的研究是以兩位同樣也研究CML的費城病理學前輩的研究為基礎。一九五〇年代後期，彼德．諾威爾（Peter Nowell）和大衛．杭格佛（David Hungerford）發現這種白血病有異常的染色體模式：其癌細胞有一個縮短的染色體。人類細胞共有四十六條（二十三對）染色體，每一對分別來自雙親的一方。諾威爾發現在CML的細胞上，第二十二對染色體中有一個的頭被剪除了。諾威爾以發現這個染色體異常的地方為名，稱為「費城染色體」，但他和杭格佛都不瞭解這染色體被切除的頭部從何而來，或者跑到哪裡去了。

羅利延續這個實驗，開始在她的CML細胞內搜尋這無頭染色體的去向，她把精心染色的CML染色體照片放大數千倍——通常是把它們鋪在她的餐桌上，然後細看這些相片，尋覓這惡名昭彰費城染色體的失蹤頭部，結果發現了一個模式。第二十二對染色體失蹤的頭部原來依附在別處——在第九對染色體的頂部，而第九對染色體的一小段則依附在第二十二對染色體上。這種情況稱為轉位（translocation），也就是兩段染色體突然改變位置。

羅利研究每一個CML的病例，發現每一個病例的細胞都有同樣的染色體轉位，自馮．韓斯曼和波威利起，學界就已經知道癌細胞的染色體異常，而羅利的研究結果則提出了更深刻的一點。癌症並非毫無章法的染色體混亂，而是井然有序的染色體混亂：在特定的癌症形式中，有特定而相同的突變存在。

染色體轉位會把原本位於兩個不同染色體上的基因嵌合在一起，造成「嵌合體」的新基因——比如第九對染色體的「頭」就和第十三對染色體上基因的「尾」嵌合在一起。羅利推測CML的轉位創造出這樣的嵌合體，但她並不知道這個新嵌合體怪物的身分或功能，她只是找到了人類癌細胞中可能存在的獨特新基因變異（後來發現這就是一個致癌基因），純粹因為染色體結構的異常而顯露出自己的行蹤。

◆

在休士頓，加州理工學院訓練出來的遺傳學家艾佛列．柯努森（Alfred Knudson）也在一九七〇年代初期「看到」人類致癌基因，不過是以另一種不同的意義。

羅利是藉著研究癌細胞染色體的實體結構來想像致癌基因，而柯努森則是完全專注在基因的功能上。基因是遺傳的單位：它們來回穿梭，把性質由一代傳到另一代。柯努森想，如果基因會造成癌症，那麼他可能可以找到癌症遺傳的模式，就像孟德爾藉著研究豌豆花朵顏色或植株高矮，而掌握到基因的觀念一樣。

一九六九年，柯努森轉到德州的安德森癌症中心，佛萊萊赫已經在此設立了兒童癌症的臨床中心，發展頗有規模。柯努森需要一種「模型」癌症，一種遺傳的惡性腫瘤，其遺傳模式可以說明致癌基因如何運作。而最自然的選擇就是視網膜母細胞瘤這種奇特的眼癌，也就是德．古維亞在巴西發現的罕見眼癌，常常在同一家族遺傳數代。

視網膜母細胞瘤是特別悲哀的一種癌症，不只是因為它攻擊兒童，而是它攻擊的是童年最精華的器官：腫瘤長在眼睛上。受害的兒童有時候因周遭的世界模糊不清而被確診，但也有些時候是當病人的眼睛被相機閃光燈拍到，在燈光下發出像貓眼般奇怪的光芒，而顯現出隱藏在鏡片後的腫瘤。如果不予治療，腫瘤會由眼窩向後延伸至視神經，再爬入大腦。治療的主要方法是用高劑量的伽瑪射線燒灼腫瘤，或者手術摘除眼睛，留下空蕩蕩的眼窩。

視網膜母細胞瘤有兩種：一種是遺傳「家族」型，另一種則是偶發型。德．古維亞已經找出家族型，罹患這種家族或遺傳型疾病的兒童可能有很明顯的家族罹病史——父、母、堂表兄弟姊妹、手足和其他親人都罹患此症，而且他們往往雙眼都長出腫瘤，就如德．古維亞在里約所見的病例一般。但這種腫瘤也會出現在毫無家族病史的兒童身上。這種偶發型的兒童患者從沒有此病的家族病史，而總是只有一眼有腫瘤。

柯努森對這樣的遺傳模式感到興趣。他揣想自己是否可以用數學分析由偶發和遺傳這兩種不同的癌症發展找出一點不同。於是他作了最簡單的實驗：把偶發型的病童歸為一組，遺傳型的歸為另一組，然後篩檢他們的舊病例，列表顯示這兩組病童發病的時間，畫出兩條曲線。有趣的是，他發現這兩組病童按照兩種不同的「速度」發病：在遺傳型的視網膜母細胞瘤，癌症發病的速度較快，往往出生後二至六個月就可以診斷出來，而在偶發型的視網膜母細胞瘤病例，則常在出生後二至四年才發病。

但為什麼同一種疾病在不同的兒童身上會以不同的速度發展？柯努森用由物理學和或然率借來的數目和簡單的公式，計算癌症在這兩組兒童身上的發展，結果發現這些資料符合一個簡單的模型，遺傳型視網膜母細胞瘤的病童，只需要改變一個基因，就能發展出癌症，而偶發型視網膜母細胞瘤的病童則需要改變兩個基因。

這又帶來另一個教人迷惑的問題：為什麼啟動家族型的病例只需要改變一個基因，而偶發型的卻要改變兩個？柯努森發現了一個簡單而乾淨俐落的解釋。他說：「二這個數字是遺傳學者喜愛的數字。」每一個人類基因的染色體都有兩個複本，因此都有兩套基因。每一個正常細胞都需要兩個正常的視網膜母細胞瘤基因 *Rb*。柯努森推測，要發展偶發型視網膜母細胞瘤，兩個 *Rb* 基因都必須因變異而去活化，由於偶發型的病例需要在同一細胞發生兩次獨立的突變，因此才會在年紀稍長後發病。

相較之下，遺傳型視網膜母細胞瘤的病童天生就有瑕疵的 *Rb* 基因，他們的細胞中，有一份基因複本已經有缺陷，只要再一次基因突變，就會讓細胞感受到改變，而開始分裂。因此這些兒童原本就有癌症傾向，發病也較快，使柯努森在他的統計圖上看到「發展速度快」的腫瘤。柯努森稱此為癌症的雙擊（two-hit）假說，某些致癌基因需要兩次突變的「撞擊」，才會造成細胞分裂，因而產生癌症。

柯努森的雙擊論對視網膜母細胞瘤的模式的確是有力的說明，但乍看之下，卻似乎與癌症的初步分子瞭解有所衝突。請記得 *src* 基因只需要一個活化的複本就可啟動失控的細胞分裂，而柯努森的基因卻需要兩個。為什麼 *src* 基因只需要一次突變就會造成細胞分裂，而 *Rb* 基因卻需要兩次？

答案在於兩個細胞的功能不同。*src* 啟動細胞分裂的功能，如艾瑞克森和花房秀三郎所發現的，是 *src* 的突變會創造出無法停止其功能的細胞蛋白質——不知飽足、過度活躍的激酶，造成永久的細胞分裂；而柯努森的基因 *Rb* 則執行相反的功能：抑制細胞繁殖，而去活化。這樣的基因唯有去活化（藉著雙擊）才會使得細胞分裂一發不可收拾。換言之，*Rb* 是抑制癌症的基因，功能與 *src* 相反，柯努森稱為「抗癌基因」（anti-oncogene）。

「兩種基因顯然在兒童癌症的起源上非常重要，」他寫道，「其中一種致癌基因，是因異常或增多的活動而發生……另一種，抗癌（或腫瘤抑制）基因，則在致癌方面屬於隱性，只在兩個正常版本都突變或遭刪除時，才會造成癌症。有些人的生殖細胞上已經有這樣的突變，只需要再一次體細胞突變，因此非常容易致癌；有些兒童雖然生殖細胞上並沒有這樣的突變，但卻因為兩次體細胞突變，因而致癌。」

光是由統計上的推理就得到這樣的結果，的確是非常精明敏銳的假說。柯努森並不知道他這種想像的抗癌基因究竟是什麼，他從沒有面對癌細胞，「看到」這些基因；他從未作任何生物實驗來追蹤 *Rb*。就像孟德爾一樣，柯努森只是由統計數字上認識他的基因。他說他知道它們存在，「就像看到樹木搖動，就知道有風一樣。」

◆

到一九七〇年代後期，法姆斯、畢夏普和柯努森已經可以開始描述癌細胞的核心分子異常現象，把致癌基因和抗癌基因的協調動作融合在一起。柯努森認為，癌症基因有兩種，如 *src* 等「正面」基因，是正常細胞基因由突變而啟動的版本。在正常細胞中，這些基因會加速細胞分裂，但前提是唯有在細胞接受適當的成長訊號時，才會開始作業。在突變的版本，這些基因出現恆久性的過動，讓細胞分裂失控。按照畢夏普的類比，啟動的原致癌基因就像車上「被卡住的油門」一樣，油門卡住的細胞就衝向細胞分裂之路，無法停止有絲分裂，繼續地分裂再分裂。

而如 *Rb* 這樣的「負面」基因，則抑制細胞分裂。正常細胞上的這些抗癌基因或腫瘤抑制基因，會對細胞繁殖提供「煞車」，在細胞收到適當的訊號時，停止細胞分裂。但在癌細胞身上，這樣的煞車因突變而去活化。如果我們再用畢夏普的比喻，在沒有煞車的細胞上，找不到有絲分裂的「停車」訊號。於是再一次地，細胞分裂再分裂，不再理會任何停止的訊號。

兩種異常——原致癌基因的啟動和腫瘤抑制基因的去活化（「油門卡住」和「煞車失靈」），就代表了癌細胞的核心分子瑕疵。畢夏普、柯努森和法姆斯不知道造成人類的癌症究竟需要多少這樣的瑕疵，但他們推測，這些因素匯合起來，就會造成癌症。

冒險的預測

他們只看到自己的影子或者相互的影子，由火映照在洞穴的另一端牆壁上。

——柏拉圖（Plato）

科學哲學家卡爾．波普（Karl Popper）用「冒險的預測」一詞來描述科學家驗證未經測試的理論的過程。波普認為，好的理論會產生冒險的預測，它們預言某個出乎意料的事實或事件，具有不會發生或不正確的風險。如果證明這個事實為真，或者這事件的確會發生，那麼這理論就獲得可信度，也就更牢靠。牛頓正確地預言哈雷彗星於一七五八年會重返時，他的重力理論也就受到肯定。一九一九年，研究人員發現來自遙遠星球的光會因太陽的重力而「彎曲」，正如愛因斯坦相對論所預言的，因而證明了這個理論。

到一九七〇年代後期，法姆斯和畢夏普的癌變理論也產生了至少一個這種帶有風險的預測。法姆斯和畢夏普已經證明所有的細胞都有致癌基因的前身——原致癌基因，他們也發現在勞氏肉瘤病毒中啟動的 *src* 原致癌基因版本。他們認為這種內在基因的突變導致癌症，然而卻缺乏攸關緊要的證據。如果法姆斯和畢夏普是對的，那麼這種原致癌基因的突變必然存在癌細胞內，可是到目前為止，雖然其他科學家已經由反轉錄病毒中分離出各種致癌基因，卻還沒有人由癌細胞分離出啟動的、突變的致癌基因。

癌症生物學家溫柏格指出，「要分離出這樣的基因，就像走出一個滿是陰影的山洞一樣……科學家原本只能間接看到致癌基因，現在卻能原汁原味地看到這些基因活在癌細胞裡。」

溫柏格對走出這樣的陰影特別有興趣。生在偉大病毒學者活躍時代的他，也接受了成為病毒學者的訓練；一九六〇年代他曾在沙克研究所杜貝可的實驗室中工作，由猴子病毒中分離DNA，研究其基因。一九七〇年，譚明和巴爾提摩發現了反轉錄現象時，溫柏格依舊還在坐冷板凳，辛辛苦苦地由猴子病毒中分離基因。六年後，當法姆斯和畢夏普已經宣布發現細胞*src*基因，溫柏格依舊還在由病毒中純化DNA。溫柏格覺得自己好像永遠都在別人的陰影之下，周遭都是名人，但自己卻從不出名。反轉錄病毒革命已經挾著它所有的奧祕和報償甩脫他而去。

一九七二年，溫柏格轉往麻省理工學院，來到離巴爾的摩實驗室只隔幾個門的一間小實驗室，研究致癌病毒。「系主任當我是傻瓜，」他說，「好的傻瓜，勤勞的傻瓜，不過還是傻瓜。」他的實驗室位於學院死氣沉沉的一角，在一棟六〇年代蠻橫派（Brutalist）的建築裡，只有一座軋軋作響的電梯。查爾斯河正好遠到無法由窗戶看見，但卻又近到能在冬天傳來陣陣寒風，穿透這棟四方形建築。大樓的地下室連接了一堆隧道，裡面是為其他實驗室打鑰匙和修理機器、缺乏空氣的房間。

實驗室同樣也可以成為機器。在科學界，這往往是一種貶抑而非讚美之語：效率高、運作順暢、科技完好的實驗室就像機器人組成的樂團一樣，雖然可以編出音調完美的曲子，但卻不是音樂。到一九七〇年代中期，溫柏格已經在同事中塑造一種印象，認為他是謹慎小心、技術高超的科學家，只是欠缺方向。溫柏格覺得自己陷入停滯，他需要的是簡單而明白的問題。

他企求的問題終於在波士頓聲名狼藉的大風雪早上降臨。一九七八年二月的某一天，溫柏格走路上班時，陷入暴風雪中。公車已經停駛，溫柏格戴著橡皮帽，穿著高筒橡皮靴，決定由家中出發，走過颳著大風的朗法羅橋，前往實驗室，他緩緩地在溶雪中跋涉。漫天大雪擋住了所有的景物，吸收了所有的聲音，創造出寂靜而催眠的世界。正當溫柏格越過冰封的河上時，他想到了反轉錄病毒、癌症和人類癌症基因。

◆

溫柏格知道，這麼容易分離和辨識出 *src* 基因是致癌基因，是因為勞氏肉瘤病毒只有四個基因，很難在反轉錄病毒基因組中不碰到致癌基因。但相較之下，癌細胞卻有約兩萬個基因，在這麼多基因中搜尋致癌基因，不啻緣木求魚。

但致癌基因顧名思義有個特質：它會引發正常細胞不斷的細胞增殖。譚明就是在他培養皿中的癌細胞用這個特質引發細胞形成「群落」。而當溫柏格想到致癌基因時，也一直回到這個必要的特性上。

溫柏格推測，在癌細胞的兩萬個基因中，大部分應該都是正常的，只有少數是突變的原致癌基因。現在假設能把癌細胞中的這兩萬個基因——不論好、壞、醜的，全都轉移到兩萬個正常細胞，讓每一個細胞接受一個基因，那麼未突變的正常基因應該不會對這些細胞產生任何作用，但偶爾會有細胞接受到致癌基因，受到這個訊號的刺激而開始不斷地生長和增殖。增殖十次之後，這些細胞就會在培養皿上形成小塊；分裂十二次之後，這團小塊就會形成可見的「群落」，也就是癌症最原始、基本的形式。

這場暴風雪對溫柏格而言是一種宣洩和淨化；他終於擺脫了反轉錄病毒。如果癌細胞內有啟動的致癌基因，那麼把這些基因轉移至正常細胞上，應該就會引發正常細胞分裂增殖。數十年來，癌症生物學家一直仰賴勞氏肉瘤病毒，把已經開啟的 *src* 基因引入細胞，造成細胞分裂，但溫柏格要跳過勞氏病毒。他要確定致癌基因是否能直接由癌細胞移轉到正常細胞。走過橋頭之後，雖然風還在他周遭舞動，但他卻發現自己已經來到空蕩蕩的十字路口，紅綠燈依舊在閃爍。他過了馬路，走向癌症中心。

溫柏格最先面臨的挑戰是技術性的：他該怎麼把DNA由癌細胞轉到正常細胞上？幸好這正是他在那停滯的十年一直努力不懈鍛鍊到完美境地的技巧之一。他所選擇的DNA移轉方法是先由癌細胞純化DNA，由濃密絨毛狀像凝乳的懸浮液細胞濃縮物中，沉澱出數公克，然而再把這DNA剪成數千段，每一段都帶著一或兩個基因。要把這個DNA轉為細胞，他接下來需要一個載體，可以把DNA嵌進細胞內部的分子。溫柏格在這裡用了一點手段：DNA要先附在化學物磷酸鈣上，形成微小的白色分子，這些分子由細胞攝取，而在它們攝取這些分子之時，也就攝入了和磷酸鈣結合的DNA片段。這些DNA和磷酸鈣分子被灑在培養皿中成長的正常細胞表面上，就像白色雪花飄舞不定的雪景玻璃球，這是溫柏格在波士頓風雪中所想像的基因暴風雪。

一旦DNA暴風雪灑在細胞上，並被攝入之後，溫柏格就想像了另一個簡單的實驗。接受致癌基因的細胞會開始如脫韁野馬般的成長，造成細胞群落的增殖。溫柏格就把這樣的群落分離出來，純化引發這種增殖的DNA片段，這樣就能逮到真正的人類致癌基因。

一九七九年夏天，溫柏格實驗室的一名研究生施嘉和開始在十五個不同的老鼠癌細胞上開始迅速作業，想要找出使得正常細胞產生群落的DNA片段。施嘉和是個乾脆俐落而精明內斂的人，脾氣來得急去得快，對他的實驗非常執著。他也很固執：同事們記得，如果他不同意溫柏格的想法，就會故意加重自己的口音，假裝聽不懂英文，但其實他的英文在一般情況下都流利得很。雖然有這些怪癖，但施嘉和是天生的完美主義者，他由實驗室的學長學到了DNA轉染（transfection）的技術，但更重要的是，他對自己研究的細胞有本能的直覺，就像園丁能直覺感受到正常和異常的生長一樣。

施嘉和在培養皿中培養出無數正常細胞，並且每週在這些細胞灑上源自癌細胞的基因。一盤又一盤經轉染的細胞堆在實驗室裡。就像溫柏格在跨河步行時所得的靈感一樣，施嘉和也很快就有了重要的初步結果。他發現由老鼠癌細胞轉移的ＤＮＡ始終都會在正常細胞上產生群落，證明可以經由這樣方法發現致癌基因。*

溫柏格和施嘉和既興奮又迷惑，他們作了另一種更大膽的相關實驗。到目前為止他們一直是用老鼠的癌細胞系來取得其ＤＮＡ，現在他們改變作法、更換物種，改用人類的癌細胞。「如果我們要這麼辛苦地捕捉真正的致癌基因，」溫柏格說，「那麼我們覺得最好在真正的人類基因中找到它。」於是施嘉和走到戴納—法柏癌症中心去，取回由死於攝護腺癌的老菸槍艾爾．詹森（Earl Jensen）身上取出的癌細胞系（cancer cell line）。這些細胞的ＤＮＡ被剪成片段，轉入正常的人類細胞系中。施嘉和回到他的顯微鏡下，在一盤又一盤的細胞中尋覓群落。

這實驗果真又有了成果，就如老鼠癌細胞系一樣，盤中出現了如脫韁野馬般拚命生長的群落。溫柏格催著施嘉和找出把正常細胞轉為癌細胞的確切基因，溫柏格的實驗室如今加快腳步，趕著要找出第一個人類本身的致癌基因。他很快就發現這場比賽還有其他競逐者。在城對面的法柏中心，譚明以前的學生吉奧夫．庫柏（Geoff Cooper）也證明了癌細胞的ＤＮＡ可以引發細胞變性；紐約冷泉港實驗室的麥可．韋格勒（Michael Wigler）亦然。而溫柏格、庫柏，和韋格勒還有其他對手。在癌症研究所，一位名不見經傳的西班牙研究員瑪利安諾．巴巴席德（Mariano Barbacid）也由另一個由正常細胞變性的癌細胞系，找到

* 其實溫柏格所用的「正常」細胞並不完全正常，它們已經適應了生長，因此只要一個啟動的致癌基因就會把它們推向轉變而開始生長。溫柏格後來發現，真正「正常」的細胞需要好幾個基因突變才能轉變。

一段DNA殘片。一九八一年冬末，四個實驗室都衝向終點線，到隔年春初，每一個實驗室都找到了它所搜尋的基因。

一九八二年，溫柏格、巴巴席德和韋格勒分頭發表了他們的發現，並比較他們的結果。這是意想不到而且非常強力的匯聚——三個實驗室都由不同的癌細胞中分離出同樣的DNA片段，含有一個稱作 *ras* 的基因。*

就像 *src* 基因一樣，*ras* 基因也是所有細胞中都有的基因，而再度和 *src* 基因一樣的是，正常細胞內的 *ras* 基因功能和癌細胞上的 *ras* 基因不同。在正常細胞，*ras* 基因要轉譯的是嚴密管控的蛋白質，就像仔細調節的開關一樣「開」或「關」，但在癌細胞中，基因就像法姆斯和畢夏普的預測那般突變，而突變之後的 *ras* 基因轉譯出永遠處在「開」位置上的過動蛋白質。這個突變的蛋白質發出要細胞分裂再分裂的訊號，無法停止。這長久以來一直在尋覓的「原生」人類致癌基因，現在活生生地在癌細胞身上逮到。「一旦我們選殖（clone）了癌症基因，」溫柏格寫道，「世界就會在我們腳下。」關於癌症形成的新見解和新的治療方法會接踵而至。就如溫柏格後來寫的：「這是美妙的白日夢。」

一九八三年，在溫柏格由癌細胞純化了突變的 *ras* 基因之後幾個月，艾瑞克森因為在 *src* 基因活動和功能的研究成果，赴華府接受著名的通用汽車獎，當晚另一位受獎人是因改善白血病治療方法而受到褒揚的佛萊。

當晚冠蓋雲集，在華盛頓宴會廳舉辦了高雅的蠟燭晚宴，接下來是祝賀的演講和敬酒。科學家、醫師和政壇人物，包括許多先前的拉斯克幫在內，**全都聚集在鋪著桌布的餐桌前。演講的內容經常提到致癌基因的發現和化療的發明，但這兩種話題似乎發生在兩個毫不相干的宇宙，就像十年前譚明在休士頓會議上的經驗一樣。佛萊的獎是為了治療白血病，而艾瑞克森則是為了發現重要致癌基因的功能，彷彿是頒給追求毫無關聯不同目標的成就一般。艾瑞克森回想道，「我想不起任何臨床醫師有熱忱想要和癌症生物學者接觸，整合關於癌症的這兩種知識。」癌症這兩大領域，原因和治療的重要人物雖然在一起吃喝飲宴，會後卻在夜色中各自坐上計程車，分道揚鑣。

◆

ras 基因的發現結束了癌症遺傳學者的一個挑戰——他們已經由癌細胞純化了突變的致癌基因，但它卻又開啟了另一個挑戰，柯努森的雙擊假說也製造了一個危險的預測：視網膜母細胞瘤的癌細胞含有兩個去活化的 *Rb* 基因複本。溫柏格、韋格勒和巴巴席德已經證明法姆斯和畢夏普是對的，現在該有人來分離腫瘤抑制基因，證明它的兩個複本都未經開啟，以證實柯努森的預言。

不過這個挑戰卻有個奇特的觀念轉折——腫瘤抑制基因的本質，就是藉著它們的缺席而作用。致癌基因突變時，提供「啟動」訊號，讓細胞生長；而腫瘤抑制基因突變時，卻是移除了「關」的生長開關。溫柏格和施嘉和的轉殖分析之所以成功，是因為致癌基因可以造成正常細胞無止境的分裂，因而形成細胞群落，但抗腫瘤基因轉殖入細胞之後，卻不能期望它會創造出「抗群落」。溫柏格寫道：「我們該怎麼捕捉到像幽靈一樣躲藏在黑幕後影響細胞的基因呢？」

一九八〇年代中期，癌症遺傳學者看到了視網膜母細胞瘤「黑幕」後方的陰影輪廓，他們藉著羅利

* 其實 *ras* 和 *src* 基因一樣，先前也在一個致癌病毒上發現——再次強調這些病毒顯露內生致癌基因機制的驚人能力。

** 一九七一年國家癌症法案餘波之後，拉斯克幫大體已經解散。瑪麗·拉斯克依舊參與科學政策的制訂，不過已經不像她在一九六〇年代那樣有呼風喚雨的力量和精力。

所創新的技術分析視網膜母細胞瘤的癌細胞染色體，發現 *Rb* 基因「生」在第十三對染色體上，但染色體上有成千上萬的基因，要由這麼多數中找出單一個基因——尤其是其功能唯有在不啟動時才會顯現的基因，簡直是不可能的任務。設備完善且專門為追獵癌症基因而設的大型實驗室，比如辛辛那提的韋伯斯特・卡凡尼（Webster Cavenee）實驗室，多倫多的布瑞達・蓋利（Brenda Gallie）實驗室和波士頓的溫柏格實驗室，這些地方的研究人員都瘋狂追尋分離 *Rb* 基因的方法，但都碰到瓶頸。「我們知道 *Rb* 基因住在哪裡，」溫柏格說：「但我們不知道 *Rb* 究竟是什麼？」

在溫柏格實驗室查爾斯河對岸，原本是眼科醫師後來轉為遺傳學者的塞德・達哈（Thad Dryja）也加入這場 *Rb* 基因的搜尋行動。達哈的實驗室高居於麻州眼科耳科醫院的六樓，醫科學生常稱為「眼球」。這家眼科醫院以眼部疾病的臨床研究聞名，但在「實驗室研究」上卻沒什麼名氣。溫柏格的懷海德研究院號稱有最先進的科技、可以為數千ＤＮＡ樣本排序的機器，還有可以深入細胞核心的強力螢光顯微鏡，相較之下，「眼球」雖然驕傲地在漆木櫥窗裡陳列了十九世紀的眼鏡和鏡片，根本卻是自以為是，完全跟不上時代。

同樣地，達哈也不像是癌症遺傳學者。他於一九八〇年代在波士頓的這家醫院作完了眼科臨床研究後，就到城市另一頭的兒童醫院科學實驗室去研究眼科疾病的遺傳學。身為對癌症有興趣的眼科醫師，達哈有個很顯著的目標：視網膜母細胞瘤。但即使如達哈這樣根深柢固的樂觀主義者，都遲疑不敢走上搜尋 *Rb* 基因之路。「蓋利和卡凡尼要選殖 *Rb* 的努力都碰到瓶頸，那正是進展緩慢、非常挫折的時候。」

達哈憑著幾個關鍵的假說，開始搜尋 *Rb* 基因。他知道正常的人類細胞每一個染色體（除了性染色體之外）都有來自雙親各一的兩個複本，總共有二十三對、四十六個染色體。每一正常細胞因此有兩個 *Rb* 基因的複本，第十三對染色體的兩個複本上各有一個。

假設柯努森的雙擊假說是對的，每個眼腫瘤就該擁有兩個獨立而去活化的 *Rb* 基因突變，各自位於一條染色體上。達哈知道突變有許多形式，可以是啟動基因的ＤＮＡ發生小小的變化，或者是基因上有大塊的結構喪失，延伸到大塊的染色體上。由於 *Rb* 基因必須要不活化，才能造成視網膜母細胞瘤，因此達哈推測，這裡發生的突變應該是基因的刪除。畢竟，刪除一大段基因可能是麻痺它，使之不啟動是最快最原始的方式。

達哈懷疑，在大部分的視網膜母細胞瘤中，兩個 *Rb* 基因複本的兩段刪節可能位於不同的基因部位，由於突變是隨機發生的，要兩個基因在同樣一個區塊都發生突變的機率，就像擲有一百面的骰子要擲出兩個六來一樣困難。通常一個刪節處會正好「擊」在基因的前端，而另一段刪節就會「擊」在後端（在這兩個情況下，功能上產生的結果是一樣的，是屬於不活化的 *Rb* 基因）。大部分腫瘤上的雙「擊」因此就會不對稱──影響兩個染色體上兩個不同的部位。

但即使是有一百面的骰子，擲了多次之後，依舊有可能會擲出兩個六來。達哈知道很少有人會碰到雙擊在兩個姊妹染色體上，都刪除同樣部位基因的腫瘤。如果發生這種情況，那麼染色體的那一塊就會完全由細胞消失。如果達哈可以找出辦法，辨識出視網膜母細胞瘤上的腫瘤細胞中第十三對染色體上完全消失的那一段，那麼他就能立刻找到 *Rb* 基因。這是最簡單的辦法──要追獵因缺乏而發揮功能的基因，達哈就得尋找結構上缺席的那一段。

要辨識出所缺少的這一段，達哈需要第十三對染色體上的結構標記──稱作探針的小塊ＤＮＡ，可以沿著染色體的長度對齊排列。他可以使用法姆斯和畢夏普在一九七〇年代曾用過的「黏附」反應改良方式，來運用這些ＤＮＡ探針：如果這段ＤＮＡ存在腫瘤細胞內，它就會黏附；如果它不存在，探針就不會黏附，顯示出細胞所缺少的這一段基因。達哈收集了一系列這樣的探針，但比這些探針更需要的是他所獨有的資源：冷凍腫瘤的龐大資料庫。在兩個染色體上找到共同刪除的*Rb*基因，機會渺茫，因此他必須測試大量的樣本，才有可能找出一個。

而這就是他勝過多倫多和休士頓大型專業實驗室的關鍵優勢。實驗室的科學家很少會到實驗室外去尋找人類樣本，而達哈是臨床醫師，有一整個冷凍庫的樣本。「我就像著迷了一樣收集這些腫瘤，」他流露出收藏家那種童稚的歡喜：「我在病人和醫師中散播我在找視網膜母細胞瘤病例的消息，每一次他們看到有這樣的病例，就說『去告訴達哈』。我會開車、搭機或甚至走路去收集這些樣本，把它們送來這裡。我甚至和病人混熟了，連他們的名字都能叫得出來。由於這種病發生在家族中，因此我還會拜訪他們家，去看看有沒有兄弟姊妹或堂兄弟也罹患此病。有時候我甚至比醫師更早知道（腫瘤病例）。」

一週又一週，達哈由腫瘤中抽出染色體，並且把他的探針探進其中。如果探針結合，通常會在膠質上發出訊號，如果沒有，訊號就是空白。一天早上，達哈來到實驗室，把先前十幾個腫瘤探測的結果映著窗戶，由左至右看過去，一行接一行，就像鋼琴家讀譜一樣。他在一個腫瘤中看到一塊空白，他稱為H3－8的探針在那個腫瘤的兩個染色體上都被刪除，這讓他欣喜若狂，但接下來他卻又患得患失：「就在那一刻，我有了掌握基因的感覺，我已經找到了視網膜母細胞瘤的基因。」

◆

達哈已經找到腫瘤細胞中一段失蹤的DNA，現在他得再找出正常細胞上相對應的片段，分離出*Rb*基因。已經如此接近結果的達哈，就像走在最後一段繩子上的雜技演員一樣，他那只有一間房的實驗室已經發揮到極限，充滿緊繃張力。他在分離基因方面的技巧不足，資源也不夠。要分離這段基因，他非得找幫手不可。因此他再度大膽行動。他聽說溫柏格實驗室的學者也在尋找視網膜母細胞瘤的基因，而他的選擇十分明白：他可以和溫柏格合作，要不然就是試著自行分離基因，而輸掉整個比賽。

◆

在溫柏格實驗室要分離 *Rb* 基因的科學家是史蒂夫．法蘭德（Steve Friend），這位開朗且受過醫學訓練的分子遺傳學者極為機智，而且平易近人。有朋友在會議上向達哈提到法蘭德對 *Rb* 基因的興趣，而法蘭德和擁有大量腫瘤細胞樣本的達哈不同的是，他收藏的是正常細胞──*Rb* 基因保持完好無缺的細胞。法蘭德的作法是找出正常網膜細胞上有的基因，然後設法找出視網膜母細胞瘤上異常的基因，和達哈的作法正好相反。

在達哈看來，這兩個方法的互補作用十分明顯，他已經找到了腫瘤中缺少的DNA片段，現在法蘭德和溫柏格是否能把由正常細胞中找出這個完好無缺保持全貌的基因？他們擬定了這兩個實驗室可能的合作方案，一九八五年的某天早上，達哈帶著他的H3─8探針走過朗法羅橋（如今這條橋已成了研究癌症起源的康莊大道），用手拎著它到法蘭德位在懷海德的工作檯上。

法蘭德花了一點時間很快地測試達哈的探針。他再度使用DNA的「黏附」反應，捕捉和分離黏附在H3─8探針上的正常細胞基因。這分離出來的基因一如預期，「住」在第十三對染色體上。達哈再進一步測驗他腫瘤樣本資料庫中的候選基因時，發現了完全符合柯德森在十多年前所假設的事實──所有視網膜母細胞瘤的細胞都含有兩個去活化的基因複本，也就是雙擊，而正常細胞則含有兩個正常的基因複本。法蘭德所分離出來的候選基因毫無疑問就是 *Rb* 基因。

一九八六年十月，法蘭德、溫柏格和達哈在《自然》上發表了他們的發現，這篇文章與溫柏格的 *ras* 基因報告有互補的效果，分離出啟動的原致癌基因（*ras* 基因）和辨識出抗腫瘤基因（*Rb* 基因），宛如陰陽相合一樣。溫柏格寫道：「十五年前，柯努森提出要引發腫瘤發展，必須至少有兩次基因突變，這是視網膜母細胞瘤形成的理論基礎。而我們已經分離出顯然可以代表這種腫瘤抑制基因之一的（人類基因）。」

Rb 基因在正常細胞上究竟有什麼作為，迄今還是未解之謎。其名字也取得不恰當。當初用 *Rb* 一字是代表 retinoblastoma（視網膜母細胞瘤），但它其實並不只是在罕見的兒童眼部腫瘤上突變。一九九〇年代初，科學家在其他癌症上測試了達哈、法蘭德和溫柏格所分離出來的基因，結果發現它在成人的肺臟、骨骼、食道、乳房和攝護腺癌上，也有大範圍的變性。就像 *ras* 基因一樣，它幾乎出現在每一個分裂的細胞上，而且在眾多的惡性腫瘤中，它都未受啟動。稱為視網膜母細胞瘤基因未免太低估這個基因的影響力、深度和本事。

Rb 基因轉譯一種同樣命名為 *Rb* 的蛋白質，有很深的分子「口袋」，其主要功能就是和幾個其他的原致癌基因相結合，讓它們緊緊封在口袋裡，防止它們啟動細胞分裂。當細胞決定要分裂時，就用磷酸根連接 *Rb*，這個分子訊號使基因去活化，因此迫使 *Rb* 蛋白釋出其夥伴。因此 *Rb* 蛋白就像細胞分裂的守衛一樣，每一次啟動細胞分裂時就開啟一連串重要的分子防洪閘門，而當細胞分裂已經完成時，就立刻把它們關上。*Rb* 基因的突變會使這功能去活化，而癌細胞就以為其閘門永遠開啟，因此無法停止分裂。

◆

ras 基因和 *Rb* 基因這兩個致癌基因和抑癌基因的選殖成功，是癌症遺傳學上旋乾轉坤的一刻。在一九八三至一九九三的十年間，人類癌症中其他許多致癌基因和抑癌基因也很快地找了出來：*myc*、*neu*、*fos*、*ret*、*akt*（以上皆為致癌基因），以及 p53、VHL、APC（全都是抑癌基因）。致癌基因的意外載

體反轉錄病毒，則被拋到九霄雲外；而法姆斯和畢夏普的理論：「致癌基因是活化的細胞基因」，已經證明在許多形式的癌症都是確切的。另外，雙擊理論，即腫瘤抑制者是在兩個染色體上都去活化的基因，也證實在許多癌症上都適用。癌症形成的通用觀念架構逐漸成形，癌細胞是破損、失常的機器，致癌基因是它被卡住的油門，而去活化的抑癌基因則是它失靈的煞車。*

一九八〇年代後期，又有一系列過去的研究起死回生，發現了另一批和癌症有關聯的基因。自一八七二年德．古維亞針對巴西家族眼睛腫瘤的報告之後，遺傳學者又發現其他幾個家族帶有癌症的基因。這些家族的故事都有一個熟悉而悲劇性的脈絡，那就是癌症代代糾纏他們，在父母、子女、孫子女身上一再出現。這些家族史有兩個特色，第一，遺傳學者發現每一個家族的癌症的類別有限，而且往往是固定的：一個家族罹患的是大腸癌和卵巢癌，另一個則是乳癌和卵巢癌，第三個則是肉瘤、白血病和膠質瘤（Glioma）。第二，類似的模式往往會在不同的家族身上出現，代表有共同的遺傳症候群；比如林奇症候群（Lynch Syndrome）家族，**代代都出現大腸、卵巢、胃和膽管癌患者；而在李—法美尼症候群（Li-Fraumeni syndrome）家族，***則一再出現的骨癌與軟組織肉瘤、血癌及腦部腫瘤。

* 雖然癌症並非都是由病毒所造成，但某些病毒會造成特定的癌症，比如人類乳突病毒就會造成子宮頸癌。當這種癌症的促成機制於一九九〇年代遭到破解時，發現人類乳突病毒會把 *Rb* 和 p53 這兩個基因去活化；這個發現強調了內源基因的重要性，即使是在病毒引發的癌症亦然。

** 林奇症候群，即遺傳性非息肉大腸癌。這種癌症最先是由觀察敏銳的腫瘤科醫師亨利．林奇（Henry Lynch）在美國內布拉斯加州的一個家族中發現。

*** 編註：李—法美尼症候群是由美國醫師斐德里克．斐．李（Frederick Pei Li）和喬瑟夫．法美尼（Joseph F. Fraumeni Jr）首先發現，也是一種罕見的自體顯性遺傳疾病，有這種症狀的人通常會有極高機率罹患各種腫瘤與癌症。

一九八〇和九〇年代的癌症遺傳學者運用強力的分子遺傳技術，選殖並辨識出一些與癌症相關的基因。許多家族性癌症基因，如 *Rb* 基因，都是腫瘤抑制基因（不過偶爾也會有致癌基因）。大部分這樣的症候群其實少之又少，但偶爾遺傳學家也會發現腫瘤傾向的基因變化在一般人身上十分常見。其中最驚人的，是遺傳學家瑪莉—克萊兒．金恩（Mary-Claire King）率先提出，並由馬克．史柯尼克（Mark Skolnick）團隊在麥利亞德基因科技（Myriad Genetics）製藥公司選殖出來的 BRCA-1，這是使人有強烈傾向罹患乳癌和卵巢癌的基因。而在特定族群中，有百分之一的婦女都會有 BRCA-1 基因（稍後會詳述），使之成為人類身上最常見的癌症相關基因。

到一九九〇年代初，癌症生物學終於跨過了勞斯的雞腫瘤和真正的人類癌症之間的鴻溝。但純粹主義者抱怨依舊，柯霍的幽靈依舊糾纏著癌症的遺傳理論。柯霍提出，要說某物是疾病的「原因」，它必須：（一）出現在生病的生物體內；（二）可由生病的生物身上分離；（三）由生病的生物轉移後，可在第二個宿主身上再次造成疾病。致癌基因已經符合前兩個條件，可以在癌細胞上找到它們，也可以由癌細胞中把它們分離出來，但還沒有人顯示癌症基因本身可以在動物身上製造出如假包換的癌症。

一九八〇年代中期，癌症遺傳學者做了一連串精彩的實驗，符合了柯霍的第三個條件。一九八四年，研究幹細胞的生物學家發明了一種新科技，能把外來的基因引入早期的小鼠胚胎，並由這些改造過的胚胎生出活的小鼠。這讓他們創造出「基因轉殖鼠」，也就是有一或多個基因經人工永久改變的小鼠。癌症遺傳學者掌握這個機會，頭一批轉殖到小鼠身上的基因就包括 *c-myc*，這是在淋巴癌細胞中發現的致癌基因。

哈佛大學免疫學家菲利普．李德（Philip Leder）的團隊運用基因轉殖鼠的技術，改變了老鼠的 *c-myc* 基因，不過他們用了一點技巧：他們明智地只讓老鼠的乳房組織過度表現（overexpress）這個基因。如果胚

胎中所有細胞的 *myc* 基因都永遠活化，那麼胚胎就會變成一團過度繁殖的細胞，因不明的機制而退化死亡。要啟動活老鼠身上 *myc* 的唯一方法，就是只限在一小組的細胞內。由於李德的實驗室正在研究乳癌，因此他選擇乳癌細胞。李德稱他的老鼠為「腫瘤鼠」（OncoMouse），並於一九八八年為「腫瘤鼠」申請到專利，這是史上頭一個獲得專利的動物。

李德原本希望他的基因轉殖鼠能探索癌症，但教他驚訝的是，這些腫瘤鼠長出的卻是像老鼠一樣偷偷摸摸的癌症。牠們的染色體雖然嵌上了非常強力的致癌基因，但牠們卻一直要等到年歲稍長之後，才長出單邊的小腫瘤。更奇怪的是，李德的老鼠往往要懷孕之後，才會長出腫瘤，意味著如荷爾蒙等的環境因素是乳癌細胞完全變性的必要條件。「活躍的 *myc* 基因並不足以發展出腫瘤，」李德寫道：「否則我們就會看到五隻腫瘤鼠都會一致地長出雙邊乳腺的腫瘤。然而我們的結果卻顯示至少需要兩個額外的條件，一個可能是更進一步的變化事件……另一個似乎是和懷孕有關的荷爾蒙環境。」

李德為了要測驗其他致癌基因和環境刺激的角色，創造了第二種腫瘤鼠：把兩個活化的原致癌基因 *ras* 和 *myc* 都殖入染色體內，並只在乳房細胞上表現。幾個月內，這些老鼠的乳腺上就長出多個腫瘤，略微改變了原本對懷孕荷爾蒙環境的要求。不過在 *ras-myc* 老鼠身上，只有一些特定的腫瘤株出現。每一隻腫瘤鼠的數百萬個乳房細胞都擁有活化的 *ras* 和 *myc*，但這數百萬細胞雖然各自都擁有最強力的致癌基因，卻只有幾十個變成了活生生的真正腫瘤。

即使如此，這依然是劃時代的實驗：以人力在動物身上造成腫瘤。遺傳學者克利夫．塔賓（Cliff Tabin）說：「癌症基因學已經跨進新天地，它不只是在實驗室裡探究基因和通路及人造的腫塊，而是在動物身上創造出真正生長的腫瘤。」勞斯長久以來對癌症原理的質疑——癌症從沒有經由改變一組細胞基因而產生，終於可以平息了。

癌症的特徵

我不想要藉著我的作品而不朽，我希望能因我不死而不朽。

——伍迪．艾倫（Woody Allen）

李德的腫瘤鼠在哈佛醫學院樓上的動物飼養所籠內來回疾走，牠身上小小的基因片段卻帶著深遠的含義。這老鼠象徵癌症基因學的成熟：科學家已經藉著在動物身上以人工操縱 *ras* 和 *myc* 兩個基因創造出真正、活生生的腫瘤（不只是培養皿中抽象、柔弱的群落）。然而李德的實驗卻又對癌症基因學提出更進一步的問題。癌症並不只是身體上的腫塊，而是會轉移、演化、侵入器官、破壞組織、抗拒藥物的疾病。即使活化了兩個強力的原致癌基因，依然不能概括老鼠身上每一個細胞的癌症症候群。癌症遺傳學雖然對癌症的起源有所啟發，但顯然還有許多疑問待解。

如果兩個致癌基因還不足以造成癌症，那麼究竟需要多少活化的原致癌基因和去活化的抑癌基因才能造成癌症？在人類癌症的領域，不能用實驗來回答這些問題，畢竟我們不能主動「創造」人類癌症，追蹤其基因的活化和去活化。但我們可以用回顧的方式來回答這些問題。一九八八年，巴爾的摩市約翰．霍普金斯大學醫學院的醫師科學家柏特．佛格斯坦（Bert Vogelstein）使用人類標本，決心要找出啟動癌症所需要的基因變化數目。這個問題以不同的化身，讓佛格斯坦投入了近二十年的時光。

佛格斯坦是受到巴伯尼可婁和歐爾巴赫在一九五〇年代的觀察所啟發。他們倆雖然研究不同的癌症，但卻都注意到癌症並不是直接由正常細胞演變而來，而是以懶散的方式生成，經歷不連續的過渡階段，從完全正常變成徹底惡性。在子宮頸癌發展成猛烈而侵略性的化身之前，可以在組織上觀察到好幾輪不具侵略性的癌前細胞，展開它們邁向癌症的腳步（抹片檢查的基礎就是在癌細胞散布之前，辨識和根除這種癌前病變階段）。同樣地，歐爾巴赫也注意到，早在肺癌出現之前，吸菸者的肺部就可看到癌前細胞。人類的大腸癌在演進時，同樣也有漸進而分離的變化，由稱作腺瘤的非侵略性的癌前病灶，到高度侵略性、稱為侵襲性癌症的末期癌症。

佛格斯坦決定研究大腸癌。他搜集了大腸癌各期病人的樣本，然後找出一連串四種人類癌症基因——致癌基因和抑癌基因，並研究其樣本中每一個癌症階段，以瞭解這四個基因的活化和去活化。＊由於每一種癌症都有其異質性，因此我們很可能天真地以為每一個病人的癌症都有自己的基因突變序列，以及獨特的突變基因。但佛格斯坦卻在他的大腸癌樣本上，看到驚人的一貫模式：在許多樣本和許多病人之中，癌症階段的轉換和基因改變的轉換互相對應。癌細胞並不是隨機地活化或去活化基因，相反地，由癌前狀態到侵襲性癌症是以十分嚴格且刻板的序列過程，與基因的活化和去活化精準對應。

一九八八年，佛格斯坦在《新英格蘭醫學期刊》上寫道：「四個分子的改變和腫瘤臨床的進展相關聯，」他主張：「在腫瘤發展過程初期，一個大腸細胞生長比其他同伴快，形成良性的小腫瘤。這些細胞生長時，往往會發生 *ras* 基因的突變，最後腫瘤抑制基因的喪失……或許和腺瘤演變成癌有關。」

＊ 一九八八年，只確知一種基因 *ras*，其他三種只能揣測是抑癌基因，直到後來才明白其身分。

由於佛格斯坦已經預先選擇了他的四個基因，因此不能列舉癌症發展所需要的基因總數。*但他已經證明了重要的一點，那就是的確有獨立的基因變化。巴伯尼可妻和歐爾巴赫已經說明癌症的病理化轉變是多重步驟的過程，由前惡性腫瘤開始，無情地進展到侵襲性癌症。佛格斯坦則證明癌症的基因進展，同樣也是多重步驟的過程。

這教人鬆了口氣。在一九八〇和九〇年間，人類基因組中發現了如此多數的原致癌基因和抑癌基因，這樣的基因至少有上百個。這麼多的數量帶來了一個擾人的問題：如果人類的基因組有如此眾多不受節制的基因，都好像只需撥一下開關就能把細胞推向癌症之路，那麼為什麼人體並不會隨時隨地爆發癌症？

癌症遺傳學者早已知道這問題的兩個答案。第一，原致癌基因需要經由突變才能啟動，而突變畢竟是罕有事件。第二，抑癌基因必須去活化，但通常每一個抑癌基因都有兩個複本，因此必須要兩次獨立的突變，才能讓抑癌基因去活化，這更是罕見。佛格斯坦還提出了第三個答案，他認為任何單一基因的活化或去活化，都只是癌變的最初步驟。癌症的過程是漫長緩慢的，要在許多基因經過多次重複的突變。就遺傳的術語而言，我們的細胞並非位於癌症深淵的邊緣，而是以漸進而獨立的步驟，被拖向深淵。

◆

佛格斯坦在說明癌症由一個基因突變發展至另一個基因突變的緩慢過程時，癌症生物學者則在研究這些突變的功能。他們知道癌症的基因突變可以簡單明瞭地分為兩個範疇：活化原致癌基因，或者去活化抑癌基因。雖然不正常的細胞分裂是癌症的病理標記，但癌症並不只是分裂，它們還會在體內轉移，破壞其他組織、侵入器官，並且開拓其他遙遠的病灶。要瞭解癌症完整的症候群，就必須讓生物學家把癌細胞的基因突變和這些細胞多面的異常行為聯結在一起。

基因攜帶蛋白質的編碼，而原致癌基因常常像微小的分子開關一樣，活化或去活化其他蛋白質，「開」「關」細胞內的分子開關。因此可以畫出這種蛋白質的觀念圖表：蛋白質A啟動了B，後者啟動C而關閉D，再啟動E，以此類推。這種分子的布置就稱為蛋白質的信號通道。這樣的通道在細胞中往往十分活躍，把信號送進送出，讓細胞能在環境中運作。

癌症生物學者發現，原致癌基因和抑癌基因就位於這種信號通道的中心。比如*Ras*就會活化一種稱作*Mek*的蛋白質，*Mek*啟動*Erk*，後者經由好幾個中繼階段，終於加速細胞分裂，而這樣的步驟稱作*Ras-Mek-Erk*細胞信號傳遞通路，在正常細胞中受到嚴格的節制，因此有嚴格管制細胞分裂的機制；但在癌細胞中，活化的*Ras*則長期且永久活化了*Mek*，後者又永遠活化了*Erk*，造成失控的細胞分裂：病理的有絲分裂。

不過活化的*ras*通道（*Ras*→*Mek*→*Erk*）並不僅僅會加速細胞分裂；這個通道也會與其他通道交錯，啟動其他的癌細胞「行為」。在一九九〇年代的波士頓兒童醫院，外科醫生科學家（surgeon scientist）猶大・佛克曼（Judah Folkman）證明了癌細胞內一些活化的信號通路，包括*ras*基因在內，也會誘發鄰近的血管生長。因此腫瘤就能藉著激發周遭的血管網路，「取得」自己的血液供應，然後像葡萄一樣繞著血管叢生，佛克曼稱這個現象為「血管新生」（angiogenesis）。

佛克曼在哈佛的同僚史坦・柯斯梅爾（Stan Korsmeyer）在癌細胞中發現其他的活化通路，起源於突變的基因，同樣阻斷了細胞死亡，因此讓癌細胞得到了對抗死亡的能力。其他的通路則讓癌細胞取得游動

---

* 一九八八年的科技尚不容許這樣的分析；必須再等二十年，才有這樣的科技產生。

性，可由一個組織移到另一個組織，開始轉移。還有其他的基因連鎖反應，可增加細胞在惡劣環境下的存活力，讓癌細胞隨血流侵入其他器官，而不會在不適合它們存活的環境中遭到排斥或破壞。

簡言之，癌症的起源不只是與基因有關，其整體表現都和基因有關。異常的基因掌控癌症全部的行為，源自突變基因的異常信號造成的連鎖反應在癌細胞內散開，促進其存活，加速其生長、賦予其活動力、徵募血管、加強營養、吸收氧氣——維持癌症的生命。

這種基因梯瀑式（cascade）的連鎖反應，正好是身體在正常情況下所使用信號通路的顛覆版本。比如由癌細胞活化的「運動基因」（motility genes），是正常細胞需要在全身活動時所使用的基因，比如免疫細胞要移至感染的病灶處時。腫瘤血管增生則使用了傷口痊癒時需要創造血管的同樣通路。沒有事物是新發明的，沒有東西是外來的。癌症的生命是重述身體的生命，它的存在是我們自己生命的病態反映。桑塔格警告我們不要讓疾病承擔過度的隱喻，但這並不是隱喻，癌細胞在它們分子核心中，天生就是過動、具有生存能力、好鬥及多產，是我們自身的創新版本。

◆

到一九九〇年代初，癌症生物學者可以開始用基因的分子變化來建立癌症發生的模型。想要瞭解這個模型，讓我們先以正常細胞開始，比如以一名四十歲消防安全設備安裝工人左肺的一個細胞為例：一九六八年的某天早上，一塊小小的石棉從他的裝備經由空氣，落在該細胞附近。他的身體對這個碎片起了發炎反應，碎片附近的細胞開始拚命分裂，就像想要痊癒的小傷口一樣，於是由原細胞衍生的一小團細胞就在此冒了出來。

那團塊中有一個細胞意外地在 *ras* 基因發生了突變，而這突變創造了 *ras* 基因的活化版本。擁有突變基因的細胞因此長得比鄰近的細胞都快，在原先的細胞腫塊中產生新的腫塊，但這還不是癌細胞，而是已經部分啟動細胞分裂不受控制的細胞——癌症的原始祖先。

十年過去了，那一小群 *ras* 突變細胞在無人察覺的情況下繼續在肺的一隅增殖。此人吸菸，而焦油中的致癌化學物抵達了肺的那個角落，和 *ras* 突變的那群細胞相遇。這個腫塊中有個細胞的基因獲得了第二次突變，啟動了第二個致癌基因。

又過了十年，第二個細胞腫塊上的一個細胞受到游離的X光照射，獲得另一次突變，這次是去活化了一個抑癌基因。這次的突變沒有多大影響，因為細胞還有另一個基因複本。但次年，另一次的突變又去活化了該抑癌基因的第二個複本，造成有兩個活化致癌基因和一個去活化抑癌基因的細胞。

致命的行進於焉展開，破壞隨之開始。這些細胞現在有了四次的突變，開始長得比其手足還快。而隨著細胞成長，它們也獲得額外的突變，活化了通路，使細胞更適應成長和生存。腫瘤中的一個突變刺激了血管生長；在由血液提供營養的腫瘤發生另一次突變，讓腫瘤在只有少量氧氣的身體部位依舊成長。

突變的細胞生出細胞又生出細胞，在一個細胞中，促進細胞活動的基因受到活化；這個細胞獲得了運動性之後，可以在肺組織中移動，並進入血流。這個移動癌細胞的子孫獲得了在骨骼中生存的能力，而這個細胞在血液中四處移動，來到了骨盆的邊緣，開始另一個週期的生存、選擇和殖民，這是源自肺部的腫瘤第一次的轉移。

患者在此時偶爾會喘不過氣來，他感到肺的邊緣有股刺痛。偶爾他會覺得走路時好像有東西在他的肋腔移動，又一年過去了，這樣的感覺益發嚴重。這人去看了醫生，作了電腦斷層掃描，顯示肺裡有一塊像果皮似的東西圍在支氣管周圍，取樣證實是肺癌。外科醫師為這人作了檢查和胸部電腦斷層掃描，認為可以動手術。那次求診後三週，病人又回到醫院抱怨肋骨和臀部疼痛，骨骼掃描顯示癌症已經轉移到骨盆和肋骨。

於是他開始靜脈注射化療。肺部的腫瘤細胞起了反應。病人經歷了多種殺死細胞藥物的嚴苛療程，但在治療當中，腫瘤中的一個細胞卻發生另一次突變讓它得以抵抗治療癌症的藥物。在他確診之後的七個月，腫瘤復發至全身——肺部、骨骼、肝臟。二〇〇四年十月十七日，在波士頓醫院病床上靠著麻醉劑深度昏迷的他，在妻兒隨侍之下，死於轉移性肺癌，那一小片石棉依舊存在他肺部的邊緣。他得年七十六歲。

這是個假設性的癌症故事，這些基因、致癌物和突變的序列全都是假設的，但這個故事的主人翁卻是真的，這是我在麻州綜合醫院作癌症研究時，第一個在我照顧下死亡的病人。

我說過，醫學始於說故事。病人說故事以敘述疾病，醫師說故事以瞭解疾病。科學說它自己的故事來解釋疾病。而這個癌症形成的故事——致癌物造成內在基因突變，打開細胞內連鎖通路，接著在突變、選擇和生存之間循環勾勒出我們對癌症生成最切實有力的輪廓。

一九九九年秋，溫柏格在夏威夷參加癌症生物會議。一天傍晚，他和另一位癌症生物學家道格拉斯·哈納罕（Douglas Hanahan）穿過低矮黑色山巒的熔岩岩床，發現他們位於一個火山口，於是探頭朝裡面望。他們的對話充滿了挫折。癌症一直被當作讓人迷惑的一團混亂大雜燴般談論，腫瘤的生物特性被描述得太多樣，沒有任何可信的組織。它們似乎根本就沒有組織規則。

然而，溫柏格和哈納罕卻明白，之前二十年的發現已經顯示出有非常深遠的規則和原理。直接注視癌症深淵的生物學家如今可以看出，在癌症非凡異質性表象之下翻攪的，是行為、基因和通路。二〇〇〇年一月，在溫柏格和哈納罕漫步火山口之後幾個月，他們發表了一篇題為〈癌症的特徵〉（The Hallmarks of Cancer）的文章來說明這些規則。這篇充滿雄心的代表性作品，標示了在近一世紀的迂迴繞路之後，又回歸波威利「癌症單一原因」的原始觀念。

「我們討論了……管控正常人類細胞變性為惡性腫瘤的規則。我們認為過去數十年的研究已經顯示了少數分子、生化和細胞特徵——後天得來的能力——為大部分或可能所有人類癌症所共有。」

那麼溫柏格和哈納罕用了多少「規則」，來解釋上百種不同種類和次種類腫瘤的核心行為呢？這問題的涵蓋範圍堪稱大膽，而答案的簡潔卻更有甚之：六個。「我們主張癌細胞基因型的浩瀚目錄，其實是細胞生理學六個基本變化的表現形式，加在一起就決定了惡性生長。」

一、自我供應生長訊號的能力：癌細胞藉著活化如 *ras* 或 *myc* 等致癌基因，獲得自行增殖（病態有絲分裂）的能力。

二、不理會抑制成長（抗成長）信號：癌細胞將正常情況下會抑制腫瘤的抑癌基因（如 *Rb* 等）去活化。

三、規避計畫好的細胞凋亡：癌細胞將正常情況下會造成細胞死亡的基因和通路抑制並且去活化。

四、無限制的再生潛能：癌細胞會活化特定的基因通路，使它們在成長數代之後依舊不朽。

五、持續的血管增生：癌細胞獲得自行供應血液和血管的能力——腫瘤血管新生。

六、侵入組織並轉移：癌細胞獲得轉移至其他器官、侵入其他組織，並在這些器官定居的能力，因此散布至全身。

重要的是，溫柏格和哈納罕寫道，這六條規則並非癌症行為的抽象描述，造成這六種行為的許多基因和通路已經被確實發現——*myc*、*ras*、*Rb* 基因就是幾個例子。現在的問題，是把對癌症深層生物學的瞭解和治療方法給聯結起來：「有些人可能會說，追尋這個疾病的起源和治療方法，在未來四分之一世紀裡還是會像最近的過去一樣，只是讓已經很複雜的科學文獻益增複雜到無法形容的地步，但我們卻會有不同的期待——癌症問題的學者將會研究與過去二十五年來我們所經歷截然不同的科學。」

癌症科學機械論的成熟將會創造嶄新的癌症醫學。溫柏格和哈納罕認為：「在機械論全面清楚之後，癌症的預後和治療會成為理性的科學，讓目前的執業者認不出來。」在黑暗中漫遊了數十年的科學家終於在他們對癌症的瞭解中來到一塊開闊之處，醫學的任務就是繼續新治療攻勢的旅程。

SIDDHARTHA MUKHERJEE

THE EMPEROR OF ALL MALADIES : A BIOGRAPHY OF CANCER

我們真的在收割我們長久努力的成果。

——一九八五年，麥可．戈曼（Michael Gorman）**對瑪麗．拉斯克說的話**

自一九七一年就一直監督美國在研究和對抗癌症方面努力的美國癌症研究所，應該為新的十年接下雄心勃勃的新目標：即使不是全部或主要的癌症，也能為許多癌症患者提供終身治療新藥物的發展。打擊癌症如今是個實在的雄心，因為我們終於大致瞭解它真正的基因和化學特色。

——詹姆斯．華生，二〇〇**九年**

力量越臻完美，就越難壓抑。

——傳說為聖阿奎納（Saint Aquinas）**所言**

第六部

長久努力的成果

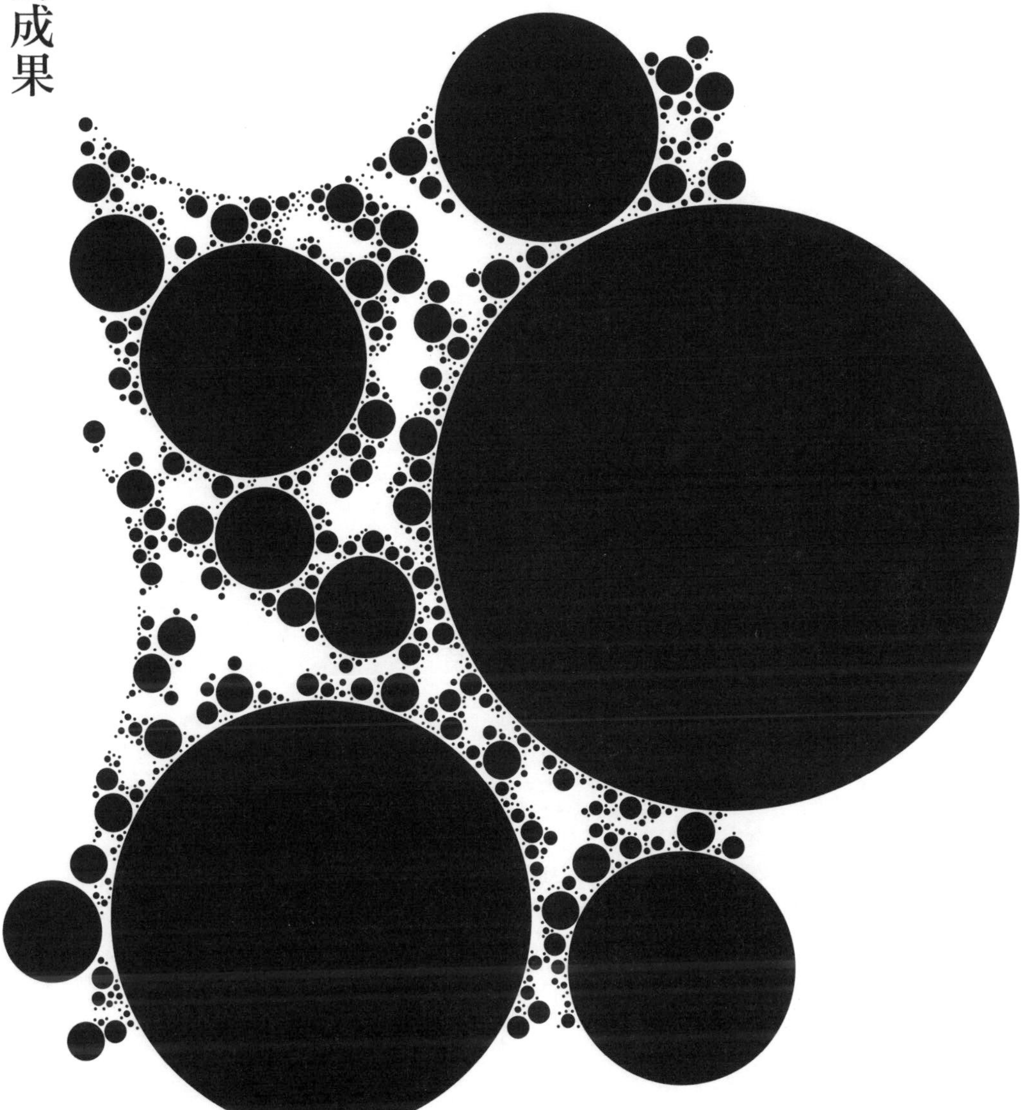

「沒有人白費工夫」

你見過吉米嗎？……吉米是成千上萬白血病或任何一種癌症病童中的任何一位，不論是來自美國，或是世界其他角落。

——吉米基金會宣傳手冊，一九六三年

一九九七年夏天，麻州比勒瑞卡有一位名叫菲莉絲．克勞森（Phyllis Clauson）的婦女寄了一封信給戴納—法柏癌症中心。她是為法柏的吉祥物「吉米」而寫這封信。自吉米由緬因州偏遠的一隅被診斷出腸道淋巴癌而來到波士頓的法柏中心以來，已將近五十年，大家都以為吉米和他在一九五〇年的病友一樣，早已經死亡。

但事實並非如此，克勞森寫道：他仍健健康康地活著。吉米，也就是艾納．葛斯塔夫森，是她的兄弟，他現在是緬因州的卡車司機，有三個孩子。五十年來，他的家庭守著吉米身分和他存活的祕密，只有法柏知道。每年冬天法柏都會寄聖誕卡來，一直到法柏在一九七三年去世為止。多年來，克勞森和她的手足每一年都會捐點錢給吉米基金會，他們並沒有向任何人透露在募款卡呼籲大家慷慨解囊的側影是她兄弟的臉龐。但五十年的光陰過去，克勞森覺得她不能再守住這個祕密了。「吉米的故事，」她說，「已經成了我不能承擔的故事。我知道我得趁艾納還活著的時候寫這封信。」

克勞森的信差點被丟進垃圾堆。就像經常有人說他們看到已經去世的貓王一樣，也經常有人說他們看到吉米，只是沒有人當真，全都是騙局。醫師們已經告訴吉米基金會的宣傳部門說，吉米存活的機率是零，他們對所有自稱是吉米的人都該抱持強烈的懷疑。但克勞森的信中有許多不能置之不理的細節。她寫到一九四八年夏天在緬因州新瑞典市聽勞夫·愛德華茲的廣播節目，她記得她兄弟在隆冬赴波士頓往往要花上兩天的旅行，也記得吉米穿著棒球制服耐心地躺在卡車後面。

克勞森告訴她的兄弟她已經寫了那封信時，她發現他並不惱怒，而是鬆了一口氣。「這好像也讓他卸下了重擔，」她說。「艾納是個謙虛的人，他獨來獨往是因為他不喜歡吹牛。」（「我在報上看有人說在哪裡發現了我，」他說，「我不禁莞爾。」）

克勞森的信正好被卡倫·康明斯（Karen Cummings）看見，她是吉米基金會開發處的同仁，她立即就瞭解這封信的重要，於是她和克勞森聯繫，因而聯絡上了葛斯塔夫森。

◆

幾週後，一九九八年一月，康明斯安排赴波士頓郊區購物中心外的卡車站和吉米見面。那是嚴寒刺骨的清晨六點，葛斯塔夫森夫婦爬進康明斯溫暖的車裡。康明斯帶了吉米一九四八年唱他最喜愛的歌的錄音帶。她把它播放出來：

帶我去看棒球賽，
帶我和群眾一起，
幫我買花生和焦糖爆米花，
我不在乎回不回得了家。

葛斯塔夫森聽著他自己的歌聲，不禁熱淚盈眶。康明斯和吉米的太太坐在車裡，也默默地噙著淚水。

那個月稍後，康明斯開車至新瑞典市，這是在緬因州北部一個美得原始的城，樸素而帶著尖角的房屋映著更樸素的風景。當地長老也記得葛斯塔夫森赴波士頓作化療的事。只要地方上有人要南來北往，他就搭便車前往，因此坐過汽車、卡車和廂型貨車往返波士頓；拯救這孩子的確花了全城的力量。康明斯坐在葛斯塔夫森的廚房裡，他躡手躡腳地上樓，取下一個紙盒，包在裡面的是愛德華茲訪問當晚波士頓勇士隊送給吉米的那件如今已經老舊的球衣。康明斯不需要其他證據。

因此於一九九八年五月，在吉米由緬因州的小城遠赴波士頓兒童醫院去見那位穿著三件式西裝、個性古怪而拘謹的醫師之後五十年，吉米也在盛大的歡迎場面中重回吉米基金會。他當年的病友——那頑強的淋巴癌吞噬了脾臟的山德勒雙胞胎，那坐在電視機旁紮著辮子的金髮小女孩，白血病的小珍妮，全都已經埋葬在波士頓市內外的小小墳墓裡。葛斯塔夫森走進吉米基金會大樓，*走上矮矮的長階梯，來到發條火車鑽進山洞之的房間。病人、倖存者、護士和醫師全都繞著他打轉。就像大夢之後的李伯一般，**他覺得現實難測而無法辨識。「一切都變了，」克勞森記得他當時說，「房間、病人、藥物。」但最重要的是，生存率也改變了。「艾納記得癌症病房有許多窗簾，」她繼續說，「當病童情況好時，窗簾就會拉開，但他們很快又會拉上窗簾，等再度拉開窗簾時，病童已經不見了。」

葛斯塔夫森五十年後站在這裡，重新回到牆上有褪色卡通圖畫的長廊。究竟吉米是因為手術、化療，還是因為他的癌症的發作原本就算溫和，而使他得以存活，已經不可能知道，他的病例不再重要，他重返舊地有象徵的意義。吉米在不經意的情況下被選為癌症病童的代表，但現在，六十三歲的葛斯塔夫森卻以凌駕癌症的偶像之姿回到此地。

義大利傳記作家普利摩．李維（Primo Levi）當年在集中營倖存，然後輾轉經過滿目瘡痍的德國，回到他的故鄉杜林。他常說集中營最致命的性質，就是它抹殺了在生命本身之外、以及凌駕生命之外還有生命的能力。人的過去和現在當然是毀滅了，身在集中營，就已經放棄了歷史、身分和個性，但最教人心寒的，則是抹滅了未來。李維寫道，隨著這種滅絕而來的，是道德和性靈之死，因此讓囚禁的現狀化為永恆。如果集中營外已無生命，那麼操縱集中營運作的扭曲邏輯就成了日常的生活。

癌症不是集中營，但它卻同樣擁有滅絕的特性：它否定了在它本身之外，凌駕它本身之上的生命可能；它包含了生活所有的層面。病人的日常生活被他的疾病緊緊盤踞，使世界消失褪色。每一丁點力量都花在照顧這個疾病上，「如何克服它，成天縈繞在我腦海。」麥克斯．勒納（Max Lerner）寫到他脾臟的淋巴癌時說，「如果這是一場戰鬥，那麼我要用上我所有的一切——知識和計謀，隱密和公開的方法。」

對卡拉而言，在她化療最糟的階段，日復一日掙扎求生的儀式已經徹底遮蔽了任何長期生活的想望。我曾問一名罹患罕見肌肉瘤的婦女她在醫院之外的生活情況，她告訴我，她日以繼夜地在網路上搜尋有關自己疾病的消息。她說，「即使我人在醫院之外，我心還是在醫院裡。」詩人傑森．辛德（Jason

---

* 吉米一九四八年在兒童醫院開始化療，一九五二年起則在吉米基金會大樓接受追蹤及治療。

** 編註：〈李伯大夢〉（Rip van Winkle），由美國作家歐文（Washington Irving）寫的短篇故事。故事中的主角李伯某日為了躲避老婆的責罵，而到山裡打獵，途中遇到一群怪人請他喝酒，喝了怪人的酒後，他睡了二十年才醒過來，當他酒醒回家，才發現人事已非。

Shinder）寫道：「癌症是莫大的機會，讓你的臉緊貼在你必會死的玻璃上。」但病人透過這面玻璃所見的，不是癌症之外的世界，而是被癌症掌控的世界——癌症無止境地反射在它們周遭，就像整個大廳都裝滿的鏡子一樣。

我也未能免除這種強迫式的全神貫注。二〇〇五年夏天，在我的研究醫師訓練即將結束之時，我體驗到可能是我這輩子最扭轉乾坤的事件：我女兒的誕生。莉拉（Leela）散發著光芒、美麗而天真，她在一個溫暖的夜晚誕生在麻州綜合醫院，包在毯子裡送到十四樓的新生兒病房。而它就在癌症病房對面。*

我很想像大部分的爸爸一樣，陪在太太身邊，等待女兒出世這神奇的一刻。但實際上我卻穿著醫師袍，像外科醫生一樣戴著手套，面前鋪著一條藍色無菌的床單，手上拿著長長的針筒，準備收取臍帶上湧出的褐紅色血液細胞。我剪斷臍帶時，一部分的角色是父親，但另一部分的角色卻是癌症醫師。臍帶血含有已知最豐富的造血幹細胞來源，這是可以貯存在冷凍銀行中的細胞，作為日後骨髓移植以治療白血病的貯備。這麼寶貴的資源在分娩完之後，卻往往被沖下醫院水槽。

助產士大惑不解。產科醫師是我的老友，他開玩笑地問我有沒有不去想工作的時候。但我對血液的研究已經不可自拔，因此不能忽視我的直覺。就在走廊對面的骨髓移植室，就有我搜遍全美組織庫只求一兩品脫幹細胞以拯救性命的病人。即使在這生之喜悅的時刻，惡性腫瘤和死亡的陰影，依舊永遠埋伏在我心頭。

◆

但並不是一切都被死亡襲捲。二〇〇五年夏天，專科研究醫師的治療部卻有了一些變化：我的病人之中有許多人的臉都已經貼在自己死亡面前的玻璃上不動，卻開始瞥見癌症之外的新生。癌症在那個月已經盛放到最完滿、最毀滅的程度。幾乎每週都居高不下的死亡數目，並以史蒂夫·哈蒙（Steve Harmon）被送到急診室，以及其後的迴旋滑入死亡達到最高點。有些日子裡我走過我研究室外的傳真機時，不由得感到恐懼，因為那裡有一堆死亡證明書等著我簽名。

但就像有毒的浪潮消褪一樣，壞消息也逐漸退去。波士頓周遭醫院、急診室及安寧病房夜裡通知我又一名病人死亡的電話（「我來電是要讓你知道你的病人今晚因頭暈和呼吸困難來求診」）突然減少了。彷彿死亡的帷幕已經揭開，倖存者由下方逃了出來。

班·歐曼的霍奇金氏淋巴瘤已經確定治癒，不過這不是一段輕鬆的過程。在化療的中期，他的血球下降到極慘的地步。有幾週淋巴瘤根本停止反應，這意味著這是這種病中治療無效而致命的變種，預後不佳。但最後他頸上的腫塊和他胸膛上更大如群島的腫塊全都消融了，只剩下少量殘餘的疤痕組織。他拘謹的態度也顯著地放鬆。二〇〇五年夏天，我最後一次看到他時，他說要由波士頓搬到洛杉磯，到一家法律事務所工作，他向我保證會繼續來追蹤病情，但我不相信。歐曼是癌症後新生的縮影——急於忘卻醫院和它淒涼冷峻的儀式，就像到國外旅遊感受了惡劣的經驗，急於想拋開一般。

凱特·費茲同樣也看到癌症之後的新生。費茲的肺部腫瘤包圍了她的支氣管，情況不妙，最大的障礙是局部腫瘤的控制。她的腫塊已經以難以想見的精密手術細心切除，也作完了輔助化療和放療。在手術後約十二個月，並無局部復發的跡象，也沒有當初來求診時恐懼無比的病人蹤影。腫瘤消除、化療完成、放療結束，費茲的歡喜由她靈魂的每一個出口散發。有時，看到她鮮明的性格就像由噴嘴中冒出

---

* 這兩種病房並置並非巧合。在醫學常規上，生孩子最不可能與傳染性併發症有關，因此也是化療病房最安全的鄰居，因為化療時任何感染都會造成致命的大災難。這兩種病房並置，雖然單純是功能性的考量，但也有非常深刻的意義。

來，不由得教人體會為什麼希臘人認為疾病是體液窒塞的結果。

卡拉在二〇〇五年七月回診，帶來了三名正在成長的兒女相片，她不肯讓別的醫師作骨髓取樣，因此在那個溫暖的早晨，我由實驗室走過去為她作取樣。她看到我時好像鬆了口氣，綻開了半個焦灼的微笑招呼我。我們已經發展出一種像儀式的關係：我是何許人，怎能褻瀆那幸運的儀式？取樣顯示骨髓中沒有癌細胞，目前她的緩解依舊沒有受到破壞。

我選擇這些病例並不是因為它們「神奇」，而是為了正好相反的原因。它們代表的是慣常形形色色的癌症倖存者——以複方化療治癒的霍奇金氏症，用手術、化療和放療控制局部的晚期，密集化療之後延長緩解時間的淋巴性白血病。在我看來，這些就已經夠神奇的了。長久以來有人抱怨行醫使人習慣死亡的念頭，但當醫藥讓你習慣於生命、存活的觀念時，它就徹底的失敗了。小說家湯瑪斯·伍爾夫回想起和疾病對抗的一生，在他最後一封信上寫道：「我已經度過很長的旅程，到過一個陌生的國家，也非常貼近地見到了那代表黑暗的人。」我自己沒有經歷這樣的旅程，也只有見過其他人眼中反映的黑暗，但其實，看著這旅程倒是我臨床生涯中最崇高的一刻，見到男男女女由那陌生的國度歸來——如此接近地看到他們回返。

◆

累積的進步可以造成莫大的改變。二〇〇五年，科學文獻中如雪片般堆積的報告凝聚出一個持續的訊息，即美國癌症的面貌有了微妙但產生基本上的改變。幾乎每一種主要癌症，如肺癌、乳癌、大腸癌和攝護腺癌的死亡率連續十五年來都持續下跌。這並非單一一次極端的轉變，而是穩定而有力的持續下降：每年死亡率都減少百分之一，比例雖不高，但累積的結果卻很驚人：一九九〇至二〇〇五年間，癌症的死亡率降了約百分之十五，是這種病史上前所未見的下跌。癌症王國的龐大雖然依舊不容置疑——二〇〇五年就有逾五十萬美國人死於癌症，但它已經逐漸喪失威力，開始分崩離析。

是什麼促使這樣穩定的下跌？沒有標準答案，而是由許多因素造成的。促使肺癌死亡率降低的原因主要是預防——因為杜爾／希爾和溫德／葛蘭姆的研究，加上衛生署長的報告推波助瀾，各種政治運動（比如FTC堅持警語標識）、別開生面的訴訟（班薩夫和西伯隆尼的案子）、醫界的支持鼓吹，以及反行銷（反菸廣告），使吸菸逐漸減少。

至於大腸癌和子宮頸癌的減少，則幾乎可以確定是靠二級預防，即癌症篩檢之功勞。發現大腸癌的時機越來越早，往往在癌前階段就已經被篩檢出來，並施行規模較小的手術治療。全美各地的基層保健中心則以抹片篩檢子宮頸癌，而且和大腸癌一樣，採用較小規模的手術切除癌前病變*。

相較之下，白血病、淋巴癌和睪丸癌的減少則要歸功於化療的成功。在兒童急性淋巴性白血病，一般可達百分之八十的治癒率，霍奇金氏症也同樣可治，有些大細胞侵襲性淋巴瘤亦然。其實對霍奇金氏症、睪丸癌和兒童白血病，當務之急不是該化療的量要多高，而是要多低：已經有實驗在研究減少治療的強度，使用較緩和、毒性較低的藥物，是否也可達到同樣的治癒率。

或許最有象徵性的是乳癌死亡率的降低，這說明了這些勝利累積性和合作的本質，以及以多種獨立方式來攻擊癌症的重要性。一九九〇至二〇〇五年間，乳癌的死亡率降了前所未見的百分之二十四，可能可以歸功於三種因素：乳房攝影檢查（篩檢早期乳癌，可預防侵襲性的乳癌）、手術和輔助化療（手術後的化療，去除殘留的癌細胞）。德州休士頓的統計學家唐納·貝瑞（Donald Berry）想要回答一個爭議性

* 施打人類乳突病毒疫苗亦進一步降低罹患率。

頗高的問題：乳房攝影檢查和化療各自對存活率有多少貢獻？究竟這是誰的勝利——是預防的勝利，抑或治療的勝利？＊

主張預防者和支持化療者長久以來一直為此而爭論不休，貝瑞的答案卻為雙方提供緩和劑。貝瑞用統計模型評估兩種干預方法對治療癌症的貢獻，結果平分秋色，預防和化療一樣都降低了乳癌的死亡率——乳房攝影百分之十二，化療也是百分之十二，兩者合計降低了百分之二十四的死亡率。正如貝瑞以自己的話闡述聖經上所說的，「沒有人白費工夫。」

◆

這些都是深入而有意義的努力所得出長遠而有意義的勝利，但其實它們代表的是另一代的勝利——是一九五〇和六〇年代研究的成果。這些治療策略所根據的核心觀念進步超越了所有癌症細胞生物的重要研究。光是在二十年的時間內，科學家就揭露了一個美麗的新世界——走上歧途的致癌基因和抑癌基因加快和減慢生長，造成癌症；可以切斷和易位的染色體，創造出新的嵌合體；細胞通路破壞，使癌細胞不致死亡。只是治療方面的進展雖然減低了癌症的死亡率，但卻並沒有運用這種新的癌症生物學。在癌症世界中，一邊是新科學，另一邊則是舊醫學。瑪麗．拉斯克曾追尋癌症劃時代的改變，然而已經發生的改變似乎屬於另一個時代。

瑪麗．拉斯克晚年已經遠離了癌症研究和政策制訂的中心：華府、紐約和波士頓，一九九四年在康乃迪克州她精心打理的家，因心臟衰竭辭世，享年九十三歲。她這一生橫跨了生物醫學變化最大、最動盪不安的世紀。在生命的最後十年，她奔放的熱情逐漸黯淡，很少再提到癌症之戰的成就（或失望），但她原本期待在她這一生，癌症醫學能有更多的成就，能針對法柏的「共同的治療」採取更積極的步驟，在這場戰爭有更決定性的勝利。癌症的複雜、頑強和那專橫權威的力量，使得它最忠誠、最堅定的對手，都顯得如臨深淵而低聲下氣。

一九九四年，拉斯克去世後數月，癌症遺傳學家艾德・哈洛（Ed Harlow）已深刻體悟到這個時代的悲與喜。哈洛參加在紐約冷泉實驗室舉行長達一週的會議，會中充滿了對癌症生物學精彩成就的滿心期望，但在會議尾聲，哈洛發表了發人深省的評估結果：「我們對癌症當中分子瑕疵的知識，來自於二十年最佳分子生物學研究的精心貢獻，但這些資訊並沒有轉化為任何有效的治療，也未讓人瞭解為什麼許多現有的治療能成功，或者為什麼其他治療會失敗。這是非常挫折的時代。」

十多年之後，我在麻州綜合醫院診療間感受到同樣的挫折。某一天下午，我看著肺癌醫師林區巧妙地把癌症的形成、癌症遺傳學和化療的來龍去脈為一名新病人濃縮講解，這病人是一名罹患支氣管肺泡細胞癌的中年婦女，是態度嚴肅、頭腦清晰的歷史教授。他坐在她對面，一邊說話一邊畫圖讓她理解。他說她支氣管內的細胞因為基因突變，因此自動不停地生長，形成局部的腫瘤，而其傾向是更進一步地突變，讓它們能夠遷移，侵入組織，擴散轉移。用卡鉑（Carboplatin）和紫杉醇化療（兩種都是標準化療藥物），再加上放療，可以殺死這些細胞，或許可以預防它們轉移至其他器官，開始擴散。在最好的情況下，帶著突變基因的細胞會死亡，她的癌症就可治癒。

她以敏捷銳利的眼神看著林區放下筆。這說明聽來很有道理，她在邏輯中找到了一塊碎片。這些解釋和所建議的治療有什麼關聯？她想知道卡鉑如何「修理」她突變的基因？紫杉醇又怎麼知道哪些細胞有突變的基因，以便殺死它們？她疾病的機制又怎能和醫學上的干預聯結在一起？

＊ 手術的貢獻無法評量，因為早在一九九〇年之前就已經有手術治療，而且幾乎所有的乳癌婦女都以手術治療。

她逮住的是腫瘤醫師再熟悉不過的分裂點。近十年來，臨床癌症醫學就像活在壓力罐裡——一方面承受癌症生物知識日益加強的壓力，另一方面則又碰上醫學發展停滯的磚牆，似乎無法由這生物的知識中得到真正的藥物。一九四五年冬，萬尼瓦爾．布希致函羅斯福總統：「大戰期間醫學上的驚人進步，完全是因為我們有戰前在許多科學領域作基本研究所累積大筆的科學資料做為基礎之故。」

對癌症而言，「大筆的科學資料」已達到臨界點。如布希想像的，科學的沸騰必然產生出一股因急迫而狂熱的壓力化成的蒸氣，只能在科技上找到出口。癌症科學正企求在新的癌症醫學中找到出口。

舊癌症，新藥物

在普特洛克勒斯（Patroclus）的故事裡，*
沒有人倖存，就連接近天神的
阿奇利斯（Achilles）亦然。
普特洛克勒斯就像他，他們穿著
同一盔甲。

——路易絲・葛魯克（Louise Gluck）

完美的治療尚未開發出來。我們大部分的人都相信它不會有殺死細胞毒性的治療，也因此我們支持針對腫瘤生物學更根本瞭解的基礎研究。但……我們必須就現有的一切盡最大努力。

——布魯斯・查伯納對羅絲・庫希娜說的話

傳說中，阿奇利斯出生後就被拎著足踵浸入冥河，一浸入暗色的河水，他全身就刀槍不入；唯有沒浸到水的腳後跟是致命傷，在特洛伊戰場上取了他性命的，就是對準那裡的一箭。

* 譯註：普特洛克勒斯，希臘神話中的希臘戰士，阿奇利斯的至交，在特洛伊戰爭穿著阿奇利斯的盔甲被殺。

在一九八〇年代之前，癌症治療的設備主要是針對癌細胞兩大基本弱點，第一是大部分的癌症都先是局部性的疾病，後來才擴散至全身。手術和放療就是針對這個弱點。在擴散前，實際切除還只限局部的腫瘤，或者用X光強烈的能量燒灼，也就是手術和放療，目標是把癌症徹底消滅。

第二個弱點則是癌細胞的迅速成長率。*大部分在一九八〇年代之前發現的化療藥物就是以第二種弱點為標的。如法柏的胺喋呤這種葉酸拮抗劑會干擾葉酸的代謝，讓所有的細胞因為得不到一種細胞分裂所必要的養分而餓死。芥子氣和順鉑會和DNA起化學反應，而DNA受損的細胞就不能複製它們的基因，因此不能分裂。敏克瘤這種長春花毒則阻撓所有細胞分裂時細胞都需要架構分子「鷹架」的能力。

但以這兩個癌症傳統的致命弱點，即局部成長和快速細胞分裂來作為目標，卻只能到某個程度。手術和放射線原本就只是局部性的療法，在癌細胞擴散到手術可以切除或X光照射的範圍之外就一籌莫展。更大規模的手術無法帶來更多的療效，這正是根除性乳房切除手術的外科醫師在一九五〇年代面臨的困境。

以細胞成長為目標也有其生物上的限制，因為正常細胞也必須生長。生長或許是癌細胞的特徵，但它也同樣是生命的特徵。如敏克瘤或順鉑這些針對細胞生長的毒藥，最後也會攻擊正常的生長，因此人體成長最快速的細胞就開始承擔化療的代價。頭髮脫落，血液功能衰退，皮膚和腸道內膜脫落。更多的藥物會造成更多的毒性，卻沒有帶來痊癒，這正是一九八〇年代化療醫師的困境。

要針對癌細胞施以新的療法，科學家和醫師需要找出癌症獨有的新弱點。一九八〇年代癌症生物學的發現就提供了更清楚的觀點：三個新原則出現，代表癌症的三個新致命弱點。

第一，癌細胞之所以生長，是因為它們的DNA所累積的突變。這些突變活化了人體內的原致癌基因，或是抑制了（去活化）抑癌基因，因此放開了正常細胞分裂時的「油門」和「煞車」。以這些過度活躍的基因為標靶，而不傷害正常而受控制者，可能是在更有選擇的情況下攻擊癌細胞的新方法。

第二，原致癌基因和抑癌基因通常均位於細胞信號通路的中樞。癌細胞分裂和生長是因為它們在關鍵的通路上受到過度活躍或去活化的信號所驅使。正常細胞中就存有這些通路，不過受到嚴格的規範。癌細胞對這種永久活化通路的可能依賴，是癌細胞第二個潛在的弱點。

第三，突變、揀選和生存不斷的循環，創造出在失控生長之外又獲得其他特性的癌細胞，包括抗拒死亡信號、在體內轉移和驅動血管成長。這些「癌症特徵」並非由癌細胞發明，而是由身體正常生理類似的過程衍生而來。癌細胞對這些過程後天的依賴是癌症潛在的第三弱點。

因此最新的癌症醫學主要的挑戰，就是在正常細胞和癌細胞龐大的相似處之中，找出基因、通路和後天能力上微妙的不同，在這新的腳後跟上釘上毒樁。

◆

找出癌症的致命弱點是一回事，要發現能夠打擊這弱點的武器，則是另一回事。一直到一九八〇年代後期，都還沒有藥物能逆轉致癌基因的活化或抑癌基因的去活化。就連當時最有效的癌症標靶藥物泰莫西芬，都是藉著攻擊某些乳癌細胞對雌激素的依賴，而非直接去活化致癌基因，或切斷致癌基因活化的通路。因此一九八六年發現第一個以致癌基因為目標的藥物就立刻刺激了癌症醫學。雖然這個藥物是意外發現，但光是有這樣的分子存在，就已經為接下來十年醫界求藥的努力打造了舞台。

位於腫瘤學這個樞紐的疾病是另一種罕見的白血病，即急性前骨髓性白血病（APL），最先是在一九五〇年代確診，視為成人白血病的獨特形式。這種病有個特色：這種形式的癌細胞不只迅速分裂，而

* 並非所有的癌細胞都迅速成長。長得慢的癌症往往不那麼容易用針對成長的藥物殺滅。

且停留在不成熟的發展狀態。在骨髓發展的正常白血球細胞會經歷一連串成熟化的步驟，發展成完全發揮功能的成熟細胞。而在這過程中的一種細胞稱為「前髓細胞」（promyelocyte），是功能將要成熟卻未成熟的細胞。APL的特性就是這些不成熟前髓細胞的惡性增殖。正常前髓細胞滿載毒性酵素和顆粒，通常是由成熟白血球細胞釋出以殺死病毒、細菌和寄生蟲之需。在前骨髓性白血病中，血液中則充滿了這些帶著毒性的前髓細胞。APL的細胞變化多端而迅速，可能任意釋出有毒顆粒——造成體內大量出血，或是發生類似感染的反應。因此在APL，癌細胞病態增殖又有新的轉折：在大部分的癌症，細胞不肯停止生長，而在APL，癌細胞也不肯成熟。

自一九七〇年代初，APL細胞的停止成熟已經促使科學家尋找迫使這些細胞成熟的化學物，在試管中測試了數十種藥物之後，只有一種有了結果——視黃酸（retinoic acid），這是維生素A的一種氧化形式。但研究人員發現視黃酸是非常不可靠的試劑。一組酸可能讓APL細胞成熟，另一組同樣的酸卻不能。生物學者和化學家對這種變換難測的反應感到挫折，起初對這種促進成熟的化學物質懷抱著熱忱之後，也轉為冷淡。

一九八五年夏，一群中國大陸的白血病研究人員遠赴法國，和對APL一直有興趣的巴黎聖路易醫院血液醫師羅蘭・狄戈斯（Laurent Degos）教授會面，中方由上海瑞金醫院的王振義率隊，瑞金醫院是忙碌的市區臨床中心。狄戈斯和王振義都嘗試過用標準化療藥物——針對迅速成長細胞的藥物，希望使APL病人獲得緩解，但效果有限。他們倆談到需要新策略來攻擊這種隨興所至、變化多端的致命疾病，兩人一直回到APL細胞不成熟的奇特性質，以及搜尋使之成熟藥物卻徒勞無功的課題。

王振義和狄戈斯都知道視黃酸有兩種息息相關的分子形式，稱作順式視黃酸和反式視黃酸。兩種形式的組成完全一樣，只是分子結構略有不同，但分子反應卻迥異。（順式和反式視黃酸帶有相同的原子，但排列方式不同。）兩種形式中，順式視黃酸經過最密集的測試，就是它產生忽隱忽現的善變反應。王振義和狄戈斯疑惑反式視黃酸會不會是可以促進成熟的真正媒介。過去實驗中不可靠的反應是否因為每一組視黃酸中反式的量低而多變所致？

曾在上海一間法國耶穌會學校就學的王振義，說得一口抑揚頓挫且口音甚重的法語。兩位血液學者突破語言和地理的障礙，擬出了國際合作計畫。王振義知道上海市郊有一家藥廠可以製造純反式視黃酸——沒有摻雜順式視黃酸，他要在瑞金醫院的APL病患身上測驗此一藥物，而狄戈斯在巴黎的團隊則在中國初步測試之後接手，進一步確認此藥用在法國APL病患身上的效果。

王振義於一九八六年在二十四名病人身上展開他的試驗。其中有二十三人有驚人的反應。血液中白血病的前髓細胞非常迅速地成熟為白血球細胞。「細胞核變得較大，」王振義寫道，「細胞質裡觀察到的初級顆粒也較少。在培養的第四天，這些細胞形成了含有特定或次級顆粒的髓細胞……（意味著發展出完全成熟的顆粒性白血球。」

接著更出人意表的事發生了：這些癌細胞在完全成熟後開始相繼死亡。在有些病人身上，分化和死亡非常猛烈，骨髓因分化的前髓細胞而腫起，接著隨著癌細胞的成熟，以及經歷加速的死亡週期，而在數週內清空。癌細胞突然的成熟造成短暫的新陳代謝紊亂，可由藥物控制；反式視黃酸的唯一其他副作用是唇和口乾，以及偶爾的皮疹。由反式視黃酸所帶來的緩解可持續數週，往往可達數月。

通常在以反式視黃酸治療三、四個月後，急性骨髓性白血病依舊會復發。接下來巴黎和上海的團隊以標準化療藥物和視黃酸結合——新舊藥物混用，讓緩解再延長數個月。約四分之三的病人白血病緩解開始拉長到整整一年，接著延長至五年。到一九九三年，王振義和狄戈斯結論說，他們用全反式視黃酸和標準化療治療的病人，有百分之七十五永遠不會復發——但在APL的歷史上，從沒聽過這樣的比例。

癌症生物學家還需要再十年，才能由分子的層面說明瑞金醫院驚人的結果。其解釋的關鍵在於芝加哥的血液學者珍娜．羅利所作的精彩研究。一九八四年，羅利發現APL細胞中染色體獨特的易位——第十五染色體上的一個基因片段與第十七染色體上的基因片段融合在一起，造成活化的「嵌合體」致癌基因，驅動了前髓細胞的增殖，並阻礙其成熟，因此創造出奇特的APL症候群。

一九九〇年，在王振義於上海展開臨床試驗後整整四年，這個禍首致癌基因已經被法國、義大利和美國的科學團隊獨立分離出來。科學家發現APL致癌基因所編碼合成的蛋白質，可與反式視黃酸緊緊結合。這樣的結合立即熄滅了致癌基因在APL細胞當中的信號，因此可以解釋上海方面所看見病人迅速而強力的緩解。

◆

瑞金醫院的發現發人深省：反式視黃酸代表的是長久以來一直在追尋的分子腫瘤學美夢——以致癌基因為目標的癌症藥物。但這項發現的過程卻反了過來。王振義和狄戈斯是先經由揣測，碰上反式視黃酸，然後才發現該分子可以直接以致癌基因為目標。但可能做這樣反向的旅程嗎？由致癌基因開始，然後往藥物發展？的確，溫柏格在波士頓的實驗室已經展開了這樣的反向旅程，雖然他本人並不知情。

到一九八〇年代初期，溫柏格的實驗室已經把直接由癌細胞分離致癌基因的技術磨鍊到完美的地步。研究人員運用溫柏格的技術，已經由癌細胞分離了數十種新的致癌基因。一九八二年，來自孟買在溫柏格實驗室工作的博士後科學家雷克希米．夏龍．帕德希（Lakshmi Charon Padhy）又報告說，由一種稱作「神經母細胞瘤」（neuroblastoma）的老鼠腫瘤分離出另一種致癌基因，溫柏格根據擁有這種基因的癌症，為這種基因命名為*neu*。

neu 被列入還在繼續擴大的致癌基因名單，但它是個異數。細胞由一層脂質和蛋白質構成的薄膜包覆，這一層油質的障礙可阻擋許多藥物進入。目前已知的大部分致癌基因如 *ras* 和 *myc* 基因，都位於細胞內（*ras* 接合在細胞膜上，但面對細胞內側），因此不能滲透細胞膜的藥物對它們就無法發揮效用。相較之下，*neu* 基因的產物則是一種新的蛋白質，並沒有深埋在細胞內，而是掛在細胞膜上，有很大一部分位於細胞外，任何藥物都可輕易與之接觸。

帕德希甚至有一種「藥物」可供測試。一九八一年，在分離基因時，他製造了一對針對新 *neu* 蛋白質的抗體。抗體是用來和其他分子結合的分子，而這樣的結合偶爾可以阻斷被結合的蛋白質並使之去活化。但抗體不能越過細胞膜，於是需要曝露在細胞外的蛋白質才能結合；因此有長長的分子「腳座」這一大部分跨在細胞膜外的 *neu* 蛋白，就是絕佳的目標。其實帕德希不用花一個下午的時間來作實驗，把 *neu* 抗體加入神經母細胞瘤細胞，就能確定其結合之效。溫柏格後來說：「原本只要花一個晚上測試，我真該打。要是我用功一點，更專心一點，不要對我當時的想法那麼狂熱，就能做出這樣的聯結了。」

雖然帕德希和溫柏格有一些頗有吸引力的頭緒，但他們卻並沒有做這個實驗。一個又一個下午過去了，愛思考、讀書的帕德希在冬日裡穿著一件襤褸的外套穿梭實驗室，靜悄悄地做他的實驗，很少和別人提他的研究。雖然他的發現發表在高水準的科學期刊上，卻很少有科學家注意到他或許碰上了可能抗癌的藥物（與 *neu* 蛋白結合的抗體埋藏在文章裡晦澀難解的數字中）。甚至連溫柏格也被新的致癌基因旋風所惑，沉迷於癌細胞基本的生物學，而忘了 *neu* 實驗。*

---

* 一九八六年，傑佛瑞・杜雷賓（Jeffrey Drebin）和馬克・葛林（Mark Greene）證明用抗 *neu* 抗體的治療可以抑制癌細胞的生長。但各家都沒有看出開發這種抗體作為人類抗癌藥物的可能性。

溫柏格有一個致癌基因，也可能有抑制致癌基因的藥物，但兩者卻從沒有交會（在人類細胞或身體中）。在他保溫箱中分裂的神經母細胞瘤細胞上，*neu* 瘋狂地橫衝直撞，專心一致，不屈不撓。但其分子腳座依舊在細胞膜外擺盪，曝露在外，而且像阿奇利斯出名的腳後跟一樣脆弱。

線的城市

在爾希里亞（Ersilia），為了要建立維繫城市生活的關係，居民在房屋的各個角落拉起細繩，有白色、黑色、灰色，也有黑白相間的顏色，端視他們是要標明血親、貿易、權威，或是機構的關係而定。當細繩越來越多，再也不能穿越通行時，居民就離開了，房子被拆了。

——伊塔羅．卡爾維諾（Italo Calvino）

溫柏格或許暫時忘卻了 *neu* 對癌症治療的可能影響，但致癌基因的本質不可能輕易忘懷。卡爾維諾在《看不見的城市》（*Invisible Cities*）一書中，描述了一個虛構的城市，其中每一家的關係，都由兩家中拉出的一條彩線標示。隨著城市成長擴大，彩線的網也就越來越厚，房子反倒模糊了。最後卡爾維諾的城市成了彩線交織的網。

如果我們要在正常人類細胞的基因中畫出類似的關係圖，那麼如 *ras*、*myc*、*neu*，和 *Rb* 等原致癌和抑癌基因，就會位於這細胞城市的核心，向各方伸出彩線。原致癌和抑癌基因是細胞的分子樞紐，它們是細胞分裂的守門員，而細胞分裂對我們的生理極其重要，因此協調這個過程的基因和通路幾乎貫穿我們生物規律的所有其他層面。在實驗室中，我們稱為和癌症六度分離規則：不論問任何生物問題，不論它看來多麼遙遠：心臟怎麼會衰竭，或者為什麼蟲會老化，甚至鳥兒怎麼學會唱歌，最後，在不到六個基因步驟之內，就會聯結到原致癌或抑癌基因。

因此溫柏格的實驗室雖然忘記了*neu*，但其他實驗室卻想起它來，也就不足為奇。一九八四年夏天，一組和溫柏格合作的研究人員發現了*neu*的人類同源基因，研究人員發現它和另一個先前發現的生長調節基因——人類表皮生長因子受體（HER）很相像，因此稱為*Her-2*。

基因不論換什麼名稱，依舊是同樣的基因，但*neu*的情況卻不同。溫柏格的基因是在學術實驗室中發現的，溫柏格的注意力都集中在解析*neu*致癌基因的分子機制，但另一方面，*Her-2*則是在基因科技公司（Genetic Engineering Technology，簡稱Genentech）的園區中發現的，發現的場地不同，目標不同，就徹底地改變了這個基因的命運。對溫柏格來說，*neu*代表的是理解神經母細胞瘤基本生物學的路徑，而對基因科技公司而言，*Her-2*代表的是開發新藥的路徑。

◆

基因科技公司位於舊金山南端，座落於史丹福、舊金山加大、柏克萊加大以及矽谷如雨後春筍般林立的新創公司強大的實驗室之間，其誕生是源自於充滿了煉金般象徵性的想法。一九七〇年代後期，史丹福和舊金山加大的研究人員發明了「重組DNA技術」。這種技術讓基因能達到前所未見的運用方式，即由人去主動操縱基因。基因可以由一個生物運送到另一個生物：牛的基因可以轉殖到細菌上，人類蛋白質可以在狗的細胞上合成。基因也可以剪接在一起，形成新的基因，創造大自然前所未見的蛋白質。基因科技公司想以這種基因科技來開發新藥。這家創立於一九七六年的公司取得舊金山加大授權重組DNA技術，籌得僅僅二十萬美元的創業基金，開始它對新藥的追尋。

簡單就觀念上看，「藥物」就是任何可以在動物生理上產生效果的物質。藥物可能只是單純的分子，水和鹽在適當的情況下，就可以發揮強力的藥物功能；但藥物也可能是複雜而多面的化學物——源自大自然，如盤尼西林；或者人工合成，如胺喋呤。醫學上最複雜的藥物是蛋白質，由細胞合成的分子，可以在人類生理上發揮不同的效果。如胰臟細胞製造的胰島素就是可以調節血糖的蛋白質，用來控制糖尿病；腦下腺細胞製造的生長激素則增進肌肉和骨骼細胞的代謝，藉此促進生長。

在基因科技公司之前，雖然公認蛋白質藥物效力強大，但其製造是出了名地困難。比如胰島素的製作是把牛和豬的內臟絞碎成濃湯，再由其中提煉蛋白質——需要八千磅的胰臟才能製造出一磅的胰島素。治療侏儒症的生長激素也得由數千具屍體的腦下腺提煉出來。治療血液失調的凝血藥物則需要許多公升的人血才能提煉。

重組DNA的技術讓基因科技公司能重頭合成人類蛋白質：基因科技不必由動物和人體器官抽取蛋白質，而可以採取其他辦法，比如把人類基因「植入」細菌，再用這個細菌細胞作為生物反應器，產生大量的這種蛋白質。這種科技影響深遠。一九八二年，基因科技公司開發出第一種「重組」人類胰島素，一九八四年，推出用來控制血友病人流血症狀的凝血因子，一九八五年，該公司又創造出重組的人類生長激素——全都是藉著在細菌或動物細胞上植入人類蛋白質而生成的。

不過到一九八〇年代後期，經過一段驚人的成長衝刺之後，基因科技公司已經用完了所有可以運用重組技術大量產製的藥物。畢竟其初期的成功是製程而非產品造成的結果：這家公司發現的是製造舊藥物的新方法。如今基因科技公司得從頭開始研發新藥物，它不得不改變致勝策略：必須找到藥物的目標——可以在疾病的生理過程中扮演關鍵角色的細胞內蛋白質，然後再由重組DNA技術製造可開啟或關閉該蛋白質的其他蛋白質。

任職基因科技公司一名德國科學家艾克索．烏利赫（Axel Ullrich）在這個「尋找目標」計畫的保護之下，重新發現了溫柏格的基因——*Her-2/neu* 基因，也就是位於細胞膜上的致癌基因。*但基因科技公司發現這個基因之後，卻不知道要如何處理它。截至當時為止，基因科技公司成功合成的藥物都是用來治療某種蛋白質或信號缺少或不足的人類疾病，比如胰島素是為了治療糖尿病，凝血因子是治療血友病，生長激素是治療侏儒症。而致癌基因卻正好相反，其中並沒有訊息喪失，而是訊息過多。基因科技公司可以在細菌細胞中製造失去的蛋白質，卻不知道該如何把人類細胞中過度表現的蛋白質去活化。

◆

一九八六年夏，基因科技公司還在苦思去活化致癌基因的方法之時，烏利赫在洛杉磯加大開了一場研討會。穿著一身暗色正式西裝的烏利赫熱情洋溢又生氣勃勃，吸引了所有的聽眾。他解說了分離 *Her-2* 的精彩故事，以及這個發現和溫柏格先前研究發現的巧合，但聽眾卻有個困惑：基因科技是製藥公司，但藥在哪裡？

洛杉磯加大的腫瘤科醫師丹尼斯・史拉蒙（Dennis Slamon）參加了烏利赫那個下午的研討會。史拉蒙是阿帕拉契山一名煤礦工人之子，他在芝加哥大學唸完醫學院之後，到洛杉磯加大擔任腫瘤學專科研究醫師。他的個性既溫和又固執，一名記者形容他像「天鵝絨的鑽子」。在他的學術生涯之初，就已經產生治療癌症的「必死決心」，不過到目前為止，都只有決心，但尚無成果。史拉蒙在芝加哥就已經對一種稱為 HTLV-1 的人類白血病毒作過一系列徹底的研究，這是當時所知造成人類癌症唯一的反轉錄病毒。但 HTLV-1 是罕見的癌症病因，史拉蒙明白殺死病毒也沒辦法治癒癌症，他需要找出殺死致癌基因的辦法。

史拉蒙聽了烏利赫的 *Her-2* 故事，馬上憑本能作了聯結。烏利赫有致癌基因，基因科技公司想要的是藥物——這其中欠缺一個環節。沒有疾病的藥物是沒用的工具，而若要製作出有用的癌症藥物，那麼兩

者都需要 *Her-2* 基因過度活躍的癌症。史拉蒙有一組癌症可以測試 *Her-2* 的活躍性，他就像波士頓的達哈一樣喜歡收藏，也已經收藏貯存了在洛杉磯加大動手術病人的癌症組織樣本，全都冰藏在龐大的冷凍庫裡。史拉蒙提議簡單的合作方式，如果烏利赫把基因科技公司的 *Her-2* DNA 探針送來給他，他就可以測驗他樣本中的癌細胞是否有過度活躍的 *Her-2*——在致癌基因和人類癌症之間的鴻溝上架起橋來。

烏利赫同意了。一九八六年，他把 *Her-2* 探針送來給史拉蒙來測試癌症標本。幾個月後，史拉蒙回報烏利赫說他找到一種獨特的模式，不過還不完全瞭解。習慣仰賴癌細胞某種基因的活動而成長的癌細胞，會在染色體內合成該基因的多個複本，就像上癮的人藉著增加藥量來滿足癮頭一樣，這種現象就稱為致癌基因的擴增（amplification）。史拉蒙發現某些乳癌樣本中的 *Her-2* 大量擴增，但並非所有的乳癌都是如此。根據染色的模式，乳癌可以分為 *Her-2* 有擴增現象和 *Her-2* 未擴增的樣本——也就是 *Her-2* 陽性和陰性。

史拉蒙對這種開/關的模式感到困惑，因此派了一名助理瞭解 *Her-2* 陽性的腫瘤是否和 *Her-2* 陰性的腫瘤有不同的表現。這個研究又得出另一個異常的模式：烏利赫 *Her-2* 基因擴增的乳癌比較有侵襲性，更容易轉移，更致命。*Her-2* 擴增預示了預後最差的腫瘤。

史拉蒙的資料在基因科技公司烏利赫的實驗室造成了連鎖反應。*Her-2* 和一種癌症亞型——侵襲性乳癌的關聯又促成另一個重要的實驗。烏利赫懷疑，如果設法關閉 *Her-2* 的活動，會有什麼樣的結果？這種癌症是真的對擴增的 *Her-2*「上癮」嗎？要是真的如此，那麼用抗 *Her-2* 的藥物壓抑上癮的信號是否能阻斷癌細胞的生長？烏利赫已經走近了溫柏格和帕德希忘記花一個下午就能完成的那個實驗了。

---

* 烏利赫其實是由老鼠的 *neu* 基因上發現這個人類同源基因。另外兩個團隊也各自發現同一基因。

烏利赫知道該去哪裡尋找可以關閉 *Her-2* 功能的藥物。到一九八〇年代中期，基因科技公司的組織已經頗有大學的規模。南舊金山園區有各部門、會議、演講、小組，甚至也有穿著自行剪破的牛仔褲在草地上玩飛盤的研究人員。一天下午，烏利赫走進基因科技的免疫部門，這個部門專精的是創造免疫分子，烏利赫在想，不知道有沒有免疫專才能設計可以結合 *Her-2* 產物的藥物，並設法消除其信號。

烏利赫心裡已經想好一種蛋白質——就是一種抗體。抗體是具有特定親和力與專一性和目標結合的免疫蛋白質，免疫系統合成抗體以結合並殺死細菌和病毒上的特定目標；抗體是大自然的魔彈。在一九七〇年代中，劍橋大學的兩位免疫學者西撒·密爾斯坦（Cesar Milstein）與喬治·柯勒（George Kohler）開發了一種方法，可以用與癌細胞融合的複合免疫細胞生產大量的單株抗體（免疫細胞分泌抗體，而成長失控的專家——癌細胞，則把它化為工廠）。這個發現立刻被稱為癌症治療的可能路徑，但要在治療方面開發抗體，科學家必須要辨識出癌細胞獨特的目標，而這種特定的目標卻是出名地難找。烏利赫認為他已經找到了一種這樣的目標，在某些乳房腫瘤中擴增，但在正常細胞上卻幾乎看不見的 *Her-2*，可能就是柯勒錯過的靶心。

同一時間，在洛杉磯加大，史拉蒙也因 *Her-2* 表現型癌症作了另一項重要的實驗。他把這些癌細胞植入老鼠身上，長出脆弱而會轉移的腫瘤，重現這種侵襲性的人類疾病。一九八八年，基因科技公司的免疫學者成功地生產了結合並去活化 *Her-2* 蛋白的老鼠抗體。烏利赫把第一批抗體送去給史拉蒙，而史拉蒙展開一連串關鍵實驗。他用這種抗體治療培養皿中的 *Her-2* 過度表現型乳癌細胞，結果癌細胞停止生長，並且萎縮死亡。更教人動容的是，在他以 *Her-2* 抗體注射到生有腫瘤的活老鼠身上時，腫瘤也消失了。這是他和烏利赫衷心期盼的成果。抑制 *Her-2* 在動物身上是成功的。

史拉蒙和烏利赫現在有了癌症目標治療的三個基本要素：致癌基因、啟動這種致癌基因的癌症，和針對該基因為目標的藥物。兩人都希望基因科技公司能夠把握這個機會，生產新的蛋白質藥物，消除致癌基因過度活躍的信號。但成天在實驗室中和 *Her-2* 為伍的烏利赫卻不知道公司的軌道已經轉向，他現在才發現基因科技公司放棄了對癌症的興趣。整個一九八〇年代，在烏利赫和史拉蒙忙著尋覓癌細胞特定目標的這段時期，其他幾家藥廠已經在嘗試用癌細胞成長機制有限的知識開發抗癌藥物，因此這些藥物是無法區分目標的——對癌細胞和正常細胞同樣都有毒性，可想而知的是，這些藥物在臨床實驗時全都失敗了。烏利赫和史拉蒙所致力於研究的致癌基因和以致癌基因為目標的抗體，雖然更精密而且具體，但基因科技公司卻擔心如果再花錢開發另一種會失敗的藥物，會危及公司財務。他們看了其他公司的經驗，如一名基因科技公司研究員所說的「對癌症過敏」，決定撤回大部分癌症計畫的經費。

這個決定在公司裡造成莫大的分歧。雖然有一小群科學家幹部熱烈支持癌症計畫，但基因科技公司的主管卻決定要專心在較簡單而較有利可圖的藥物。*Her-2* 於是處在火線上。烏利赫在心力交瘁之餘離開了基因科技公司，最後加入德國的學術實驗室，潛心研究癌症遺傳，而不受製藥公司的壓力拘束。

如今只剩在洛杉磯加大單打獨鬥的史拉蒙，他雖不是基因科技公司的員工，卻殫精竭慮地要保住基因科技公司的 *Her-2* 研究。基因科技公司的醫學總監約翰．柯德（John Kurd）回憶說：「除了他之外，根本沒有人在乎。」史拉蒙在基因科技公司飽受白眼，他成了糾纏不休的討厭鬼，經常由洛杉磯搭機前來，埋伏在走廊上，想要吸引人們對他的老鼠抗體產生興趣。大部分的科學家都無動於衷，但依舊有一小群基因科技的學者還對他有信心，這些科學家懷念當初基因科技公司草創時正是因問題很困難才要去解決的時光。其中有兩名基因科技公司員工，一位是麻省理工學院畢業的遺傳學者大衛．波茲坦（David

Botstein），另一位是分子生物學家亞特．李文森，兩人都是*Her-2*計畫的堅決擁護者。*史拉蒙和李文森使出渾身解數，運用各種資源和人脈，終於說服一小群創業團隊推動*Her-2*計畫。

這個計畫的經費極少，只能一點一點地推動，幾乎不為基因科技公司的主管知道。一九八九年，基因科技的免疫學者麥克．夏帕德（Mike Shepard）改進了*Her-2*抗體的生產和純化，但史拉蒙知道，純化的老鼠抗體離人類藥物還有很長的距離。老鼠抗體是「外來」的蛋白質，會在人類身上造成強烈的免疫反應，是很糟的人類藥物。要避開這種反應，基因科技公司的抗體就必須轉化為更接近人類抗體的蛋白質，這種過程就稱為抗體的「人化」（humanizing），是非常精密的技術，有點像翻譯一本小說，重要的不只是內容，還包括抗體難以形容的本質——其形式。負責「人化」的基因科技公司研究人員是保羅．卡特（Paul Carter），他是一名沉靜的二十九歲英國青年，他在劍橋由最先融合免疫細胞和癌細胞產生單株抗體的密爾斯坦那裡習得這門技術。在史拉蒙和夏帕德的引導下，卡特開始人化老鼠抗體。一九九〇年夏天，卡特製作出完全人化的*Her-2*抗體，供臨床實驗之用。這種抗體已經成為可能的藥物，很快就重新命名為Herceptin（賀癌平），是把*Her-2*，intercept（攔截）和inhibitor（抑制劑）幾個字融合在一起。**

這種新藥就這樣拖拖拉拉、傷痕累累地誕生了，很容易就教人忘記它的龐大成就。史拉蒙在一九八七年在乳癌組織裡找出*Her-2*的擴增，卡特和夏帕德在一九九〇年生產了以它為目標的人化抗體。他們在短短三年之中，飛快地由癌症轉到目標再轉到藥物，這樣的步調在癌症史上可是史無前例。

◆

一九九〇年夏天，加州勃班克的四十歲婦女芭芭拉．布萊菲德（Barbara Bradfield）發現自己的乳房有腫瘤，腋下也有腫塊，取樣證實了她的疑心：她得了乳癌，而且已經擴及淋巴結。她作了雙側乳房切除，接著又作了近七個月的化療。「做完這一切，」她回憶說，「我覺得自己好像已經跨過悲劇之河。」

只是還有更多的河等著她跋涉。布萊菲德的人生又遭到另一個悲劇的打擊——一九九一年冬，她二十三歲已經懷孕的女兒駕車在離他們家不遠的高速公路上發生意外，車毀人亡。幾個月之後，布萊菲德一天早上麻木地坐在查經班上，手指在她的頸緣游移，卻在鎖骨上方摸到葡萄大小的新腫塊。她的乳癌已經復發，而且轉移——幾乎預示了死亡。

布萊菲德在勃班克的腫瘤醫師要她再作化療，但她不肯。她參加了另類草藥療法，買了果菜榨汁機，還打算赴墨西哥旅遊。她的腫瘤醫師問他能不能把她乳癌的標本送到洛杉磯加大的史拉蒙實驗室諮詢第二意見，她很不情願地同意了。她知道位於遠處的醫師在她的腫瘤標本上作不常見的測驗，對她不會有什麼影響。

一九九一年夏天的一個下午，布萊菲德接到史拉蒙的電話。他自我介紹是分析她標本的研究員。史拉蒙告訴布萊菲德有關 *Her-2* 的研究。「他的口氣變了，」她說。他指出，她的腫瘤所含的擴增 *Her-2* 量是他所見最高的，他告訴她，他正在做一種可以結合 *Her-2* 的抗體試驗，她是這種新藥的理想對象。布萊菲德拒絕了。「我已經來到路的盡頭，」她說，「我也接受不可避免的命運。」史拉蒙花了一些時間想和她講理，但發現她非常堅持。他謝謝她的考量，然後掛上電話。

不過次日一早，史拉蒙又來電，他為自己的魯莽道歉，但她的決定讓他整晚難以入眠。在他所見過的 *Her-2* 擴增變異中，她的是真正異常的例子，布萊菲德的腫瘤滿是 *Her-2*，幾乎喝飽了致癌基因。他求

---

* 李文森由畢夏普在舊金山加大的實驗室來到基因科技公司，研究 *src* 的磷酸化功能：他心心念念都是致癌基因。

** 此藥的藥理名稱 Trastruzumab，其中字尾 ab 是用來表示這是抗體 antibody。

她再考慮他的試驗。

美國作家瓊．蒂蒂安（Joan Didion）曾說：「倖存者回顧當時，會發現他們所錯失的預兆、訊息。」而對布萊菲德而言，史拉蒙的第二通電話是她沒有錯失的預兆。那段談話中，有東西刺穿了她圍在自己周遭的盾牌。一九九二年八月某個溫暖的上午，布萊菲德到史拉蒙位於洛杉磯加大的診間去看他，他到門廳來會她，帶她到後方的一個房間。他在顯微鏡下把由她身上切除的乳癌細胞展示給她看，上面有標出 *Her-2* 的暗色小圈。他在白板上畫出宛若史詩的科學旅程，由 *neu* 的發現開始，到烏利赫實驗室再度發現它，到他們想製出藥物的奮鬥，最後到夏帕德和卡特精心融合的抗體。布萊菲德思索了由致癌基因到藥物的過程，她同意加入史拉蒙的試驗。

這真是極其幸運的決定。在史拉蒙的電話到布萊菲德頭一次注射賀癌平的四個月內，布萊菲德的腫瘤已經爆發，在她的肺裡形成了十六個新的腫塊。

◆

包括布萊菲德在內，總共十五名婦女（後來增為三十七人）於一九九二年在洛杉磯加大參與了史拉蒙的試驗。新藥物和用來殺死乳癌細胞的標準化療藥物順鉑一起以靜脈注射方式施行九週。為了方便起見，史拉蒙決定同一天在同一房間內治療所有的婦女病患，其效果非常戲劇化；這就像是由一群被困的演員所占據的舞台。有些婦女透過朋友和親戚的關係懇求或哄騙參與這場試驗，而其他人，如布萊菲德，則是經由史拉蒙懇求才參與。「我們全都知道自己是靠借來的時間活著，」布萊菲德說，「因此我們覺得自己有兩倍的活力，也活得兩倍用力。」一名五十多歲的中國婦女帶了一堆又一堆的傳統草藥和油膏來，說是靠著這些她才苟活至今。她之所以肯嘗試最新的腫瘤藥物賀癌平，是因為她也可以同時服用最古老的藥物之故。一名三十來歲孱弱而削瘦的女性在接受過骨髓移植之後，最近乳癌再度復發，只是沉默而緊張地坐在角落怒目而視。有些人滿心虔敬地面對她們的疾病，有些則困惑，還有一些因為痛苦，反而不在乎。一名來自波士頓五十多歲的母親拿自己的癌症開些粗俗的玩笑，整天的注射和血液檢驗教人筋疲力竭。到日暮黃昏，作完所有的測驗之後，這些女人各自離開。布萊菲德回到家祈禱，另一名婦女則用馬丁尼灌醉自己。

布萊菲德頸部的腫塊，是這群女病人中唯一一個可以實際觸摸、測量、觀看到的實體，因此成了這場試驗的指針。在頭一次注射*Her-2*抗體的那一天早上，所有的婦女都一個個走過來觸摸這個腫塊，用她們的手觸摸布萊菲德的鎖骨。這是每週都會作一次的親密儀式。在頭一次注射抗體之後兩週，這群女病人再度從布萊菲德前面魚貫觸摸那塊淋巴結，其改變是不容置疑的。布萊菲德的腫瘤已經軟化且明顯地縮小了。「我們開始相信的確有效果。」布萊菲德說，「突然之間，我們意識到自己的好運氣。」

並不是每一個人都像布萊菲德這樣好運氣。一名腫瘤轉移復發的年輕病人一天晚上已經疲憊不堪而且噁心想吐，她無法喝下保持自己體內水量的水分，整晚都在嘔吐，接著她累得無法再喝水，又病得無法明白後果，倒頭睡著。次週，她因腎臟衰竭而死亡。

布萊菲德依舊有絕佳的反應。在試驗開始之後兩個月，她重作了電腦斷層掃描，發現頸部的腫瘤已經消失，肺部的轉移在數目和大小上也縮減。另外十三名病人的反應則比較不明確。在試驗達三個月的中間點，史拉蒙和基因科技公司以及其他試驗監測單位檢討資料時，顯然需要作極難下的決定。有些婦女的腫瘤大小並無變化——沒有縮小，而是保持靜態：這算是正面的反應嗎？有些腫瘤轉移到骨骼的婦女表示疼痛緩和了，但疼痛無法客觀地判斷。經過漫長而激烈的辯論之後，試驗協調者建議中止七名婦女的研究，因為她們的反應無法量化。一名婦女自行停藥。原本參與的成員，包括布萊菲德在內，只有五人繼續走到六個月的試驗終點，其他人在痛苦失望之下，回到她們所來自地方的腫瘤醫師就診，她們追求靈藥的希望破滅了。

布萊菲德在一九九三年作完了十八個月的治療，存活迄今。這位一頭銀髮、眼睛如水晶般灰藍的婦女住在西雅圖附近的小城普亞勒普，常在附近的林間漫步，為她的教會主持討論會。她清楚記得在洛杉磯診療所的那段時間——護士分藥的那半明半暗的後面房間，其他婦女觸摸她脖子上淋巴結的奇特親密感，當然還有史拉蒙。「他是我的偶像，」她說。「我拒絕他的第一通電話，但此後我永遠不會再拒絕他任何事。」她聲音中的熱忱與活力像電流一般穿過電話。她問了一下我的研究。我感謝她花時間接我的電話，而她也為離題道歉。「回去工作，」她笑著說，「還有人在等待新發現。」

藥物、身體和證據

> 瀕死的人沒有時間，也沒有力氣。我們不能一直這樣，一次只針對一個婦女、一種藥物、一家公司。
>
> ——賈西亞・巴佛本（Garcia Buffleben）

> 我們彷彿進入了一個精確瞄準、較少毒性、更有效的聯合治療。
>
> ——《乳癌行動新聞信》（*Breast Cancer Action Newsletter*），二〇〇四年

截至一九九三年，史拉蒙初期試驗的消息不脛而走，像野火一樣經由正式或非正式的管道，傳遍了乳癌病友的社群。不論是在候診室、化療室，還是在醫師的辦公室，病人都口耳相傳，描述這種前所未見的特別反應和緩解。乳癌支持團體印發的新聞信掀起了一波對賀癌平的狂熱和希望。不難想見人們滿心的期待即將爆炸。

問題就在於「恩慈使用」（compassionate use）。* *Her-2* 陽性的乳癌是最致命且進展最迅速的癌症之

* 譯註：「恩慈使用」，即酌情使用。若美國食品藥物管理局核准的治療方法尚未派上用場，或副作用太嚴重時，別無他法可治或生命危急的病患可尋求以臨床研究用藥進行治療。一般需ＦＤＡ逐案批准。

一，病人願意嘗試任何有效的療法。乳癌抗癌人士去敲基因科技公司的大門，敦促他們把藥物交給用盡其他治療法而無效的 *Her-2* 陽性癌友。運動人士說，這些婦女等不及藥物經歷沒完沒了的測試；她們現在就需要能救命的藥。一名作者在一九九五年寫道，「唯有在這些新藥真正進入人體時，真正的成功才會發生。」

不過基因科技公司的「真正成功」，卻有截然不同的含義。賀癌平尚未經FDA核准，還是一個初生的分子。基因科技公司希望精確地執行初期的試驗——不只是進入人體的新藥而已，而是在仔細監控的試驗中、進入仔細監控身體的仔細監控藥物。基因科技公司希望在一九九三年開始的下一階段賀癌平試驗能維持集中的小規模。參與這些試驗的婦女數量維持在絕對的少數：紐約史隆凱特林癌症中心二十七人、洛杉磯加大十六人、洛杉磯加大三十九人，公司希望能長期仔細且深入地觀察這一小群病人。「我們並不提供……恩慈使用，」柯德簡短地告訴記者。大部分參與初期試驗的醫師也同意。「如果你接受例外，背離了你的醫療方案，」舊金山加大試驗計畫的領導人戴布．崔帕希（Debu Tripathy）說，「那麼你就會有一堆病人，他們的結果不能讓你瞭解新藥究竟有沒有用。這樣只是延遲……讓社會大眾使用它的時間。」

在基因科技公司的實驗室象牙塔外，這樣的爭議已經燃起了大風暴。舊金山早就經歷過這種恩慈使用對上專注研究的矛盾。一九八〇年代後期，愛滋病肆虐該市時，伏伯丁的病房就擠滿了數十名病患，這些男同志藉著參與ACT UP團結力量，要求更快地取得藥物，有一部分就是透過恩慈使用計畫。抗乳癌人士在這些初期的戰役中看到了一絲自己奮鬥的倒影。一份新聞信寫道：「為什麼因乳癌而瀕死的婦女這麼難取得可以延長她們性命的實驗藥物？多年來，愛滋病支援人士一直都和藥廠和FDA交涉，取得還在臨床試驗階段的新HIV藥物。當然罹患轉移性乳癌而標準療法已經失效的婦女也該對實驗藥物有所知，並且能夠參與恩慈使用實驗藥物的計畫。」

或者，如另一名作者所寫的：「科學的不確定不能拿來作不採取行動的藉口……我們不能等待『證據』。」

不能等待證據的人當中，馬蒂．尼爾森（Marti Nelson）就是一個。這位個性直率的黑髮婦科醫師一九八七年發現她乳房有惡性腫瘤，當時她才三十三歲。她作了乳房切除及多次化療，接著回到一家舊金山診所行醫。腫瘤消失了，疤痕癒合了，尼爾森認為她可能痊癒了。

一九九三年，在尼爾森手術後六年，她注意到乳房開刀的疤痕變硬了，她不以為意。但這在她乳房外緣的硬化組織線正是復發的乳癌，沿著疤痕暗中蠶食，在她的胸膛上結合暗淡無光澤的小腫塊。尼爾森不由自主地讀各種臨床乳癌文獻，聽說了*Her-2*。她揣測自己的腫瘤可能是*Her-2*陽性，因此送自己的乳癌樣本去測試。

但尼爾森很快就發現自己活在卡夫卡式的夢魘裡。她的醫療保險堅持說，賀癌平還在調查研究階段，測驗腫瘤是否有*Her-2*基因是徒勞無功的；而基因科技公司則堅持說，若不能確定她有*Her-2*基因，就不能給她賀癌平。

一九九三年夏，尼爾森的乳癌日日進襲，轉移到她的肺和骨髓，她的奮鬥在政治方向上有了轉折。尼爾森致電和ACT UP有關聯的舊金山地區組織——「乳癌防治協會」（Breast Cancer Action，簡稱BCA）計畫，請他們協助她找人測試她的腫瘤，爭取恩慈使用賀癌平。BCA透過其支援網路，請舊金山地區的幾個實驗室測試尼爾森的腫瘤。一九九四年十月，終於由舊金山加大進行測試，結果證實是*Her-2*陽性，她是賀癌平的理想實驗對象，只可惜太遲了。九天後，還在等待基因科技公司批准賀癌平使用的尼爾森陷入昏迷，與世長辭，年方四十一。

◆

對ＢＣＡ的運動人士，尼爾森的死是轉折點。一群義憤填膺的ＢＣＡ婦女在一九九四年十二月五日不顧一切地湧進基因科技公司，以十五輛車為尼爾森舉行「靈車遊行」，懸掛尼爾森死前因化療戴著頭巾的照片看板。這群婦女一路吶喊、鳴喇叭，把車開上精工修剪的草地。罹患乳癌的護士賈西亞·巴佛本是ＢＣＡ最直言無諱的領袖，她把車停在主建築之外，並把自己銬在駕駛盤上。一名惱火的研究員由實驗大樓跌跌撞撞地跑出來大喊：「我是研究愛滋病療法的科學家，你們來這裡幹什麼？你們太吵了。」這段話正說明了科學家和病人一直在增長的龐大鴻溝。

尼爾森的「喪禮」喚醒了基因科技公司，讓它看到新的現實。病人的憤慨越來越嚴重，很可能會變成一場公共關係的大災難。基因科技公司別無選擇：既然不能讓乳癌運動人士安靜，只好加入他們。就連柯德都不得不承認，ＢＣＡ是「方向並沒有錯誤的堅強團體」。

一九九五年，一小組基因科技公司的科學家和高階主管飛往華府會晤「全國乳癌聯合會」（National Breast Cancer Coalition，簡稱ＮＢＣＣ）的會長法蘭西絲·維斯科（Frances Visco）。ＮＢＣＣ是由乳癌防治運動人士所組成的堅強聯合陣線，基因科技公司希望借重這組織作為公司和舊金山本地乳癌防治中間人。原本曾任律師的維斯科實事求是、很有個人魅力，而且通情達理，她處理波濤洶湧的乳癌事務已經近十年。維斯科提了一個方案給基因科技公司，不過她的條件不容改變：基因科技公司必須讓更多人使用賀癌平，讓腫瘤醫師在臨床試驗之外，也能以賀癌平治療病人。ＮＢＣＣ則可居中為基因科技公司和滿心怨懟而孤立無助的癌症病人作中間人。維斯科願意加入賀癌平第三階段試驗的規畫委員會，並且運用NBCC的大規模網路，協助召募病人參與試驗。對基因科技公司而言，這是早就該學到的教訓，它學到：與其在乳癌病人身上作試驗，不如與乳癌病人一起作試驗。*

學術研究人員、製藥產業和病人支援團體這三方，因為致命的疾病而結合為不穩定的三角力量。基因科技公司下一階段的試驗是針對有轉移 *Her-2* 基因陽性癌症的數千婦女病患，作大規模的隨機研究，比較賀癌平和安慰劑的療效。維斯科用NBCC龐大的 Listservs 資料庫向病患發出新聞信。聯合會成員、流行病學者凱伊・狄克辛（Kay Dickersin）加入試驗的資料安全監測委員會，強調基因科技公司和NBCC之間、醫學界和運動人士之間的合作關係。主持試驗的是乳房腫瘤學界的明星團隊：史隆凱特林癌症中心的賴瑞・諾頓、哥倫比亞大學的卡倫・安特曼（Karen Antman）、哈佛的丹尼爾・海耶斯（Daniel Hayes）以及當然的成員：洛杉磯加大的史拉蒙。

一九九五年，基因科技公司在它長久以來抗拒的力量挹注之下，推動了三個獨立的第三階段試驗，測試賀癌平的效用，其中最關鍵的一個試驗被標為六四八，是隨機分配新診斷出轉移性乳癌的婦女只作標準化療，或是作加賀癌平的化療。第六四八號試驗在全球一百五十個乳癌診所內進行，共召募了四百六十九名婦女，讓基因科技公司花費了一千五百萬美元。

◆

一九九八年五月，一萬八千名癌症專家齊聚洛杉磯，參加第三十四屆美國臨床腫瘤學大會，基因科

* 基因科技公司後來把恩慈使用計畫外包給獨立機構經營的如樂透般的隨機抽選系統，病患可申請參與，「贏得」治療的權利，讓公司不必在道德上作難以抉擇的決定。

技公司將在會中報告包括第六四八號試驗的賀癌平試驗結果。會議第三天，五月十七日星期日，數千名滿懷期待的聽眾擠進了會議中心悶熱的圓形露天劇場，參加專為乳癌 *Her-2/neu* 基因所開的特別議程。史拉蒙是壓軸的演講人。他充滿興奮的活力，並以抖動的招牌鬍髭，站上了講台。

在臨床腫瘤學大會上作臨床報告，通常都是用藍白兩色的 PowerPoint 幻燈片，乾乾淨淨地用存活曲線和統計數據分析呈現訊息。但把握這個重要時刻的史拉蒙卻不是用數字或統計開始報告，而是展示了一九八七年他大學所教的學生所作凝膠上四十九段模糊不清的ＤＮＡ條帶。腫瘤學家放慢了他們的筆記，記者則瞇著眼睛看著條帶。

史拉蒙提醒聽眾，這個凝膠辨識出一個沒有家世系譜的基因：沒有歷史、沒有功能、沒有機制。它只不過是在一些乳癌病例中分離出來的放大信號。史拉蒙已經把他科學生涯中最重要的歲月都賭在這些條帶上，其他人也都加入了這場賭局：烏利赫、夏帕德、卡特、波茲坦、李文森、維斯科，和乳癌防治人士、藥廠主管、臨床醫師及基因科技公司。當天即將宣布的試驗結果代表的是這場賭局的結果。但史拉蒙不願也不能光是衝向旅程終點，而不提醒這演講廳裡的每一個人：這個藥物反覆無常而未經美化的歷史。

史拉蒙停頓了一下，以創造點戲劇效果，然後才揭示試驗結果。在關鍵的六四八研究中，四百六十九名接受了標準細胞毒性藥物（小紅莓和環磷醯胺的組合，或者紫杉醇）化療，並且隨機分配接受賀癌平或者安慰劑。在每一種想像得到的指標上，都可看到接受賀癌平的病患有很明顯且可以計量的益處。標準化療的反應率達百分之一百五十，接受賀癌平的婦女，有一半腫瘤都縮小；相較之下，控制組只有三分之一。乳癌的進展也由延遲四個月增長為延遲七個半月。對腫瘤極力抗拒標準小紅莓和環磷醯胺療法的病人，效果最為顯著：賀癌平和紫杉醇的組合使反應率增至近百分之五十，這個結果在近年來的臨床經驗上前所未聞，存活率亦符合此種趨勢。以賀癌平治療的婦女存活時間比控制組長四、五個月。

在表面上，這些成就似乎很小：壽命只延長四個月。但參與這些初步試驗的婦女是末期、轉移性乳癌的患者，往往先前已經作過多次標準化療，而且所有的藥物都難以駕御，也就是說受試者都是得了最嚴重、最侵襲性的乳癌。*賀癌平功效真正的衡量標準在於治療未經治療的病人，也就是診斷出初期乳癌而先前未曾接受任何治療的婦女。

二〇〇三年，醫界展開兩項針對未受治療乳癌患者的龐大跨國試驗來測試賀癌平對早期乳癌的療效。在第一個試驗中，賀癌平的治療增加了乳癌病患四年存活率，比安慰劑的對照組高達驚人的百分之十八。在第二個研究中，雖然時間沒有那麼長，但同樣顯示了類似的優點。這兩個試驗的數據結合起來，以賀癌平治療的乳癌婦女整體存活率增加了百分之三十三——在*Her-2*陽性癌症的歷史上，是前所未有的規模。一名腫瘤學者寫道：「這樣的結果實在教人瞠目結舌……不是演進，而是革命。分子標靶治療的理性發展將會朝向繼續改進乳癌治療發展，其他的目標和媒介也會跟進。」

◆

一九九八年五月十七日晚上，在史拉蒙於臨床腫瘤學大會宣布了六四八研究的結果，震驚全場之後，基因科技公司在洛杉磯山坡上的好萊塢露台的露天餐廳開了盛大的雞尾酒會，大家暢飲美酒，輕鬆地談天。就在幾天之前，食品藥物管理局才檢視了包括史拉蒙研究在內的三項賀癌平試驗的資料，可望

* 這個模式十分典型：在癌症醫學上，試驗往往是由最嚴重、諸藥罔效的病例開始，在這樣的病例中，即使藥物只有少許的療效，都可能比風險更重要。

讓賀癌平「快速通關」，獲得核准。這是尼爾森身後的重大勝利：原本可能可以救她性命的藥物，將能讓所有的乳癌病患使用——不再僅限於臨床試驗或恩慈使用。

記者羅勃特·巴索爾（Robert Bazell）寫道：「公司邀請了所有的研究人員，以及大部分基因科技公司 *Her-2* 團隊的成員。乳癌防治運動人士也來共襄盛舉：來自舊金山的瑪麗蓮·麥克桂格（Marilyn McGregor）、鮑勃·厄文（Bob Erwin，尼爾森的先生），以及NBCC的維斯科。」

當晚十分怡人、清明且引人注目。「聖佛南度谷落日溫暖的橙色餘暉奠定了喜慶的基調。酒會上人人都在慶祝這偉大的成功。婦女的性命得以挽救，同時也可創造大筆的財富。」

只有一個人很明顯地沒有出席酒會——史拉蒙。他下午和臨床腫瘤學會的乳癌學者規畫賀癌平下一階段的試驗之後，就跳上了破舊的日產車回家去了。

四分鐘跑一哩的極限

不具毒性的藥物還沒發現，但並非沒有夢想到。

——詹姆斯．賀蘭

大家問，為什麼提供新的奇蹟藥物之研究落後得那麼遠，而生物學卻依舊由一個拿手項目，發展到另一個拿手項目……？分子生物學和癌症，比如說肺癌的治療，依舊有顯而易見的不對稱。

——路易士．湯姆斯（Lewis Thomas），《一個細胞的生命》（*The Lives of a Cell*），一九七八年

一九九〇年夏天，正當賀癌平開始作最初步的試驗時，另一種以致癌基因為標靶的藥物也展開了朝向診療所的漫長旅程。這個藥物的開發——由癌症到致癌基因到標靶治療再到接下來的人類實驗——比史上任何一種藥物、甚至比賀癌平，都更能象徵癌症藥物的新紀元。然而要來到這個新紀元，癌症生物學者同樣需要再回到舊有的觀察，回到約翰．班尼特稱為「血液化膿」的那種怪病，回到維蕭在一八四七年重新歸類為「白血的疾病」，以及後來研究人員再度歸類為慢性骨髓性白血病（CML）的疾病。

逾一世紀以來，維蕭的白血病都一直位於致癌基因的周圍。一九七三年，CML突然被推上舞台中央。珍娜．羅利在檢查CML細胞時，在所有的白血病細胞上都發現獨特的染色體變異，這種異常的情況就是所謂的「費城染色體」，是第二十二對染色體的頭和第九對染色體的尾發生轉位，形成新的基因所

致。羅利的研究顯示CML細胞擁有一種與眾不同的獨特異常，很可能是頭一個人類致癌基因。

◆

羅利的觀察促使醫界展開漫長的追尋，要尋找由第九和二十二對染色體結合而成的神祕嵌合基因。在十年之內，這個基因的真面目一一逐漸呈現。一九八二年，一組在阿姆斯特丹的荷蘭研究員分離出在第九對染色體上的基因，稱為*abl*。*一九八四年，同一團隊和馬里蘭的美國學者合作，又在第二十二對染色體上分離出*abl*的夥伴——名為*Bcr*的基因。這兩個基因接合之後，在CML細胞上所創造的致癌基因就被稱為*Bcr-abl*。一九八七年，大衛．巴爾提摩在波士頓的實驗室以「基因工程設計」出一種老鼠，其血液細胞裡就含有活化的*Bcr-abl*致癌基因，結果這隻老鼠罹患了堵塞脾臟的致命白血病，一如一世紀之前班尼特在蘇格蘭瓦匠身上和維蕭在德國廚師身上之所見——證明*Bcr-abl*驅使CML細胞的病理性增殖。

正如任何致癌基因的研究一樣，這個領域現在由結構轉為功能：*Bcr-abl*做了什麼，才造成白血病？巴爾提摩的實驗室和歐文．韋特（Owen Witte）的實驗室在調查異常*Bcr-abl*致癌基因的功能時，發現它和*src*一樣，又是一個激酶：把磷酸根接上其他蛋白質，藉此在細胞內展開一連串信號的酵素。在正常細胞中，*Bcr*和*abl*基因各自分別存在，兩者在細胞分裂時都受到嚴密規範，但在CML細胞中，轉位創造出新的嵌合基因*Bcr-abl*，是個過度活躍、過度生氣蓬勃的激酶，活化了迫使細胞不斷分裂的通路。

◆

一九八〇年代中期，瑞士巴塞爾汽巴嘉基（Ciba-Geigy）製藥公司的一個化學家團隊在對這剛萌芽CML分子遺傳學完全不瞭解的情況下，要開發可以抑制激酶的藥物。人類基因組有約五百個激酶（其中有九十個屬於包含 *src* 和 *Bcr-abl* 基因的亞組）。每一個激酶會把磷酸根附著到細胞內獨特的一組蛋白質上，激酶因此成為細胞的分子主控制板——打開某些通路的開關，關閉其他通路的開關——如此提供細胞協調的內部信號，成長、縮小、移動、停止或死亡。汽巴嘉基的化學團隊曉得激酶在細胞生理中的關鍵角色，希望能找出可以在細胞內活化或抑制激酶的藥物，藉此掌控細胞的主控制板。這個團隊是由一名身材修長、沉默寡言但辛辣尖酸的瑞士醫師及生化學者——亞利克斯．麥特（Alex Matter）所領導。一九八六年，來自英國利茲的生化學家尼克．賴頓加入了麥特追尋選擇性激酶抑制物的行列。

藥物化學師常把分子想成面和表面，他們的世界是拓樸式的：他們想像用盲人般高度的敏感觸覺來接觸分子。如果一個蛋白質的表面平淡而無特色，那麼這個蛋白質往往就是「無法製藥」；平滑如撲克牌面孔般的表面很難作為藥物的標的。但若蛋白質的表面有深的縫隙和孔穴，那麼就是其他分子結合的絕佳目標——因此就是「可用來製藥」的目標。

巧合的是，激酶就至少擁有一個這種可以和藥物結合的深孔。一九七六年，一組在海洋細菌中尋找毒藥的日本研究人員意外地發現了一種稱作星形孢菌素（staurosporine）的分子，這是一種大型的分子，形狀就像歪斜的馬爾他十字，結合在大部分激酶的孔穴上。星形孢菌素可以抑制數十種激酶，這是極佳的毒藥，卻是很糟的藥物，它幾乎沒有辦法區分大部分細胞內的任何激酶，不論是活躍或不活躍，不論是好是壞。

星形孢菌素的存在啟發了麥特，如果海洋細菌可以合成非專一性阻礙激酶的藥物，那麼一群化學家

---

* *abl* 最先同樣也是在病毒中發現，後來才發現存在人類細胞——重複了 *ras* 和 *src* 基因的故事。反轉錄病毒再一次「盜版」了人類癌症基因，把它化為致癌病毒。

當然可以製作出一種只阻斷細胞中某些激酶的藥物。一九八六年，麥特和賴頓找到了一個關鍵的線索。他們測試了數百萬種蛋白質分子之後，發現一種像骨骼狀的化學物和星形孢菌素一樣，也可以使自己置入激酶蛋白的隙縫，抑制其功能。不過和星形孢菌素不同的是，這個骨骼狀的結構是簡單得多的化學物。麥特和賴頓可以作出這種化學物的數十種變體，以確定其中是否有一些與某些激酶結合得更好。這是刻意仿效保羅．艾利許於一八九〇年代由苯胺染料中逐漸尋找出「特定傾向」，而創造新藥物天地的作法。歷史會重演，而麥特和賴頓知道，化學更會持續地重演。

這是需要不勝其煩、不辭勞苦的遊戲——嘗試錯誤的化學。麥特團隊中才華洋溢的化學家佐格．齊默曼（Jurg Zimmermann）以這些母分子創造了數以千計的變化，交給細胞生物學者伊麗莎白．布杜根（Elisabeth Buchdunger），由她在細胞上測試這些新分子，去除無法溶解或是有毒的分子，再把它們交回給齊默曼重新合成，展開接力賽，尋求更特定而非毒性的化學物。「就像鎖匠要讓鑰匙配合鎖頭時所做的一樣，」齊默曼說。「你改變鎖的形狀然後測試看看，合不合？如果不合，再改變重試。」

到一九九〇年代初，這種一試再試的方法已經創造出數十種結構與麥特原始激酶抑制劑相關的新分子。賴頓把這群抑制劑用在細胞上所發現的不同激酶上，發現這些分子有個特點，一種分子或許會抑制 *src* 基因，卻放過其他激酶，而另一種分子則可能會阻礙 *abl*，而放過 *src* 基因。麥特和賴頓現在需要的是一種能夠運用這些化學物的疾病，一種由特定且過多的激酶所造成的癌症，讓他們可以用專一的激酶抑制劑來殺死它。

◆

一九八〇年代後期，賴頓前往波士頓的戴納—法柏癌症中心，想知道在巴塞爾合成的一種激酶抑制劑能不能用來抑制某種特定癌細胞的生長。賴頓認識了布萊恩．杜勒克，這位剛完成腫瘤研究醫師訓練的年輕研究員正準備要在波士頓成立獨立實驗室。杜勒克對慢性骨髓性白血病這種由 *Bcr-abl* 激酶所造成的癌症特別有興趣。

杜勒克聽過賴頓所收集的激酶抑制劑，也很快地做了邏輯推想。「我唸醫學院時就對腫瘤學深感興趣，因為我讀了法柏談胺喋呤的原始報告，它對我有很大的影響。」他說：「法柏那一代想要憑經驗來找出癌細胞，但因對癌症的機制瞭解不足而失敗。他的想法雖正確，但時代卻錯誤。」

杜勒克則在適當的時機有適當的想法。再一次地，就如史拉蒙和烏利赫一樣，謎語的兩半拼湊在一起得出了結果。杜勒克有一群受慢性骨髓性白血病所苦的病人，他們的腫瘤是來自某種特定而過度活躍的激酶。賴頓和麥特則合成了全套激酶抑制劑，存放在巴塞爾汽巴嘉基藥廠的冷凍庫裡。杜勒克想，在這些抑制劑中，總會有他夢寐以求的藥物——一種特別吸引 *Bcr-abl* 的化學激酶抑制劑。杜勒克提出充滿雄心的合作計畫：由汽巴嘉基藥廠和戴納—法柏癌症中心一起在病人身上測試這些激酶抑制劑，但這計畫沒有談成，因為巴塞爾和波士頓雙方的法律團隊都認為條件不好。藥物可以辨識並結合特定的激酶，但科學家和律師卻不能合作讓病人獲得藥物。這提案只是帶來一連串冗長的法律備忘錄，後來就悄悄被束諸高閣。

但杜勒克並不死心。一九九三年，他離開波士頓，到波特蘭的奧勒岡健康與科學大學（OHSU）創立了自己的實驗室，終於擺脫了法柏研究所對他合作案的束縛。他馬上致電賴頓，重建雙方關係。賴頓通知他，汽巴嘉基藥廠的團隊已經合成了更多的抑制劑，也發現一個和 *Bcr-abl* 有高度結合力的分子，稱作CGP57148。在波士頓已經學到教訓的杜勒克這回使勁吃奶的力氣壓抑興奮之情，不動聲色地到ＯＨＳＵ的法務部表示想和藥廠合作，對這些化學物質的潛力隻字不提，看著律師漫不經心地在虛線上簽字。「大家都開我玩笑，」他回憶說，「沒有人真正想到這藥會有效。」兩週後，他接到巴塞爾寄來的包裹，裡面是可以讓他在自己實驗室中測試的激酶抑制劑。

◆

在此同時，CML的臨床世界面對的是一次又一次的失望。一九九二年十月，就在CGP57148由賴頓在巴塞爾的實驗室跨越大西洋來到奧勒岡州杜勒克手中的前幾個月，一群白血病專家才來到義大利古城波隆納參加國際CML會議。這個地點富麗堂皇，教人發思古之幽情。現代解剖學之父維薩流斯當年就曾在這些方院建築和半圓形劇場講課教學，把蓋倫的癌症理論一一解體，只可惜這會議傳出的消息了無新意。一九九三年CML的主要療法是異體骨髓移植，是一九六〇年代西雅圖的唐納爾．湯瑪斯（Donnall Thomas）所創的療法。所謂異體骨髓移植，就是把其他人的骨髓移植到病人體內，雖然可以增加CML病人的存活率，但通常收穫極小，需要大規模的試驗才能偵測出成果。在波隆納，就連移植者都憂心忡忡地承認其成績微乎其微。一份研究的結論說，「雖然唯有骨髓移植可以治療白血病，但其在整體存活率上的效果則只在一部分病人身上才能看得出來，而且……可能要數百病例和十年時間，才能評估它對存活的效果。」

杜勒克也同大部分的白血病專家一樣，十分熟悉這些陰鬱的數字。「癌症很複雜，大家都一再地這麼告訴我——就好像我有說它不複雜似的。」他知道越來越多人主張CML說不定是天生就對化療無效的疾病。即使白血病一開始只是因 *Bcr-abl* 基因單一錯位而起，但等到醫學界在真正的病人身上辨識出這個疾病時，它已經累積了許多額外的突變，創造出混亂的基因龍捲風，因此就連化療醫師最強硬的武器——移植，也已經發揮不了效果。被激發的 *Bcr-abl* 激酶很可能早就受更有力的突變驅動。杜勒克擔心，用激酶抑制劑來控制這種疾病，恐怕就像點燃了森林大火之後，才想要吹熄火柴棒一樣徒然。

一九九三年夏，賴頓的藥到了杜勒克的手上，他把它放在培養皿的CML細胞裡，希望最好要能有一點小小的效果。沒想到細胞株反應非常明顯，才過一個晚上，施過藥物的CML細胞就已經死亡，組織培養瓶裡漂滿了萎縮退化的白血病細胞屍殼。杜勒克大感驚訝。他把CML細胞植入老鼠身上，生成活生生的真腫瘤，再用這藥物治療老鼠。而結果正如頭一個實驗一樣，腫瘤在數天之內就縮小了。這個反應也顯示出專一性：正常的老鼠血液細胞並不受任何影響。杜勒克再做了第三個實驗，他由一些CML的病人身上抽取骨髓樣本，把CGP57148放入培養皿的細胞上，結果骨髓裡的白血病細胞立即死亡。培養皿中唯一活的細胞是正常的血液細胞。他可以治療培養皿中的白血病。

杜勒克把結果發表在《自然醫學》（*Nature Medicine*）期刊上。這是非常簡單有力的研究——只有五個清楚而設計良好的實驗——得到的是一個簡單的結論：「這個化學物質可以用在治療*Bcr-abl*陽性的白血病上。」杜勒克列為這篇報告的第一作者，賴頓是排在最後的資深作者，布杜根和齊默曼則列為中間的共同作者。

◆

杜勒克以為汽巴嘉基藥廠對這樣的結果一定會欣喜莫名，畢竟這是腫瘤學最新的心血結晶——對癌症細胞的致癌基因有敏銳專一性的藥物。但在巴塞爾，汽巴嘉基內部卻有不同的意見。這家公司已經和河對岸的對手山德士（Sandoz）大藥廠合併為藥界巨無霸：諾華公司。在諾華公司看來，CGP57148的專一性正是它的致命禍根。開發CGP57148為用在人類身上的臨床藥物必須要進一步的測試，這個測試大約要耗費一億至兩億美元的動物和臨床試驗；而在美國，CML每年大約有幾千名病人，在一個只能嘉惠數千人的分子上花上數億美元，讓諾華感到猶豫。

杜勒克發現自己如今處在相反的處境，學術界的研究人員得去懇求藥廠推動其產品，去做臨床實驗。諾華有一大堆可以預期的藉口：「這藥物永遠不會有效、毒性太強、賺不了錢。」一九九五至一九九七年間，杜勒克往返於巴塞爾和波特蘭之間，努力說服諾華公司繼續開發這個藥物。「要嘛就把這個藥物拿來作臨床實驗，要嘛就把它授權給我，做個決定！」杜勒克堅持說。如果諾華不肯做這個藥，杜勒克認為還有另一位化學家會願意接手。「最糟的情況是，」他回想道，「我可以在自己家的地下室做它。」

他未雨綢繆，召集了一群願意在CML病人身上作這種藥物臨床實驗的醫師：洛杉磯加大的查爾斯．沙耶斯（Charles Sawyer）、休士頓的血液疾病學者莫許．塔爾帕斯（Moshe Talpaz），和倫敦的漢默史密斯醫院的約翰．古德曼（John Goldman），全都是CML這方面倍受尊重的權威。杜勒克說：「我診所裡就有別無他法可治的CML患者。每一天我由診所回家，就承諾自己一定要再去催諾華一下。」

到一九九八年初，諾華終於大發慈悲，願意合成並釋出幾公克的CGP57148，只夠在一百名左右的病人身上作試驗。杜勒克可以放手一搏，但只有一次機會。對諾華來說，CGP57148這個該公司迄今最具野心的藥物開發計畫，已經失敗了。

◆

我在二〇〇二年秋天時頭一次聽說杜勒克的藥物。當時我是麻州綜合醫院急診室的住院醫師，負責為病人分科，一名實習醫師來電，告訴我有個有CML病史的中年男子因起疹子而來就診。我憑著直覺就下了結論，揣測這名病人一定是做了異體骨髓移植，而這片疹子就是未來大災難的先聲。異體骨髓的免疫細胞正在攻擊他的身體——移植體對宿主反應（Graft-versus-Host Disease），預後不樂觀。他得需要類固醇、抗排斥藥物，並且立即住進移植病房。

但我錯了。我翻閱紅檔案夾裡的病歷表，裡面並沒有提到移植。在看診室明亮的日光燈下，他伸出手來讓我檢查，疹子只不過是一些沒什麼大不了的丘疹，而非排斥反應那種一大片斑駁的暗色疹子。為了找出原因，因此我迅速地瀏覽他的藥單，上面只列了一種藥物——基利克*，也就是杜勒克藥物CGP57148的新名稱。

丘疹是此藥的小小副作用。這個藥物的主要影響雖然比較看不出來，其實卻效果深遠。在二樓病理實驗室的顯微鏡下，他的血液細胞抹片看起來十分普通——「正常的紅血球細胞，正常的血小板，正常的白血球細胞。」我的眼睛慢慢地掃視這三種細胞，同時輕輕把結果讀出來。很難把我眼前的血液報告和診斷結果聯想在一起；連一個白血病母細胞都看不見。如果說這人曾罹患CML，那麼他現在的緩解已經好到這個病已經徹底由眼前消失的地步。

到一九九八年冬天，杜勒克、沙耶斯和塔爾帕斯已經見證了數十例這樣的緩解。杜勒克用基利克治療的頭一個病人是個來自奧勒岡海岸六十歲的退休火車列車長，這名病人在當地報紙關於杜勒克的報導上讀到新藥的消息，立刻致電杜勒克，自願當他的「白老鼠」。杜勒克給了他一點藥，接下來整個下午都站在他床邊，緊張地等著毒性發作的跡象，但到那天結束時，並沒有什麼不良反應，這人依舊還活著。「這是這個分子頭一次進入人體，很可能馬上就造成大破壞，但結果並沒有發生。」杜勒克回憶說，「鬆了一口氣的感覺實在教人難忘。」

* 這裡用基利克這個商業名稱，因為病人對此名比較熟悉。CGP57148的學名為imatinib。此藥亦稱為STI571。

杜勒克逐漸加重劑量——二十五、五十、八十五和一百四十毫克，他的病人數目也隨之增加；隨著劑量加重，基利克的效果也益發明顯。一名波特蘭的婦女病人來找他求治時，血球數已經增加到正常數字的近三十倍，血管裡盡是白血病，脾內也都是白血病細胞，但在幾劑藥下去之後，杜勒克發現她的血球數火速下降，一週內就恢復正常。洛杉磯加大的沙耶斯和休士頓的塔爾帕斯所治療的病人也有類似的反應，血球數在幾週內就恢復正常。

這藥的消息散布得很快。基利克的研發正和網際網路上病人聊天室的誕生並駕齊驅。一九九九年，病人已經在網路上交換有關此種藥物實驗的資訊，在許多病例中，都是病人把杜勒克藥物的消息告訴醫生，然後他們發現自己的醫生對此藥毫無所悉，並且抱著懷疑態度，因此病人乾脆直飛奧勒岡或洛杉磯，參加基利克的臨床實驗。

在第一階段的研究中，五十四名接受高劑量基利克的病人，有五十三人在使用幾天之內就有完全的反應。病人持續使用此藥數週，接著數月，在肉眼觀察下，惡性細胞並沒有回到骨髓。如果不加治療，慢性骨髓性白血病的「慢性」只是以白血病的標準而言：隨著病情加劇，症狀會以越來越急迫、以快速的弧度進行，大部分的病人只能存活三至五年。使用基利克的病人則可以感受到他們的疾病緩解，正常和惡性細胞恢復平衡，這是血液的「消除化膿」。

到一九九九年六月，許多病人依舊處於緩解狀態，基利克顯然很成功，而這樣的成功也持續下去：基利克成了CML病人的標準藥物。腫瘤學家如今在討論這種以往必死無疑的疾病時，用「基利克前時代」和「基利克後時代」這樣的名詞。德州大學安德森癌症治療中心白血病醫師哈格普·坎塔吉安（Hagop Kantarjian）最近綜述了這個藥物對CML的影響：「在西元二〇〇〇年之前，我們看到病人患了慢性骨髓性白血病，只能告訴他們這是重病，其病程會致命，預後不佳，平均存活時間可能是三至六年，第一線治療就是異體移植……而且也沒有第二線治療……如今我再碰到CML患者，可以告訴他們這病是一種慢性的白血病，預後絕佳，只要他們這輩子一直都口服基利克，通常都可以得享天年。」

◆

如諾華之所知，CML並不是很普遍的疾病，但癌症是一種象徵的病，創新的想法在癌症生物學的偏遠之境生成，然後再彈跳躍回這種疾病較普遍的形式。而白血病在各種癌症之中，往往是新範例的種子。本書的故事始於一九四八年法柏診所的白血病，也必須回到白血病。如果癌症存在我們的血液之中，如法姆斯所提醒我們的，那麼我們也該在越畫越大的癌症圈裡，回到血液癌症的世界之中，才算得上允當。

杜勒克藥物的成就讓腫瘤界大感佩服。「一九五〇年代，我還是伊利諾州的年輕人時，」癌症期刊主編布魯斯．夏布納（Bruce Chabner）在一篇社論中寫道：「體壇對羅傑．班尼斯特（Roger Bannister）的表現大感震驚……一九五四年五月六日，他打破了四分鐘跑一哩的極限，雖然只是比世界紀錄快幾秒鐘而已，但他一個下午就改變了賽跑的局面……一九五〇和六〇年代，徑賽的紀錄就像熟透的蘋果一樣紛紛打破。在癌症治療方面，能不能也有相同的結果？」

夏布納的比喻經過精心的選擇。班尼斯特打破一哩的極限之所以能成為運動史上的里程碑，不只是因為班尼斯特的紀錄沒人能破——目前最快的一哩速度早已經比班尼斯特當年的紀錄還低十五秒多。但多少世代以來，大家都認為四分鐘跑一哩已經達到體能的極限，肌肉不能再動得更快，肺不能再吸得更深。班尼斯特證明了所謂極限、界限的觀念都是神話，他打破的不是極限，而是極限的觀念。

基利克也是一樣。「它證明了一個原則，肯定了一個作法，」夏布納繼續寫道：「它說明了有高度專一性而不含毒性的療法是可能的。」基利克為癌症治療法開了新大門。以示構合成（rational synthesis）的分子來殺死癌細胞——一種特別設計用來使致癌基因去活化的藥物，正符合了艾利許「特定親和力」的幻想。即認為針對癌症的標靶分子治療是可行的，只要研究癌細胞的生物學，把它找出來就可以了。

最後一點要談的是，我說CML是「罕見」的疾病，這話在基利克之前的時代並沒有錯。CML的發生率和以往相去不遠：每年只有幾千名病人確診罹患此病，但此病的盛行率——目前罹患此疾還存活的病人，則隨基利克的引入而有了極大的變化。到二○○九年為止，用基利克治療的CML病人，估計在確診後平均可存活三十年。坎塔吉安以這個數字來推算，未來十年，美國會有二十五萬名CML患者，他們全都在接受標靶治療。杜勒克的藥物將會改變癌症的面貌，把原本稀有的疾病變成比較常見的病。杜勒克開玩笑說，他達成了癌症藥物的相反目標：他的藥增加了舉世癌症的盛行。若以我們大多數人的社交網路可以延伸到約一千人左右來估算，那麼平均我們每一個人都會認識一個因標靶抗癌藥物而能存活的白血病患者。

紅皇后的賽跑

「唔，在我們的國家，」愛麗絲喘著氣說，「你通常可以到達某個其他地方——如果你可以跑得很快又持續很久，就像我們剛才這樣。」

「這種國家真緩慢！」皇后說。「在這裡，你看，你得拚命跑才能留在同一個地方。如果你想去其他地方，就必須至少跑兩倍快！」

——路易斯．卡羅，《愛麗絲鏡中奇遇》（*Through the Looking-Glass*）

二〇〇〇年八月，四十一歲罹患CML的路易斯安納州警員傑瑞．梅菲德（Jerry Mayfield）開始接受基利克治療，起先藥物的反應非常迅速，六個月下來，他骨髓中的白血病細胞減少了，血球數回歸正常，症狀也改善了；他覺得自己恢復了青春「就像服用靈丹妙藥的新人一樣」。但這個反應卻很短暫，二〇〇三年冬，梅菲德的CML不再對藥物有反應，在休士頓負責治療的腫瘤醫師塔爾帕斯增加了基利克的劑量，接著再提高劑量，希望能壓制白血病的進展，但到當年十月，依舊沒有反應。白血病細胞已經再度占據了他的骨髓和血液，侵入他的脾臟。梅菲德的癌症對標靶治療產生了抗藥性。

在基利克第五年臨床實驗的現在，塔爾帕斯和沙耶斯已經見過幾個像梅菲德這樣的病例，它們很稀少，大部分的CML病人用了基利克之後，都可以維持極漫長而深入的緩解，不需要再作其他的治療，但偶爾也會有病人的白血病對基利克不再起反應，而對基利克產生抗藥性的白血病細胞又重新長了回來。才剛進入標靶治療世界的沙耶斯，很快地又進入了標靶治療外的天地：癌細胞怎麼能抗拒直接抑制其致癌基因的藥物？

在非標靶藥物的時代，醫界已知癌細胞可以藉著各種精巧的機制，產生抗藥的效果。有些細胞藉著突變，啟動分子幫浦。在正常的細胞中，這些幫浦會排出細胞內部的自然毒素和廢物，而在癌細胞中，這些啟動的幫浦把化療藥物由細胞內部排出去。抗藥的細胞逃過化療，生長得比其他癌細胞更快。另外有些癌細胞啟動破壞或中和藥物的蛋白質，有些則躲到人體內藥物無法滲透的避難所，比如淋巴母細胞性白血病在腦部復發。

沙耶斯發現，CML細胞透過更狡滑的機制，變得對基利克有抗藥性：這些細胞經過突變，改變了*Bcr-abl*的結構，創造依舊可以促進白血病生長但卻不再能與藥物結合的蛋白質。原本基利克是滑入*Bcr-abl*中心一個狹窄如楔子般的裂縫，就如一名化學家所形容的：像「穿過蛋白質心臟中央的箭」，但*Bcr-abl*對基利克產生抗藥性的突變則改變了*Bcr-abl*蛋白質分子的「心臟」，讓藥物不再能到達蛋白質的關鍵裂縫，因此使藥物無效。在梅菲德的情況中，光是*Bcr-abl*蛋白質的一次改變，就使它對基利克產生完全的抗藥性，造成白血病的突然復發。要逃過標靶藥物，癌症乾脆改變了標靶。

在沙耶斯看來，這意味著要克服抗基利克癌細胞的第二代藥物，必須用截然不同的攻擊法，光是增加基利克的劑量，或者發明相關的分子變體，是沒有用的。由於突變改變了*Bcr-abl*的結構，因此第二代的藥物就必須透過獨立的機制阻絕蛋白質才行，或許靠著找出另一個進入點，進入關鍵的中央裂縫。

二〇〇五年，沙耶斯的團隊和必治妥施貴寶公司（Bristol-Myers Squibb）的化學家合作，製出了另一種以抗基利克的*Bcr-abl*為目標的激酶抑制劑。一如預期，這種名為dasatinib新藥並非只是簡單的基利克結構類似物：它是以這個蛋白質表面上另一個分子的裂縫，穿透*Bcr-abl*的「心臟」。沙耶斯和塔爾帕斯在抗基利克的病人身上測試了dasatinib，效果驚人：白血病細胞再度萎縮退化。梅菲德原本對基利克產生抗藥性的白血病，如今在二〇〇五年又恢復緩解。他的血球數再度正常。白血病細胞逐漸由他的骨髓消散。二〇〇九年，梅菲德依舊維持緩解狀態，現在他用的藥是dasatinib。

那麼就連標靶治療也是貓捉老鼠的遊戲。我們可以不斷地直接射箭到癌症的要害之處，但這個疾病只要把要害換個地方，用一個弱點取代另一個弱點，就能抵擋我們的攻擊。我們和這個善變的對手陷入永遠的戰鬥。CML細胞把基利克一腳踢開，只有另一種不同的分子變異物才能再壓制它們，而當它們又超越這個藥物時，我們就需要下一代的新藥。只要我們放鬆警覺，哪怕只是片刻，戰役的優劣局勢就會轉變。在卡羅的《愛麗絲鏡中奇遇》，紅皇后告訴愛麗絲她腳下的世界變化如此迅速，因此她得不斷地跑，才能維持原位。這就是我們在癌症上的困境：我們被迫不停地跑，結果只是為了保持留在原地。

◆

在發現基利克之後的十年，癌症研究所共列出二十四種新藥為癌症標靶治療藥物，另外還有數十種正在研發。這二十四種藥物分別對肺癌、乳癌、大腸癌、攝護腺癌、肉瘤、淋巴癌和白血病有療效。有些藥物，如dasatinib，可以直接讓致癌基因去活化，有些則以致癌基因啟動的通路為標靶，也就是溫柏格所指出的「癌症特徵」。「癌思停」（Avastin）這種藥物是藉著攻擊癌細胞刺激血管生長的能力，干擾血管新生，「萬科注射劑」（Bortezomib，或稱Velcade）則阻斷癌細胞內部特別活躍的蛋白質進行排除廢物的機制。

多發性骨髓瘤這種免疫系統細胞的癌症比任何一種癌症都能看到這些新發現標靶藥物的影響。一九八〇年代，多發性骨髓瘤的治療法是以高劑量的標準化療，即使用強力的老藥物，其效果通常毀滅病人的速度就像它們毀滅癌細胞一樣快。十年之中，骨髓瘤出現了三種新的標靶藥物——萬科注射劑、沙利竇邁和來那度胺（Revlimid），全都會干擾骨髓瘤細胞中已經啟動的通路。如今治療多發性骨髓瘤的方法，就是以這些藥物混搭標準化療，在腫瘤復發時換藥，再復發再換藥。這種病依然是致命的疾病，沒有單一的藥物或療法，但就如CML一樣，和癌症玩貓捉老鼠的遊戲，可以延長骨髓瘤病人的存活期，有時甚至能延長到驚人的地步。一九七一年，多發性骨髓瘤的病人約有一半在確診之後二十四個月內死亡，二〇〇八年，約一半以全套新藥治療的病人在五年時依舊存活。如果存活的趨勢繼續保持下去，那麼另一半也會在十年後依舊存活。

二〇〇五年，一名診斷出多發性骨髓瘤的病人問我，他能不能活到幾個月後，看女兒高中畢業。二〇〇九年，他坐在輪椅上看女兒大學畢業。輪椅和他的癌症無關，他是在教小兒子棒球隊打球時摔倒，才坐上輪椅的。

◆

就更廣泛的意義而言，不斷地移動才能保持留在原地的這種紅皇后症候群也同樣適用於和癌症戰役的每一個層面，包括癌症的篩檢與預防。二〇〇七年初冬，我赴麻州佛雷明罕拜訪可能會扭轉我們想像防癌方式的研究地點。這個四周都是冰封湖泊的美國東北部小城看似單調，但卻是醫學史上赫赫有名的地方。一九四八年，流行病學者找了約五千名住在佛雷明罕的男、女性，展開長期醫學研究，這群人的行為、習慣、相互關係以及疾病，都一年一年詳細地記錄，留下寶貴的資料，製作出數百個流行病學的研究。英國偵探小說作家阿嘉莎．克麗絲蒂（Agatha Christie）常用假想的聖瑪麗米德村，作為所有人類的縮影；佛雷明罕就是美國流行病學者的聖瑪麗米德村。這一群人在敏銳的統計鏡頭之下，已經歷生活、繁衍、老化、死亡，讓人們對生老病死的自然規律有難得的探索。

佛雷明罕的資料也用在許多有關風險和疾病的研究上，膽固醇與心臟病之間的關係就是由此地的研究發現的，中風和高血壓的關聯亦然。但是最近，流行病學者又在這裡提出了觀念性的想法變化。原本流行病學者總是研究個人行為，作為非感染慢性病的風險因素，但最近他們提出了截然不同的問題：如果真正的風險因素並不在於個人的行為，而在於社會網路呢？

二〇〇八年五月，兩名哈佛流行病學者尼可拉斯・克里斯塔基斯（Nicholas Christakis）和詹姆斯・傅勒（James Fowler）就以這樣的觀點來檢視吸菸的行為。他們倆首先製表，列出佛雷明罕居民所有的關係：朋友、鄰居、親戚、手足、前妻、叔叔、阿姨，這是關係密切的網路。抽象來看，這網路開始有熟悉而直覺的模式。其中有一些男女被稱為「社交者」，他們是這些網路的中心，以多重的關係相互聯結。相較之下，圍繞在社交網外緣的其他人，稱為「孤立者」，與他人的接觸不多，且時間較短暫。

兩位學者把吸菸行為和這個社交網並列，並且追蹤數十年的吸菸模式，就可看到值得注意的現象：人際關係圈遠超過其他因素，是最有力的吸菸指標。整個人際網會一起戒菸，就像整個電路同時熄滅一樣。一起用餐的家庭，也是一起戒菸的家庭。當社交網路密集的「社交者」戒菸，那麼其周遭濃密的社會圈也會緩緩地集體停止吸菸。如此這般，吸菸就逐漸地只剩下網路的邊緣地帶，僅限於沒有多少社交接觸的「孤立者」，靜靜地在城裡偏遠之處吞雲吐霧。

在我看來，這個吸菸網路研究為以往防癌的簡單作法掀起了巨變。這個新模式顯示，吸菸和我們社交DNA的關係，其實就像致癌基因與我們的遺傳一樣息息相關。香菸這種流行病其實是起源於一種移轉行為，由一處移轉到另一處再移轉到另一處。士兵把香菸帶回戰後的歐洲，女性說服其他女性吸菸，菸草業者看到機會上門，趕緊推出以香菸為社交恩物的廣告，可以讓個人「黏附」在有結合性的群體之上。因此吸菸行為有了轉移的能力。如果整個吸菸群可以迅速熄滅，那麼他們也可以迅速點燃。切斷連結佛雷明罕非吸菸者的社交網（或者更糟的是，以老菸槍連結成大社交網），就可以看到這個網路宛如催化一般整個產生改變。

這就是為什麼最成功的防癌策略都會迅速瓦解的原因。當紅皇后的腳停止旋轉，哪怕只是暫時性的，她就維持不了自己的位置；她周遭的世界以相反的方向旋轉，因此使她摔倒。防癌的情況亦然。只要反菸運動一時失靈失效——就如最近在美國或亞洲的青少年所發生的情況，那麼吸菸就會像老瘟疫一般捲土重來。社會行為會轉移，由中央向外生波，最後到達社交網的邊緣。接下來，與吸菸相關的癌症必然也會出現一波迷你疫情。

致癌物的景觀也不會保持靜態。我們是化學猿猴，發現了分子的提煉、純化以及反應，以產生神奇的新分子，我們已經開始在我們周遭編織新的化學宇宙，我們的身體，我們的細胞，我們的基因也因此一再地沉浸在不斷變化的分子中——殺蟲劑、藥物、塑膠、化妝品、雌激素、食物產品、荷爾蒙，甚至更新形式的物理脈衝，如輻射和磁力。不可避免的，這其中有些會致癌。我們不能拋開這個世界，因此我們的任務就是警覺地篩檢它，區分出真正的致癌物和有用的非致癌物。

這話是知易行難的。二〇〇四年，許多初步的科學報告指出會產生無線電頻率能量的手機可能會造成一種致命的腦癌，稱作膠質瘤（glioma），會出現在經常接聽手機的那一側腦部，因此更進一步顯示其間的關係，引起媒體大肆報導，但這究竟是常見現象（手機使用）和罕見疾病（膠質瘤）錯誤觀察的巧合，抑或是流行病學者錯失了數位時代的「尼龍絲襪」？

二〇〇四年，英國對這個問題做了大規模的研究，希望能證實這些初期報告的真實性。針對膠質瘤患者作為「病例組」，和非患者作為「對照組」，做了使用手機的比較。研究結果在二〇〇六年公布，初步證實以右耳聽手機的人，會增加右側腦瘤的風險。但研究人員再仔細分析這個資料，卻發現教人困惑的模式：以右側持手機，會降低左側腦癌的機率，這個現象最簡單的邏輯解釋就是回憶偏差（recall bias）：被診斷出腫瘤的病人在無意中誇大了他們用這一側使用手機的頻率。報告作者矯正這個偏差之後，就看不出膠質瘤和手機使用的關係。預防醫學的專家和愛用手機的青少年聽到這樣的消息或許會歡欣鼓舞——但只有短暫的一段時間。等這個研究結束時，新款手機又進入市場，汰換舊機型，因此就連兩者沒有關係的結果，也變得引人質疑。

手機的例子提醒我們，評估新致癌物必須要有精密嚴格的方法。我們很容易一聽到癌症，就產生焦慮的心理。辨識出真正的致癌物，以合理的劑量和合理的曝露程度估計出風險，經由科學和立法干預，減少曝露在致癌物下的機率，延續發現陰囊癌的波特醫師的傳承，遠較我們想像的複雜。

腫瘤學家哈洛德．布斯坦（Harold Burstein）如是說：「世紀末的癌症存在於社會和科學的介面上。」這裡提出了不只一種，而是兩種挑戰。第一種，癌症的「生物挑戰」，包括的是「運用日新月異的科學知識……征服這古老而可怕的疾病」。但第二種，癌症的「社會挑戰」，也同樣重要：即強迫我們面對我們的習俗、儀式和行為。但不幸的是，這些習俗和行為並非位於我們社會或自我的邊緣，而是處在核心的位置：這包括我們的飲食、我們生產和排放入環境之中的一切，我們何時生兒育女，以及我們如何老化。

十三座山

「每一種病，都是一種音樂的問題，」諾瓦里斯（Novalis）說，「而每一種治療，都是音樂的解答。」

——奧登（W.H.Auden），英裔美籍詩人

癌症研究的革命，一言以蔽之，就是：癌症本質上是一種遺傳疾病。

——柏特·佛格斯坦

我開始動筆寫作本書，是在二〇〇四年初夏，那時常有人問我要如何為本書作結。通常我會避開這問題，置之不理。我會小心翼翼地回答說，我不知道，或者我不確定。但其實我那時心裡很確定，只是當時我沒有勇氣向自己承認這點。我相信本書必定會以卡拉的復發和死亡作結。

但我錯了。二〇〇九年七月，正好在我透過顯微鏡看著卡拉的骨髓細胞，頭一次確定她的緩解之後五年，我帶著一束花，驅車前往她位於麻州易普威治鎮的家。那天早上天氣陰霾，極其悶熱，棕灰色的天空欲雨卻未雨。就在我離開醫院前，我匆匆瞥視了我在二〇〇四年讓卡拉住院的第一個醫囑，不由得難為情地回想到在我開那張住院單時，心裡猜測的是：恐怕卡拉連化療的前導階段都撐不過。

但她撐了過來，一場私人的焦土之戰已經結束。就急性白血病而言，經過五年而未復發，就幾乎等於是治癒。我把那束杜鵑花交給她，她站著看著花束，說不出話來，幾乎對她的大勝利感到麻木。今年稍早，我因忙於臨床工作，遲了兩天，才撥電話告訴她骨髓取樣的結果癌細胞是陰性。她由護士那裡得知取樣結果已經出來了，但我遲遲未通知她，讓她陷入恐怖的沮喪之中：在二十四小時內，她就自己嚇自己說白血病已經復發，而我躊躇不敢告訴她這註定的命運。

腫瘤醫師和他們的病人之間，似乎受到一種比原子更小的強烈力量所聯結，因此雖然這對我比對她的意義小得多，但它依然也是我的勝利。我坐在卡拉的餐桌前，看著她為自己倒杯水，直接由水龍頭接過來，並沒有過濾。她容光煥發，雙眸半閉，彷彿這五年來經歷的一幕幕在她自己體內的電影銀幕上閃過。她的孩子們在隔壁房間和愛犬嬉戲，渾然不知他們母親剛度過這意義重大的日子。這一切都是最好的結果。蘇珊・桑塔格在《疾病的隱喻》中結論說：「我這本書的目的，是要讓想像力平靜下來，而不是要激發它。」這也是我來拜訪卡拉的目的，要宣布她的病已經結束，要讓她的生活恢復正常，要切斷五年來綁住我倆的力量。

我問卡拉對自己度過這個夢魘有什麼感想。那天早上由醫院到她家，花了我一個半小時的車程，穿過擁擠的車流。她怎能在那些陰鬱漫長的夏日駕車來到醫院，在候診室為驗血結果等上數小時，最後得知血球數量太低不能做化療，然後掉頭回家，次日再重複同樣的過程？

「沒有別的選擇，」她說，一邊幾乎是無意地指向她子女正在遊戲的房間。「朋友常問我會不會覺得我的病使自己的生活不正常，我也告訴他們同樣的答案，對於生病的人，這就是他們新的正常。」

到二〇〇三年為止，科學家已經知道細胞的「常態」和癌細胞的「非常態」在於遺傳突變的累積：*mycras*、*Rb*、*neu* 等等，造成癌細胞的特徵行為。但這對癌細胞的描述還不夠，它帶來一個不可避免的問題：真正的癌細胞究竟有多少這樣的突變？科學家已經分離出個別的致癌基因與抑癌基因，但究竟人類的癌細胞裡究竟存在多少這種突變的基因？

研究正常人類基因組序列的「人類基因組計畫」（Human Genome Project）在二〇〇三年已經完成，其後則有一個沒那麼知名但複雜得多的計畫：為幾個人類癌細胞作完全的基因組序列，稱作「癌症基因組圖譜」（Cancer Genome Atlas），當這個計畫一旦完成，人類基因組計畫在範圍上就會相形見絀。這個計畫由全世界數十組研究人員投入，最先要研究的癌症基因組序列包括腦、肺、胰臟和卵巢癌。人類基因組計畫可以提供正常的基因組序列，供癌細胞不正常的基因組並列對照。

這個計畫的結果，如人類基因組計畫的領導人法蘭西斯．柯林斯（Francis Collins）所言，將會是癌症的「巨大圖譜」——把每一種常見癌症中每一個突變的基因彙編出來：「如果運用到五十種最常見的癌症上，那麼光就要作的DNA序列數量，就相當於上萬個人類基因組計畫，因此這個夢想必須要以野心，加上對科學機會的實際評估，方能打一場聰明的勝仗。」唯一能恰當描述這個計畫的隱喻，是地理上的：癌症基因組圖譜的作法並不是一個基因一個基因地來瞭解癌細胞，而是畫出整個癌症的領域；列出幾種癌症的所有基因組，辨識出每一個突變的基因。它代表的是開始製作全面性的「地圖」，也就是楊克斯在她最後一篇文章裡讓人難以釋懷的預言。

在研究癌症基因組序列方面，已經有兩個團隊迅速超前，其中一個是癌症基因組圖譜聯合計畫，由幾個國家的幾個實驗室的相關團隊合作，另一個就是約翰．霍普金斯大學的佛格斯坦團隊。該團隊已經準備了自己的癌症基因組序列設備、籌募了私有的經費，並且率先比對出乳癌、大腸癌和胰臟癌的基因組序列。二〇〇六年佛格斯坦團隊分析出十一種乳癌和大腸癌的一萬三千個基因，發表了第一個劃時代的序列結果。*二〇〇八年，佛格斯坦的團隊和癌症基因組圖譜聯合計畫又比對出數十種腦瘤的上百種基因序列。到二〇〇九年，卵巢癌、胰臟癌、惡性黑色素瘤、肺癌和其他幾種白血病的基因組序列也已經比對出來，列出每一種腫瘤突變的所有目錄。

或許沒有人像佛格斯坦那般一絲不苟而一心一意地研究漸成氣候的癌症基因組。此人老是穿著藍色牛仔褲和皺巴巴的開襟外套，生性詼諧有趣又活潑。他之前在麻州綜合醫院擠得水泄不通的演講廳裡作癌症基因組的演講，要藉著一些幻燈片描繪這龐大的發現。這就宛如庭園造景藝術家所面對的挑戰一樣，怎麼能把一塊版圖的形態（此處就是基因組的「版圖」），用畫筆大筆一揮勾勒出來？一張圖畫怎能說明一個地方的精華？

佛格斯坦對這些問題的答案，也非常漂亮地借自經典的造景藝術大師：消極空間用來表現遼闊的範圍，而正面空間則用來表現細節。為了看出癌症基因組的全景，佛格斯坦把整個人類基因組展開，好像它是在一方紙上曲折橫過的線條（科學家總是會回顧過去，在此，有絲分裂與線條產生了共鳴）。在佛格斯坦的圖中，人類基因組第一號染色體上的第一個基因，占據的是紙張的左上角，第二個排在下方，以此類推，曲折穿過整頁，直到第二十三號染色體的最後一個基因占據了紙張的右下角。這是正常未突

* 雖然人類基因組共有約兩萬個基因，但佛格斯坦團隊一開始只有足以分析一萬三千個基因的工具。

變的人類基因組，也就是癌症出現的「背景」。

在這樣的消極空間背景上，佛格斯坦放上了突變。每一次癌症出現基因突變，突變之後的基因就以圓點標在紙上。隨著哪個基因的突變頻率增加，那麼那些點的高度也就增加成為山脊、山坡、山峰。乳癌樣本中，最常突變的基因就以高聳的山峰呈現，而很少突變的基因則以小丘或平點呈現。

癌症基因組以這樣的方式乍看之下，實在讓人喪氣，染色體上四處都是突變，光就乳癌和大腸癌的個別樣本，就有五十至八十個基因突變；胰臟癌也有五十至六十個基因突變，就連往往較年輕就發病，因此突變的基因數量應該較少的惡性腦瘤，也有四十至五十個基因突變。

只有一些癌症是這些規則的例外，基因組的突變相對較少。其中一個就是老毛病：急性淋巴性白血病，它只有五或十個改變出現在它其他都還算乾淨的基因組圖上。*

而這種白血病比較起來基因異常較少，或許正是這種腫瘤很容易由具細胞毒性的化學藥物殺死的原因。科學家揣測，基因上較簡單的腫瘤（也就是突變的基因較少的腫瘤）或許較容易受藥物影響，因此在本質上較容易治療。果真如此，那麼高劑量化療能治癒白血病，卻不能治療其他大部分的癌症，就是極有力的生物解釋。先前科學界宣稱要為癌症找到「放諸四海皆準」的療法，但他們作此宣布所挑選的癌症本身，卻遠非「放諸四海皆準」。

佛格斯坦發現，相較於白血病，較常見的癌症卻充滿了各式的基因變化——突變、突變，再突變。在一名四十三歲乳癌婦女身上所取的樣本中，共有一百二十七個基因突變，也就是說幾乎每兩百個人類基因組的基因，就有一個突變。就連在單一的腫瘤上，這種突變的異質性也教人怯步。如果比較兩個乳癌樣本，那麼其突變的基因往往完全不同。佛格斯坦說：「最後，癌症基因組序列證實了百年來的臨床觀察，每一個病人的癌症都是獨特的，因為每一個癌症基因組都是獨特的。生理異質性就是基因異質性。」正常細胞都是一樣的正常，但惡性細胞則以獨特的方式變成惡性。

然而佛格斯坦的特色就是，在其他人看到基因景觀一片混沌之際，他卻看到它亂中有序。他認為癌症基因組的突變來自兩種形式，有些是被動的，隨著癌細胞分裂，會因複製DNA的意外而累積突變，但這些突變對癌症的生物學並無影響。它們依附在基因組上，被動地隨細胞分裂而傳遞，雖然可以辨識出來，但卻並沒有太大影響。這些是「旁觀者」（bystander）突變，或稱「乘客」（passenger）突變，也就是佛格斯坦所說的，「它們是來搭便車的」。

其他的突變則並非被動的角色，** 這些已經改變的基因和「乘客」突變不同，會直接刺激癌細胞的生長及生物行為。這些是「司機」（driver）突變，在癌細胞的生物學中扮演重要的驅動角色。

每一個癌細胞都擁有一些「司機」和「乘客」突變。在有一百二十七個突變的乳癌婦女身上，只有十個和其腫瘤的生長和生存相關，其他的可能是因為癌細胞基因複製的錯誤而產生。但這兩種突變雖功能上不同，但卻不容易區分。科學家可以運用癌症基因組辨識出直接刺激癌症生長的某些「司機」基因。由於「乘客」突變是隨機發生，因此也就隨機出現在基因組各處，而「司機」突變則發生在關鍵的致癌基因和抑癌基因上，而且基因組內這種基因的數目有限。這些突變——發生在如*myc*、*ras*和*Rb*等基因上，出現在一個又一個的樣本中。它們在佛格斯坦的地圖上就像高山一樣突出，而「乘客」突變通常

* 至目前為止，急性淋巴性白血病的基因組圖譜序列尚未完成，上述的這些改變是基因的刪除或擴增。等詳細的序列完成，可能會有更多的突變基因。

** 「旁觀者」和「驅動者」突變的區別在癌症遺傳學引起廣泛的討論。許多科學家認為最初對乳癌基因組的分析高估了驅動者突變的數目。目前這依舊是癌症遺傳學尚未解答的問題。

是由山谷來表現。但當突變發生在先前未知的基因時，就不可能預測這突變究竟是重要或是不重要，是「司機」還是「乘客」，是搭便車的依附者，還是主動的引擎。

癌症基因組的「高山」，也就是在某一特定癌症形式中最常突變的基因，還有另一特性。它們可以組織成關鍵的癌症通路。在最近一系列研究中，佛格斯坦在霍普金斯大學的研究團隊用另一種策略重新分析了出現在癌症基因組中的突變，他們不以癌細胞中突變的個別基因為主，而是列舉出癌細胞突變的通路數量。每一次基因在 *Ras-Mek-Erk* 通路中的任一部分突變，就被列為「*Ras* 通路」突變。同樣地，如果細胞在 *Rb* 通路的任一部分突變，就被標識為「*Rb* 通路突變」，以此類推，直到所有的司機突變都被歸類為通路為止。

在一個癌細胞裡究竟有多少失調的通路？佛格斯坦發現，通常在十一至十五之間，平均為十三。以一個個基因分析的突變複雜性依舊龐大，任何一個腫瘤的基因組中，都有會數十種突變，但不論在任何腫瘤型式上，同樣的核心通路都失調，即使造成每一種斷裂通路的基因各有不同。或許某一膀胱癌樣本中，啟動的是 *Ras* 基因，在另一種中則啟動 *Mek* 基因，第三種中啟動的是 *Erk* 基因。不論如何，*Ras-Mek-Erk* 通路中，總是有某個關鍵因素失調。

簡而言之，癌症基因組的混亂是騙人的，只要仔細聆聽，就會看出其組織原則。癌症的語言符合文法、有條不紊，甚至十分「美麗」——我有點猶豫該不該用這個形容詞。基因和基因、通路和通路，都以絕對音準相互交談，產生既熟悉又陌生的音樂，越轉越快，最後形成了致命的節奏。在看似截然不同的多樣性之下，其實是深入的遺傳統一性。表面上看似截然不同的癌症，往往有同樣或類似的通路錯亂失調。正如一位科學家最近所說的，癌症「真的是通路的疾病」。

這要不是很好、就是很壞的消息。對癌症悲觀的人看著這不祥的數字「十三」，不由得心灰意冷，十一至十五條核心通路失調，對癌症治療是莫大的挑戰。腫瘤醫師是否需要十三種不同的藥物，攻擊十三種不同的通路，以便讓癌細胞「正常化」？以癌細胞的滑溜特性，當細胞對十三種藥物的組合產生抗藥性時，我們會不會需要另外一組的十三種藥物？

不過對癌症樂觀的人，則認為十三至少是個確定的數字。這是種解脫：在佛格斯坦辨識出核心通路之前，癌症的突變複雜性似乎永無止境。其實任何一種腫瘤的基因以層級組織形成通路，意味著還有更深的層級存在；或許對乳癌或胰臟癌這種複雜的癌症來說，並不需要以全部十三種通路為標靶，或許某些核心通路對治療會特別有反應。最好的例子就是布萊菲德的腫瘤，對 *Her-2* 上癮到如癡如醉的癌症，只要以這個致癌基因為標靶，就能讓腫瘤消失，並且促成長達數十年的緩解。

◆

我們藉著一個又一個的基因，然後是一條又一條的通路，對癌症的生物學有了清楚的一瞥。在許多類型腫瘤突變的完全圖譜（包括它們的山坡、山谷和山峰）很快就會完成，而突變的核心通路也會徹底界定出來。但諺語有云，山外有山。一旦突變經辨識出來，突變的基因就得要在細胞生理學中分派功能，我們得要經歷扼要重述舊知識圈的更新知識圈——由解剖到生理，再到治療。癌症基因組的序列代表了癌症的基因分解，而正如維蕭在十九世紀由維薩流斯的解剖學一躍進入癌症的生理學一樣，科學也必須由癌症的分子解析躍入癌症的分子生理學。我們很快就會知道突變的基因究竟是哪些，真正的挑戰則是在於瞭解突變的基因究竟做了什麼。

這種由癌症的描述生物學（descriptive biology）化為功能生物學（functional biology）的重大轉變，將為癌症醫學帶來三個新方向。

第一個是癌症治療的方向。一旦任何一種癌症的司機突變經辨識出來，我們就必須尋找針對這些基因的標靶治療。這並非純是空想：在許多癌症，針對十三種突變核心通路的某些抑制劑已經進入了臨床階段；以個別藥物來看，這些抑制劑中有些只有普通的反應率，如今的挑戰是確定這種藥物該以何種組合，來抑制癌症的生長，而不會殺死正常的細胞。

DNA結構的共同發現者華生於二〇〇九年夏天在《紐約時報》發表的專文中，表達了他看法的大幅轉變。一九六九年，他在美國國會前作證，指責對癌症的戰爭未免言之過早，四十年後，他不再那麼武斷：「我們很快就會知道侵犯我們主要癌症背後的基因變化，我們已經知道大部分——縱使不是全部的重要通路，致癌的信號就是通過這些通路傳遞到細胞之中。現在已經有二十種左右阻斷信號的藥物，已經證實可以阻斷老鼠身上的癌症，也正在進行臨床的人體實驗。有一些藥物，如賀癌平和得舒緩（Tarceva）也已經得到食品藥物管理局的核准，已經廣泛使用。」

◆

第二個新方向是癌症防治。到目前為止，防癌一直仰賴兩種不同而兩極化的方法，想要辨識出可以預防的致癌物。有許多密集而且通常是大型的人類研究，針對具有某種風險因素的某種特定癌症，比如杜爾和希爾致力要瞭解吸菸是否是為肺癌的風險因素，也有許多實驗室的研究，要以物質造成細菌突變或刺激動物和人類癌前病變的機率，辨識出致癌物，比如艾姆斯要找出化學致變物的實驗，或是馬歇爾與華倫發現幽門螺旋桿菌是胃癌的原因。

但可預防的重要致癌物卻可能逃過這兩種作法的偵測，不明顯的癌症風險因素需要大量的人口研究；效果越不明顯的，所需研究的人口數量就越多。而這樣龐大、笨重、且在方法學上極具挑戰性的研究，很難籌措經費，也很難進行。相反地，有些關鍵的致癌因素也很難藉實驗室中的實驗掌握，就如葛蘭姆非常失望地發現，即使連香菸這種最常見的人類致癌物，都不是很容易引發老鼠的肺癌，艾姆斯的細菌測驗也無法測知石棉是致變物。*

最近就有兩個頗有爭議的研究，強調了流行病學的這種盲點。二〇〇〇年，英國進行了所謂的「百萬婦女研究」，認定以使用荷爾蒙補充療法消除停經症候群症狀的雌激素和黃體素，是主要的風險因素，會提高雌激素受體陽性乳癌的罹患率和致命率。由科學的觀點來看，這很難堪。在艾姆斯的測驗中，雌激素並非致變物，低劑量的雌激素也不致造成動物的癌症，但自一九六〇年代以來，醫界已知這兩種荷爾蒙會誘發*ER*陽性的乳癌亞型，畢特森的手術和泰莫西芬就是藉著阻斷雌激素，來造成乳癌的緩解，因此外來的雌激素可能會誘發乳癌，是理所當然的事。如果能有更整體性的防癌措施，整合先前對癌症生物學的見解，或許就能預知這種致癌的機制，免掉了百萬人研究的必要，而且可能挽救成千上萬婦女的生命。

第二個爭議在一九六〇年代也有前情。自一九六二年瑞秋．卡森（Rachel Carson）出版《寂靜的春天》（*Silent Spring*）以來，環保分子一直在指責使用殺蟲劑該為美國癌症病例的不斷增加負擔部分責任，

* 老鼠能過濾許多焦油的致癌成分。石棉是藉造刺激人體造成疤痕的發炎反應而引發癌症。細菌不能產生這樣的反應，因此對石棉「免疫」。

這個理論多年來造成極大的爭議，也有許多的行動和公共宣傳。然而，雖然其前提有其可信度，但直接指出特定殺蟲劑為致癌物的大規模人類實驗卻遲遲未能進行，動物實驗則沒有結論。高劑量的DDT和胺基三唑（aminotriazole）雖已證實會造成動物的癌症，但還有數千種被指為致癌物的化學物質並未作測試。再一次地，這需要整合的方法。辨識癌細胞的關鍵啟動通路可能可以提供更敏感的方法，覺察動物研究中的致癌物。一種化學物質或許不會造成動物研究中明顯的癌症，但卻可能發現它啟動和癌症相關的基因和通路，因此改變其提供潛在致癌性的責任。同樣地，我們現在知道營養和某些特定癌症的風險息息相關，但這個領域還在萌芽的階段。低纖維、富含紅肉的飲食會增加大腸癌的風險，而肥胖則與乳癌相關。但還有許多這樣的聯結依舊未知，尤其在分子層面。

二〇〇五年，哈佛流行病學者大衛．杭特（David Hunter）指出，整合傳統流行病學、分子生物學和癌症遺傳學，能夠產生新形式的流行病學，在防癌方面有更高的能力。「傳統的流行病學，」杭特認為，「關切的是曝露在致癌物下和癌症結果的關係，在因（曝露）與果（癌症）之間的一切都被當作『黑盒子』……在分子流行病學中，流行病學者將藉著檢視曝露與疾病的發生或進展之間的事件，打開『黑盒子』。」

而就如癌症的預防一般，癌症篩檢也將因在癌症分子層面的瞭解而復生。乳癌BRCA基因的發現就是結合癌症篩檢與癌症遺傳學的典範。在一九九〇年代中期，研究人員憑著前十年的研究進展，分離出兩個大幅增加乳癌風險的相關基因，BRCA-1和BRCA-2。遺傳BRCA-1突變的婦女，一生中有百分之五十至八十的機率會得乳癌（這個基因也提高卵巢癌的風險），是一般人風險的三至五倍。如今，這個基因突變的測驗也被納入防癌的措施之內。這兩個基因突變結果是陽性的女性，就會以乳房磁振造影（MRI）這類更敏感的影像技術作更詳盡的篩檢。有BRCA突變的婦女可以選擇服食泰莫西芬，來預防乳癌，這個作法在臨床實驗中已經證明有其效果。或者更激進的作法是，有 BRCA 突變的婦女或許會選擇在癌症尚未發生之前，預先切除兩側的乳房和卵巢，這是另一種大幅減少乳癌發生率的策略。一名有 BRCA-1 突變的以色列婦女在單側乳房發生癌症之後，就採取這種作法，她告訴我說，她的選擇至少有部分是象徵性的：「我拒絕癌症侵入我的身體，」她說，「我的乳房對我而言，已經成了癌細胞的所在，別無其他意義，它們對我已經沒有用處，它們傷害我的身體，影響我的存活。我去找外科醫師，要他切除它們。」

癌症醫學第三個、也可能是最複雜的新方向，是整合我們對變體基因和通路的瞭解，解釋癌症整體的行為，因而重寫知識、發現和治療干預的循環。

癌症細胞行為最惱人的例子之一，就在於它的不死，這點無法由啟動任何單一基因或通路來解釋。細胞迅速增殖，無視停止成長的信號，或者血管新生，全都可以用癌症細胞內如 *ras*、*Rb* 或 *myc* 等異常活化和去活化的通路來解釋，但科學家卻無法解釋癌症怎麼能繼續不斷地增殖。大部分的正常細胞，甚至快速成長的正常細胞，都會在增殖數世代之後，耗盡它們分裂的能力。是什麼讓癌細胞能夠不斷地繼續分裂，一代又一代，而不會逐漸衰竭耗盡？

對於這個問題，有個逐漸成形、也頗有爭議性的答案是，癌症的不朽同樣也是借自正常的生理。人類的胚胎和我們成年人的許多器官都擁有少許能不斷再生的幹細胞。幹細胞是身體的再生貯藏庫，比如人體全部的血液可以全部來自單一強力的造血幹細胞，通常它埋藏在骨髓內。正常情況下，只有一部分的造血幹細胞是活躍的，其他的都在靜止狀態、沉睡之中。但如果血液因受傷或化療而突然耗竭，那麼幹細胞就會醒來，以教人敬畏的繁殖力分化，產生成千上萬個血液細胞。在數週之內，單一個造血液幹細胞就可以補充整個人體所需的新血液，然後再以目前尚不得而知的機制，讓自己回復到睡眠狀態。

有些學者認為，類似這樣的過程也持續地發生在癌症上，或至少在白血病上。一九九〇年代中期，在多倫多工作的加拿大生物學者約翰·狄克（John Dick）就假設在人類白血病中的一小群細胞，也擁有這種無限更新自己的行為——無限地再生、再再生癌細胞。在化療殺死大部分的癌細胞時，一小群更能抵抗死亡的殘留幹細胞就會再生、更新癌細胞，因此在化療後促成癌症復發。其實，癌症幹細胞已經得到正常幹細胞的行為，啟動與讓正常幹細胞不死的同樣基因和通路；只有一點和正常幹細胞不同，就是它們不能再回到生理的睡眠狀態。於是癌症就等於要模仿再生的器官，或者更惱人的是，模仿再生的生物。它對不朽的追求正反映出我們自己的追求，埋藏在我們胚胎以及更新器官的追求之中。總有一天，如果癌症成功，它就能造出比其宿主更完美的生物——既有不死的能力，又有增殖的動力。我們可以說，在我實驗室中取自三十年前死亡婦女的白血病細胞，已經達到了這種形式的「完美」。

如果發揮到邏輯的極致，那麼癌細胞不斷模仿、惡化和誤用正常生理的能力，帶來了究竟什麼是「常態」這個不祥的問題。卡拉說，「癌症是我的新常態。」而有很大的可能癌症也是我們的常態，我們註定要走向惡意的結局。的確，當某些國家罹癌人口的比例由四分之一增至三分之一、二分之一時，癌症的確會成為新的常態——成為難以避免的結果。於是問題不再是我們會不會得到這種不死的疾病，而是我們何時會罹病了。

阿托莎的戰爭

我們老化了百年，而卻在一小時內降臨，彷彿轉瞬之間。

——安娜・阿克馬圖瓦（Anna Akhmatova），俄國抒情詩人，〈紀念一九一四年七月十九日〉（In Memoriam, July 19, 1914）

是時候了，也是我該離開的時候了。就像活得比同時代的人都長而感到空虛的老人，柯斯托格洛托夫（Kostoglotov）那晚覺得病房不再是他的家，雖然……老病人同樣在那裡一次又一次地提出相同的老問題，彷彿從沒有人問過這些問題似的……他們能治癒我還是不能？還有哪些藥物可能會有幫助？

——索忍尼辛，《癌症病房》

一九七三年五月十七日，法柏在波士頓去世七週之後，他的老友希藍・干斯（Hiram Gans）在紀念儀式上起身唸了一段史文朋（A.C. Swinburne, 1837-1909）的詩〈荒園〉（A Forsaken Garden）：

此時此地在他的勝利之中一切都已動搖，

他張開雙手伸向廢墟，
宛如在自己陌生祭壇上自殺的神祇，
死神靜躺死亡。

細心的聽眾或許已經注意到，這是奇特且刻意逆轉的一刻。很快就會死的是癌症——其屍體已經四肢攤開，彷彿參加儀式一般伸展在祭壇上——死神倒地死亡。

這個意象非常符合法柏和他的時代，但其本質迄今依舊糾纏我們不放。到頭來，每一本傳記都必須面對其主角的死亡。而我們的未來可以想見癌症的終局嗎？可能把這個疾病徹底地由我們的身體和社會中永遠抹除嗎？

這些問題的答案就埋藏在這不可思議疾病的生物學中。我們已經發現，癌症就埋藏在我們的基因組上。腫瘤基因來自於調節細胞生長的必需基因（essential gene）發生突變，當DNA受到致癌物傷害時，這些基因就會累積突變，此外，在細胞分裂複製基因時，也可能會隨機發生錯誤，造成突變；前者可以預防，但後者則是內生的。癌症是我們生長時出現的瑕疵，而這瑕疵卻深深埋藏在我們自身當中。那麼我們如果想要擺脫癌症，只能在擺脫我們的生理賴以成長的過程——老化、重建、復原、再生。

科學是人類要瞭解自然欲望的體現，科技則在這樣的欲望之外，再加上控制自然的野心。這兩者是息息相關的本能——要瞭解自然才能掌控自然，但干預的動力卻是科技獨有。而醫學基本上是一種科技的技巧，其核心是介入生命本身，以改善人類生活的欲望。因此對抗癌症的戰爭就會把科技的觀念推動到極致，因為受到干預的目標，是我們的基因組。究竟可不可能有區分惡性和正常生長的干預方法，目前還不得而知。或許，好鬥、多產、富侵略性，而擅於適應的癌症，與我們好鬥、多產、富侵略性，而擅於適應的細胞和基因是孿生兄弟，不可能與我們的身體分割。或許癌症界定了我們生存與生俱來的界限。當我們的細胞分裂，我們的身體老化，以及一個又一個突變不斷累積之時，癌症或許是我們身為生物發展的最後終點。

但我們的目標可以更謙虛。流行病學者派托在牛津大學辦公室的門上，掛著杜爾最喜愛的格言：「因老而死不可避免，但未老而死則否。」杜爾的想法代表的是戰勝癌症戰爭更合理的目標。我們可能和這古老的疾病生死相連，不得不在我們這個物種可見的未來繼續玩貓捉老鼠的遊戲，但如果能在老年之前防止因癌症而死亡，如果治療、抗藥、復發，和更多治療能夠讓這種可怕的遊戲時間拉得更長，那麼就能改變我們對這個古老疾病的想像方式。就我們對癌症所知，這種改變代表的科技勝利，也和人類歷史上任何其他勝利都不同：這將是對人類不可避免命運的勝利——對我們基因組的勝利。

◆

要想像這樣的勝利是什麼模樣，不妨作個想像實驗。讓我們回想阿托莎這位西元前五百年可能罹患乳癌的波斯女王。想像她在時光裡穿梭：在一個又一個的時代裡出現再出現。她是癌症的「道林・格雷」（Dorian Gray）*：隨著她在歷史的弧線上移動，她的腫瘤凝結在同樣的分期和行為中保持不變。我們以阿托莎的病例扼要地重述癌症治療過去的進展，並揣想它的未來。她的治療和預後在最近的四千年內有什麼樣的轉變，在新的千禧年中，阿托莎又會有什麼樣的命運？

---

* 譯註：道林・格雷為王爾德（Oscar Wilde）小說《格雷的畫像》（*The Picture of Dorian Gray*）中的主角，為求青春永駐而出賣靈魂。

首先，把阿托莎放在西元前兩千五百年埃及醫師印和闐的診所裡，印和闐對她這種病有個病名，是我們唸不出來的象形文字，他作出診斷，但謙卑地說「無法治療」，就此結案。

西元前五百年，在阿托莎自己的宮庭裡，她為自己下了處方，作了最原始的乳房切除，由她的希臘奴隸操刀。兩百年後，在巴爾幹半島上的色雷斯，希波克拉底斷定她的病是karkinos，為她的病起了一個響徹未來的名字。一六八年，蓋倫則提出共同的病因：黑膽汁分泌過剩而形成「淤積」，停滯的膽汁無從宣洩，因此集結成塊成為腫瘤。

一千年飛逝；阿托莎鬱積的黑色膽汁已經清除淨化，但腫瘤卻依舊生長、復發、侵襲、轉移。中世紀的外科醫師對阿托莎的病所知不多，但他們用刀切下她的腫瘤。有些人則以蛙血、鉛板、羊糞、聖水、蟹糊和腐蝕性的化學物來治療。一七七八年，在外科醫師約翰·杭特於倫敦的診所，她的癌症得以分期——初期局部性的乳癌，或是後期侵略性，甚至會轉移的癌症。對於前者，杭特建議用手術局部切除，對於後者，只能「遙寄祝福」。

阿托莎在十九世紀重新出現時，面對的是嶄新的手術世界。在一八九〇年霍斯泰德位於巴爾的摩的診所，阿托莎的乳癌將會以迄今最大膽、絕對的方法治療——根除性乳房切除術，切除大塊的腫瘤和深層的肌肉，以及腋窩和頸骨下的淋巴結。二十世紀初，放療專家則嘗試以X光局部消除腫瘤。到一九五〇年代，新一代的外科醫師則學會結合這兩種策略，不過程度上已經緩和。阿托莎的癌症會以簡單的切除術作局部治療，或是將乳房腫瘤切除輔以放療。

一九七〇年代，新治療法出現。阿托莎的手術會佐以輔助性化療，以降低復發機率。她的腫瘤經測試是高雌激素受體，ER陽性，因此泰莫西芬這種抗雌激素也用在她的病例上，來預防復發。一九八六年，她的腫瘤進一步發現是*Her-2*擴增型，因此在手術、放療、輔助化療和泰莫西芬之外，她也接受賀癌平這種標靶藥物的治療。

我們不可能列舉這些治療干預對阿托莎的存活率有確切的影響。嘗試治療的背景不斷地改變，因此不容許我們直接比較阿托莎在西元前五百年，以及她在西元一九八九年的命運，但手術、化療、放療、荷爾蒙療法和標靶治療很可能讓她的壽命增加十七至三十年，假設阿托莎在四十歲時診斷出罹患乳癌，那麼我們可以很合理地期待她可以歡度六十大壽。

一九九〇年代中期，阿托莎的乳癌治療又有新的方向。她在年輕時就已經診斷出乳癌，再加上她屬於波斯阿啟孟尼德王室，使醫界疑惑她是否帶有 BRCA-1 或 BRCA-2 基因的突變。於是他們比對了阿托莎的基因組，果然發現一個突變。她參加了密集篩檢計畫，檢查另一側乳房是否也有腫瘤生成。她的兩個女兒亦經篩檢，發現是 BRCA-1 陽性，因此可以抉擇是以密集篩檢、預防性雙側乳房切除，或者服用泰莫西芬，來預防侵略性乳癌的發生。對阿托莎的女兒，篩檢和預防的作法效果驚人，乳房 MRI 的結果發現一個女兒有小腫塊，經化驗確定是乳癌，而且在尚未具有侵略性的早期就已經切除。另一個女兒則選擇作預防性雙側乳房切除，先行切除乳房可確保她的一生不會受乳癌威脅。

現在我們再讓阿托莎進入未來。到二〇五〇年，阿托莎帶著拇指大小的隨身碟來到乳房腫瘤專家的診所，隨身碟內是她癌症基因組的所有序列，辨識出每一個基因的每一個突變。這些突變會組成關鍵的通路，經過計算就能辨識出造成她癌症生長和存活的通路為何，因此針對這些通路的治療就能預防手術後腫瘤的復發。她將以一組標靶藥物組合開始治療，在她的癌症突變之後，會改換至第二種藥物組合，等癌症再突變，再改換新藥物。她也可能終生都會服用某些藥物以預防、治療，或緩解她的疾病。

毫無疑問，這的確是進步。但在我們為阿托莎的存活太過歡喜之前，先得把它放在適當的角度觀點。假設阿托莎在西元前五百年得的是轉移性的胰臟癌，那麼在兩千五百年後，她的預後也比延長幾個月的壽命好不了多少；如果她得的是不能動手術的膽囊癌，那麼這許多世紀以來，她的存活期只有微幅的改變。就連乳癌，在結果上也有相當大的異質性。如果阿托莎的腫瘤已經轉移，或者是ER陰性，*Her-2*陰性，對標準化療沒有反應，那麼她的存活機率恐怕自杭特之後，也不會有多少改變。相較之下，假設阿托莎得的是慢性骨髓性白血病或霍奇金氏症，那麼她的壽命就可能增加三、四十年。

未來癌症軌跡的不確定性，有部分在於我們不知道這種異質性的生物基礎。比如，我們迄今還不能瞭解胰臟癌和膽囊癌為什麼和慢性骨髓性白血病與阿托莎的乳癌有如此大的差異。不過，我們可以確定的是，就算擁有癌症生物學的知識，也不能完全讓癌症從我們的生命中消失。如杜爾所言，也如阿托莎的例子，我們最好把重點放在延長生命，而非消滅死亡。這場癌症戰爭要勝利，最好是重新定義勝利的意義。

◆

阿托莎曲折的旅程也提出隱含在本書中的一個問題：如果我們對癌症的瞭解和治療不斷地變化，那麼又怎能用癌症的過去來預測它的未來呢？

一九九七年，癌症研究所所長克勞斯納在回應九〇年代癌症死亡率令人失望地並未下降的報導時，曾指出前十年的醫學狀況和後十年的現況關係不大，他寫道：「好的歷史學者遠比好的先知多得多。要預言科學的發現極其困難，因為新發現往往是由來自意外方向的創新見解所造成；經典的例子就是弗萊明（Alexander Fleming）在長黴的麵包上發現盤尼西林，以及這項意外發現造成的重大影響，根本不能輕易預測；再來也沒有人預料得到因為病毒學技術的發展，培養出小兒麻痺病毒，從而能製造出疫苗，使得鐵肺的科技突然終結（小兒麻痺病患肌肉麻痺，為防止他們呼吸困難無法存活，故用鐵肺幫助呼吸）。

任何藉歷史推測未來的作法，都是預先假定一個靜態的發現環境，這是措辭上的矛盾。」

在某種程度下，克勞斯納是對的，當真正激進的發現出現時，它們的影響往往不是遞增，而是劇變，是根本的改變。科技消除了它自己的過去，在小兒麻痺疫苗出現之前買了鐵肺公司股票的投機者，或者正當盤尼西林發明之前，認定細菌性肺炎沒救的科學家，很快就會發現自己是歷史的愚人。

但在癌症方面，眼前卻沒有簡單、普及或確定的療法，而且恐怕永遠也不會有。過去不斷地在和未來交談，舊的觀察形成新的理論；過去的時間永遠包含在未來之內。勞氏肉瘤病毒在數十年之後，轉世為內生致癌基因，畢特森在蘇格蘭牧羊人故事的啟發下，觀察到除去卵巢可以減緩乳癌的成長，而這樣的想法形成了泰西莫芬這種藥物數十億美元的商機；蘇格蘭醫師班尼特所謂的「血液化膿」，是本書開頭的癌症，也將是本書結尾的癌症。

還有另一個更微妙的理由，讓我們記住這個故事——雖然醫學的內容千變萬化，但我認為其形式永遠保持教人驚訝地一致。歷史會重覆，但科學卻會反射迴響。未來我們用來和癌症作戰的工具，無疑地在五十年間會有莫大的改變，幾乎使我們認不出防癌和治癌的面貌。未來的醫師或許會嘲笑我們以原始的毒藥組合，企圖殺死我們這個物種所知最根本而專橫的疾病，但這場戰爭的本質仍然是一樣的——持續不斷、充滿創意、彈性、在失敗主義和希望之間掙扎、追求共同解藥的動力、經歷挫折的失望，傲慢和自負。

希臘人用一個發人深省的字來形容腫瘤——onkos，意思是「團塊」或「負擔」。這個字頗有先見之明。癌症確實是生在我們基因組當中的負擔，是平衡我們對長生不死期待的鉛製砝碼。但若再往更遠處回顧，在希臘之前的古代印歐語言，這個字的字源就有了改變，它源自古字nek，而nek和靜態的onkos不同，是負擔這個字的主動式，意味著載負，把負擔由一個地方搬到另一個地方，扛著重物走長距離，把它帶到另一處。這個意象不只掌握了癌細胞移動的能力——轉移，而且也意味著阿托莎的旅程，科學發現的長弧，而埋藏在這個旅程中的，是充滿了人性的意圖，要以智取勝，要活得更長久，要求生存。

◆

二〇〇五年春的一個深夜，在我研究醫師訓練第一年行將屆滿之時，我坐在醫院十樓的病房裡，陪著一名垂死的病人喬曼妮·柏妮（Germaine Berne），她是阿拉巴馬州一位個性活潑的心理學家。一九九九年，她突然噁心反胃，情況非常突然而猛烈，彷彿像從彈弓彈射出來一樣。更惱人的是，伴隨這種噁心而來的是一種模糊的飽足感，彷彿她剛吃過大餐似的。喬曼妮自行駕車到蒙哥馬利的浸信會醫院，作了一連串的檢驗，直到最後電腦斷層掃描才發現她的胃裡長了十二公分的腫瘤。二〇〇〇年一月四日，放射線學者為她作了取樣檢查，在顯微鏡下，取樣顯示出層層如紡錘般的細胞迅速分裂。她的腫瘤已經侵犯到血管，壓迫到正常組織面，這是一種罕見的癌症，稱作胃腸道基質腫瘤（gastrointestinal stromal tumor），就簡稱GIST。

情況很快就惡化。掃描顯示她的肝臟也有腫瘤，淋巴結腫大，左肺也散布了一些腫塊。癌症已經轉移到她全身，已經不可能開刀，而在二〇〇〇年，還沒有化療能治她這種肉瘤。她在阿拉巴馬的醫師匆匆地為她開了一堆化療藥物，但他們基本上只是暫時穩住病情，等待未來的發展。「我把該寫的信寫了，付了帳單，立了遺囑，」她回憶道，「判決已經很明白，他們叫我回家等死。」

二〇〇〇年冬天，已經宣判死刑的喬曼妮在網路上碰到一群同受此病折磨的病友——GIST病人互通訊息的網站。這網站和其中大部分的網友一樣，是奇特而垂死的組合，絕望的病人尋求孤注一擲的藥物。但在四月底，發明了新藥的消息在這網站上如野火燎原一樣傳布開來，這新藥不是別的，就是基利克——imatinib（基利克的學名），杜勒克發現對CML有用的藥物，基利克會結合 *Bcr-abl* 蛋白質，使之去活化，但後來又在無意中發這種化學物質也會去活化另一種名為 c-kit 的酪胺酸激酶。正如活化的 *Bcr-abl* 會驅動CML的癌細胞分裂和成長一樣，c-kit 也是GIST中的驅動者基因。在早先的試驗中，基利克在臨床上對 c-kit 非常活躍，因此對GIST也有療效。

喬曼妮設法參加了這藥的臨床試驗，她天生就很有說服力，使出哄騙、糾纏、誘惑、撒潑、懇求和命令等各種方法，她的病也讓她更大膽。（「把我治好，醫生，我就送你去歐洲。」她曾這樣告訴我，我婉轉地拒絕了她的提議。）她一路過關斬將，擠進一間在病人身上實驗此藥的教學醫院，而她才剛進入臨床實驗計畫，大家就已經發現基利克對GIST的療效，因此醫師不能再開安慰劑給病人。喬曼妮在二〇〇一年八月開始服用此藥，一個月後，她的腫瘤以神速消退，她恢復了活力，也不再噁心想吐，她已經由死亡中復生。

喬曼妮的復原是醫學奇蹟。蒙哥馬利的報紙報導了這則消息，她向其他的癌症病人提出建言，醫學正在趕上癌症，她寫道：「我們有理由抱著希望。」就算眼前看不到良藥，未來也會有新一代的藥物控制癌症，而如果第一種藥物失敗，不遠處也會有另一代藥物出現。二〇〇四年夏天，正當喬曼妮在慶祝她出乎意料復原的第四週年時，她的腫瘤細胞卻突然對基利克產生了抗藥性，沉寂四年的腫瘤突然長了回來。幾個月內，腫塊又出現在她的胃、淋巴結、肺、肝和脾臟裡，噁心想吐的感覺再度出現，就如頭一次那般強烈。有毒的液體傾注入她的腹腔。

喬曼妮一如往常一般運用豐富的資源，她搜尋網路，回到GIST病人的臨時社群中尋求建議。她發現其他藥物——基利克的第二代類似藥物正在波士頓及其他城市作測試。於是在一通橫跨半個美國的電話裡，她登記參加了剛在法柏中心展開試驗的基利克類似藥物，稱作 SU11248。

新藥促成了暫時的反應，但並未能維持長久的效力。二〇〇五年二月，喬曼妮的病情失控，癌細胞成長得迅速到她每週站到秤上量體重時，能夠以磅為單位來紀錄它的重量。最後她疼痛到無法由床走到門口，只能住院。當晚我與喬曼妮見面，並不是要討論藥物與治療，而是要誠實地和她討論她的病情。

一如往例，她在這方面又搶先我一步。當我走進她的病房要討論接下來的步驟時，她以萎靡的神情朝空中揮了揮手，打斷了我。她的目標現在很簡單，她告訴我，不要再作測試，不要再用藥。自一九九九至二〇〇五年，她竭力維持的這六年時光並不是靜態、凍結的時光，它們已經使她更敏銳、更清澄、更淨化，她已經斷絕與丈夫的關係，而增強了與擔任腫瘤醫師的兄弟的聯結。她的女兒，在一九九九年還是少女，現在已經成為她的盟友，她的心腹，有時候也是她的護士，更是她的知己。（「癌症使一些家庭破碎，但也創造了一些家庭，」喬曼妮說，「在我的例子裡，它兩者都做了。」）喬曼妮明白她的緩刑已經來到終點，她想要回到阿拉巴馬，回到她自己的家，期待她一九九九年就已經預期的死亡。

◆

在我回想和喬曼妮最後的對話時，讓我感到慚愧的是，我對病房內的物體似乎比我們的對話印象更深：一間病房，消毒藥水和洗手肥皂強烈的氣味；由頭上如鋼般直射的燈光；裝有輪子的小木桌；一堆又一堆的藥丸、書、剪報、指甲油、首飾、明信片。她的房間掛著她在蒙哥馬利的美麗房子，和她女兒由花園採下新鮮水果的照片；她身旁放著醫院的塑膠水壺，插著一束向日葵。我所記得的喬曼妮坐在床邊，一腿輕鬆地懸在床旁，穿著古怪卻又搶眼的服飾組合，戴著誇張的大型首飾。她的頭髮精心梳整，看起來很正式、僵硬，但完美，就像醫院裡等死的人的相片。她似乎滿足，能笑也能開玩笑。她插著鼻胃管的模樣好像很輕鬆卻又很有尊嚴。

只有在數年後，當我寫這本書時，我才能把那次談話為什麼讓我覺得不安而謙虛的原因形諸文字，才能描述為什麼那房裡人的姿態顯得誇大、為什麼那些物體彷彿象徵某事，為什麼喬曼妮本人像正在演戲的演員。我明白原來沒有任何事物是偶然的。喬曼妮原本自然而衝動的個性特色其實是經過計畫，且幾乎是對她疾病的反射反應。她的衣服鬆散而鮮艷，是因為它們要掩飾她腹部腫瘤越來越大的輪廓；她的項鍊大得讓人分心，是為了讓別人不要注意她的癌症；她的房間亂七八糟地擺滿了各種小玩意和照片——插了花的水壺、貼在牆上的卡片，是因為如果沒有它們，這房間就會像任何其他醫院、任何其他病房一樣地冰冷；她之所以把一條腿以特定角度懸擺，是因為腫瘤已經侵入她的脊柱，造成另一條腿麻痺，因而沒辦法以其他方式坐著；她的輕鬆隨意是經過研究刻意做出來的，她的笑話是演練過的。她的病要羞辱她，讓她變成無名小卒，變得毫無幽默感，判定她得在一間離家數千哩遠的冰冷醫院裡醜陋地死亡。而她以復仇之心回應，非得要搶先一步，想要以智取勝。

這就好像看著某人陷入棋賽僵局，每一次喬曼妮的病走一步，在她身上再施另一個可怕的限制，她就以同樣自信的步法回擊。她的病一有動作，她就反制它的動作。這是一場病態、催眠般的遊戲，一場取了她性命的遊戲。她躲開一擊，卻只是陷入下一擊。她同樣也像卡羅筆下的紅皇后一樣，必須拚命地跑才能維持在原地不動。

那天晚上，喬曼妮似乎掌握了我們和癌症掙扎的基本要素：也就是要追上這個疾病，就必須要不斷地發明再發明，學習和反學習各種策略。喬曼妮以著迷、機靈、絕望、激烈、瘋狂、聰明以及熱忱的態度對抗癌症，彷彿集中了所有在過去和未來對抗癌症世世代代、男男女女猛烈且充滿創意的所有活力。她對治療的追求把她帶到陌生而沒有終點的旅程，穿越網際網路的部落格與教學醫院、橫跨半個美國的化療和臨床試驗，行經比她所想像過更荒涼、絕望以及不安焦慮的景觀。她已經把每一滴精力全都用在這樣的追尋上，動員再動員她最後一分的勇氣，鼓起她的意願和機智及想像力，直到最後的那一個晚上，她注視著自己庫藏的資源和毅力，發現裡面空無一物。在那令人難忘的最後一夜，她靠著脆弱的一絲線縷懸繫她的生命，召喚她全身的力量和尊嚴，自己轉著輪椅進入洗手間的隱蔽空間，就彷彿她已經把擁有四千多年歷史的戰爭精華封裝入時間膠囊一樣。

——辛達塔．穆克吉，二〇一〇年六月

辛達塔．穆克吉專訪

Q：你為什麼決定寫有關癌症的書？

A：這本書是對一個病人提出的問題所做的漫長回應。當時我在波士頓治療一位腹腔罹患侵略性癌症的婦女，她曾作過化療，但後來癌症復發，再度接受治療。在治療進行了很長一段時間時她告訴我，「我願意繼續治療，但我要知道我在對抗的是什麼。」我的書就是試圖要回答她這個問題，我回到這種疾病的起源，透過歷史呈現它的發展。我稱本書為「癌症傳」，因為它勾勒出癌症在不同時間裡的畫像。

Q：癌症究竟是什麼？

A：癌症不是一種疾病，而是一整族的疾病，這些疾病在基本的生物層面上息息相關，它們都有細胞病理性增生的特點——有時候是不知道該怎麼死亡的細胞，但必然是不知道如何停止分裂的細胞。這種失控的異常細胞生長通常是由一個單一細胞開始的過程，這細胞一再地增殖，每一世代再產生一點演化循環，產生越來越進化的細胞。然而，雖然攝護腺癌、乳癌、白血病有很深的共同性，它們在細胞的層面上有所關聯，但每一種癌症卻又有截然不同的面相。

Q：在你撰寫本書時，心裡有特定的讀者嗎？你是否想要為病人，或者為一般人寫這本書，讓他們瞭解

癌症？

A：本書絕對是為了讓一般人瞭解癌症而寫，但我要以最認真嚴謹的態度來對待讀者。我希望能滿足病人與家屬想對癌症史有更多瞭解的欲望，能夠回到癌症的起源，然後由此帶我們進入未來。我寫作時心裡想的是病人和家屬，但也想到科學家、想到學生、想到文學讀者。

Q：本書使我們瞭解到過去的癌症患者所經歷的諸多折磨，才能讓我們來到今天的位置。是什麼使你想這麼強調癌症故事的這個層面？

A：本書想傳達的一個訊息是：有許多人放棄了他們的生命，協助我們對這種疾病有更多的瞭解；我們必須記住他們，紀念他們。這或許意味著我們必須由文化方面瞭解癌症、由社會方面瞭解癌症，這同時也意味著參與臨床試驗來作預防機制的先鋒是很重要的。本書的重點之一就是要說：「讓我們確定這些努力不是白費。」我想要在本書強調的一點就是對歷史的尊重。

Q：《紐約時報》最近有一篇回顧文章指出，由於癌症死亡率自一九七一年以來並沒有顯著下降，因此顯示我們在癌症方面的研究並沒有多少進展。你認為本書證實了腫瘤學缺乏進展之說嗎？

A：絕非如此。在媒體最近報導癌症研究缺乏進展的虛無論和過度樂觀（或者該說三十年前對克服癌症的誇張宣傳），這兩者之間有非常清楚的位置。朝一方傾斜而忽視另一方，就等於對已有的進展幫倒忙。癌症研究有一種鐘擺特質，這十年大家可能說我們在治療癌症方面有很大的進展，在五個月內可以輕鬆戰勝癌症，讓它痊癒；但接下來那十年大家又說完全沒進展。而顯然這兩種說法都不對。

Q：你覺得我們是否該改變教育病人和社會大眾的方式，讓大家擺脫癌症是單一疾病的想法，說明它其實是綜合了許多疾病？

A：是的，本書的另一個重點就是要讓社會大眾瞭解癌症的複雜度，因此感謝前人在發現探索這方面的聰明才智和豐富知識。比對癌症基因組序列就是一個很好的例子，它展現出癌症本身深入的複雜性。若你列出乳癌多種樣本的基因組序列，就會發現即使外表看來一模一樣的樣本，也有很大的差異。因此你可能會對此灰心氣餒，認定「老天爺，這個問題無法解決」。但若你再深入探究，就會發現在這些廣大的歧異之間，還是有井然有序的模式。在本書中，我稱為基因背後的音樂。再一次地，你得吸收更多的知識和思索，才能得到下一個發現。

Q：你提到二十世紀初期一些知名的癌症學者和病毒學家全力研究病毒，認為病毒是癌症唯一的原因，後來此說遭到推翻。當今最有名望的研究人員——如你在本書提到癌症遺傳（基因）學的先驅溫柏格，現在也認為大家太著重基因突變的研究，而未探索其他可能造成癌症的因素。你同意溫柏格的說法，還是認為專注於遺傳學才是改善治療的最佳方法？

A：遺傳學是非常關鍵的一部分，但只是關鍵的一小部分，是大拼圖中的一片。本書提到每一個年代以它自己的形象投射在疾病上，是的，每個世代都會以自己的形象投射在癌症上，而這也發生在遺傳學的世代，因此我們用遺傳學來瞭解癌症。過去病毒學曾風靡一時，因此我們透過病毒的眼鏡來瞭解癌症。我認為下一系列的突破會包含超越癌症遺傳學的事物，比如癌症的微環境一直都遭到忽視，這是個還在擴展的領域。至於對癌症表現遺傳學的瞭解呢？這也是個有趣而且蓬勃發展的領域。癌症生物學和幹細胞的關係同樣也是非常複雜的領域，包含了遺傳學，也包含了微環境。

Q：在本書中，你談到某些醫師變得漠不關心，不只對死，也對生漠然。這是什麼意思？

A：任何曾在腫瘤科診間待過的人，都明白這是個讓人非常灰心喪氣的地方——如果你以某個方式來看它。或許這個現象最教人心驚的表現是，年輕的住院醫師和研究員說，「我不想作腫瘤科醫師，因為所有的病人都會死亡。」這絕對不是真的。

照料癌症病人是個了不起的特權，但它也需要你用盡工具箱裡的一切法寶：情感、心理、科學、流行病學。你得用到實驗室科學、歷史、臨床試驗和安寧照護。醫學的每一個層面都牽涉其中，而身為腫瘤科醫師的你對病人生命所能造成的差別不可思議。在病人生命中最感動和最可怕的時候你在場，而在那個時刻能夠對他提供協助的能力，這對個人來說會是個強烈的經驗。

Q：在你必須告知病人壞消息時，你會怎麼準備？

A：真正能有所幫助的準備，是去聆聽你要告知壞消息的那個對象對自己的期待，這是我由我的老師那裡學習到的第一課。這話的意義在於，壞消息是指希望破滅或達不到期待，比如某人想要參加女兒的畢業典禮，而那可能是兩個月後；或是某人的目標則可能是希望自己能讀到大學畢業。如果你知道病人的目標，知道那些事可以或不可以達成，那麼就能讓你們的對話具體化。你可以說，「如果對你來說，看著你兒子達到他生命的這個里程碑意義深遠，那麼我們可能可以達到那裡。」我認為這真的能緩和壞消息的意義。

Q：本書似乎凸顯了如外科和化療等不同科目的專業人士之間，因為自大和不信任，而阻礙了癌症研究的發展。這種情況有沒有好轉？

A：已經有很大的進步，因為先前這些年使人謙遜，也因為各個科目之間沒有像以往那樣隔離。這些日子以來，幾乎沒有哪一個癌症中心裡會沒有外科醫師、化療醫師和放射腫瘤科醫師之間的合作團隊。我認為這個模型就是由那些教人謙虛的經驗發展而來——你不能只用一種武器來對抗癌症，而必須用上多種武器。當今的癌症病人有整個團隊照顧，包括護士、精神病學者、心理學家，有時還會有疼痛和安寧療護的專家。我在波士頓工作時，所信任的判斷常是來自病人看的第一位腫瘤醫師，而這往往是社區的腫瘤醫師。他們對發生在病人身上的瞭解，不只是病情本身，而且也包括社會、情感等各方面，在治療病人方面是可貴的盟友。

Q：你是否覺得社區的腫瘤醫師在執業時不願接受新發現？

A：不，我不這麼認為。我認為社區的腫瘤醫師其實是癌症醫學的第一線。我對社區的腫瘤醫師極其敬重，因為他們遠比第三級治療中心的腫瘤醫師，更能看到這種疾病的完整範圍和寬度。

Q：你認為對於早先基本上毫無規範的臨床試驗印象，是否該為當今許多人對臨床試驗抱持非常負面的態度負責，因其造成人們不願參與臨床試驗？

A：我想許多人不願參與臨床試驗，是因為我們未能好好教育社會大眾臨床試驗的意義，它有多重要，以及要瞭解這種疾病，唯一的方法就是參與臨床試驗。如果我們不和病人合作，那麼就失去了原則。和病人搭檔合作是絕對必要之事。

我在本書中談到知名的賀癌平試驗。基因科技公司和抗乳癌運動人士意見一直相左，直到他們發現，唯一的前進之路就是要結合他們的努力，就如我在書中所說，直到基因科技決定不是在乳癌患者身上作實驗，而是在和乳癌患者一起作實驗。這就是它們所缺少的那一片關鍵拼圖。不知道為什麼，美國大眾依舊認為醫學在社會大眾身上作實驗，但其實醫學應該是和病人一起作實驗。

Q：你花了一些篇幅討論初期支持癌症的努力，以及像瑪麗和亞伯特・拉斯克這些人如何說服社會大眾注意這種疾病，並且籌募經費。有時候事情不免會走向政治，而如今也有同樣的情況，比如癌思停這種藥物。科學研究似乎顯示它對乳癌並沒先前所想像地那般有效，但有些群體和政治人物卻對食品藥物管理局施壓，要FDA不要撤回對此藥的許可。攝護腺癌和乳癌篩檢也有相同的情況，研究人員站在一邊，而支持者則爭取其他的事物。你如何協調這兩者？

A：你可以用禁得起考驗的政治機制來平衡這個問題，在以實驗方法推動向前的欲望，和堅持現有已知事物的欲望之間獲得折衷妥協，而這再度需要在病人支持者，或FDA與醫院這兩者之間運用某種程度的教育和外交手腕。第二種處理的方法，是創造更多的資料。舉個例子，究竟四十至五十五歲的婦女有沒有必要做乳房攝影檢查，一直有很大的爭議，要解決這個爭議的辦法，一個是針對四十和五十五歲之間已經做過乳房攝影檢查的病人作十分詳盡的分析，以瞭解其中是否有能讓我們拯救生命的預防機制；另一個作法是說，「這不會有用，因為科技還沒有分辨四十至五十歲之間婦女小型乳房腫瘤的能力。」那麼在這兩者之間，讓我們找出一個能更準確地篩檢、更精準地分出風險的機制，讓高風險的婦女能接受乳房攝影檢查，確定這是否能挽救她們的性命。讓我們結合風險分析和乳房攝影檢查，或甚至遺傳學與乳房攝影檢查。答案幾乎總會存在於仔細思索這些資料顯示的是什麼，並且隨之作出修改，直到支持者和制定法規的單位達到折衷的方法。他們要的是相同的事物，就是要讓病人以他們可能達到的最佳狀態，活最長久的時間。

Q：癌症生物學和醫學是龐大、複雜，而且不斷變換的領域，你怎麼選擇本書要談的內容，又怎麼決定把哪些題材排除在外？

A：光是去年一年，就有十萬篇以上談癌症的期刊文章，本書不可能談論每一種科學或醫學的進步，也不可能列出這廣大領域中每一位科學的專家權威。我用一些簡單的標準來判斷該收入或排除哪些題材。如果癌症生物學的領域對人類生命有直接的影響——在癌症的治療或預防上，那麼我就盡量包括它，癌症生物學的發現必須要「轉變」為醫學的現實。

有些主題太難懂，即使符合上面的標準，還是不能納入本書。比如我就沒有談癌症端粒的精彩研究。端粒是染色體末端的DNA重複序列，作用是保持染色體（基因就存在其中）的完整性，讓它們不致磨損或遭破壞，就像鞋帶上的塑膠尖端。細胞進行分裂時，這些端粒就越來越短——有點像炸彈上引線縮短一樣。最後，縮短的端粒可以作為細胞分裂數目的體內測量儀，也就是和老化有關。

維持和修補這些端粒的，是特定的蛋白質。不斷分裂、難以控制的癌細胞往往就有縮短的端粒，但它們也已經啟動了維持和修補端粒的通路。實際上，有些癌細胞似乎已經演化出阻撓正常細胞內所存在的正常老化程序，這是極其美麗的科學故事，但我們還在等待這個理論對人類的影響——比如攻擊這些維持端粒的酵素的藥物，或是一種能藉著衡量這種活動而篩檢癌症的機制。雖然這個研究十分吸引人，但我並沒有納入書中。

我也沒有談癌細胞轉移的機制，或者如黑色素瘤這樣的癌症藉著什麼方法來抵抗免疫系統的攻擊，以及細胞週期在正常細胞和癌細胞之中的不同角色。我的確有談到 BRCA-1 和 BRCA-2，但篇幅不長。這些基因可以寫整整一本書。另外我也排除了許多非科學的領域：癌症療護作法、癌症對全世界的衝擊和癌症的經濟學（雖然我偶爾會提及研究經費的籌措，和製藥公司的藥物開發）。

對大部分局部的癌症而言，手術依舊是癌症治療的主要方法，外科醫師在癌症治療上依舊有舉足輕重的角色。雖然我對癌症手術初期的發展有詳盡的說明——由畢爾羅特到霍斯泰德和葛蘭姆影響深遠的作法，但我並沒有提及手術上較新的進展。我盡量以較具深度的內容談基本的故事，以創造敘事的脈絡。

Q：癌症生物學特別有潛力的領域，也就是實驗室的進步能化為臨床現實的範圍是哪些？

A：這方面共有四個重要的領域，頭一個是免疫系統在某幾種癌症中的角色。數十年來，以癌症生物學為範圍的免疫系統研究已經式微，臨床醫師知道有些癌症會有很罕見但卻是自動自發的緩解，如有一種惡性黑色素瘤不用治療也會緩解。他們懷疑這是因為免疫系統攻擊了腫瘤，但究竟這種攻擊確切的機制為何？為什麼只有某種癌症會遭免疫系統攻擊？這樣的免疫活動能否作為治療工具？

在我的書出版之時，這方面的研究已經如火如荼地展開。免疫學者已經證明，重新啟動免疫系統能夠對如黑色素瘤等癌症產生療效，宿主免疫系統在癌症上所扮演的角色，是癌症治療的新焦點。

第二個領域是癌症的新陳代謝。一九二〇年代，德國生物學家奧圖．瓦博格（Otto Warburg）指出，有些癌細胞由氧氣和葡萄糖產生能量的方式——稱作「細胞呼吸作用」（cellular respiration）的過程——極其不尋常。正常的細胞，不論其起源或功能，由氧氣和葡萄糖產生能量的方式都相去不遠，但癌細胞的這個過程卻更接近發酵，在很少或沒有氧氣時，酵母細胞產生能量的方式，只是即使有充足的氧氣，癌細胞依舊採用這種通路。現在科學家明白在某些癌症，如白血病和腦癌，有些基因會影響細胞的新陳代謝——氧氣、葡萄糖和能量的處理方式。這些基因就是這些癌症的新致命弱點。

第三個值得注意的領域，是癌細胞裡基因調節的角色。生物體內，幾乎每一個正常細胞（除了精子和卵細胞）都擁有同一組基因，而視網膜細胞會表現出能感受光線或色彩的基因，而白血球細胞則表現出能對抗感染的基因。這些不同的細胞是怎麼由同一個基因藍圖中創造出來的？

這種調節有部分是發生在並不直接改變基因編碼的DNA變化，比如DNA經過化學改變——而這些化學變化又能改變基因在視網膜細胞或白血球細胞上的表現。結果我們發現，某些癌細胞會破壞或改變這些DNA修飾和基因表現的通路，使它們的作用與正常細胞不同。再一次地，這個方興未艾的研究領域無疑會引導我們走向新的治療法和新的瞭解。

最後一個頗具潛力的研究領域是癌細胞微環境的角色，以及它和成長、侵略和轉移的關係。為什麼某些白血病只在骨髓和脾臟中成長？為什麼攝護腺癌會移轉至骨頭？這些獨特的環境和腫瘤的成長或其抗藥能力之間，有什麼樣的關聯？癌細胞會不會有「安全的避風港」，如果有，那麼干擾這些避風港是不是就能產生新的治療法？

Q：不過這些新療法龐大的費用又該如何籌措？你提到一種能針對黑色素瘤啟動免疫系統的藥物，這樣的藥物對轉移性黑色素瘤的存活率，僅有幾個月的好處，但每一輪治療都要花上數十萬美元。身為社會的一員，我們能證明這種作法值得，並且負擔這一直在增加的癌症藥物成本嗎？

A：藥物的「成本」（cost）和藥物的「價格」（price）有所不同。一錠基利克——我指的是我們稱為基利克的化學物質——只要幾分錢就可以合成，這是它真正的「成本」，但其「價格」則是另一回事，是由一系列社會的安排訂定，由我們支付這個「價格」的意願或能力，當然還有製藥業的利潤動機所決定。

製藥公司宣稱他們在研究發展上的投資必須要有回報，的確如此，但我們必須在成本和價格之間，找到一個平衡點，而我們現在還離那裡很遠。就如我在賀癌平的故事中所說的，我們需要找出一個臨床醫師、病人、支持運動者和製藥產業可以在藥物發展上攜手合作的機制。第二點不是關於成本，而是成本的功效。花十萬美元買可延長生命八週的藥物值得嗎？在某個程度上，這要看是誰在問這個問題？作為一個社會，我們的「功效」界限一直在改變，一般的共識是，花三至四萬美元延長一年的生命是「值得的」，當然這個決定和整個環境背景相關，遠非絕對。在另一個國家，或者另一個世紀，每年花四萬美元延長壽命，恐怕辦不到。另外還有生命「品質」的問題，我已經在李斯特．布瑞斯洛等人的協助下，在〈計數癌症〉這一章裡探討了這個問題。

要判斷藥物的「成本效益」，需要莫大的智慧。一九五〇和六〇年代，淋巴性白血病的每一次試驗，都可增加病人六至十週的壽命，到一九六〇年代後期，已經有極大比例的病人，約六成都治癒了。如果我們以法柏試驗胺喋呤的成本效益來判斷——只在一些兒童身上延長一點生存時間，我們可能就徹底放棄了這個藥物。太早判斷「成本效益」就可能摒棄了尚未經過適當測試的有效藥物。

同樣的問題也會發生於在錯誤病人對象身上判斷癌症藥物或預防機制的成本效益。泰莫西芬對ER陽性的乳癌婦女有成本效益，但對ER陰性乳癌的婦女卻極無效果，如果在既有ER陽性又有ER陰性的乳癌婦女團體上作測試，那麼泰莫西芬看來效果就小得多，而如果以這些結果來作評斷，就可能會否決對極大多數特定人口極其有效的好藥。

Q：本書是以美國癌症的探討為主，癌症在國際上的情況又如何？

A：本書中的故事也讓我們看到了德國、奧地利、埃及、希臘和英國的情況。推動白血病標靶治療的視黃酸的發現研究，則是在中國大陸和法國進行。不過，我是波士頓的研究員，而我選擇法柏作為本書我想要說的故事主角之一，法柏在白血病上使用抗葉酸固然是劃時代的作法，但這個故事中還有許多其他的創新者。我們同樣也可以由外科醫師葛蘭姆的眼中來說整個癌症的故事，或者透過流行病學者杜爾的觀點來談癌症的來龍去脈。法柏真正獨特的地方在於他在癌症戰爭中所扮演的角色。他是瑪麗．拉斯克的合作夥伴和朋友，而正是他們倆的同心協力，改變了這個疾病的社會和政治景觀。

我曾在別處寫過世界其他地方如何面對癌症，尤其是開發中國家。有一點很明顯的是：全球各地已經有許多基礎的機制可以預防、治療及緩和癌症，不但實用，甚至也在我們的負擔能力之內，但我們卻沒有運用它們。大規模的國際反菸運動就能預防成千上萬的癌症病例，接種抵抗癌症病毒的疫苗，也能減少癌症的發生率。因性接觸感染人類乳突病毒而導致的子宮頸癌，可以藉著性教育和接種疫苗大幅降低罹患機率。然而成千上萬的婦女，有些還只有三、四十歲，卻死於這種可以預防的癌症。就連乳癌的防治也能在開發中國家施行。我們應該可以作更多的推廣，針對適當年齡團體作乳房攝影篩檢，或甚至對ER陽性的癌症作雌激素調節的治療。

Q：你談到預防，不過在香菸、石棉、輻射等等之外，卻沒有用太多篇幅談防癌的機制，為什麼？

A：防癌是個複雜的問題，本書也有部分章節談到這個部分，但雖然它有其歷史起源，但其發展相較之下還在萌芽階段。流行病學家和生物學者已經找出一些會影響大量人口的強力致癌物——其中也包括香菸。癌症流行病學驚人的一點是，雖然舉世癌症盛行，但在尋找對人口有實質大規模影響的可預防致癌物方面，依舊還沒有太大的結果。

我們知道某些癌症的罪魁禍首：紫外線會造成黑色素瘤和其他皮膚癌；香菸會造成肺癌和唇、喉、食道及胰臟癌；酒精是肝癌和食道癌的共同禍首；癌症研究所列出的致癌物表上包括了：砷、鎘、鈹、鎳、鉛、苯、氯乙烯和石棉，雖然因苯和鈹而致癌的人數很少。另外還有和癌症相關的病毒，包括人類乳突瘤病毒，和B及C型肝炎病毒，而接觸這些致癌物的機會往往是可以預防的。

要明指飲食在許多癌症上所扮演的角色，就困難得多。飲食很明顯和大腸癌有關，但在其他癌症上，其效果就微妙得多。最近有媒體報導高脂肪飲食會造成乳癌，但其角色卻很難評斷。的確，幾乎沒有科學研究能確切界定高脂飲食和乳癌的關係，其他研究也未能確定其關聯。和飲食比較起來，具有飲食和遺傳兩方面基礎的肥胖，和包括乳癌在內的某些癌症關聯更加清楚。

我們需要積極的研究才能分辨和定義化學致癌物，在本書中，我選擇強調尋找致癌物的方法層面——由人口研究，或者在實驗室中。這個過程深受歷史之賜，而且也很可能會影響我們未來如何辨識致癌物。

Q：再回到科學的課題。你提供了基因在癌症上所扮演角色的思想架構——就像汽車的「油門」和「煞車」。能不能更詳盡地談談這樣的「油門」和「煞車」基因如何運作？

A：致癌基因和抑癌基因的名單龐大——共有上百個，而它們對每一種癌症都各有特色。但讓我們舉個例子——一個稱作p53的基因，它在許多不同的癌症上都有突變。這個p53基因為一個作基因組「守護者」的蛋白質編碼，當細胞的蛋白質比如因X光而受損，那麼p53基因就會啟動，讓蛋白質發出信號，修復DNA。如果DNA沒有適當修復，那麼p53就發信號讓這細胞死亡。因此p53的作用是DNA受損的感應器，並且在DNA受損的細胞上，啟動細胞分裂的「煞車」。

但是當這個「守護」基因不再發揮效果，基因就不能適當修復，也不能適當死亡。協調DNA損害修補和細胞死亡，只是p53的一些功能而已，還有其他的功能，也有和其他基因通路的交叉對話。

Q：心／腦在癌症上的角色是什麼？

A：心／腦在人對任何疾病的心理反應，無疑都有重要的影響。但它對癌症的診斷並無「正確」的反應。我很不滿的是，人們常對病人說：「你沒辦法好好復原，是因為沒有正面思考」，或者「負面思想會造成癌症——要有正面的看法」。

這種想法是中世紀的想法——責備受害者，反而增加疾病的負擔。我認識一些「正面」思考的癌症病患，他們依舊難逃致命的癌症；我也認識一些根本沒有「正面」想法，但存活迄今的病患。沒有典型的癌症，那麼為什麼該有典型的病人？我聽到一些騙子承諾癌症「精神治療」的療效時，不免悚然而驚。對癌症症狀或因癌症造成的疼痛焦慮，可能有治療方法，但癌症的精神治療，卻是極其危險的觀念。

另一方面，科學界也對腦部所分泌的荷爾蒙修補癌細胞生物學的能力，有越來越多的科學興趣。這個領域還在萌芽階段，但或許未來十年，我們會有更多心得。

Q：你對替代療法有什麼看法？

A：我想所有的治療在成為主流之前，都是「替代」療法——曾有一段時間，化療也是「替代」療法，因此我很渴望知道這個領域會怎麼發展下去。我們的藥典有大半都是來自植物，而植物中有超過我們所知，或者是我們不知該如何使用的化學物質。至目前為止，這些藥物在癌症的防治上，尚無毫不偏頗的試驗。

Q：有沒有可以防癌的生活方式？

A：要找出防癌的生活方式，遠比任何人起初想像的困難。這方面有一些通則：我們該避開已知的毒素，如氡、鎘、石棉。高度曝露在這些物質下的人數很少，但這樣的曝露應該停止。我們也該避免曝露在香菸之下，並減少對酒精的接觸。我們可以吃少肉多纖維的飲食，避免紫外線的曝曬和游離輻射，但這些都是非常明顯的見解。我還沒有找到在臨床上作過大型人口研究試驗的「防癌生活方式」。

Q：作為執業腫瘤科醫師，又身為人父，你怎能找到時間寫這麼大篇幅又複雜的書？

A：我得擠出時間來。重要的是要有做這件事的理由，而要做這件事的理由，是因為我要回答病人的問題。只要我把這個理由謹記在心，就會覺得這本書自己會自動寫完。我常在查完病房或由實驗室回家後就寫作，一直寫到我回答了前一晚上留下來未答的問題才結束。比如，在我寫到乳房攝影時，前一晚的問題可能是，「到一九八六年的進展如何？」而次日的寫作就讓我由那段時間一直寫到一九九六年，填滿這其中的故事。我想我之所以能這樣寫作，就是為了回應這故事非得要說出來的那種急迫感。

本訪談有一部分發表在二〇一一年二月的《*OncNurse*》雜誌，感謝 Christin Melton 的提問。

專有名詞對照表

Acute lymphoblastic leukemia, ALL（急性淋巴性白血病）

一種白血球細胞的不正常增生，會影響血液細胞的淋巴系統。

Acute myeloid leukemia, AML（急性骨髓性白血病）

一種白血球細胞的不正常增生，會影響血液細胞的骨髓系統。

Apoptosis（細胞自戕）

大部分細胞都會發生的細胞死亡調節過程，牽連特定群組的基因和蛋白質。

Carcinogen（致癌物）

造成癌症或引發癌症的物質。

Chimeric gene（嵌合基因）

混合兩個基因而創的基因。嵌合基因可能是自然轉位所造成，也可能是實驗室改造工程的結果。

Chromosome（染色體）

細胞內的結構，由DNA和蛋白質組成，貯存遺傳資訊（具細胞毒性）。

Cytotoxic（細胞毒性〔的〕）

殺死細胞。通常是指會殺死細胞，尤其是迅速分裂細胞的化學療法。

DNA（去氧核醣核酸）

是Deoxyribonucleic acid的縮寫，是所有細胞生物身上傳遞遺傳資訊的化學物質，通常是以兩條互相配對的互補股結合，每一股是由四個簡寫為ACTG的化學單位所組成的化學鏈構成，每一股上帶有遺傳碼形式的基因。這樣的序列轉化（轉錄）到RNA，然後再轉譯到蛋白質上。

Enzyme（酶，酵素）

加速生化反應的蛋白質。

Gene（基因）

遺傳的單位，通常是由一段含有可以製造蛋白質或RNA鏈的DNA所組成（在特殊情況下，基因可以RNA的形式傳遞）。

Genetic engineering（基因工程）

在生物身上操縱基因，以創造新基因，或把基因引入異種有機體（比如把人類基因引入細菌細胞）的能力。

Genome（基因組）

生物體內所有基因全序列。

Incidence（發生率）

在流行病學上，是指某段特定時間病人被診斷罹患某病的數量（或比率），和盛行率（prevalence）不同，因為發生率反映的是新增病例的速率。

Kinase（激酶）

將磷酸根轉移到其他蛋白質的蛋白質。

Metastatic（轉移）

腫瘤細胞從原始發生的部位轉移到身體其他部位。

Mitosis（有絲分裂）

指身體大部分成熟細胞分裂成兩個細胞的過程（有別於卵巢睪丸生殖細胞的減數分裂 meiosis）。

Mutation（突變）

DNA化學結構的改變。有些突變是隱性的，意即其改變不會影響生物的功能，但也有些突變可能會造成生物功能和結構的變化。

Neoplasm, neoplasia（新增生，腫瘤）

癌的委婉說法。

Oncogene（致癌基因）

造成或促使癌症形成的基因。原致癌基因（proto—oncogene，見下頁說明）的啟動或過度表現（overexpression）會促使細胞由正常轉為癌細胞。

Prevalence（盛行率）

在流行病學上，盛行率指的是一段時間內罹病的總人數（或比率）。

Primary Prevention（初級預防）

避免疾病發展的預防措施，通常直接攻擊病因。

Prospective trial（前瞻性試驗）

在時間上向前追蹤一群病人的試驗（有別於retrospective trial回顧性試驗，在時間上是向後追蹤的試驗）。

Protein（蛋白質）

由一串在基因轉譯時產生胺基酸（amino acid）所形成的化學物質構成。蛋白質執行大部分的細胞功能，包括傳送生物訊號，構成身體結構，催化生化反應。基因通常藉著提供蛋白質藍圖來「工作」（見DNA條目）。蛋白質可以藉著增加如磷酸鹽或糖或脂質等小化學物質的方式，在化學上產生變化。

Proto-oncogene（原致癌基因）

致癌基因的前身。原致癌基因是指因突變或過度表現經活化後，變成特殊形式，而能誘發細胞癌化的正常基因。通常其編碼都與細胞成長或分化的蛋白質相關，比如*ras*和*myc*就是原致癌基因的例子。

Randomized trial（隨機試驗）

隨機分配治療和控制組的試驗。

Retrovirus（反轉錄病毒）

一種RNA病毒，以RNA形式保存其基因，能藉由一種酶反轉錄，使其基因由RNA形式轉為DNA形式。

Reverse transcriptase（反轉錄酶）

把一串RNA轉為DNA的酶。反轉錄是反轉錄病毒的特性。

RNA（核糖核酸）

一種化學物質，執行細胞中數種功能，包括傳遞基因變成蛋白質的中介訊息，某些病毒就利用RNA而非DNA，來維持其基因（見上反轉錄病毒）。

Secondary Prevention（二級預防）

早期診斷疾病的預防策略，通常藉由篩檢無症狀者來達成。一般說來，二級預防措施針對的是症狀出現之前初期階段的疾病。

Transfection（轉染）

把ＤＮＡ轉送入細胞的過程。

Transgenic mice（基因轉殖鼠）

體內被置入人工改變基因的老鼠。

Translocation（of a gene）（基因）轉位

基因由一個染色體轉附至另一染色體。

Tumor suppressor gene（anti-oncogene）（腫瘤抑制基因，又稱抗癌基因）

此種基因完全去活化時，就會使細胞演變為癌細胞。通常腫瘤抑制基因能保護細胞不致變為癌細胞，但若此基因改變，導致功能喪失或減少，就可能使細胞變成癌細胞，這往往和其他遺傳改變一起發生。

Two-hit hypothesis（雙擊假說）

唯有當腫瘤抑制基因中，兩份功能健全的對偶基因都發生去活化的情況下，細胞才可能演變為癌細胞。

Virus（病毒）

一種無法自行繁殖，但一旦感染宿主的細胞，就可以自我複製的微生物。病毒有許多型態，包括ＤＮＡ病毒和ＲＮＡ病毒，病毒擁有ＤＮＡ或ＲＮＡ的核心，由蛋白質形成的衣殼，能夠以脂質和蛋白質的包膜環繞在外。

CKB 0061

萬病之王：一部癌症的傳記，以及我們與它搏鬥的故事

The Emperor of All Maladies: A Biography of Cancer

作者	辛達塔・穆克吉 Siddhartha Mukherjee
譯者	莊安祺
主編	陳怡慈
責任編輯	龍穎慧
執行企畫	林進韋
美術設計	陳恩安
內文排版	薛美惠
董事長	趙政岷
出版者	時報文化出版企業股份有限公司
	108019 台北市和平西路三段240號四樓
	發行專線｜02-2306-6842
	讀者服務專線｜0800-231-705｜02-2304-7103
	讀者服務傳真｜02-2304-6858
	郵撥｜1934-4724 時報文化出版公司
	信箱｜10899臺北華江橋郵局第99信箱
時報悅讀網	www.readingtimes.com.tw
電子郵件信箱	ctliving@readingtimes.com.tw
人文科學線臉書	www.facebook.com/jinbunkagaku
法律顧問	理律法律事務所｜陳長文律師、李念祖律師
印刷	勁達印刷有限公司
二版一刷	2018年7月19日
二版五刷	2024年7月25日
定價	新台幣580元

時報文化出版公司成立於一九七五年，並於一九九九年股票上櫃公開發行，於二〇〇八年脫離中時集團非屬旺中，以「尊重智慧與創意的文化事業」為信念。

ISBN 978-957-13-7474-1｜Printed in Taiwan

The Emperor of All Maladies: A Biography
萬病之王：一部癌症的傳記，以及我們與它搏鬥的故事／辛達塔．穆克吉（Siddhartha Mukherjee）著；莊安祺譯．－二版．－－臺北市：時報文化，2018.07｜ 面； 公分．－－（CKB；0061）｜譯自：The Emperor of All Maladies: A Biography of Cancer｜ISBN 978-957-13-7474-1（平裝）｜1.癌症｜417-8｜107010532